GUÍA MÉDICA DE

REMEDIOS CASEROS

Más de 1,200 técnicas y nuevas sugerencias
que cualquiera puede utilizar para
resolver un sinnúmero de problemas
cotidianos de salud

**por Sid Kirchheimer
y los editores de *PREVENTION* Magazine Health Books**

Rodale Press, Emmaus, Pennsylvania

Titulo del original en inglés:
THE DOCTORS BOOK OF HOME REMEDIES II

Traducción: Martha Tappan

Si tiene preguntas o comentarios con respecto a este libro, por favor diríjase a:
Rodale Press
Book Reader Service
33 East Minor St.
Emmaus, PA 18098.

Distribución comercial de St. Martin's Press

4 6 8 10 9 7 5   pasta dura

Nota

Este libro tiene la pretensión de ser, únicamente, un volumen de referencia, no un sustituto médico o un manual de autocuración. Si sospecha que tiene un problema médico, por favor busque atención profesional competente. La información que aquí se presenta se diseñó para ayudarlo a decidir, con conocimiento de causa, la mejor opción acerca de su salud. No pretende ser un sustituto del tratamiento prescrito por su médico.

GUÍA MÉDICA DE REMEDIOS CASEROS II

Coordinador editorial: Edward Claflin

Autores: Sid Kirchheimer, con Douglas Dollemore, Marcia Holman, Brian Kaufman, Gale Maleskey, Sheila Skaff, Laura Wallace-Smith, Joe Wargo, Mark Wisniewski, Pat Wittig.

Editores: John Feltman, Russell Wild

Investigación editorial: Bernadette Sukley

Investigadores y revisores de contenido: Susan Burdick, Carlotta B. Cuerdon, Christine Dreisbach, Melissa Dunford, Melissa Gotthardt, Dawn Horvath, Anne Remondi Imhoff, Paris Mihely-Muchanic, Deborah J. Pedron, Sally Reith, Sandi Salera-Lloyd, Anita Small.

Diseño del libro y de portada: Vic Mazurkiewicz

Producción: Jane Sherman

Editor de originales: Susan G. Berg

Encargada de oficina: Roberta Mulliner

Equipo de oficina: Julie Kehs, Sylvia Membrino, Mary Lou Stephen

PREVENTION MAGAZINE HEALTH BOOKS

William Gottlieb, **Editor en jefe**

Debora Tkac, **Editora ejecutiva**

Jane Knutila, **Directora de arte**

Ann Gossy Yermish, **Jefa de investigación**

Ann Snyder, **Encargada de originales**

Nota: Para obtener °F: multiplicar °C por 1.8 + 32 al resultado.
         Para obtener °C: restar 32 a los °F y dividir entre 1.8.

Contenido

Contenido

Contenido

Abrasión por la afeitada

A unque no se sabe con seguridad, es posible que la idea de blasfemar se le haya ocurrido a los hombres como respuesta explícita al dolor y la injusticia de la navaja de afeitar.

Después de todo, cualquiera que se vea obligado a pasar una afilada navaja sobre la tierna piel del rostro cada mañana, para eliminar el crecimiento nocturno de su barba, *necesita* tener a la mano una bolsa de improperios llenos de color. ¿De qué otro modo se podrían sobrellevar las cortadas, raspones y rasguños que se presentan demasiado seguido?

Por supuesto, siempre estará el estíptico, ese artículo farmacéutico de nombre misterioso que puede aplicar para restañar las consabidas gotas rojas de cortadas y rasguños que dicen más claro que cualquier otra expresión, "Ya la regué". Y si esa urgente junta matutina será atendida por el alto mando, el estíptico puede ser la mejor opción para reparar el daño.

Pero aquí le describimos otras tácticas recomendadas por investigadores sobre el tema y dermatólogos para que pueda pasar la afeitada matutina sin que la navaja lo abrase.

Retrase la afeitada mañanera. Si lo primero que hace al levantarse es estirar la mano y alcanzar la rasuradora, es probable que ande por ahí con un rostro irritado. Al dormir, los fluidos corporales tienden a hincharlo ligeramente, de modo que la piel esconde el brote de la barba, dice Fred Wexler, director de una investigación sobre este tema para Schick, una división de la Warner Lambert Company, en Milford, Connecticut. "Si se rasura en cuanto salta de la cama, la navaja no puede alcanzar el ras del folículo capilar (el sitio por donde sale el pelo de la piel). Es necesario que espere por lo menos unos 20 minutos, después de levantarse, para que estos fluidos se dispersen y la piel se tense".

Si tiene la costumbre de hacer ejercicio por la mañana, aféitese *después* de esta actividad y de la ducha, sugiere Wexler. El sudor es ácido y puede irritar una piel recién afeitada, de manera que sufrirá una mayor abrasión si se rasura antes de correr o realizar cualquier actividad física.

Afeitadas femeninas: cómo sacarle la vuelta a la abrasión

Rasurar piernas y axilas puede provocar abrasión también. Esta es la manera de evitarla.

Si le arden las axilas, esto puede deberse a que se aplicó desodorante después de afeitarse. "El desodorante es muy irritante, especialmente cuando toma en cuenta que la piel de la axila es bastante sensible", dice el doctor John McShefferty, presidente del Instituto de Investigaciones Gillette, en Gaithesburg, Maryland, uno de los laboratorios de investigación corporativos de la Gillette Company. "Lo mejor es afeitarse las axilas de noche, de esa manera no tiene que aplicarse el desodorante enseguida.

"Para las piernas o las axilas, puede disminuir la irritación si usa cremas, jaleas o espumas", sugiere el doctor McShefferty.

Suavice su barba. "Aproximadamente un 25 por ciento de hombres sufren de abrasión u otro tipo de malestar debido a la afeitada", dice el doctor John McShefferty, presidente del Instituto de Investigación de Gillette, en Gaithersburg, Maryland, uno de los laboratorios de investigación corporativos de la Gillette Company. ¿La razón? "La mayoría no se toma el tiempo de suavizar la barba antes de rasurar. Necesita humedecer el rostro unos dos o tres minutos antes de pasar la navaja".

La clave, según el doctor McShefferty, es *no* secarse el rostro después de lavarlo o de ducharse. "Con la piel aún húmeda, aplique una jalea o espuma para afeitar. Espere uno o dos minutos antes de rasurarse".

Siga la dirección del crecimiento de la barba. La mayoría de los hombres se rasuran a contrapelo pensando que de ese modo logran una afeitada más al ras. "Quizá así sea, pero también aumentan la abrasión", dice el dermatólogo, doctor John F. Romano, profesor de medicina de El Hospital de Nueva York-Centro Médico Cornell, en la ciudad de Nueva York. "Debe rasurarse siguiendo siempre la dirección del crecimiento del pelo, lo que significa rasurarse en ángulo, quizá, o ir de la barba al cuello y no al contrario, como hace la mayoría".

Realice pases cortos. "Con pases largos de navaja, tiende a presionar y provocar más fricción, es decir, la causa de la abrasión", dice el doctor Romano. "Es mejor dar pases cortos. Se afeitará igual de bien y no terminará tan irritado".

Humecte. "No use colonias o lociones comerciales para después de afeitar, porque contienen alcohol, que reseca e irrita la piel recién afeitada", dice el doctor Romano. "No necesita aplicar un antiséptico en el rostro si se lava con regularidad".

El doctor McShefferty recomienda que use un humectante comercial después de afeitarse para suavizar la piel. "Las mujeres tienden a hacer esto después de rasurarse las piernas, pero los hombres no, porque piensan que la fragancia de su mujer puede resultar muy femenina". Hay varios productos que tienen fragancias más masculinas.

Cuídese de las cremas con hidrocortisona. Estos medicamentos para irritaciones cutáneas que no requieren receta médica pueden usarse ocasionalmente para la curación rápida de cortadas y otras lesiones que se haya hecho al rasurarse, pero, según el doctor Romano, no debe aplicarlas más de dos veces a la semana. "Usela tan solo cuando su piel esté realmente en malas condiciones, porque el uso excesivo puede provocar un adelgazamiento de la piel".

Acidez estomacal

¿Qué puede hacer cuando ese ardor que le quema bajo el costillar no desaparece? Eructa, pero no existe una Compañía Apagafuegos que le apague éste. Es el infierno que sigue a la cena: la acidez estomacal.

La causa de esta tormenta de fuego se gesta, en realidad, en el arduo trabajo que realiza el esfínter de la parte inferior del esófago. Se trata de un músculo que se relaja para dejar pasar el alimento al estómago y luego se contrae; pero cuando no cierra adecuadamente, el contenido del estómago puede volver a salir. Esta condición se conoce como reflujo esofagal, y provoca un ardor o irritación bajo las costillas. ¡Las agruras!

En las mujeres embarazadas, y casi en todos los que tienen más de 40, el esfínter esofagal puede debilitarse un poco. No hay mucho que se pueda hacer acerca de eso, pero una de las causas principales de las agruras es la obesidad, la tensión y una dieta deficiente. Y todo eso, a excepción de la edad, tiene remedio.

Existen otras buenas noticias. Se puede aliviar un esófago del ardor que le provoca la acidez estomacal en siete semanas si observa el cuidado apropiado, así como disminuir las posibilidades de que un episodio de estos lo ataque de nuevo. De modo que aquí le brindamos consejos útiles de plomería corporal que le ayudarán a darle a su tubería un descanso.

Cuándo ver al doctor

Si tiene acidez diario o varias veces a la semana, consulte a su médico, dice el doctor William J. Ravich, profesor de medicina de la División de Gastroenterología de la Escuela de Medicina de la Universidad Johns Hopkins, en Baltimore. Los síntomas frecuentes o repetitivos podrían ser señal de una esofagitis o inflamación del esófago.

Otras señales de alarma pueden ser indicio de úlcera. Según *Seven Weeks to a Settled Stomach* (Siete semanas para un estómago asentado), de Ronald L. Hoffman, director del Centro Hoffman de Medicina Holística en la ciudad de Nueva York, en ocasiones, la primera señal de úlcera es la presencia constante de inflamaciones abdominales y excesos de gases, que pueden hacerlo pensar que está padeciendo severos dolores intestinales. El dolor puede empeorar entre comidas cuando tiene el estómago vacío, y aminorarse cuando come algo. Si reconoce estos síntomas, considere la posibilidad de una úlcera y visite al médico.

Si padece lo que podría considerar acidez estomacal junto con los siguientes síntomas, debe acudir al doctor rápido:

- Dificultad o dolor al deglutir
- Vómito
- Heces negras o ensangrentadas
- Falta de aliento
- Mareo
- Dolor en el pecho o un dolor que va del cuello al hombro

Según el doctor Samuel Klein, profesor de medicina de la División de Gastroenterología y de la División de Nutrición Humana de la Escuela de Medicina de la Universidad de Texas, en Galveston, estos síntomas indican problemas mucho más complejos que la presencia de agruras y que pueden ir de una obstrucción en el esófago a un ataque cardiaco.

Identifique a los ofensores. El café, alcohol, comida condimentada y los cítricos son, con frecuencia, los que envían la señal de fuego, dice el doctor John Sutherland, profesor de medicina familiar del Colegio de Medicina de la Universidad de Iowa, en Iowa City, y director del Programa Waterloo de Residencia para la Práctica Familiar, en Waterloo. También vigile la comida grasosa y frita, así como los tomates y el chocolate. Cualquiera de estos alimentos puede "irritar las paredes de su esófago o relajarle el esfínter, provocando con ello el reflujo", dice el doctor Ronald L. Hoffman, director del Centro Hoffman de Medicina Holística, en la ciudad de Nueva York.

Quítele poder a la cebolla. ¿Sufre agruras después de comer platillos condimentados con cebolla? La cebolla, no las especias, pueden ser la causa, señala el doctor Melvin L. Allen, investigador de gastroenterología del Centro Médico Presbiteriano de Filadelfia. Disminuya el poder de la cebolla refrigerándola antes de rebanarla. Pero es mejor si la cocina.

O elija otro tipo de cebolla. "Existen tres tipos de cebolla que no provocan agruras", dice el doctor Stephen Brunton, director de medicina familiar del Centro Médico Long Beach Memorial, en Long Beach, California. "Haga la prueba con la cebolla dulce texana, o las variedades Mauí y Walla Walla". (Quizá no las encuentre en cualquier mercado, a no ser que tenga una sección de diversas variedades, pero sea persistente y pregunte en el mercado u hortaliza de su localidad.)

Llene menos el plato. "Evite agruras comiendo menos", aconseja el doctor William J. Ravich, profesor de medicina de la División de Gastroenterología de la Escuela de Medicina de la Universidad Johns Hopkins, en Baltimore. Es preferible hacer más comidas pequeñas que tres comidas "normales" al día. Además, procure ingerir el último alimento del día por lo menos tres horas antes de dormir, ya que es más fácil tener agruras cuando se está acostado.

No se olvide de los antiácidos

Puede encontrar alivio en los antiácidos, pero es importante cuándo los toma, dice el doctor Dennis Decktor, director científico de la Fundación Oklahoma para Investigaciones Digestivas, en Oklahoma City. "Tome el antiácido después de comer, pero antes de que lo asalten las agruras, pues de otro modo la comida y la bebida lo neutralizarán".

Al parecer es la propiedad de cubrir, más que la de neutralizar la acidez, lo que resulta efectivo en estos medicamentos, explica el doctor Decktor. Por este motivo le aconseja "no beber agua con el antiácido, ya que diluye la capa protectora".

¿En pastilla, tableta o líquido? El doctor Decktor le recomienda las tabletas masticables, porque mediante la acción mandibular genera saliva que le ayuda a contrarrestar el efecto "ardiente" del ácido.

El problema no es la hernia hiatal, sino las agruras

Casi una de cada tres personas padece hernia hiatal, una condición en la que la porción superior del estómago sobresale a través de una abertura en el diafragma hacia el pecho. Esto suele ser resultado de una debilidad en el tejido que rodea al diafragma.

Aunque la hernia hiatal no causa ni dolor ni síntomas, con frecuencia se confunde con la acidez estomacal, dice el doctor William B. Ruderman, director del Departamento de Gastroenterología de la Clínica Cleveland-Florida, en Fort Lauderdale. Esto se debe a que las personas que sufren el reflujo de las agruras con frecuencia tienen también una hernia hiatal.

Si usted no tiene propensión a las agruras, vivir con una hernia hiatal no es un gran problema, asegura el doctor Ruderman. De hecho, muchas personas no saben que la padecen, a pesar de que afecta a la mitad de la población que tiene más de 50 años. "Lo cierto es que no es necesario hacer *nada* con la hernia hiatal", dice el doctor Ruderman. "Pero sí debe atender su acidez estomacal, si está sintiendo dolor".

Beba agua en las comidas. El agua lava los ácidos estomacales de la superficie del esófago, dice el doctor Hoffman, y la saliva que traga al beber le ayuda a neutralizar la acidez.

Cuatro hábitos que debe abandonar. Los hábitos que practica después del último alimento del día pueden estarle ocasionando agruras. Puede sentirse mejor si no bebe, fuma, duerme o realiza un fuerte esfuerzo corporal. Las bebidas que toma después de comer tienden a provocarle reflujo estomacal por la noche, explica el doctor Hoffman. "Fumar puede debilitar el esfínter en la parte baja de su esófago". Evite recostarse después de comer: la gravedad ayuda a que el alimento permanezca en el estómago, que es donde debe estar. (Procure resistir la siesta que sigue al comer, sobre todo cuando lo ha hecho en grandes cantidades, dice el doctor Sutherland.) Y vaciar el bote de la basura o cargar objetos pesados después de comer es otra de las costumbres que puede estar causándole ataques de acidez.

Pose la cabeza sobre una colina. "Al dormir, busque que su cabeza repose sobre una superficie que tenga una elevación de 15 centímetros aproximadamente", aconseja el doctor Hoffman. "Esta medida parece reducir las agruras, porque disminuye el reflujo del estómago que fluye al esófago por las noches". Asimismo, si suele recostarse sobre el lado derecho, trate de dormir ahora sobre el izquierdo, sugiere el doctor William B. Ruderman, director del Departamento de Gastroenterología de la Clínica Cleveland-Florida, en Fort Lauderdale. "El estómago queda en una postura más baja cuando se recuesta sobre el lado izquierdo", observa el doctor Ruderman. En esa posición, es más difícil que el ácido estomacal suba por el esófago.

No atice el fuego corriendo. Aunque correr es un gran hábito, puede detonarle el "reflujo del corredor", dice el doctor Hoffman. Si ese es el problema, haga la prueba con otro tipo de ejercicio que no le agite tanto el cuerpo, como la bicicleta o el levantamiento de pesas. (Pero de hecho, evite hacer cualquier ejercicio salvo una tranquila caminata justo después de comer.)

Revise sus medicamentos. Algunos medicamentos ocasionan agruras. Por ejemplo, "asegúrese de que su médico del estómago sepa lo que su médico del corazón le ha prescrito", dice el doctor John Horn, profesor de la Escuela de Farmacología de la Universidad de Washington, en Seattle. "Ciertos medicamentos para la hipertensión, sobre todo los bloqueadores de canales de calcio pueden ocasionar reflujo".

Pruebe la nuez vómica. Tiene un nombre poco atractivo, pero la llamada *nuez vómica* es un remedio homeopático que alivia las agruras, dice el doctor Hoffman. Búsquela en la tienda de salud de su localidad y siga las instrucciones de la botella.

Adicción a la televisión

Se le ha llamado de todos los modos, desde "droga enchufable" hasta "nana eléctrica" y con buena razón. Los estudios revelan que las personas miran cantidades increíbles de televisión. De hecho, los niños pasan más tiempo frente a un aparato televisivo que en la escuela. De manera que, ¿qué puede hacer si esta adicción está invadiendo su vida?

"Una de las principales maneras para calcular cuánta televisión ve alguien es saber cuánto tiempo pasa en casa", dice la doctora Aletha Huston, profesora de desarrollo humano de la Universidad de Kansas, en Lawrence. Obviamente que controlar la adicción televisiva es más fácil si sale de casa y busca otros pasatiempos, deportes y ocupaciones. Pero especialmente si tiene niños pequeños, esto puede ser difícil. De manera que ponga a prueba estos consejos para despegar a los miembros de su familia de los asientos que están frente a la pantalla.

Planee con antelación. Haga una programación semanal de televisión. Busque y decida qué programas desea ver realmente, sugiere el doctor Robert A. Mendelson, pediatra de Portland, Oregon y antiguo director del Comité de Comunicaciones de la Academia Americana de Pediatras. Para llegar a un acuerdo en torno a la programación, el doctor Mendelson recomienda que lleve a cabo una reunión familiar todos los domingos. Cada miembro de la familia debe elegir una o dos horas al día de programación para que la vea toda la familia. Escriba el nombre de los programas en un calendario e imponga la política de que "no se vale andar ¡cambiando de canal!" Debe haber momentos en los que la televisión esté apagada.

Establezca límites semanales. "Si va a establecer límites para ver la televisión, haga sus consideraciones semanalmente", dice la psicóloga de Washington, D.C., doctora Diana Zuckerman, antiguo miembro del Comité para la Televisión y la

¿Cuánta televisión mira realmente?

¿Cómo puede determinar si el tiempo que pasa frente al televisor es demasiado?

Una manera, por supuesto, es compararse con otros. En promedio, los adultos miran de tres a cuatro horas de televisión diarias y los adolescentes un poco menos, pero no se percatará cuánto está viendo en realidad hasta que lleve un registro semanal.

"Una vez que registre el tiempo que ve de televisión, podrá determinar si está dentro de la norma", explica Aletha Huston, profesora de desarrollo humano de la Universidad de Kansas, en Lawrence. "La mayoría de las personas miran más de lo que se imaginan".

Aunque tres o cuatro horas diarias puedan ser el promedio, nuestras fuentes concuerdan en que esto, por lo general, es demasiado. "Si descubre que lamenta haber pasado demasiado tiempo frente al televisor y desea cambiar ese hábito, esto es una señal de que no está haciendo muy buen uso de su tiempo", dice la doctora Huston.

Sociedad de la Asociación Psicológica Americana. Piense cuántas horas semanales de televisión están mirando ahora y reduzca poco a poco su número hasta alcanzar el "objetivo" deseado.

Vea programas en grupo. Nuestros expertos concuerdan en que ver televisión con los niños es una buena idea. "Si un padre está presente para interpretar lo que el niño está mirando, todo puede convertirse en una experiencia de aprendizaje", explica el doctor Mendelson. Reúnanse en torno al aparato de televisión, haga preguntas y motive respuestas en torno a lo que se está mostrando.

Delegue responsabilidades a los niños a la hora de la cena. En lugar de que la televisión funja como una especie de nana en lo que usted prepara la cena, pida a los niños que le ayuden. "Hasta el más pequeño puede poner las servilletas en la mesa. Entre más ayuden más autónomos se sentirán y se integrarán más a la familia, dice Lottie M. Mendelson, enfermera pediatra de Portland, Oregon, y experta en niños y televisión.

Cierre el refrigerador. Si la televisión está encendida, mantenga la puerta del refrigerador cerrada. "No hay duda en torno a la correlación entre la televisión y la obesidad", dice el doctor Mendelson. "No es que los niños obesos vean televisión sino que los niños que ven mucha televisión se vuelven obesos".

Esto también es cierto en los adultos. Cuando combina televisión con comida, "se pone en marcha un sistema en el que cuando come piensa en ver televisión y cuando ve televisión piensa en comer", explica la doctora Zuckerman. "Al final, come mucho y mira mucha televisión".

Que paguen por ver. Una manera para contrarrestar el tiempo que pasan los niños frente al televisor es insistir en que hagan su tarea primero; pero también pueden "pagar" por el tiempo de televisión leyendo, realizando tareas domésticas o jugando con el hermano pequeño, sugiere la doctora Zuckerman.

Aftas

Junto con la *verdadera* edad de Zsa Zsa y el sitio donde yace Jimmy Hoffa, el misterio de las aftas sigue desconcertando a los expertos. Por alguna razón esas pequeñas úlceras de bordes rojos hacen su aparición con bastante frecuencia en las bocas de algunas personas, en tanto que en las de otras salen muy ocasionalmente. Y mientras que a algunos les salen unos cuantos días, a otros les duran semanas.

Nadie está seguro sobre la causa que hace surgir estas úlceras molestas y dolorosas en lengua, encías y en el interior de las mejillas (aunque parece que la predisposición podría ser hereditaria). Afortunadamente, los médicos sí tienen algunas respuestas acerca de cómo acortar los 10 a 15 días que en promedio duran estas molestas, aunque no malignas lesiones, si no es que hasta para eliminarlas por completo.

Haga del yogur un ritual diario. "Ingiera por lo menos cuatro cucharadas de yogur natural diariamente para prevenir la salida de aftas, aconseja el doctor Jerome Z. Litt, profesor de dermatología de la Escuela de Medicina de la Universidad Case Western Reserve, en Cleveland, y añade que no se sabe por qué el yogur funciona, pero para algunas personas ha resultado muy eficaz.

Note la diferencia con la vitamina C. "La vitamina C es muy efectiva en la prevención o curación de las aftas, sobre todo para aquellas personas que viven bajo tensión excesiva, consumen mucho alcohol o fuman demasiado", dice el doctor David Garber, profesor de periodoncia y prostodoncia del Colegio Médico de Georgia, en Augusta. Lo anterior es de considerar, pues son justo las personas con mayor propensión a las aftas. En ocasiones, se recomienda un suplemento diario de quinientos miligramos de vitamina C, pero consulte primero con su médico. También puede comer más brócoli, melón, pimientos y jugo de arándano para aumentar el consumo de vitamina C en su dieta diaria. (Sin embargo, una vez que ya tiene la úlcera, el jugo ácido puede ocasionarle más dolor que alivio.)

Exprima un poco de vitamina E. La vitamina C no es el único nutriente que puede ayudar a sanar las aftas. El doctor Craig Zunka, dentista de Fort Royal, Virginia y director del consejo de la Asociación Dental Holística, aconseja aplicar el aceite de una cápsula de vitamina **E** en la úlcera, lo cual puede proporcionar cierto alivio.

Enriquezca su dieta. Varios estudios han mostrado que una de cada siete personas que padecen aftas tiene una deficiencia de ácido fólico, hierro y vitamina **B**, por lo que los doctores creen que el incremento de estos nutrientes puede ayudar a prevenir las úlceras o a acelerar la recuperación. Los chícharos, frijoles y lentejas son excelentes fuentes de ácido fólico; la carne de res magra, tofu (requesón de soya) y los cereales fortificados son ricos en hierro; y las carnes y mariscos tienen alto contenido de vitamina **B**.

Haga gárgaras de agua oxigenada. Una solución de tres partes de agua y una de agua oxigenada cambia el **pH** de su saliva, haciéndolo un medio poco apto para las bacterias que ocasionan las aftas, dice el doctor Paul Caputo, dentista de Palm Harbor, Florida. "Hacer gárgaras o buches con esta solución varias veces al día le ayudará, pero tenga cuidado de no tragarla".

Alíviese con Orabase-B. Este medicamento, que no necesita receta médica, recibe todo el apoyo de nuestros expertos como el mejor remedio que puede comprar en la farmacia de la colonia. "Es una sustancia pegajosa que se pone sobre la úlcera para calmar el dolor y promover el alivio", asegura el doctor Caputo.

Otro producto, que tampoco necesita receta médica, muy recomendado es el Zilactin, un gel medicado. Y para los que prefieren la forma líquida, existe el Zilactoe, dice el doctor Garber.

Evite la comida picante. Esto lo decimos en los dos sentidos de la palabra, tanto el culinario como el literal. "Muchas personas saben que no deben comer alimentos muy condimentados o salados cuando tienen aftas, porque aumentan el dolor", dice la doctora D'Anne Kleinsmith, dermatóloga del Hospital William Beaumont, cerca de Detroit. "También debe evitar los alimentos con bordes ásperos, como las papas fritas, que puedan picar la piel y ocasionar úlceras". Además de la comida condimentada y salada, también es bueno evitar o reducir los cítricos, fresas, café, quesos, nueces y chocolate, si tiene propensión a las aftas.

Embolse su dolor. Frotar una bolsa de té mojada sobre la úlcera es un remedio casero eficaz, dice el doctor Litt. El té negro contiene tanino, un astringente con poderosas cualidades curativas.

"Si es aficionado a los tés herbales, beba té de manzanilla, pues alivia el dolor que ocasionan las úlceras al igual que otras irritaciones leves de la piel", dice el doctor Varro E. Tyler, profesor de farmacognosia en la Universidad Purdue, en West Lafayette, Indiana.

Hiele la úlcera. Con frecuencia los viejos remedios son los mejores y hay pocos más viejos (y mejores) que la simple aplicación de hielo sobre la úlcera para ayudar a reducir el dolor y la inflamación.

Una capa de Mylanta puede ser su cura. Tome una cucharada de Mylanta o leche de magnesio y haga buches con ella para cubrir la úlcera, aconseja el doctor Robert Goepp, profesor de patología oral del Centro Médico de Chicago; pero sólo use esta curación si tiene la seguridad de que la úlcera no está infectada, pues de otro modo la capa de Mylanta o leche de magnesia protegerá las bacterias que ocasionan la infección. Si la úlcera está rodeada por un anillo rojo en la base y tiene un color amarillo grisáceo, está infectada, aclara el doctor Goepp.

Alergia al ácaro del polvo

S on tan pequeñas que los científicos han contado miles de estas criaturas en un solo gramo de polvo casero; sin embargo, causan grandes problemas a unos 30 millones de personas alérgicas.

Estos organismos microscópicos, que se alimentan de escamas de piel humana y de desechos de comida (y cuyas heces son potentes alergenos), viven en el polvo. Además de provocar los síntomas familiares de la fiebre de heno: estornudos, ardor de garganta, ojos llorosos y nariz suelta, la alergia al ácaro del polvo puede contribuir también a tapar los oídos, sobre todo durante el invierno, según el doctor Philip Fireman, director de alergias, inmunología y reumatología del Hospital de los Niños, en Pittsburgh. Estos bichos también son los culpables de un tipo de eczema y han detonado varios ataques de asma durante su larga e insidiosa historia, pero a pesar de que son minúsculos y rápidos, los ácaros del polvo pueden ser vencidos. He aquí cómo.

Deshumedezca el ambiente. Ya que los ácaros viven en el polvo, la solución obvia es mantener la casa limpia como un hospital. Sin embargo no es sólo el polvo lo que los mantiene presentes. Es la humedad. Si bien el aire acondicionado ayuda a reducir la humedad, si vive en un clima caliente y húmedo, es una buena idea invertir en un deshumidificador.

"Los ácaros no se sienten muy bien en humedades que sean inferiores al 45 por ciento", dice el doctor Thomas Platts-Mills, director de la División de Alergia e In-

¿Es usted alérgico a los ácaros del polvo?

¿**P**ertenece usted a los 30 millones de personas sensibles a este bicho? Según el doctor Thomas Platts-Mills, director de la División de Alergia e Inmunología Clínica del Centro de Ciencias de la Salud de la Universidad de Virginia, en Charlottesville, usted probablemente sea alérgico si comparte estos tres síntomas comunes:

- Lo primero que hace por la mañana es estornudar.
- Siente los inicios de los síntomas de la alergia al hacer las camas o la limpieza del hogar.
- Se siente mejor en el exterior.

munología Clínica del Centro de Ciencias de la Salud de la Universidad de Virginia, en Charlottesville. Mientras el 45 por ciento de humedad es lo adecuado para una casa con una temperatura de 33 grados centígrados, para temperaturas más elevadas se necesita menor humedad. Si la temperatura es cercana a los 37 grados centígrados, la humedad debe ser menor del 40 por ciento.

Forre su colchón con plástico. La más alta concentración de ácaros del polvo se encuentra en la recámara, en donde adoran enterrar las patas en los colchones, las alfombras y las almohadas. ¿La respuesta? "Forrar con plástico es algo que resulta muy fácil. Puede comprar forros ya hechos o pliegos de plástico y sellarlos con cinta adhesiva para envolver los colchones como un regalo de Navidad", sugiere el doctor Richard Weber, jefe de la División de Alergia/Inmunología del Centro Médico Fitzsimmons del Ejército, en Aurora, Colorado.

Use una colcha. El doctor Allan Weinstein, consultor del Instituto de Alergia y Enfermedades Infecciosas, en Bethesda, Maryland, recomienda que use una colcha sobre la cama durante el día que deberá retirar por la noche. "Deje que la colcha recoja el polvo, no usted".

Use almohadones sintéticos. Si bien a los ácaros les gustan por igual las almohadas de material sintético y las de plumas de ave, las almohadas de Hollofil y Dacrón tienen la ventaja de que se pueden lavar. Asegúrese de lavar el juego de cama completo, incluyendo el protector del colchón, las cobijas y las sábanas. Hágalo semanalmente con agua *caliente*. Es uno de los mejores métodos para matar a los ácaros.

Deshágase de ciertas alfombras. Las alfombras tupidas que van de pared a pared son otro tabú para los alérgicos a los ácaros del polvo. Los mejores pisos son los de madera o linóleo. "Los ácaros no pueden sobrevivir en un piso seco y pulido", dice el doctor Platts-Mills. "Además, ese tipo de piso se seca en segundos", en tanto que una alfombra lavada con vapor caliente necesita semanas para secarse.

Los tapetes de tejido ralo, que cubren sólo superficies pequeñas, son mucho más aceptables, porque pueden lavarse a temperaturas lo bastante altas como para matar a los ácaros. Además, el piso que se encuentra debajo, cortesía de un tejido ligero, se mantiene más seco de lo que ocurre con una alfombra que va de pared a pared.

Detenga esos ácaros con un antifaz. Una simple tarea como aspirar puede arrojar enormes cantidades de polvo, que se quedarán flotando varios minutos en el aire, dice el doctor David Lang, profesor de medicina y director de alergia/inmunología de la Escuela de Medicina de la Universidad Hahnemann, en Filadelfia. Un pequeño tapabocas que cubra su nariz y boca, conocido profesionalmente como respirador para el polvo y la niebla, puede interceptar los alergenos que de otro modo llegan a sus pulmones. Una versión barata es la que fabrica 3M Company y que puede encontrar en la mayoría de las ferreterías.

Amamantamiento

Para su bebé, sus pechos son mucho más que un medio para alimentarse. Estudio tras estudio ha demostrado que los bebés que fueron amamantados parecen, consistentemente, tener un mejor desarrollo que la contraparte nutrida con fórmulas alimenticias. En años posteriores, registran niveles más altos en las pruebas de IQ y una mayor inmunidad hacia problemas que van desde la escaldadura por los pañales hasta el cáncer.

Si bien la leche de mamá parece ofrecer a su retoño una variedad de beneficios, no siempre es un día de campo para ella. Cuando está amamantando sus pechos pueden volverse duros y pesados, dolerle e inflamársele y tener la sensación de que sus pezones han sido demasiado mordisqueados, pero si quiere que su bebé goce de todos los beneficios, es probable que querrá seguir adelante, de modo que aquí le damos unos consejos para hacer el proceso más llevadero.

Coma ajo. Aparte del dolor de pechos, quizá la parte más dura del amamantamiento sea tratar de convencer al pequeñito de que coma bien. Algunos bebés mordisquean, muerden y "juegan" con los pezones, por lo que pueden no ingerir la leche suficiente. Investigadores del Centro de los Sentidos Químicos Monell, en Filadelfia, descubrieron que la leche de las mamás que comían 1.5 gramos de extracto de ajo dos horas antes de amamantar adquiría un olor que impulsaba a los niños a mamar más tiempo y quizá a ingerir más leche. Además, los bebés *no* padecieron calambres abdominales y otros problemas asociados a la comida condimentada. Si el ajo puro no es su idea de un apetitoso bocadillo, entonces coma alimentos condimentados con ajo antes de amamantar.

Acomode bien a su bebé. La clave para amamantar bien a un bebé es la posición. "El bebé debe estar completamente de frente a usted: cabeza, pecho, genitales, rodillas", aconseja Marsha Walker, enfermera diplomada, asesora internacional certificada en lactancia y presidente de la Asociación de Lactancia, en Weston, Massachusetts. Debe sostener al bebé de modo que sus asentaderas estén en una mano y su cabeza sobre el doblez del brazo. Con los cuatro dedos de la otra mano sostenga su pecho por la parte inferior, pero no coloque sus dedos sobre la aréola (la zona oscura que rodea el pezón). Enseguida, con su pezón roce el labio inferior del niño para que abra la boca y en cuanto lo haga, atraiga rápidamente su cuerpo, de modo que fije la boca en la aréola.

Hasta lo profundo. El pezón debe entrar profundamente en la garganta del bebé, añade la doctora Carolyn Rawlins, obstetra, en Munster, Indiana y miembro de la mesa de directores de la Liga Internacional de La Leche, un grupo de apoyo para las madres que están amamantando, en Franklin Park, Illinois. "De esta manera el pezón no se mueve cuando el bebé mama".

Use ambos pechos. Amamante hasta que el bebé pierda interés, aconseja Marsha Walker, y luego ofrézcale el otro pecho. La siguiente vez que alimente al niño, empiece por el último pecho con que lo alimentó la vez anterior. Algunos bebés, sobre todo los recién nacidos, no tomarán los dos pechos en una sola amamantada, por lo que Marsha Walker aconseja que se lo ofrezca después de una hora, cuando el bebé haya descansado un poco.

Alíviese con vitamina E. Para sanar los pezones resecos rompa una cápsula de vitamina E y unte una pequeña cantidad del líquido en los pezones, aconseja la doctora Rawlins. Sin embargo, el secreto consiste en usar sólo una gota o dos y aplicarla sólo después de alimentar al niño.

Use su propia leche. Otro tratamiento efectivo para los pezones lastimados es exprimir y untarse un poco de leche. La leche que queda al terminar de amamantar es rica en lubricantes y tiene una sustancia antibiótica, explica la doctora Rawlins.

Escoja el sostén correcto. El mejor consejo para comprar un sostén para amamantar es adquirirlo con una copa un tamaño más grande del que usó durante el embarazo, recomienda Marsha Walker. Las telas de algodón son más cómodas que las de nylon y la abertura debe ser lo bastante grande para que no oprima el pecho. Evite los sostenes con rellenos cubiertos de plástico, porque retienen humedad, lo que puede ser irritante.

Evite la resequedad de los pezones. Esto significa que *no* use jabón sobre sus pezones al bañarse, advierte la doctora Rawlins. "¿Ve las pequeñas protuberancias que rodean la aréola? Son glándulas que producen aceites con un antiséptico natural, por lo que no necesita jabón. Después de bañarse, para prevenir la irritación, *no* se seque los pezones, deje que se sequen solos.

Ampollas

¿Ha oído hablar del lenguaje corporal? Bueno, pues puede considerar a las ampollas como una blasfemia del cuerpo, es la respuesta de la piel al exceso de fricción. ¿No lo cree? Sólo trate de amoldar un par de zapatos nuevos y terminará con una (*imprecación suprimida*) ampolla en el talón; o pase un buen rato barriendo hojas secas y maldecirá las dolorosas ampollas que le saldrán en las palmas de las manos.

Pero como siempre existirán zapatos nuevos que amoldar y jardines que cuidar, siempre habrá ampollas, a menos de que tome algunas precauciones. De modo que enseguida le diremos cómo deshacerse de las ampollas antes de que articule nuevos significados para la más detestable de todas las palabras: *dolor*. Comencemos por las ampollas más comunes, las de los pies.

Déle a sus pies una lubricada. Las ampollas son el resultado de demasiada fricción. Para reducirla un poco y prevenir una ampolla, úntese Vaseline en los pies, recomienda Robert Diamond, podiatra de Pensilvania, afiliado al Centro Hospitalario Mulhenberg, en Bethlehem y al Hospital Osteopático Allentown. "Si el zapato no le ajusta correctamente y el pie se le resbala a cada paso, con la lubricación resbalará mejor, disminuirá la fricción y tendrá, por lo tanto, menos posibilidades de que le salga una ampolla".

Despídase del algodón. Es una pena, pero muchos de los tan publicitados calcetines de algodón *no* proporcionan la mejor protección contra las ampollas. De hecho, los podiatras, especialistas en deporte, dicen que los calcetines de fibra artificial, como el acrílico son mejores para evitar las ampollas. "La fibra de algodón se vuelve abrasiva después del uso repetido y también se comprime, pierde su forma y 'acojinamiento' cuando está mojada", dice el doctor Douglas Richie, Jr., instructor clínico de podiatría del Centro Médico del Condado de Los Angeles de la Universidad del Sur de California, en Los Angeles. Según el doctor Richie, "La forma del calcetín es de suma importancia cuando está dentro del zapato". De modo que un calcetín que pierde su forma es justo lo que su pie, vulnerable a las ampollas, *no* necesita.

Vístalo de seda. "El uso de calcetines de seda debajo de los normales puede prevenir las ampollas y aliviar el dolor una vez que han salido, ya que la seda es menos dañina para la piel que otras telas", dice el doctor Nicholas J. Lowe, profesor de dermatología de la Escuela de Medicina de la Universidad de California, en Los Angeles y director de la Fundación de Investigaciones de la Piel de California, en Santa Mónica.

Use el poder del talco. Otra manera de prevenir ampollas consiste en untarse talco en los pies. "Integre el talco a su rutina diaria", dice Richard Cowin, director de la Clínica Cowin para los pies, en Orlando, Florida. Al igual que la jalea de petrolato, ayuda a reducir la fricción y permite que el pie se deslice más fácilmente.

Lleve consigo un cambio de zapatos. "Probablemente la mayor causa de las ampollas en las mujeres sea el tratar de amoldar un nuevo par de zapatos", opina el doctor Joseph Bark, dermatólogo y antiguo director del Departamento de Dermatología en el Hospital St. Joseph, en Lexington, Kentucky. "¿Que qué consejo doy a las mujeres que van a estrenar zapatos? Usenlos sólo 30 minutos a la vez. Está bien usarlos varias veces al día, pero sólo durante 30 minutos, por lo menos los primeros días". (De modo que lleve consigo un par adicional de zapatos, ya amoldados, en su bolso y cámbielos a lo largo del día.)

Acojínelos con una tela de molesquina. Una tela de molesquina (la encuentra en la mayoría de las farmacias), es la mejor medida *preventiva* para la persona propensa a las ampollas y también es maravillosa para *aliviar* el dolor que causan las ampollas ya formadas. Corte la molesquina en forma de "dona" y colóquela sobre la ampolla o el área donde es posible que le salga una. "Deje la parte central abierta sobre la ampolla", aconseja la doctora Suzanne Tanner, profesora de ortopedia del Centro de Medicina del Deporte de la Universidad de Colorado, en Denver. La tela de molesquina que la rodea absorbe el golpe y la fricción que es lo que causa o hace que se agraven las ampollas.

La manera correcta de reventar las ampollas

Algunos doctores dicen que no tocar la ampolla reduce el riesgo de una infección secundaria. Otros dicen que si la ampolla duele, debe picarse con un alfiler para drenar el agua o la sangre acumulada bajo la piel, de esta manera se obtendrá alivio.

Como por lo regular las ampollas duelen, la mayoría vota por reventarlas, pero suelen hacerlo de la manera equivocada y se exponen a una infección. Aquí le decimos cómo hacerlo correctamente.

"Uno de los más grandes errores es quitar la piel de la ampolla", señala el doctor Rodney Basler, dermatólogo y profesor de medicina interna en el Centro Médico de la Universidad de Nebraska, en Omaha. En lugar de esto, sugiere el siguiente procedimiento, que ha probado ser el más efectivo. Después de haber empujado el fluido hacia un lado de la ampolla, debe picarse con un alfiler que haya sido previamente esterilizado con alcohol, fuego o agua hirviendo. Al pinchar la ampolla debe sostenerse el alfiler horizontalmente, justo sobre la piel. El doctor Basler sugiere que se repita el proceso tres veces: una vez y luego dos veces más cada 12 horas.

La acumulación de fluido *provoca* dolor, por lo que al eliminarlo se reduce el mal. Pero recuerde que debe evitar una infección y siempre esterilizar con fuego, alcohol o agua hirviendo el alfiler antes de pinchar la ampolla, recomienda el doctor Basler.

Use un soporte de talón. ¿Tiene ampollas en la parte posterior de su pie? Podrían deberse al contrafuerte del zapato, el pedazo duro de piel que rodea el talón. Si el contrafuerte está rozando la parte equivocada de su pie, pronto tendrá un problema de ampollas. ¿Cómo arreglarlo? "Todo lo que tiene que hacer es colocar un soporte de talón", aconseja el doctor Cowin. Asegúrese de usar la misma medida de soporte para los *dos* pies (a no ser que su médico indique otra cosa) aunque sólo sea un talón el del problema.

Use una plantilla. Para evitar las ampollas en los talones y otras partes del pie, muchos doctores recomiendan las plantillas Spenco. Estas plantillas evitan la fricción, previenen la aparición de ampollas y ayudan a aliviar las ya existentes, dice el doctor Diamond.

Remójelos en Epsom. "Si transpira demasiado, tiene mayor tendencia a desarrollar ampollas", añade el doctor Diamond. "Si ese es su problema, remoje sus pies en sales de Epsom para que ayude a secar el sudor excesivo". Disuelva las sales en agua tibia y remoje sus pies unos cinco minutos al finalizar el día. Luego séquelos perfectamente.

Dése una dosis doble de alivio. Las investigaciones han mostrado que los ungüentos de antibiótico triple pueden eliminar la contaminación de bacterias tras *dos* aplicaciones. El Neosporin y otros ungüentos con antibiótico que no requieren receta médica se encuentran en las farmacias. Evite los viejos remedios como el yodo y el canforfenol, porque retardan la curación. Después de aplicar el antibiótico, cubra el área con una gasa que debe cambiar cada vez que se moje para evitar la contaminación.

Para las manos pruebe una combinación. Si su problema son las ampollas de las manos más que las de los pies, las sales de Epsom pueden constituir un gran alivio. También use guantes de trabajo reforzados siempre que haga el jardín. Otra manera de evitar las ampollas en las manos es usar talco, como lo aconsejó el doctor Cowin.

Anemia por deficiencia de hierro

¿Está fatigada? ¿Le falta el aliento? ¿Tiene frío?

Si es así, la preocupación por su salud y estado mental pueden haberla llevado ya al doctor. Y si es una mujer entre los treinta o cuarenta hay una buena probabilidad de que su médico le haya diagnosticado anemia por deficiencia de hierro, el tipo de anemia que se presenta cuando el abastecimiento de hierro, que llevan el oxígeno y dióxido de carbono a través del cuerpo, está agotado.

No todas las mujeres premenopáusicas sufren de anemia por deficiencia de hierro, pero tienen más propensión que las mujeres jóvenes y mucho más que los hombres, dice el doctor M.T. Atallah, profesor de nutrición del Departamento de Ciencias de la Alimentación y Nutrición de la Universidad de Massachusetts, en Amherst.

Investigaciones sobre nutrición también han mostrado que las mujeres suelen necesitar dosis más elevadas de hierro cuando menstrúan, están embarazadas o amamantando. Pero todos tendemos a necesitar más hierro con la edad.

De modo que aunque no tenga la anemia por deficiencia de hierro, quizá necesite más hierro para evitar los escalofríos y la fatiga que provoca la falta de este elemento.

Sin embargo, no todos los alimentos con alto nivel de hierro sirven. Necesita tomar el hierro de manera que el cuerpo pueda absorberlo, esto implica elegir adecuadamente su fuente surtidora.

Algunos alimentos son buenos proveedores del hierro llamado *hemo*, es decir, el que se absorbe rápidamente. Otros no tienen esa forma de hierro y es difícil absorberlo. Sin embargo, existe un giro, pues el hierro *no hemo* se absorbe rápidamente si se combina con los alimentos adecuados.

¿Le está resultando difícil absorber esta información? No más que el hierro que podrá absorber si sigue estos consejos de los expertos.

Coma más carne magra. "La respuesta básica a la anemia es una dieta balanceada en la que se aumente la ingestión de carne, que tiene un alto contenido de hierro hemo", dice el doctor John Beard, profesor de nutrición de la Universidad del Estado de Pensilvania, en University Park.

Combine la comida. Para una mejor absorción del hierro no hemo que se encuentra en vegetales y grano, añada jugo de cítricos con su comida. Aunque la absorción del hierro proveniente de plantas o de cereales fortalecidos con hierro es entre el 2 y 10 por ciento, puede duplicar esa cifra si consume bebidas ricas en vitamina C al mismo tiempo. De modo que un vaso de jugo de naranja o toronja junto con el cereal fortificado de la mañana significa más hierro para el cuerpo, señala el doctor Atallah.

Busque hierro adicional. Los cereales fortificados con hierro como Cream of Wheat, salvado con pasas y hojuelas de trigo y salvado son fuentes excelente de hierro no hemo, por lo que necesitará vitamina C para mejorar la absorción. Legumbres como el frijol de soya tienen un alto nivel de hierro no hemo al igual que las zanahorias, papas, brócoli y tomates.

Elimine los bloqueadores del hierro. Algunos vegetales ricos en hierro también contienen una sustancia llamada fitato, que bloquea la habilidad para absorber el hierro. Los alimentos que encabezan esta lista son los frijoles, lentejas, remolacha verde, espinacas y otros vegetales de hojas. De modo que si necesita hierro, no acompañe su pollo o hamburguesa con este tipo de verdura. La cantidad de fitato bloqueará la absorción del hierro hemo.

Evite el café o té durante la comida. "Es mejor no beber café o té con la comida si está tratando de luchar contra la deficiencia de hierro", aconseja el doctor Gregory Landry, profesor del Departamento de Pediatría de la Escuela Médica Madison de la Universidad de Wisconsin, en Madison, y médico principal del equipo en la clínica deportiva de la universidad. Estas bebidas contienen químicos que bloquean la absorción de hierro.

Elija bien los suplementos. Busque los suplementos de hierro que estén hechos a base de gluconato ferroso en lugar de sulfato ferroso. Es más cómodo para el estómago, según el doctor Landry. Evite tomar suplementos de calcio junto con los de hierro. "Los suplementos 'Todos en uno' no son recomendables", indica el doctor Beard, "porque las otras vitaminas interfieren con la habilidad corporal para absorber el hierro". Si toma suplementos de calcio y hierro, tome el calcio por la mañana y el hierro por la noche.

Ingiera los suplementos con un jugo de cítrico. Si está tomando suplementos de hierro, hará un favor a su cuerpo si los traga con el jugo de un cítrico que ayudará a su cuerpo a absorberlo más rápido.

Busque el hierro reducido. El hierro reducido se agrega con frecuencia a alimentos procesados como los cereales; pero a pesar del nombre negativo, en realidad es un beneficio. "Por lo general, el hierro reducido tendría *mayor* disponibilidad para el cuerpo que el hierro común", opina el doctor Atallah.

Manténgase caliente. Según un estudio conducido por el doctor Beard, las mujeres que tienen un abastecimiento adecuado de hierro se mantienen más calientes que las que no. Usar un suéter adicional cuando tenga deficiencia de hierro no la curará permanentemente, pero se sentirá más cómoda.

Cocine la salsa de espagueti en una olla de hierro. Si usa una olla de hierro al cocinar, algo de hierro se pegará a la comida y a su cuerpo, pero no todos los alimentos pueden tener esa capacidad de imantar el hierro de la olla. La clave es la acidez. "Si está cocinando salsa de tomate la acidez de la salsa hará que obtenga una mayor cantidad de hierro".

Angina

Cerca de tres millones de estadunidenses padecen un ataque de angina, que por lo regular, les dura unos diez minutos. No es lo mismo que un ataque cardiaco, pero por la gran opresión en el pecho que se experimenta, con frecuencia lo parece. Si usted padece angina de pecho y no controla este padecimiento, se está convirtiendo en el candidato ideal para un ataque al corazón. La angina es una de las primeras señales de una seria enfermedad cardiaca.

Si en verdad le han diagnosticado angina, su doctor probablemente le ha recetado medicamentos, sin embargo, hay ciertos tratamientos caseros que le pueden ayudar a sobrellevar y hasta aliviar la angina.

Tenga una dieta vegetariana. Una dieta de carne y papas (con una dosis adicional de mantequilla y crema agria) pudo haberle causado la angina al incrementar los niveles de colesterol en sangre, sin embargo, una estricta dieta vegetariana puede ayudar a curarlo, con frecuencia más pronto de lo que se imagina. El doctor Dean Ornish, director del Instituto de Investigación de Medicina Preventiva, en Sausalito, California, y autor de *Dr. Dean Ornish Program for Reversing Heart Disease* (Programa del Dr. Dean Ornish para curar las enfermedades cardiacas), recomienda que las personas realicen cambios juiciosos en su dieta y estilo de vida. Sugiere una dieta vegetariana baja en grasas que excluya los productos animales, salvo la leche descremada, las claras de huevo y el yogur bajo en grasa.

"Cuando siguen esta dieta, la mayoría de las personas descubren que la severidad y frecuencia del dolor de angina disminuyen marcadamente en pocas semanas y hasta en unos días", declara el doctor Ornish. Una dieta vegetariana también puede prevenir el dolor de angina y ayudar a mantener las arterias limpias, ya que el colesterol se encuentra sólo en la carne, leche, yema de huevo y otros productos animales, además de que esos productos también tienen un alto índice de grasa saturada que el cuerpo convierte en colesterol.

Incremente sus vitaminas A, C y E. Otro de los beneficios de una dieta vegetariana baja en grasas es que es rica en las vitaminas antioxidantes **A, C** y **E**, tres nutrientes que se ha descubierto que ayudan a prevenir el dolor de angina.

"Si su dieta consiste básicamente en vegetales, frutas y granos enteros, entonces está ingiriendo todos los nutrientes clave que necesita", señala el doctor Frank E. Rasler, médico de emergencias e investigador en la Escuela de Salud Pública de la Universidad Emory, en Atlanta.

Si come carne, que sea magra. Si quiere seguir comiendo carne, pescado o pollo, deberá limitarse a 170 gramos diarios y elegir cortes que no tengan grasa. Si come carne de res molida, elija aquella que esté clasificada como carne magra. Asegúrese de evitar las vísceras, como hígado, riñones y corazón, pues son ricas en colesterol. Al cocinar pollo, quítele primero la piel.

Tome aspirina. El ingerir regularmente aspirina, según la dosis que le haya recomendado su médico, puede reducir el riesgo de un ataque cardiaco. Una dosis tan pequeña como una aspirina para bebé diaria puede ayudar a los pacientes con angina inestable, es decir, aquella que asalta durante el descanso y hasta en el sueño.

"Al parecer la aspirina ayuda a prevenir coágulos sanguíneos", dice el doctor George Beller, profesor de medicina y jefe de la División de Cardiología de la Escuela de Medicina de la Universidad de Virginia, en Charlottesville. Si los coágulos se forman con demasiada facilidad, impiden que la sangre pase por una arteria estrecha y el bloqueo puede desencadenar un ataque cardiaco.

Cuándo ver al doctor

Aunque debe permanecer bajo el cuidado regular de un médico, una vez que le han diagnosticado la angina, aquí le presentamos algunas señales de alerta que deberán conducirlo inmediatamente al médico.

- Si su dolor de pecho dura más de 15 minutos y no se alivia después de haber ingerido tres tabletas de nitroglicerina en un lapso de 5 minutos entre cada pastilla, esto puede ser una señal de ataque cardiaco, más que de angina, por lo que deberá acudir al hospital de inmediato.
- Antes sólo padecía ataques cuando se esforzaba, pero ahora los padece durante el descanso.
- Ha realizado ejercicio a cierto nivel *sin* sentir dolor de angina, pero ahora siente molestias cuando lo hace a ese mismo nivel.
- Siente dolor cuando hace ejercicio a pesar de que lo está haciendo a un nivel *menor* que antes.

Advertencia: asegúrese de obtener la aprobación de su médico antes de empezar a tomar aspirina. A pesar de que es un medicamento que no necesita receta médica, puede tener efectos secundarios y podría interactuar con otros medicamenos prescritos.

Haga ejercicio regularmente. A pesar de que el dolor de angina *en ocasiones* es provocado por el ejercicio, de todas formas debe hacerlo con regularidad. El ejercicio permite un mejor flujo de sangre al corazón y también libera la tensión que suscita el ataque de angina.

"Cuando los pacientes comienzan un programa de ejercicio, pueden experimentar el dolor de angina al incrementar los niveles de éste", dice el doctor Beller.

La respuesta: haga ejercicio, hasta que empiece a sentir cierta incomodidad o dolor, entonces deténgase hasta que el dolor cese, lo que quizá requiera ingerir una píldora de nitroglicerina. Con frecuencia puede continuar su ejercicio y el dolor no repetirá. Finalmente, un régimen de ejercicio *mejorará* la tolerancia al mismo y la angina sólo sobrevendrá si aumenta el esfuerzo con que empezó.

Haga ejercicio, pero con sentido común. La gente que padece angina debe tener ciertas precauciones. Por ejemplo, el inhalar monóxido de carbono puede ocasionar un ataque de angina, de modo que si corre, hágalo alejado del tráfico.

Si vive en un medio urbano, trate de hacer ejercicio dentro de su casa. En realidad, el simple hecho de estar expuesto diariamente a los niveles de monóxido de carbono puede ser la causa de una angina prematura en algunas personas, opina el doctor Sidney Gottlieb, cardiólogo y profesor de medicina en las Instituciones Médicas Johns Hopkins, en Baltimore.

El ejercicio en un clima muy frío también puede provocar ataques de angina a algunas personas. De modo que, en invierno, asegúrese de cubrir el rostro con una bufanda.

Eleve la cabecera. Si padece de ataques de angina por la noche, el levantar la cabecera de su cama unos 7 ó 10 centímetros puede reducir el número de ataques, aconseja el doctor R. Gregory Sachs, cardiólogo y profesor de medicina del Colegio de Médicos y Cirujanos de la Universidad de Columbia en la ciudad de Nueva York. Esta posición permite que la sangre se cargue en las piernas de modo que no regrese en grandes cantidades a las arterias estrechas del corazón, lo que también puede ayudar a reducir la ingestión de nitroglicerina, el medicamento que se usa para calmar el dolor de angina. Sin embargo, debe consultar a su médico antes de reducir cualquier medicamento prescrito.

Baje los pies. Si tiene ataques de angina durante la noche, el doctor Sachs sugiere una alternativa a la tableta de nitroglicerina. Simplemente siéntese en el borde de la

Lo que debe saber acerca de la nitroglicerina

Colocar una tableta de nitroglicerina bajo la lengua es algo que a menudo se prescribe para contrarrestar el dolor de angina.

Desgraciadamente, algunos estudios han mostrado que *dos de cada tres* personas no saben utilizar este medicamento de manera adecuada. Enseguida le damos a conocer las recomendaciones que el doctor Frank E. Rasler, médico de emergencias e investigador en la Escuela de Salud Pública de la Universidad de Emory, en Atlanta, hace a sus pacientes.

Tome asiento. Debe estar sentado o recostado al utilizar la nitroglicerina. "Algunos pacientes sufren repentinas bajas de presión que pueden ocasionarles desmayos si están parados", explica el doctor Rasler.

Mantenga las pastillas bien cerradas. La exposición al aire y a la luz disminuyen su efecto. De modo que siempre guárdelas en un frasco oscuro y tápelas perfectamente bien después de su uso. Debe reemplazarlas cada tres o cuatro meses.

Las pastillas deben causarle una sensación de ardor u hormigueo en la lengua. Esto es señal de que aún conservan sus propiedades. "Si no siente esa sensación, entonces el medicamento ha perdido su efectividad y debe sustituirlo, o que la tableta no se está disolviendo por falta de humedad", indica el doctor Rasler.

Beba agua o jugo. Debido a una serie de razones, algunas personas tienen la boca muy seca durante el ataque de angina. En ese caso, es esencial humedecerla con un poco de líquido antes de sentir algún alivio.

cama con los pies en el piso. "Es un equivalente al efecto que tiene la nitroglicerina", afirma. Si no siente que mejora rápidamente, entonces tome el medicamento.

Relájese. Se ha comprobado que la práctica de alguna técnica de relajamiento *diaria*: yoga, meditación, estiramientos o fantasías positivas, ayuda a lidiar con el estrés y alivia el dolor de angina, dice el doctor Ornish. "No importa tanto el método que escoja como el hecho de practicarlo con regularidad".

Por otro lado, el doctor Ornish no cree que sean necesarias las clases de relajamiento para todo el mundo. "Un buen libro o cinta puede enseñarle lo que necesita saber, pero unas clases también pueden ser muy útiles."

Apnea del sueño

C uando se trata de comedia, ya se trate de las bufonadas del sofá de Dagwood Bumstead o de los profundos efectos sonoros del sueño de los Tres Chiflados, los ronquidos siempre nos han hecho reír, y entre más fuertes sean los gruñidos y resoplidos, más ruidosas serán nuestras carcajadas.

Pero esos ronquidos, que cimbran paredes, pueden ser señal de un mal potencialmente mortal, llamado apnea del sueño, en el que la garganta se relaja y cierra durante el sueño. La apnea del sueño afecta a cerca de uno de cada diez norteamericanos, sobre todo a hombres de edad media y mayores que, con frecuencia, padecen exceso de peso.

"La diferencia entre el ronquido común y la apnea del sueño es que en esta última se *deja* de respirar durante un lapso que va de los diez segundos a los tres minutos", dice el doctor Peter Hauri, codirector del Centro para Desórdenes del Sueño de la Clínica Mayo, en Rochester, Minnesota. "Estos paros son frecuentes, por lo menos 15 por hora. Por lo regular, la persona deja de respirar durante 30 ó 40 segundos y luego jadea para jalar aire, haciendo el conocido ruido del ronquido, y reasume la respiración. Para la compañera de lecho puede resultar aterrador". Y también puede ser peligroso, ya que las personas que padecen este mal tienen un riesgo mayor de sufrir un ataque al corazón.

Si su médico le ha diagnosticado la apnea del sueño, lo cual sólo es posible tras un examen exhaustivo de los hábitos de sueño, probablemente ya esté al tanto de los riesgos, pero aquí hay algunos remedios que puede considerar.

Resuelva con un rocío. Una manera de cortar la congestión es con un aerosol salino que venden en las farmacias y que humedece las membranas mucosas y facilita la respiración. También puede hacer su propia solución salina disolviendo no más de media cucharadita de sal (un tercio si sufre de hipertensión) en un vaso de agua tibia. Eche la cabeza hacia atrás y con un gotero escurra la mezcla salina en cada una de las cavidades nasales. Luego suene la nariz. *Nota:* no exagere con la sal, ya que puede resultar abrasiva para sus fosas nasales.

Aligere la carga. No es de extrañar que casi todos los que padecen la apnea del sueño padezcan sobrepeso. "Con frecuencia basta con perder peso para resolver el problema", dice el doctor Hauri. Esto se debe a que los depósitos grasos de los obesos, particularmente hombres, están en la base de la lengua. El tejido grasoso sobrante cierra un pasaje de aire de por sí obstaculizado, dificultando la respiración por la noche.

No tome alcohol por la noche. Beber por la noche no es una buena idea para aquellos que roncan, pero es particularmente peligroso para los que padecen la apnea del sueño. Las investigaciones del doctor Merrill Mitler, director de investigación de la División del Pecho, Cuidado Crítico y Medicina del Sueño en el Centro Clínico Scripps para Desórdenes del Sueño, en San Diego, descubrió que la bebida puede duplicar los episodios de apnea en comparación con los que se presentan cuando duerme en estado de sobriedad.

"Debe limitar su ingesta de alcohol por lo menos seis horas antes de irse a dormir", dice el doctor Bernard DeBerry, cirujano de Laguna Hills, California, especialista en procedimientos relacionados con el ronquido y la apnea del sueño y también profesor adjunto de cirugía de la División de Cabeza y Cuello del Colegio de Medicina de la Universidad de California, en Irvine. "El alcohol es un sedante del sistema nervioso central y, como tal, disminuye el control muscular de las vías respiratorias superiores". Entre más "relajados" estén esos músculos, más roncará e incrementará la posibilidad de que una persona con apnea del sueño deje de respirar.

Evite los alergenos. "Las personas que tienen alergia a ciertos alimentos deben evitarlos, porque contribuyen a la congestión", dice el doctor DeBerry. "Entre mayor sea su congestión, más bloqueadas estarán sus vías respiratorias y mayor será el riesgo de la apnea. Por eso, si sabe que cierto alimento hace que se le tape la nariz, por ningún motivo lo ingiera, sobre todo antes de dormir".

No fume. "Fumar irrita el tracto respiratorio superior y empeora la apnea del sueño", dice el doctor Thomas Roth, director del Hospital y Centro de Investigación para Desórdenes del Sueño Henry Ford, en Detroit, y presidente de la Fundación Nacional del Sueño. Además el cigarro contribuye a la congestión.

No coma y duerma. Un bocadillo a media noche puede curarle el insomnio, pero puede ser un desastre para la apnea. "Comer antes de dormir empeora la congestión", dice el doctor DeBerry.

Arcos caídos

E l vientre no es lo único que empieza a caérsele cuando llega a la mitad de su vida. Conforme envejecemos, tantos años de caminar y permanecer de pie ocasionan que el pie se aplane conforme los ligamentos que soportan el arco pierden su poder de sostén. El resultado: esa condición que se conoce como arcos caídos o pie plano.

"Tenga en mente que estamos hablando de 26 huesos del pie a los que soporta una serie de ligamentos, tendones musculares y otros tejidos conectivos", dice el doctor Glenn Gastwirth, director de la Asociación Americana de Medicina Podiátrica, en Bethesda, Maryland. "Después de cierto tiempo los ligamentos se estiran o 'vencen' bajo la presión de su peso, especialmente si está excedido. De modo que lo que sucede es que usted compra zapatos un día y de pronto se percata de que ahora necesita un número más grande del usual. Podrá pensar que su pie ha crecido, pero lo que sucede es que el pie se ha extendido, tanto a lo largo como a lo ancho".

He aquí cómo puede retardar y hasta prevenir los arcos caídos o reducir el dolor de éstos, si es que ya sucedió.

Amárrelos. Una causa por la que este mal prevalece más entre las mujeres es que las zapatillas y otro tipo de calzado con "cortes endebles" no proporcionan el mismo soporte que el típico modelo masculino de calzado con agujetas, dice el doctor Philip Sanfilippo, podiatra de San Francisco. "Disminuirá la tendencia a que se le aplane el pie si usa zapatos de agujetas u otros estilos que brinden más soporte en el empeine (la parte superior del zapato)". El doctor Sanfilippo señala que los mocasines, zapatillas y sandalias no dan el soporte suficiente a los pies con tendencia a desarrollar arcos caídos.

Use zapatos diseñados para caminar o correr. Una manera de darle apoyo a sus arcos es usar calzado para caminar o correr de buena calidad, dice el doctor Gastwirth. "Estos zapatos por lo regular dan buen soporte a sus pies".

Aumente el soporte. El mejor soporte de pies es una plantilla que puede costarle unos 900 dólares o más y que debe mandar a hacer a su medida. "Pero muchas

Cuándo ver al doctor

Si tiene un dolor repentino o inflamación en el pie, ya sea de la nada o a causa de una lesión, debe visitar a un especialista en pies, recomienda el doctor Philip Sanfilippo, podiatra de San Francisco.

"El dolor repentino puede ser señal de un tendón roto, especialmente entre las personas mayores", dice el doctor Sanfilippo. Se trata de una condición seria que requiere la pronta atención médica.

personas que padecen dolor en los arcos obtienen alivio con soportes que venden en las tiendas a unos 10 dólares", informa la doctora Judith Smith, profesora de cirugía ortopédica de la Escuela de Medicina de la Universidad Emory, en Atlanta. "Lo que debe recordar acerca de los soportes para los arcos es que sus zapatos deben tener el espacio suficiente para que la plantilla se acomode bien. De otro modo la parte superior del pie se estará rozando constantemente o se le saldrá el talón del zapato". La mayoría del calzado masculino tiene la profundidad necesaria para acomodar las plantillas; las mujeres deberán llevar sus zapatos consigo cuando compren las plantillas para asegurarse de que éstas queden bien acomodadas".

Si va a usar tacones altos, que sean anchos. Los tacones altos pueden ser su talón de Aquiles, especialmente si los usa con frecuencia. "Los zapatos bajos son mejores, no hay duda", dice el doctor Sanfilippo. Los tacones bajos le ayudan a prevenir la caída de los arcos y son más cómodos si ya padece este mal. "Si *tiene* que usar zapatos con tacones altos, elija modelos que tengan el tacón ancho. Aléjese de los de aguja".

Dése masajes. "Si tiene dolor en el área del arco de los pies, puede sentir cierto alivio si se da masaje en la planta del pie", dice el doctor Gastwirth. "Un masaje regular mientras ve la televisión puede hacer maravillas".

Estírese. Si hace el mismo tipo de ejercicios de estiramiento que realizan los corredores al calentar, puede reducir el dolor de arcos que provoca la tensión de los tacones. Uno de los mejores ejercicios es pararse a un metro de la pared, colocar las manos contra la pared, y adelantar una pierna doblando la rodilla, de modo que los músculos de la pantorrilla de la otra pierna se estiren. Luego cambie de pierna. "El estiramiento es especialmente importante para las mujeres que pasan toda la semana sobre tacones y luego usan calzado deportivo los fines de semana", dice el doctor Gastwirth.

Sus zapatos deben acomodarse a estos criterios...

Usar calzado para caminar o correr de buena calidad es una de las mejores maneras de prevenir o tratar los arcos caídos. Pero "buena calidad" no significa necesariamente precios altos en las etiquetas.

"Una buena calidad de calzado a precio razonable tiene lo que usted está buscando", dice el doctor Philip Sanfilippo, podiatra de San Francisco. "Lo que necesita es un zapato con un sostén de talón fuerte para que el pie no se le esté moviendo de un lado a otro. Busque modelos que tengan un refuerzo adicional en el *interior* del talón. También, el zapato deben doblarse en donde el pie se dobla. Y es esencial encontrar un modelo que le ajuste bien, de modo que brinde un apoyo completo a su pie". Un zapato que no ajusta perfectamente no sirve aunque tenga la forma y el diseño correctos.

Mídase cada vez que compre zapatos. "No dé por sentado que, porque siempre ha usado cierta medida de calzado, así seguirá siendo", dice el doctor Sanfilippo. "Muchas personas insisten en meter el pie a fuerzas dentro del número que han usado y terminan con serios problemas y lastimaduras en los pies. Cuando se le empieza a caer el arco, sus pies se alargan y ensanchan; puede, o no, sentir dolor, de modo que medirse el pie cada vez que compra zapatos es un buen indicador de la degeneración del arco".

Examine sus zapatos. "Si ya se gastó el tacón de sus zapatos, cámbielo. Pero si la porción trasera del zapato se ha deformado o doblado hacia un lado, cámbielos por un par de zapatos nuevos que den apoyo, como diseñados para caminar", aconseja el doctor Gastwirth. El pie plano puede afectar la manera en que da el paso, por lo que si no sustituye los zapatos "gastados" puede causarle dolor de rodillas o cadera.

Arrugas

Muchas cosas mejoran con la edad: el vino, el queso, el valor de las propiedades y las tarjetas de colección de béisbol, por nombrar algunas. Desgraciadamente, la piel no es una de ellas. Conforme este tejido envejece pierde de manera natural parte de su elasticidad.

Esto es lo que ocasiona las arrugas, zurcos de la piel que nos recuerdan cuánto hemos vivido; pero las arrugas también pueden mostrar en dónde hemos estado, en el sol demasiado tiempo, fumando muchos cigarros o lavando la cara con jabones fuertes.

He aquí cómo puede planchar por lo menos algunos de esos pliegues que lo hacen ver más viejo.

Duerma boca arriba. "Puede arrugarse por dormir de lado o boca abajo con el rostro contra el almohadón", dice la doctora D'Anne Kleinsmith, dermatóloga del Hospital William Beaumont, cerca de Detroit, experta en arrugas. "Podrá constatarlo en personas que tienen una arruga diagonal en la frente que corre sobre las cejas. En algunos dormir sobre la espalda elimina este problema".

Tómese sus vitaminas. Las mejores vitaminas para la piel son el conjunto que comprende el complejo **B**, que encuentra en la carne de res, el pollo, los huevos, los granos enteros y en los antioxidantes, vitaminas **A**, **C** y **E**, abundantes en los vegetales de hojas, las zanahorias y la fruta fresca. Estas vitaminas le ayudan a mantener una piel sana y de aspecto joven, dice la doctora Marianne O'Donoghue, profesora de dermatología del Centro Médico Presbiteriano de Rush-St. Luke, en Chicago.

Camine por la sombra. "Una de las zonas problemáticas para las arrugas es la que rodea los ojos, las conocidas 'patas de gallo'", dice la doctora Kleinsmith. "Estas arrugas suelen ser el resultado de andar entrecerrando los ojos, de manera que una forma de evitarlas o reducir su severidad es usar lentes solares cuando esté en exteriores".

Ponga cara de piedra. El exceso de gesticulaciones, sonrisas, o muchas otras expresiones faciales muy repetidas marcan las arrugas", añade la doctora Kleinsmith. "No quiero decir que deje de sonreír o fruncir el entrecejo, sin embargo, trate de

darse cuenta de la frecuencia con la que lo hace, especialmente el arrugar la frente". La doctora Kleinsmith y otros expertos no recomiendan los ejercicios faciales,
porque estas contorsiones excesivas sólo "agravan" las arrugas.

No abra otra cajetilla. Fumar es un doble mal para las arrugas. "Los fumadores
tienen más arrugas que las personas que no fuman, especialmente alrededor de los
labios", dice la doctora Kleinsmith. Esto se debe a que limita la absorción de oxígeno
por la piel facial y disminuye la circulación sanguínea al rostro, lo que da como resultado líneas permanentes y arrugas. Además, el acto de fumar implica una serie de
movimientos faciales repetitivos que se suman en forma de más arrugas.

Cuidado con el trago. El hecho contundente es que la bebida en exceso hace
que su rostro se abotague a la mañana siguiente y que en consecuencia la piel se estire temporalmente. Luego vuelve a encogerse y regresa a su estado normal, pero
esto también ocasiona arrugas, dice el doctor Gerald Imber, cirujano plástico de El
Hospital de Nueva York-Centro Médico Cornell, en la ciudad de Nueva York.

Lávese con frescura y suavidad. El exceso de lavado y tallado, sobre todo
con agua caliente y jabones fuertes tiende a disolver la grasa que ayuda a nutrir la

Cuándo untarse huevo en la cara

¿**E**s la gran noche? Sólo porque desee lucirse en la fiesta no tiene que acica-
larse con toda una colección de cremas caras para que le escondan esas arrugas. Este es un método para evitar el estante de cosméticos y de todos modos
tener una apariencia rozagante.

"Sólo le durará un par de horas, pero un par de claras de huevo le funcionarán igual de bien que esas cremas de a 100 dólares la onza", dice el doctor
Jerome Z. Litt, profesor de dermatología de la Escuela de Medicina de la Universidad Case Western Reserve, en Cleveland. "Bata las claras, *no* las yemas,
hasta que queden a punto de merengue y colóquelas sobre su rostro poco antes de la fiesta. Deje así una media hora y luego lave con agua fría. (¡No use
agua caliente o terminará con huevo revuelto por toda la cara!) Séquese el rostro con golpecitos de toalla y váyase a su fiesta".

El doctor Litt dice que la proteína de las claras del huevo ayuda a atersar la
piel. "No es un efecto permanente, pero funciona una o dos horas. También es
bueno para reducir el tamaño de los poros".

piel, dice el doctor Jerome Z. Litt, profesor de dermatología de la Escuela de Medicina de la Universidad Case Western Reserve, en Cleveland. El doctor Litt recomienda que se lave con agua fría o tibia y que use un jabón suave como Neutrogena o Moisturel, limpiador para piel sensible.

Evite el sol de mediodía. No es de sorprender que mucha exposición solar sea la causa principal de las arrugas prematuras. El problema es que nadie, salvo Drácula, puede evitar el sol todo el tiempo. Pero tome nota: alrededor del 95 por ciento de los rayos solares que ocasionan arrugas están presentes cuando el viejo astro está en su momento más fuerte del día —entre las 10 a.m. y 3 p.m.—, dice el doctor Stephen Kurtin, profesor de dermatología de la Escuela de Medicina Mount Sinai, en la ciudad de Nueva York. Evite esas horas de máxima intensidad y le estará haciendo un favor a su piel.

Prohibidas las sesiones de bronceado. Se trate de un cuarto cerrado o del exterior, los bronceados de hoy son las arrugas de mañana. El sol sintético de las cabinas bronceadoras es tan malo como el natural, advierte el doctor Jeffrey H. Binstock, profesor clínico adjunto de cirugía dermatológica de la Escuela de Medicina de la Universidad de San Francisco.

Use un humectante. Si tiene la piel reseca, use diariamente una loción humectante para que le ayude a cubrir temporalmente las pequeñas arrugas que se forman en la superficie de la piel, dice el doctor Kurtin.

Artritis

Esta es una enfermedad tan común que casi uno de cada siete norteamericanos la padece y se diagnostica un caso nuevo cada 33 segundos. De hecho, la artritis es la enfermedad crónica **más** difundida entre personas mayores de 45 años, y esto sin considerar los millones que no acuden al médico para tratar este execrable dolor en las articulaciones.

Al consultar al médico, éste le dirá qué tipo de artritis padece. A pesar de que hay más de 100 tipos, la mayoría se circunscribe a dos amplias categorías.

La artritis inflamatoria (o artritis reumática) se trata mejor con medicamentos antinflamatorios, aunque la dieta y el cambio en sus hábitos de vida pueden ayudar. La artritis no inflamatoria (u osteoartritis) es el resultado de un deterioro en el cartílago de las articulaciones debido a alguna lesión o uso excesivo. El control del peso, el ejercicio adecuado y el empleo de calmantes son el mejor tratamiento en este caso.

Aun cuando la artritis puede causar, potencialmente, invalidez, existen algunas medidas que pueden ayudarle a controlarla. He aquí lo que los médicos recomiendan.

Coma sus verduras. Investigadores de la Universidad de Oslo, en Noruega, han descubierto que las personas que padecen artritis reumática y que empiezan una dieta vegetariana, observan increíbles mejoras de su padecimiento en el lapso de *un mes* después de dejar de comer carne, huevos, lácteos, azúcar y alimentos con gluten, como pan de trigo. "Una dieta vegetariana es buena porque la meta de aquellos que padecen artritis es eliminar toda la grasa saturada que sea posible de sus dietas y reemplazarla por grasa poli-insaturada, explica el reumatólogo Paul Caldron, investigador del Centro de Artritis de Phoenix.

Coma pescado. Una de las mejores fuentes de grasa poli-insaturada son los pescados de agua fría, como el salmón, las sardinas y la trucha. "Son ricos en ácidos grasos omega-3, que han demostrado tener un efecto benéfico menor al reducir los aspectos inflamatorios de la artritis", dice el doctor Caldron.

Ungüentos picantes. Las investigaciones han mostrado que puede calmar el dolor si se da masaje en las articulaciones con un ungüento, que venden sin necesidad de prescripción médica en las farmacias, llamado Zostrix, hecho a base de capsaicina, la sustancia picante de los chiles. "Debe aplicarse tres o cuatro veces al día sobre el área afectada por lo menos durante dos semanas antes de observar cualquier mejora. Durante los primeros días no se extrañe si tiene cierto ardor en el sitio donde se aplicó el ungüento, dicha sensación desaparecerá al continuar las aplicaciones", indica la doctora Esther Lipstein-Kresch, profesora de medicina del Colegio de Medicina Albert Einstein de la Universidad de Yeshiva en la ciudad de Nueva York, quien ha realizado investigaciones en el Queens Hospital Center, en Jamaica, Nueva York, y quien ha estudiado la eficacia de la crema de capsaicina. "También recomiendo que se lave las manos inmediatamente después de usar el ungüento o incluso usar guantes para aplicarlo), pues pica y sería inconveniente que llegara a frotarse los ojos". (Desgraciadamente *comer* chiles picantes no le ayudará a aliviar su artritis.)

Use un deshumidificador. Si la humedad es constante en su casa, esto le ayudará a calmar el dolor artrítico que ocasionan los cambios de clima, señala el doctor Joseph Hollander, profesor emérito de medicina en el Hospital de la Universidad de Pensilvania, en Filadelfia. Cuando se aproxima la lluvia, el súbito incremento de humedad y el descenso en la presión atmosférica puede afectar la circulación de sangre hacia las articulaciones, las cuales se van poniendo cada vez más rígidas hasta que llega la tormenta. Si cierra las ventanas y enciende el deshumidificador (o el aire acondicionado en verano), podrá eliminar este periodo corto, pero significativo de dolor.

Remedios para dolores específicos

De pies a cabeza existen tratamientos específicos para la artritis en partes específicas del cuerpo, indica el reumatólogo clínico Paul Caldron, investigador del Arthritis Center, Ltd., en Phoenix.

Descanse su cuello. No pase largos periodos mirando hacia arriba. Si está pintando, colgando cortinas o haciendo cualquier trabajo que requiera mirar hacia arriba durante largo tiempo, use una escalera y nivélese con la zona en la que está trabajando.

Dé apoyo a sus hombros. No duerma con los brazos sobre su cabeza, ya que esto tensa los hombros. El doctor Caldron aconseja a las señoras que aligeren sus bolsos de modo que *sólo* carguen lo necesario; y a las mujeres que tienen busto pesado les recomienda que usen sostenes con mayor soporte para quitar peso a los hombros.

Ayude a sus manos. Use guantes con la palma acojinada, como los guantes para trabajar, siempre que necesite sostener algo con firmeza. Con guantes gruesos no tienen que ejercer tanta fuerza sobre las articulaciones de las manos para sostener una pesada sartén, una escoba o una llave de tuerca. También puede pegar hule espuma o tela de toalla a los mangos de sus herramientas o útiles de jardinería, con el fin de hacer menos presión sobre las articulaciones.

Jamás se acuclille o hinque. Es lo peor que puede hacerle a una rodilla artrítica y a las articulaciones de la cadera.

Use zapatos para deporte o caminar siempre que pueda. Para aliviar la dolorosa presión sobre los pies, use calzado que le brinde comodidad y un buen soporte. Al comprar calzado de vestir, busque zapatos con un amplio espacio para los dedos y un buen soporte para el arco. Los mejores zapatos son los que tienen tacones de 2-1/2 a 3-1/2 centímetros de alto y que suben sobre el empeine. En calzado de vestir para hombre, el estilo oxforiano de agujetas es preferible al mocasín.

Permanezca activo. "Quizá, lo mejor que puede hacer para contrarrestar la osteoartritis es hacer tanto ejercicio como le sea posible", dice el doctor Halsted R. Holman, director y profesor de medicina del Centro de Artritis de la Universidad de Stanford en California. "Se percatará de que entre mejor sea su condición física, disminuirá el dolor artrítico".

El doctor Caldron recomienda ejercicios aeróbicos de bajo impacto y, si lo tolera, levantamiento de pesas de medio a un kilo. "Fortalezca el músculo y el tejido que rodea la articulación. También puede hacer ejercicio sobre una colchoneta en el piso, en una bicicleta estacionaria o en el agua. Lo importante es que lo haga con regularidad, no menos de tres veces por semana, pero de preferencia diariamente.

Detecte los alimentos que le hacen daño. "Cierto tipo de alimentos parecen afectar a las personas que padecen artritis reumática, en especial el alcohol, la leche, los jitomates y algunas nueces", advierte el doctor Caldron. "Aunque no se puede establecer en realidad qué alimentos pueden desencadenar el dolor, si usted nota que su condición empeora después de comer ciertos alimentos, entonces escuche a su cuerpo y evítelos". Lo mismo se puede decir de los alimentos que mejoran su artritis, como el pescado y la fibra, así que trate de comerlos con mayor frecuencia.

Tómese tiempo para oler las rosas. "Cuando se está tenso el dolor artrítico es mayor, por lo que muchas personas usan la relajación como un método efectivo para disminuirlo", señala el doctor Holman. "No tiene importancia lo que haga, biorretroalimentación, meditación y hasta escuchar música, cualquier cosa que le ayude a *usted* a relajarse. Lo importante es que tenga un periodo regular de relajamiento y que lo practique también cuando el dolor sea particularmente severo".

Adelgace. "El sobrepeso incrementa el daño a las articulaciones debido a la excesiva presión que tienen que soportar y empeora la osteoartritis, de modo que es aconsejable eliminar el exceso de peso", dice el doctor Richard M. Pope, investigador de esta enfermedad y jefe de Enfermedades Artríticas y de Tejidos Conectivos en la Escuela de Medicina de la Universidad del Noroeste de Chicago. De hecho, el sobrepeso aumenta el riesgo de desarrollar osteoartritis si aún no la padece.

Pruebe el baile lento. El baile es una buena manera de combinar la pérdida de peso, el ejercicio y la reducción del estrés. "Muchos de mis pacientes acuden a sesiones sencillas de baile, creadas como parte de un programa completo educativo y de actividades que les enseña cómo hacer ejercicio al mismo tiempo que protegen las articulaciones afectadas", añade el doctor Pope. "El baile tranquilo es perfecto para los que tienen artritis inflamatoria u osteoartritis porque es de bajo impacto".

Identifique cuál es el calmante que le conviene. No todos los calmantes son iguales, por lo menos para los que tienen artritis. "Los que padecen artritis inflamatoria, por lo regular, sienten más alivio con aspirina o ibuprofén (motrin IB, Advil), pero también pueden causarles mayor irritación estomacal", explica el doctor Caldron. Él recomienda medicamentos que no requieren prescripción médica, con acetaminofén (Tylenol) para evitar la irritación estomacal. La dosis normal prescrita no debe excederse ni prolongarse más de tres semanas sin consultar al médico.

Inmovilice el dolor. "Las tablillas, cabestrillos y cuellos cervicales, así como otros artículos protectores son muy útiles cuando el área está especialmente adolorida o inflamada", declara el doctor Caldron. Sin embargo, advierte que no se debe prolongar más de dos días el uso de estos paliativos, pues a pesar de que ayudan a reducir el dolor, cuando los músculos "dependen" de ellos, se pueden debilitar con mucha rapidez.

Use el frío y el calor juiciosamente. Aunque tanto las aplicaciones frías como las calientes pueden proporcionar alivio, no las use más de diez minutos a la vez, aconseja el doctor Caldron. Por lo general el hielo se usa para evitar la hinchazón, pero también puede provocar dolor. El calor, en pequeñas dosis, favorece la relajación del músculo y alivia el dolor.

Asma

A no ser que esté enamorado, es muy probable que esos repentinos suspiros se deban más al asma que a la flecha confiable de cupido.

Una ligera aspiración de polvo o humo, el olor de una flor "equivocada" o algún perfume o la caspa de su mascota pueden desencadenarle de manera instantánea, junto con uno de cada diez estadunidenses, un ataque de resuellos silbosos, tos y falta de aire al respirar. Además de estos alergenos e irritantes, existen otros desencadenadores del asma muy comunes que incluyen el ejercicio, la contaminación o esmog, cambios bruscos de clima, una gripe o cualquier otra infección en las vías respiratorias.

Claro, un ataque de asma puede ocasionar miedo, pero no significa que tenga que mudarse al desierto o vivir siempre temeroso de las "contracciones" de sus vías respiratorias. Aparte de seguir las indicaciones de su médico, existen muchas maneras de evitar o tratar los ataques de asma. Como primer paso, es una buena idea protegerse contra las alergias causadas por los ácaros del polvo, y de la fiebre del heno (véanse páginas 12 y 245). Luego agregue lo siguiente a su repertorio antiasmático.

Cuándo ver al doctor

Aunque el asma, por lo regular, puede mantenerse bajo control si sigue las instrucciones de su médico, cada año varios miles de personas en Estados Unidos mueren de ataques asmáticos.

"La clave para tratar el asma con éxito, es mantener control del medio ambiente y el uso de medicamentos preventivos para suprimir o minimizar la inflamación que precede al ataque de asma", señala el doctor Peter S. Creticos, director médico de asma y enfermedades alérgicas del Centro de Asma y Alergia de Johns Hopkins, en Baltimore. Este régimen y el uso de otros auxiliares, como el inhalador broncodilatador (o pastillas) a menudo son necesarios para ayudar al control óptimo de los ataques de asma o para tratar los episodios de resuello silboso.

Sin embargo, preste especial atención si se ve obligado a usar el broncodilatador con mucha más frecuencia o si está teniendo ataques con mayor "facilidad" que antes. Por ejemplo, si normalmente usaba su inhalador un par de veces a la semana, pero ahora lo hace diariamente, debe ver a su médico tan pronto le sea posible, sugiere el doctor Creticos.

Por supuesto que cuando se le presente una dificultad mayor para respirar o un ataque de asma que no pueda controlar, acuda de inmediato al hospital más cercano.

Haga yoga. Si practica una simple técnica de respiración yoga en la que exhala durante el doble del tiempo en que inhala, puede protegerse de futuros ataques al desarrollar mayor resistencia. Se ha comprobado que esta técnica puede ser eficaz si se practica diariamente.

"La mejoría en el control del asma que se obtiene con este tipo de respiración es similar a la que proporcionan los inhaladores a base de corticosteroides", informa la doctora Mary Schatz, patóloga del Centro Médico Centennial, en Nashville, Tennessee, e instructora titulada de yoga.

Si desea poner en práctica dicha técnica, los pasos son "elegantemente simples", como lo explica la doctora Schatz en su libro. *Back care basics: a Doctors Gentle Yoga Program for Back and Neck Pain Relief.* (Cuidados básicos para la espalda: un programa médico amable de yoga para aliviar el dolor de cuello y espalda).

Disfrute hacer ejercicio sin ataques de asma

El hecho de que tenga asma no significa que no pueda disfrutar de una sesión regular de ejercicio. Sin embargo, tiene que hacerlo juiciosamente.

La natación es probablemente el ejercicio ideal, porque la alta humedad de las albercas no permite que se seque la garganta, opina el doctor californiano William Ziering, alergólogo e instructor de ciencias de la salud en la Universidad Estatal de Fresno y antiguo presidente de la Sección de Alergias de la Asociación Médica de California. Los deportes que exigen una actividad vigorosa continua en aire seco, como correr, ya no son desalentados si, bajo supervisión médica, se toman precauciones especiales. Para el doctor Ziering esto implica usar un "inhalador de rescate" que contenga albuterol (siempre que sea prescrito por su médico) de 5 a 15 minutos antes de comenzar; realizar un calentamiento de 5 a 10 minutos e iniciar la actividad a paso lento durante los primero 5 a 15 minutos. También son buenos los deportes que tienen menos momentos de intensidad, como el béisbol, el tenis de dobles y el golf.

Si tiene que hacer ejercicio en el frío, use una careta o bufanda sobre la cara y siempre lleve a cabo el periodo de calentamiento, ya que de esta manera puede evitar los síntomas asmáticos que suelen ocurrir durante los primeros 15 minutos de ejercicio.

1. Cierre los ojos.
2. Inhale con naturalidad.
3. Exhale con naturalidad.
4. Haga una pausa sin sostener la respiración durante uno o dos segundos antes de su siguiente inhalación. Esto permitirá que la exhalación termine de manera natural. No trate de respirar lenta o profundamente; pero si siente la necesidad de inhalar profundamente, hágalo hasta que pueda regresar al ejercicio de respiración.

No se acueste con el estómago lleno. Irse a la cama con el estómago lleno puede ocasionarle un ataque de asma. "El reflujo estomacal puede provocar asma", explica el doctor Peter S. Creticos, director médico de asma y enfermedades alérgicas del Centro de Asma y Alergias de Johns Hopkins, en Baltimore. El reflujo ocurre cuando los ácidos estomacales suben al esófago.

"El contenido del estómago puede desbordarse y, de hecho, regurgitar en la boca y escurrir hacia las vías respiratorias mientras está recostado o durmiendo", añade. Además de evitar los bocadillos nocturnos, también puede tomar un antiácido antes de dormir para disminuir la acidez estomacal. Los medicamentos con teofilina, recetados, en ocasiones, para ayudar a controlar el asma, pueden, en realidad, agravar su condición al incrementar el reflujo estomacal, indica el doctor Creticos. Si está tomando medicamentos de este tipo y tiene problemas de reflujo, asegúrese de consultarlo con su médico para que le ajuste el nivel de la dosis.

Eleve su cama. Además de evitar los bocadillos a medianoche, otra manera de prevenir el asma causada por reflujo estomacal, consiste en elevar la cabecera de su cama colocándola sobre ladrillos o bloques de madera o usar almohadones para elevar su cabeza y, de esta manera, evitar que los ácidos suban del estómago al esófago, sugiere el doctor H. James Wedner, jefe de alergias clínicas e inmunología en la Escuela de medicina de la Universidad de Washington, en St. Louis.

Sea sensible a los alimentos. El comer y hasta *oler* ciertos alimentos puede provocar un ataque de asma. "Algunos de los alimentos que más comúnmente ocasionan asma son la leche, los huevos, las nueces y los mariscos", dice el doctor John Carlston, alergólogo y profesor asociado de medicina de la Escuela Médica de Virginia del Este, en Vorfolk.

¡Cuidado con la aspirina!

Si padece asma y sufre de sinusitis y pólipos nasales, debe usar medicamentos con acetaminofén, *no* aspirina u otras drogas antinflamatorias no esteroidales (**DANE**) como el ibuprofén (Advil).

"La ingestión de aspirina o de DANE puede empeorar su asma y hasta poner en riesgo su vida", advierte el doctor Peter S. Creticos, director médico de asma y enfermedades alérgicas del Centro de Asma y Alergias de Johns Hopkins, en Baltimore. Los productos a base de acetaminofén, como Tylenol, Aspirin-Free Artritis Pain Formula y Panadol se consideran seguros, indica.

Si tiene artritis y asma, el doctor Creticos recomienda consultar al médico antes de consumir los medicamentos acostumbrados para calmar el dolor y la inflamación. Pida a su médico que le recete un medicamento antinflamatorio que le alivie los síntomas sin que le provoque problemas de asma.

Coma pescado. En vista de que los esquimales padecen asma con la misma frecuencia que ataques de insolación, hay quienes sustentan la teoría de que una dieta rica en pescado puede *prevenir* el asma. Aunque las pruebas no han sido concluyentes, el bioquímico, Walter Pickett, Ph. D. jefe del grupo de la División de Investigaciones Médicas de los Laboratorios Lederle, en Pearl River, Nueva York, dice que es posible que la sardina, el arenque, la macarela y otros pescados ricos en ácidos grasos omega-3, puedan disminuir el impacto del asma, si se comen por lo menos una vez a la semana.

Multiplique sus vitaminas. Ingerir un buen suplemento de multivitaminas y minerales, y comer muchas frutas y vegetales también puede ser útil, ya que se ha descubierto que algunos nutrientes disminuyen los síntomas asociados a los ataques de asma. Al revisar los datos de más de 9,000 personas, los investigadores han encontrado que quienes tenían niveles más reducidos de vitamina C y de zinc padecían más resuello silboso y otros problemas bronquiales. Buenas fuentes de vitamina C son los cítricos, el brócoli y los pimientos. Los ostiones, la carne de res y el cangrejo se encuentran entre los alimentos con mayor contenido de zinc.

Obtenga alivio con la cafeína. A pesar de que se ha mostrado que el café contribuye a algunos problemas de salud, puede resultar más benéfico que nocivo para muchas personas que padecen asma, pues resulta que la cafeína tiene efectos casi similares a la teofilina.

"Un par de tazas de café negro cargado tendrá resultados benéficos sobre el asma", dice el doctor Allan Becker, alergólogo y profesor asociado de medicina en la Sección de Alergia Pediátrica e Inmunología Clínica de la Universidad de Manitoba en Winnipeg, Manitoba, Canadá, quien hizo pruebas sobre los efectos de la cafeína en el asma. Sin embargo, no use la cafeína como sustituto o en combinación con su medicamento, aconseja, pues sólo es recomendable en casos de emergencia. "En una emergencia, cuando no tenga a la mano su medicina, dos tazas de café negro (el azúcar y la leche hacen que la absorción sea más lenta) pueden proporcionarle un alivio temporal efectivo hasta que consiga el medicamento que regularmente toma", afirma el doctor Becker. También puede encontrar alivio, aunque el efecto es más lento, con dos tazas de cocoa caliente o 240 grs. de chocolate de leche.

Astillas

Enterrarse una astilla puede ser un verdadero martirio y extraerla otro tanto. Tiene uno que andar 'cavando' con una aguja y recibir unos endemoniados piquetes que convierten en carne molida hasta la piel más dura. Además del dolor, esa pequeña astillita de madera (de vidrio o de metal) también puede provocar una infección si no se extrae limpia y cuidadosamente. Esto es lo que los especialistas recomiendan para extraer la astilla sin dolor y salvaguardar su piel de invasores que le creen problemas mayores.

Que el agua tibia trabaje. Antes de optar por la aguja, dése un buen remojón. "Con frecuencia remojar la herida en agua tibia, unos 10 ó 15 minutos, hincha la madera y hace que la astilla salga sola", dice la doctora Marian H. Putnam, pediatra de Boston e instructora clínica de pediatría en la Escuela de Medicina de la Universidad de Boston.

Cuándo ver al doctor

Aunque la mayoría de las astillas enterradas se pueden tratar en casa, hay ocasiones en que se necesita la experiencia de un médico.

"Si la astilla está muy enterrada o se presenta en una zona muy sensible, como el rostro o debajo de una uña, creo que lo mejor es que la atienda un médico", aconseja la doctora Kathy Lillis, pediatra especialista en medicina de urgencias en el Hospital del Niño de Buffalo, en Buffalo, Nueva York. "O si el niño está demasiado aterrado a causa de la astilla, lo mejor es que la extraiga un médico, aunque se trate de algo menor". El pediatra puede aplicarle un anestésico local antes de sacar la astilla, señala la doctora Lillis.

Aplique hielo para el dolor. Si el agua tibia no le funcionó, coloque un cubo de hielo sobre la astilla. "Muchas personas dicen que adormece la zona de manera que no duele tanto la extracción", añade la doctora Kathy Lillis, pediatra especialista en medicina de urgencias en el Hospital del Niño de Buffalo, en Buffalo, Nueva York.

Elija las pinzas apropiadas. Si piensa extraer una astilla a la antigüita, es decir, con unas pinzas, asegúrese de contar con las herramientas adecuadas, dice la doctora Lillis. "Debe tener unas pinzas de bordes rígidos que puede encontrar en la mayoría de las farmacias. Y las podrá agarrar mejor si las puntas son planas y no curvas".

Vigile la asepsia. Desinfecte las pinzas con alcohol medicado antes de usarlas, recomiendan los médicos. Luego aplique agua oxigenada en abundancia sobre la lesión. "El agua oxigenada limpia la herida, previene infecciones y lava los desechos, de manera que la operación se lleva a cabo higiénicamente", explica la doctora Putnam. Después de la extracción, lave con agua oxigenada y jabón líquido para manos.

Aplíquese un facial. Si tiene cactos en la cornisa de su ventana es muy probable que se le haya clavado una espina más de una vez. Extráigala con una capa de jalea. "Extienda la jalea en la zona. Al secarse pele la capa y la espina deberá salir", dice la doctora Putnam. En algunos casos deberá repetir varias veces el procedimiento hasta extraer la espina. Si ésta es realmente terca, use pinzas. Si bien la técnica de la jalea funciona para las espinas de cactos, no ocurre los mismo con las astillas. No se recomienda el uso de pegamento para extraer espinas o astillas, aclara la doctora Putnam.

Ataques de pánico

Un estómago revuelto o dolor de pecho podrían ser resultado de la comida de hoy. Ritmo cardiaco acelerado y falta de aire puede ser indicio de que hizo mucho ejercicio. Sentir una "temblorina" podría sugerir que está teniendo suerte en el amor.

El hecho es que *cualquiera* de estos síntomas pueden significar una variedad de cosas, pero júntelos, y agrégueles el sentimiento incontrolable de una sensación de fatalidad inminente, y, por lo regular, lo que debe leer es "ataque de pánico". El ataque de pánico es el primer síntoma de un desorden de pánico, uno de los desórdenes psicológicos más comunes y aterradores. Estas sensaciones intensas e impredecibles de una ansiedad y miedo devastador son tan comunes que afectan a una de cada 20 personas.

Los ataques de pánico varían en intensidad y frecuencia, pero por lo regular, duran de cinco minutos a una hora, el promedio es de veinte minutos. El paciente típico de este mal los sufre de dos a cuatro veces por semana, pero hay personas que pueden padecerlos varias veces al día. "Son muchas las teorías sobre las causas de los ataques de pánico. Unos dicen que es genético, otros que es producto de una inseguridad infantil", dice el doctor Christopher McCullough, psicoterapeuta en Raleigh, North Carolina, y antiguo director del Centro de Recuperación de Ansiedad y Fobias San Francisco. "Pero cuando está sufriendo un ataque, olvide cualquier introspección y atienda los síntomas". He aquí cómo.

Aspire un aroma de su infancia. Su nariz sabe. Es por eso que los investigadores lo invitan a que aspire aromas que le recuerden aspectos felices de su infancia. Aspirar una o dos veces puede ayudarle casi *instantáneamente* a alejar los miedos y a brindarle un estado más relajado, el primer paso para detener un ataque de pánico. "Un olor que parece funcionar casi en todos es el del talco para bebé", dice el doctor Alan R. Hirsch, psiquiatra y neurólogo que encabeza la Fundación de Investigación y Tratamiento del Gusto y el Olfato, en Chicago. "Otros olores tienen un impacto similar, dependiendo del sitio en el que haya nacido. Las investigaciones nos muestran que para las personas que nacieron en la costa este, es el olor a flores. Para los del sur, el del aire fresco. Para el oeste medio, los animales de granja. Y para los del oeste el olor a carne asada". Otros olores que calman las ansiedades son el olor salitroso del mar, de las galletas recién horneadas y de la cocina de mamá.

Permanezca activo. "Quizá lo peor que puede hacer es lo que la mayoría de las personas sugieren ante un ataque de pánico: sentarse y relajarse", dice el doctor McCullough. "Independientemente de la teoría que tenga sobre lo que le causa los ataques de pánico, en el momento del *ataque* está ante un evento psicológico. Todo está vinculado a una repentina producción de adrenalina, el síndrome de 'defensa o huida'. De modo que lo que tiene que hacer es quemar esa adrenalina con ejercicio, camine o realice algún tipo de actividad física".

Nota. Los estudios muestran que las personas que practican *diariamente* un programa de ejercicio y no sólo cuando sufren ataques de pánico, manejan mejor estas situaciones de ansiedad.

Respire más acompasadamente. Durante un ataque de pánico con frecuencia sufre de hiperventilación y esa manera de respirar empeora su estado de miedo. "Tiene que realizar un esfuerzo consciente por aspirar larga y profundamente con el

Fobias: cuando la ansiedad se descontrola

Perder control de la ansiedad desembocará en un ataque de pánico. Perder control del miedo de tener un ataque de pánico lo hará propenso a desarrollar una fobia.

"Una fobia es una reacción involuntaria de miedo que con frecuencia se asocia a un sitio o situación en particular y es tan intensa que una persona hará casi lo imposible por salir de ella", dice Jerilyn Ross, director del Centro Ross para la Ansiedad y Desórdenes Relacionados, en Washington, D.C., presidente de la Asociación Americana de Desórdenes por Ansiedad y experto en desórdenes por pánico. "Lo importante sobre las fobias es que la ansiedad que se anticipa suele ser peor que estar de hecho en la situación o lugar que 'asusta'". La manera de tratar las fobias es abordar gradualmente la situación que se teme y permanecer en ella hasta que el terror pase. Al mismo tiempo, reenfoque su mente en pensamientos positivos. Al repetir esto, estará reforzando el hecho de que a pesar del terror, no hay peligro. Así tendrá valor para confrontar la situación la próxima vez".

diafragma", explica el doctor McCullough. Para practicar este tipo de respiración abdominal, trate de mantener el pecho y hombros inmóviles mientras lentamente expande y contrae la zona abdominal.

Haga una cuenta regresiva de 100. "El propósito es concentrarse en *algo* específico, como contar o tocar, pero no en la ansiedad", dice Jerilyn Ross, director del Centro Ross para la Ansiedad y Desórdenes Relacionados, en Washington, D.C., y presidente de la Asociación Americana de Desórdenes por Ansiedad. "Una cuenta regresiva, contar las rayas de la pared, jugar con una liga, hacer cualquier cosa que aleje su mente del ataque de pánico para concentrarse en algo más. Preste atención a las cosas que lo rodean y no a tratar de luchar contra la ansiedad".

Dése masaje. Sobre todo en la nuca, alrededor de la garganta y en la zona del diafragma, aconseja el doctor McCullough. "Esas son las tres zonas que se pueden tensar a causa de la ansiedad. Al frotarse el cuello ayuda a aliviar la tensión, lo que puede aliviar y posiblemente prevenir un ataque de pánico, en tanto que la respiración profunda relaja la zona del diafragma". Al dar masaje al cuello, hágalo sobre un lado a la vez. (Si frota ambos lados al mismo tiempo con demasiado entusiasmo corre el riesgo de interrumpir el suministro sanguíneo y caer inconsciente.)

Recuerde que es pasajero. No importa qué tan aterrador sea un ataque de pánico, es útil pensar que se trata de algo pasajero. "Debe recordar que lo que le está sucediendo es una reacción corporal normal que está ocurriendo en el momento equivocado y que no le causará daño", dice Ross. "No se va a morir, ni está enloqueciendo y pronto pasará".

No abandone el sitio en que se encuentra. No es aconsejable huir para alejarse de sus miedos, dice el doctor Fred Wright, director de educación del Centro de Terapia Cognoscitiva del Hospital de Pensilvania, en Filadelfia. "Escapar" de su ambiente durante un ataque de pánico hará que desarrolle alguna fobia, una reacción irracional de miedo ante el sitio o la situación en la que se encontraba cuando lo atacó el pánico. Muchas personas que han tenido ataques de pánico, a la larga, desarrollan fobias, como miedo a manejar, porque lo asocian con un objeto o situación en particular, más que tratar de remediar la ansiedad en sí.

Cambie a café descafeinado. Las personas que sufren ataques de pánico, con frecuencia son muy sensibles a la cafeína, dice el doctor Alexander Bystritsky, profesor de psiquiatría y director del Programa de Desórdenes por Ansiedad de la Universidad de California, en Los Angeles. De modo que si tiene propensión a estos ataques, trate de limitar el consumo de café, té, chocolate y colas, pues contienen cafeína.

Baja presión sanguínea

S i ha experimentado una baja de presión al ponerse de pie, probablemente conozca los síntomas. Se levanta de la cama sintiéndose perfectamente bien y luego, un instante después, siente como si se fuera a desmayar.

Cuando se pone de pie repentinamente hay un breve periodo (un minuto más o menos) en el que su sistema circulatorio se tiene que adaptar a la nueva posición del cuerpo y puede ser que no envíe la sangre suficiente al cerebro. Esto es lo que explica ese momentáneo mareo, que con frecuencia se corrige solo una vez que está de pie y se ha movido un poco.

Los síntomas de una baja en la presión sanguínea también pueden presentarse después de comer o tras estar parado un largo tiempo. En cualquiera de estas circunstancias, si se marea, corre el riesgo de caerse o desmayarse, dice el doctor Scott L. Mader, profesor de medicina de la Universidad Case Western Reserve, en Cleveland. De ocurrir esto con frecuencia, debe buscar, definitivamente, la atención de un médico.

También debe consultar al doctor cuando esté tomando medicamentos para aliviar otras condiciones. Estas medicinas pueden estarle bajando la presión. "Explique al médico sus síntomas", sugiere el doctor Mark J. Rosenthal, profesor de medicina y geriatría de la Escuela de Medicina de la Universidad de California, en Los Angeles y médico del Centro Clínico, Educativo y de Investigación Geriátrica del Centro Médico de la Administración de Veteranos, en Sepulveda. Quizá pueda disminuir la dosis o cambiar a un medicamento que le produzca menos efectos colaterales.

Entre tanto, estos son unos métodos para subirle la presión.

Tome agua. La deshidratación reduce el volumen sanguíneo, lo que puede ocasionar una baja en la presión. "Yo aconsejo a mis pacientes que beban mucha agua", dice el doctor Rosenthal, quien recomienda que beba un vaso (un cuarto de litro) cada hora. Otros médicos recomiendan ocho vasos al día.

Bombee las pantorrillas. Cuando la presión sanguínea es baja, la gravedad manda. Demasiada sangre se estanca en la parte inferior del cuerpo. ¿Cómo puede hacer para mantenerla en movimiento?

"Si está de pie o sentado mucho tiempo, evite que la sangre se concentre en sus piernas flexionando y estirando los dedos de los pies, dando pasos en el mismo lugar y contrayendo rítmicamente los músculos de las pantorrillas", sugiere el doctor Rosenthal.

Adopte una postura flexionada. Mantener la posición de firmes demasiado tiempo parece una invitación para que baje la presión. Entonces, ¿por qué no se desvanecen los guardias del Palacio de Buckingham?

Quizá porque no tienen las rodillas rígidas. El doctor Mader le sugiere que flexione ligeramente las rodillas. "Con esta posición, mantiene la tensión muscular en los músculos de las piernas y ayuda a bombear la sangre de regreso al corazón".

Dedique tiempo al enfriamiento. Cuando realiza ejercicio vigorosamente y para de repente, puede haber una desfalleciente caída de presión sanguínea. "Durante los siguientes 10 minutos, más o menos, que siguen al ejercicio, continúe la actividad a ritmo lento", aconseja el doctor John Duncan, director adjunto del Departamento de Fisiología del Ejercicio del Instituto Cooper para Investigación sobre Aerobics,

Cuándo ver al doctor

Puesto que la baja presión sanguínea puede ser la causa de caídas, debe ver al médico si tiene desmayos o si se siente desmayar y con mareo frecuentemente durante el día. También debe consultarlo si está tomando medicamentos, ya que muchos de ellos, especialmente aquellos para la presión alta, pueden afectar la contracción y dilatación de los vasos sanguíneos. Por lo regular pueden cambiarle las medicinas que tratan esa condición sin ningún problema.

En algunos casos, la baja presión sanguínea puede ser síntoma de diabetes o de enfermedades del sistema nervioso, dice el doctor Scott L. Mader, profesor de medicina de la Universidad Case Western Reserve, en Cleveland.

La presión baja por permanecer de pie debe tratarse. Con frecuencia bastará un cambio en la dieta o en el nivel de actividad. Sin embargo, existen terapias más potentes de ser necesarias.

en Dallas. De esta manera les da la oportunidad, tanto a la respiración como al corazón, de volver a su ritmo normal.

No consuma bebidas alcohólicas. El alcohol dilata temporalmente los vasos sanguíneos provocando con ello una agradable sensación de calor, pero esos vasos dilatados no mantienen su forma de manera tan eficiente como los vasos no dilatados. De manera que cuando los vasos se dilatan la presión sanguínea puede ocasionarle desfallecimiento.

No disminuya el consumo de sal si no es necesario. "Aconsejo a muchos de mis pacientes que padecen de presión baja cuando se levantan, que salen ligeramente sus alimentos en cada comida", sugiere el doctor Mader. Sin embargo, esto sólo es para algunas personas. Si a usted le han prescrito una dieta baja en sal, no debe interrumpirla sin consultar a su médico.

Duerma con la cabeza ligeramente levantada. Dormir con la cabeza ligeramente elevada en relación al resto del cuerpo puede ayudar a que su cuerpo se ajuste mejor a la posición vertical, dice el doctor Rosenthal. Pruebe elevar la cabecera de su cama unos 10 centímetros.

Levántese... despacio. Aprenda de los gatos. Estírese antes de levantarse, contrayendo y relajando los músculos de las piernas, abdomen y brazos. Al sentarse, deje colgando los pies a un costado de la cama y flexione las pantorrillas y brazos. "Oprima sus puños y contraiga y distienda el abdomen unas cuantas veces", sugiere el doctor Mader. "Los ejercicios de brazos son particularmente buenos para elevar la presión sanguínea".

Por supuesto, si el mareo le significa un problema, es una buena idea tener una silla o barandal cerca de la cama para detenerse al levantarse.

Coma como un pájaro, no como una boa constrictora. Si se siente atontado después de una gran comida, trate de comer menos y más frecuentemente, recomiendan los expertos. Después de una gran comida, la sangre se precipita hacia el área digestiva y como resultado menos sangre irriga el cerebro. Si come menos y con mayor frecuencia, está en mejor posibilidad de mantener un flujo sanguíneo constante.

Camine. Un estudio entre personas mayores que padecían baja presión después de comer mostró que tras una caminata, volvían a recuperar su presión sanguínea normal. "Este descubrimiento refuerza un viejo proverbio alemán: 'Después de comer debe descansar o caminar mil pasos', dice el investigador, doctor Lewis A. Lipsitz, director de la investigación médica del Centro Hebreo de Rehabilitación para Ancianos y profesor adjunto de medicina de la Escuela de Medicina de Harvard, ambos en Boston.

Barros

U sted habrá pensado que era cosa del pasado, que era otro capítulo de la adolescencia que olvidaría tan fácilmente como el álgebra o a su profesor de gimnasia, pero ahora, al mirar en el espejo esa enorme mancha roja en su barbilla, es más que el recuerdo lo que tiene de la molestia de los barros.

No está solo en esto. Aunque se considera sobre todo un tormento de los adolescentes, el acné sigue siendo la fuente de mucha angustia en los adultos, y puede tener distintos grados de severidad. Todo aquel que tenga hormonas puede tener barros y, por supuesto, todos tenemos hormonas.

No se restriegue. El peor error que comete alguien que padece acné es pensar que si se lava y restriega duro aliviará el mal. "De hecho, la fricción que se crea puede originar nuevos brotes y agravar los ya existentes", indica el doctor Edward Bondi, dermatólogo que trata casos de acné en el Hospital de la Universidad de Pensilvania, en Filadelfia. "Ni siquiera debe lavarse con una toalla. Más bien, limpie su rostro suavemente con las manos".

Use un medicamento con peróxido de benzol. Este ingrediente activo es "el *mejor* tratamiento y medicamento (no requiere receta médica) que puede usar", señala el doctor Bondi. Los productos Oxy-5, Oxy-10, Fostex y Clearasil son algunos de los que contienen este ingrediente activo; pero debe tomarse en cuenta que el peróxido de benzol sirve más para prevenir nuevas lesiones que para curar las ya existentes. "Un error común es aplicarlo sobre los barros mismos", añade el doctor Bondi. "Lo mejor es repartirlo por todo el rostro, especialmente en las áreas donde existe la amenaza de nuevos brotes".

En caso de emergencia, use calamina. Si siente que le va a salir un barro y no tiene peróxido de benzol, no es necesario que recorra la ciudad de noche en busca de una farmacia abierta. La loción de calamina absorbe el exceso de grasa de la piel y puede ayudar a impedir que brote, aconseja el doctor Thomas Goodman, Jr., profesor asistente de dermatología del Centro para Ciencias de la Salud de la Universidad de Tennessee, en Memphis.

No se angustie. Controlar el estrés es una de las mejores maneras de controlar los barros y otro tipo de erupciones. "No hay duda de que juega un papel clave en el brote de nuevas erupciones y la permanencia de las ya existentes", dice el doctor Bondi. Si tiene propensión al acné, encuentre una técnica de relajamiento que le funcione —ejercicio, meditación o escuchar música—, y practíquela diariamente, sobre todo cuando esté angustiado.

Un remedio cosmético: el hielo. Colocar un cubo de hielo sobre la erupción durante unos 60 segundos, después de lavarse, ayudará a que se note menos el barro porque el frío reduce la inflamación, agrega el doctor Goodman.

No los exprima. Claro, quizá tenga la suerte de deshacerse de ese horrible barro si lo exprime, pero al hacerlo es probable que provoque la aparición de varios más. "Aunque puede abrir una lesión y limpiarla de esta manera rápida, posiblemente existan lesiones menores alrededor que no ve y que pueden rasgarse al exprimir", dice el doctor Bondi. "Además, si exprime de la manera incorrecta, pueden formársele cicatrices permanentes".

Póngase a la sombra. Aunque el sol tiende a camuflar las erupciones con el bronceado, no existe evidencia científica de que ayude a desaparecer los barros. Pero la luz solar sí puede ocasionar reacciones adversas en la piel al entrar en contacto con ciertos medicamentos para el acné. Si ve que la piel se le irrita y le salen manchas, "aminore su exposición a la luz solar, lámparas de luz infrarroja y hasta protectores solares", advierte el doctor Thomas Gossel, profesor de farmacología, toxicología y decano asociado del Colegio de Farmacología de la Universidad del Norte de Ohio, en Ada, y experto en productos medicinales que no requieren receta médica.

Vigile su dieta. "Se *ha* asociado el yodo al surgimiento de acné, de modo que no debe comer grandes cantidades de alimentos ricos en este elemento, como hígado de res, almejas, cangrejo y otros mariscos", recomienda el doctor Ramsey. "Y si bien los estudios científicos no han demostrado aún que el chocolate, las bebidas gaseosas y la comida con grasa o la leche empeore el acné, si usted encuentra que le salen barros tras haber ingerido ciertos alimentos, entonces olvídese de los estudios y evítelos". Otros sospechosos son los quesos, nueces y comida rica en grasa, así como la cafeína.

No coloque sus esperanzas en los jabones especiales. Los jabones para el acné pueden ser bastante buenos para secarle la piel, pero muchos de ellos no hacen *nada* para tratar el mal, añade el doctor Bondi. "En lugar de comprar un jabón especial, descubra el *adecuado* para su piel". Es decir, un jabón ligero como Dove, si tiene piel seca, *sobre todo* en invierno, y quizá un jabón más fuerte si su piel es excesivamente grasosa.

Lea las recomendaciones de sus cosméticos. Hace tiempo que se sabe que los maquillajes a base de aceite pueden desencadenar erupciones debido a que, por lo general, el aceite es un derivado de ácidos grasos más potentes que los del cuerpo.

"Si es propenso a los barros, le sentará mejor un maquillaje cuyo principal ingrediente sea el agua", dice Michael Stein, maquillista de Hollywood, cuya compañía ha retocado rostros famosos del cine. Otros ingredientes específicos que facilitan la erupción cutánea son las lanolinas, el miristato de isopropil, el laureth-4 y el sulfato de sodio lauril.

Boca seca

¿**H**a notado lo fácil que es para los pequeños babear? De las bocas de inocentes bebés sale suficiente saliva como para convertir un babero en un babeado. Pero conforme crecemos, tendemos a secarnos. La suma de años parece traducirse en pérdida de saliva.

La vejez en sí no es la única causa de la xerostomía, o boca seca. Con más frecuencia se puede culpar a todas las querellas de 24 quilates con las que vivimos durante la edad de oro de nuestra vida. La mayoría de los casos de boca seca se deben a unos 400 medicamentos que se usan para tratar casi todo, desde artritis hasta úlceras. Hasta la cafeína y calmantes que no necesitan receta, como el ibuprofén (Advil) pueden contribuir a esta resequedad.

Además de brindarle la sensación de tener la boca rellena de algodón, este malestar dificulta tragar, comer y hasta hablar. En el peor de los casos, el tejido se parte e irrita y se comienza a padecer problemas relacionados, como mal aliento, pérdida de obturaciones, infección de las encías y deterioro de los dientes. Pero aquí le decimos cómo mantener la boca permanentemente húmeda si es usted una de las cada tres personas que padecen el mal.

Cuidado con los refrescos. Beber más es la solución obvia para esta resequedad, siempre que no tome refrescos, jugo de naranja o bebidas que contienen ya sea cítricos o ácidos fosfóricos.

"Los refrescos son demasiado ácidos y las personas que tienen la boca seca no producen la saliva suficiente para neutralizar estos ácidos que pueden dañar los dientes", dice el doctor James Sciubba, presidente del Departamento de Medicina Dental del Centro Médico Judío de Long Island, en New Hyde Park, Nueva York y presidente fundador de la Fundación del Síndrome de Sjörgen.

El doctor Sciubba le aconseja que mejor lleve consigo un frasco de agua y que tome tragos frecuentes para humedecer la boca. "La clave será la frecuencia con la que beba, no necesariamente la cantidad".

Chupe huesos de frutas. Los huesos de duraznos, nectarinas y cerezas ayudan a incrementar la producción de saliva sin añadir calorías. Sólo tenga cuidado de no tragarlos.

Coma alimentos blandos. Comer estimula el flujo de saliva, pero la mejor opción son las comidas blandas y aquellas que están embebidas en salsas que hacen que se traguen fácilmente, aconseja Nelson Rhodus, profesor de medicina oral de la Universidad de Minnesota, en Minneapolis.

No tome azúcar. "El consumo de azúcar en pacientes que tienen la boca seca repercutirá en caries de los dientes en un periodo de seis meses", advierte el doctor Sciubba. "Una de las mejores maneras para mantener el flujo de saliva es chupar dulce macizo o goma de mascar, pero ambas opciones no deben contener azúcar". De hecho, se ha encontrado que chupar dulces, mentas y goma sin azúcar, pero con sorbitol, incrementa diez veces la producción de saliva en algunas personas.

Enjuáguese la boca con flúor. Cuando la producción de saliva es baja, tiene un riesgo alto de tener caries y contraer enfermedades en las encías. Si hace buches con un enjuague con flúor antes de irse a dormir ayuda a remineralizar los dientes y a protegerse contra estos males.

Existe también productos que desarrollan saliva artificial que pueden resultar útiles. "En nuestros estudios, hemos encontrado que productos que no necesitan de receta médica, como MouthKote, proporcionan una agradable cubierta húmeda sobre

---

Cepíllese los dientes con frecuencia
para contrarrestar el mal aliento

La limpieza dental es aún más importante cuando se padece de boca seca. La saliva lava la comida que queda en la boca, por lo que, cuando ésta es escasa, estos residuos permanecen más tiempo y producen mal aliento.

Como la boca seca casi es garantía de mal aliento, el doctor Nelson Rhodus, profesor de medicina oral de la Universidad de Minnesota, en Minneapolis, sugiere que sumerja el cepillo de dientes en bicarbonato de sodio humedecido con agua, y cepille los dientes y lengua con esta sustancia dos veces al día para ayudar a neutralizar el mal olor y las bacterias. También es bueno para sus dientes, ya que una boca seca tiene mayor tendencia a desarrollar caries y otros problemas dentales.

las membranas mucosas", dice el doctor Rhodus. Otras opciones son Xero-Lube, Salivart y el agua mineral en aerosol Evian.

Humedezca el aire. Un vaporizador de aire fresco en casa es un buen método para añadir la humedad adicional tan necesaria al aire, especialmente si es una persona que respira por la boca, dice el doctor Sciubba. Pero haga el esfuerzo de *siempre* respirar por la nariz para evitar que la saliva se evapore.

Use limón con parquedad. Si bien la limonada debe evitarse, un poco de jugo de limón diluido en agua o el enjuague con un poco de jugo de limón y glicerina es una buena manera para estimular el flujo de saliva, sugiere el doctor Rhodus; pero tiene una desventaja. Si sus membranas mucosas están tan secas que tiene heridas, el ácido cítrico lo irritará más. (De ser este su problema, use el limón con parquedad, así como comida condimentada y cualquier otra cosa que puede irritarle la boca.)

Bochornos

Cuando una mujer llega a la menopausia por lo regular alrededor de los 50, los niveles hormonales disminuyen rápidamente cuando los ovarios cesan la producción de estrógeno. Al sentir esto, el termostato interno del cuerpo tiende a reaccionar fuertemente. Los vasos sanguíneos de la superficie de la piel se abren como un radiador y usted se siente envuelta en una intensa ola de calor y los colores se le suben al rostro. Cerca del 80 por ciento de las mujeres experimentan estos calores al pasar por la menopausia.

Su médico puede recetarle tabletas con estrógenos si los bochornos son muy severos, pero hay muchas mujeres con síntomas más leves que los controlan con tratamientos caseros.

Descubra el origen. Los bochornos pueden ser más predecibles de lo que se imagina, según han mostrado los estudios. Para probarlo, tome nota del día, hora, intensidad y duración del bochorno, sugiere la doctora Linda Gannon, profesora de psicología de la Universidad del Sur de Illinois en Carbondale. También registre las circunstancias que lo precedieron (lo que bebió, comió o su estado emocional).

"Algunas mujeres descubren que los bochornos empeoran cuando beben alcohol o café, fuman tabaco o se hallan en situaciones de angustia que les provocan fuertes emociones", señala la doctora Gannon. Un diario de estos bochornos puede mostrarle qué es lo que los desencadena para que lo evite y permanezca fresca.

Baje la temperatura. Es importante que la mujer menopáusica se mantenga fresca, ya que muchos de los factores detonantes de los bochornos se relacionan con el calor, dice Sadja Greenwood, profesora de ginecología del Centro médico de la Universidad de California en San Francisco. Ella sugiere que tome bebidas refrescantes y use ropa hecha con materiales naturales que permitan que su cuerpo respire. Un estudio de la Universidad de Columbia en la ciudad de Nueva York mostró que las mujeres menopáusicas tenían menos y más leves bochornos en cuartos frescos que en calientes. De modo que encienda el ventilador o el aire acondicionado para mantener la temperatura baja. Y cuando salga, lleve consigo un abanico, aconseja la doctora Greenwood.

Mantenga fría la cabeza: medite. Algunos estudios del cerebro muestran que los bochornos son estimulados por una sustancia química del cerebro (un neurotransmisor) conocido como norepinefrina, que influye en el centro regulador de temperatura del cerebro, dice la doctora Greenwood. "Esto puede explicar por qué la práctica diaria de actividades que reducen el estrés, como yoga, meditación y respiración profunda reducen los niveles de norepinefrina y, por lo tanto, la presencia de bochornos en algunas mujeres".

En un estudio, las mujeres que padecían de bochornos frecuentes fueron entrenadas para respirar lentamente seis u ocho veces en dos minutos. Estas mujeres tuvieron menos bochornos que el grupo que participó en el entrenamiento de relajación muscular o biorrealimentación.

Controle con vitamina E. "Este nutriente con frecuencia hace un buen trabajo al aliviar la severidad y frecuencia de los bochornos. A muchas de mis pacientes les ha funcionado bien", dicen la doctora Lila E. Nachtigall, profesora de obstetricia y ginecología de la Escuela de Medicina de la Universidad de Nueva York, en la ciudad de Nueva York. Ella recomienda que empiece con 400 unidades internacionales dos veces al día (un total de 800 unidades internacionales).

Pero consulte a su médico antes de comenzar a tomar suplementos de vitamina E. Ya que si en lo general se considera inofensiva, puede tener un efecto diluyente en la sangre. Entre tanto, ingiera más alimentos ricos en vitamina E en su dieta: germen de trigo, aceite de germen de trigo, panes de granos enteros y cereales, cacahuates, avellana y nuez.

Beba un poco de zarzaparrilla. Durante siglos, los herbolarios han usado "hierbas para mujeres" que tienen un leve efecto regulador sobre el estrógeno que ayuda a controlar los bochornos, dice la doctora Susan Lark, directora médica del

Centro de Autoayuda del SPM y Menopausia en Los Altos, California. Las hierbas incluyen la zarzaparrilla, el dong quoi, cohosh negro, raíz falsa de unicornio, anís e hinojo.

Estas hierbas se encuentran en fórmulas ya preparadas o pueden usarse solas, dice la doctora Lark. Para hacer un té, vacíe una cápsula de hierbas en una taza de agua hirviendo y déjela reposar unos cuantos minutos. No tome más de dos tazas de este té (con las comidas) diariamente. Deje de tomar estos tés si nota náusea u otros síntomas, dice la doctora Lark. Y consulte a su médico antes de ingerir estas hierbas si está bajo riesgo de cáncer o de otra condición que excluya una terapia para la reposición de estrógeno.

¿Alguien quiere jugar tenis? En un estudio sueco se vio que las mujeres menopáusicas que hacen ejercicio presentan la mitad de los bochornos y calores nocturnos que las mujeres que tienen existencias sedentarias. "Posiblemente el ejercicio eleva el nivel de endorfinas, las hormonas que dan una sensación de bienestar que bajan cuando hay una deficiencia de estrógeno", opina el doctor Timothy Yeko, profesor del Departamento de Obstetricia y Ginecología, División de Endocrinología Reproductiva de la Universidad del Sur de Florida, en Tampa. Las endorfinas afectan el centro termorregulador, su termostato, dice el doctor Yeko. La actividad física constante puede aumentar la producción de endorfinas y, por lo tanto, disminuir la frecuencia de los bochornos.

No trate de ser una varita de nardo. "El estrógeno se hace de la grasa corporal, a partir de otras hormonas, después de la menopausia", explica la doctora Greenwood. "Una mujer muy delgada probablemente tenga menos estrógeno natural en su sistema, lo que le ocasionará más problemas con la presencia de bochornos".

Bronquitis

L a bronquitis puede producir la flema más horrorosa que haya visto en su vida, sin embargo, perro que ladra no muerde. Quizá sea un gran ladrido, puesto que las membranas mucosas que revisten las vías respiratorias de su pecho se irritan, y para aliviar esta irritación el cuerpo produce secreciones para cubrir dichas vías. Esto, a su vez produce una acumulación de desechos en sus pulmones que deben ser expulsadas al toser y espurrear más que un viejo Rambler 67 mal afinado.

Como el resfriado común, la bronquitis afecta casi a todo el mundo en algún momento de la vida. Los casos agudos son causados frecuentemente por un virus y se alivian solos en una semana o dos. Sin embargo, los casos crónicos, casi siempre son provocados por el cigarro, ya sea porque usted fuma o porque ha estado expuesto largamente al humo de otros fumadores, y pueden durar meses. La bronquitis también puede ocasionar irritación, opresión y silbido en el pecho, escalofríos, fatiga o una ligera fiebre; pero aquí le decimos cómo calmar esos síntomas.

Beba líquidos. Si bebe líquidos puede ayudar a que la mucosa se diluya y sea más fácil de expeler al toser", dice la doctora Bárbara Phillips, profesora de medicina pulmonar del Centro Médico de la Universidad de Kentucky, en Lexington. Bastarán de cuatro a seis vasos.

Si bien los líquidos calientes, como el caldo de pollo de mamá lo harán sentir mejor, lo mismo puede decirse de un vaso de agua fría, jugo o cualquier bebida no alcoholizada. "Todas las bebidas tienen la misma temperatura dentro del cuerpo", afirma el doctor Douglas Holsclaw, profesor de pediatría y director del Centro Pediátrico Pulmonar y de Fibrosis Cística del Hospital de la Universidad Hahnemann, en Filadelfia. Para evitar la pérdida de fluidos los médicos recomiendan no beber alcohol, porque causa deshidratación. También evite los productos cafeinados como el café, té y cola, porque lo hacen orinar más, de modo que puede perder más líquido de los que retiene.

Coma chile. El chile, curri y la comida condimentada, en general, que hace llorar y suelta la nariz, puede ayudar a dar un pronto alivio a la bronquitis. "La comida condimentada y picante permite a las membranas mucosas en general, no sólo a las de su nariz, secretar más líquidos que diluyen la mucosidad", dice Varro E. Tyler, profesor

Cuándo ver al doctor

La bronquitis no suele ser un problema serio, pero debe ver al médico si:

- Su tos empeora, en lugar de mejorar, después de una semana. (A veces, la única manera de distinguir entre una bronquitis y una pulmonía son los rayos X.)
- Al toser escupe sangre.
- Ya es mayor y tiene una fuerte tos además de otra enfermedad.
- Le falta el aire y tose mucho.
- Tiene fiebre muy alta (más de 101°F) o le dura más de tres días.

de farmacognosia de la Universidad Purdue, en West Lafayette, Indiana. La ventaja de una mucosidad diluida es que es más fácil de expeler.

Aléjese del cigarro. Hasta estar *cerca* de alguien que fuma puede empeorar la bronquitis o promover una recaída. "Debe evitar el humo del tabaco", aconseja el doctor Phillips. "Incluso si no fuma, pero está expuesto al humo de fumadores, usted es lo que se conoce como fumador pasivo", y eso le puede provocar bronquitis. En caso de que sí fume, dejar de hacerlo es lo *más* importante que puede hacer, pues este hábito ha sido asociado hasta con el 95 por ciento de todos los casos de bronquitis crónica. "Su bronquitis mejorará cuando deje de fumar", asegura el doctor Gordon Snider, jefe de servicios médicos del Centro Médico de la Administración de Veteranos de Boston. Algunas personas que han dejado el cigarro sufren un incremento en la tos y producción de esputo durante una semana o dos después de dejar de fumar, añade el doctor Phillips. Esto, en realidad, es una buena señal de que las vías respiratorias están eliminando la gran cantidad de secreciones acumuladas. Por lo general, estos síntomas disminuirán después de dos a cuatro semanas.

Encienda el vaporizador. "Si tiene moco espeso o difícil de expeler, un vaporizador le ayudará a aflojar las secreciones", añade el doctor Phillips. Si no tiene vaporizador, cierre la puerta del baño y deje salir el agua caliente de la regadera o llene el lavabo con agua caliente, colóquese una toalla que cubra su cabeza y el lavabo, a manera de una tienda de campaña, e inhale el vapor durante cinco o diez minutos cada dos horas, sugiere el doctor Snider.

Desconfíe de los expectorantes. Las medicinas para la tos que venden sin receta médica pueden ayudarle a suprimir la tos, es decir, exactamente lo contrario de lo que se desea. Además, no existe evidencia de que ayuden a secar la mucosidad. Se aliviará mejor, y de una manera más económica, si bebe bastantes líquidos.

Bursitis

E s una de esas -*itis* que tienen el poder de hacerlo encogerse y buscar una aspirina. La bursitis es una condición común que rara vez ocasiona daños serios, si se diagnostica a tiempo y se trata de manera adecuada.

La bursitis ocurre cuando las *bursas*, pequeñas bolsas deslizantes que permiten que las partes del cuerpo se muevan suavemente, se inflaman. Esto puede deberse a una serie de motivos, como un simple golpe en el codo, haber pasado demasiadas horas hincado en el jardín, o puede deberse a una infección o a la gota.

Las primeras señales de bursitis son, por lo general, el dolor y la inflamación. "Por ejemplo, en la bursitis del codo hay con frecuencia una hinchazón evidente, la piel que lo cubre se pone suave y se siente como con un fluido en el interior", explica el doctor Morris B. Mellion, profesor del Centro Médico de la Universidad de Nebraska y en la Escuela de Salud, Educación Física y Recreación de Omaha de la Universidad de Nebraska y es director del Centro de Medicina del Deporte, todos en Omaha.

Pero el dolor de las articulaciones también puede ser un síntoma de artritis, condición que requiere un tratamiento largo. Por eso, lo primero que tiene que hacer es visitar al médico para que determine qué -*itis* es la que le está causando problemas.

Si se trata de bursitis, le damos algunos consejos para reforzar las recomendaciones de su médico.

Lo mejor es el descanso. Muchas personas usan un entablillado o cabestrillo para inmovilizar el área, dice Steven F. Habusta de Parkwood Orthopedics, Inc., en Toledo, Ohio. Pero para la mayoría basta con descansar el área afectada. Cuando el dolor desaparece y las bursas se han desinflamado, reanude poco a poco, sus actividades cotidianas.

Busque alivio con medicamentos. "Hay medicinas que puede comprar sin receta médica para aliviar la bursitis", dice el doctor James Richards, cirujano ortopédico de la Matthews Orthopedic Clinic, en Orlando, Florida. "La aspirina o cualquier producto con ibuprofén (como Advil), aminorará la inflamación y esperemos que el dolor también".

Cuándo ver al doctor

Si bien suele ser dolorosa, uno se recupera de la bursitis después de proporcionar al cuerpo atención y cuidados adecuados; pero si la bursitis se debe a una infección o a la gota, entonces tiene un problema que necesita atención médica.

"La bursitis séptica, debida a una infección, se puede extender y convertirse en algo serio", advierte el doctor Morris B. Mellion, profesor del Centro Médico de la Universidad de Nebraska y de la escuela de Salud, Educación Física y Recreación de Omaha de la Universidad de Nebraska y director del Centro de Medicina del Deporte, todos en Omaha. "De ser así, quizá sea necesario hacer un drenaje quirúrgico. Pero en etapas más tempranas la bursitis séptica debe responder bien a los antibióticos". Si la bursitis se debe a la gota, también puede tratarse con medicamentos.

¿Cómo se puede saber si la bursitis se debe a una infección o a la gota? "La bursa se siente blanda, caliente y está roja", explica el doctor Mellion. "Pero a veces esos signos no están presentes aunque tenga una infección". Por eso, en lugar de autodiagnosticarse, consulte a su médico en cuanto aparezca la primera señal de bursitis.

Sin embargo, el doctor Habusta señala que se deben tener ciertos cuidados con estos calmantes. Son tres las precauciones. Primero, no deben usarse la aspirina y el ibuprofén *juntos*, no funcionan bien combinados. Segundo, algunos adultos son alérgicos a la aspirina. Tercero, los niños no deben tomar aspirina, pues en menores de 12 años puede ocasionar el síndrome de Reye, mal potencialmente mortal.

Pruebe el hielo. "El hielo reduce la inflamación y el dolor al disminuir la hinchazón", dice el doctor Habusta. "Puede usar hielo regularmente, ¡nunca es demasiado!" El doctor Habusta continúa: "Pero si la piel se enfría demasiado, puede 'quemarse' y ampollarse. Para evitar esto coloque una toalla entre el hielo y el área a tratar".

Use compresas calientes. Las compresas calientes pueden ayudarle a sentirse mejor. Coloque una toalla húmeda caliente (no tanto como para que no la pueda agarrar, no querrá quemar la piel), en el área y déjela allí en tanto dure la sensación agradable.

Combine el frío y el calor. La otra opción es alternar el hielo con el calor. El doctor Richards recomienda enfriar el área con hielo unos 15 minutos y luego aplicar las compresas calientes otros 15 minutos.

Envuélvala. "Usar una venda elástica en la rodilla o cualquier otra área afectada no hará que la bursitis desaparezca, pero sí le proporcionará alivio", añade el doctor Richards.

Elimine la causa. "Tendrá que dejar durante cierto tiempo la actividad que le está provocando la bursitis", dice el doctor Richards. "Si ha estado jugando boliche, pintando o realizando cualquier otra actividad en la que utiliza las mismas articulaciones una y otra vez, y siente dolor, es mejor que suspenda esa actividad hasta que se sienta mejor".

Haga ejercicio. "Un gran número de norteamericanos piensa que el fortalecimiento de los músculos es la mejor manera de protegerse contra la bursitis", dice el doctor Richards. "Pero no es necesariamente cierto. Lo mejor es hacer ejercicios de estiramiento para desarrollar una flexibilidad que le permita vivir cómodamente toda su vida".

Relájese en un SPA. "Cualquier acción que elimine la inflamación de las bursas aliviará la bursitis", afirma el doctor Richards. "Remojarse en un jacuzzi o en una tina de masaje servirá". De modo que si tiene acceso a uno u otro, haga la prueba.

Cabello grasoso

S i ha notado que tiene el cabello grasoso y se pregunta por qué, hay entre 90,000 y 140,000 buenas razones. Esa es la cantidad de cabellos que cubre las bien pobladas cabezas de muchas personas, según Philip Kingsley, especialista en el cuidado del cabello de las ciudades de Nueva York y Londres. Cada cabello tiene su propia glándula sebácea. La actividad vigorosa incrementa la producción de grasa al igual que el calor y la humedad. Además está la contaminación, las hormonas y el sudor, así como el residuo de todos los productos capilares que puede haber usado para controlar esa grasa.

Puede ocurrir a cualquiera: sí tiene una buena cabellera y lleva una vida relativamente activa, entonces un poco de grasa adicional es casi inevitable. Sin embargo, el color del cabello sí puede marcar cierta diferencia, añade Kingsley. Si es pelirrojo con cabello grueso y áspero, por ejemplo, es raro que tenga este problema; pero si es rubio, sedoso y fino como el de un bebé entonces tiene un problema (¡el precio que hay que pagar por divertirse más!) Pero independientemente del color o problemas que tenga con su cabello, he aquí cómo moderar la grasa.

Elija el champú correcto. La respuesta obvia al cabello grasoso es lavarlo frecuentemente, a *diario*, recomienda la mayoría de los expertos; pero si está usando el champú incorrecto los resultados pueden haberlo decepcionado. "Elija un champú que diga 'limpieza profunda' o cualquier descripción que señale que ese producto realiza una limpieza a fondo", sugiere el doctor John Corbett, vicepresidente de tecnología de Clairol, con base en Stamford, Connecticut.

"Los champúes transparentes, que no suelen tener tantos ingredientes, limpian la grasa con mayor efectividad y no dejan residuo", añade el doctor Thomas Goodman, profesor adjunto de dermatología del Centro de Ciencias de la Salud de la Universidad de Tennessee, en Memphis.

Uselo adecuadamente. Lo que se recomienda con más frecuencia es que al darse champú lave el cabello dos veces y deje la espuma en la cabeza por lo *menos* cinco minutos cada vez, dice el doctor Lowell Goldsmith, profesor y director del Departamento de Dermatología de la Escuela de Medicina y Odontología de la Universidad de Rochester en Rochester, Nueva York (Si su cabello no es especialmente grasoso, un solo lavado basta, siempre y cuando lo deje por lo menos cinco minutos completos.)

Enjuague con vinagre. Una cucharadita de vinagre de manzana en medio litro de agua es un enjuague excelente que añade brillo al cabello al tiempo que quita el residuo jabonoso que puede minarlo. Luego enjuague perfectamente con agua simple para quitar el olor del vinagre.

O refrésquelo con limón. Exprima dos limones en medio litro de agua destilada y haga otro excelente enjuague que ayuda a cortar la grasa, añade David Daines, propietario del Salón David Daines de la ciudad de Nueva York.

Use talco. "Si el cabello se ve muy grasoso después de un día intenso y difícil, sugiero que se dé un champú "seco", que consiste en rociar un poco de talco (le recomiendo Zeasorb-AF) sobre el cabello, una sección a la vez. Primero dé masaje al cuero cabelludo con el talco y luego al cabello", dice la doctora Karen E. Burke, dermatóloga y cirujana de dermatología en la ciudad de Nueva York. "El talco absorbe con gran efectividad parte de la grasa". Pero tenga cuidado de no usar demasiado talco, pues el cabello se le verá blanco y opaco, y quizá hasta tendrá dificultad con la electricidad estática, lo cual dificultará el peinado.

Cabello reseco y orzuela

N o se necesita mucho aire caliente para convertir su cabellera en estropajo: el clima seco se encargará de ello. También la secadora de cabello. Pero no crea que estos ataques áridos son los *únicos* que dañan el cabello. El lavado frecuente y nadar en albercas cloradas logran mutilar más peinados que las tijeras de Dalila. Los tintes para el cabello, los rizadores eléctricos y permanentes también tienen su parte en el maltrato del que es víctima su melena.

Individualmente o combinados, estos factores pueden dejar el cabello seco, sin vida y repleto de orzuela. Pero aquí le decimos cómo contrarrestar el daño y darle cuerpo y sedosidad de nuevo.

Visite su cocina. "La mayonesa constituye un excelente acondicionador", dice David Daines, dueño del Salón David Daines en la ciudad de Nueva York. Aconseja un baño sistemático de mayonesa, una vez a la semana, más o menos. Coloque una cantidad en la palma de la mano, úntela al cabello y déjela por lo *menos* unos cinco minutos antes de lavarla. El tiempo preferido para un tratamiento completo de mayonesa es de una hora, según Daines.

Rocío de cerveza. Si la mayonesa le parece demasiado batidillo, puede obtener ayuda de la sección de frascos y latas de su refrigerador. "La cerveza es una loción fijadora excelente que proporciona al cabello un aspecto estable, saludable y brillante (hasta al cabello reseco)", dice Daines. Vierta un poco de cerveza en una botella con dispersor y rocíe un poco después de que se ha dado champú y se ha secado con una toalla, pero antes de secarse o peinarse el cabello. No se preocupe porque vaya a oler a borracho, el olor de la cerveza se dispersa rápidamente.

Champú y cuidado. "Hoy en día está de moda lavarse el cabello diariamente, pero esto deslava los aceites protectores del cabello", explica el doctor Thomas Goodman, profesor de dermatología del Centro de Ciencias de la Salud de la Universidad de Tennessee, en Memphis.

Si debe lavarse el cabello diariamente, use productos que en la etiqueta digan "para cabello seco o maltratado", sugiere el doctor Michael Ramsey, instructor de dermatología del Colegio de Medicina Baylor, en Houston. Entre los champués que él recomienda están los siguientes: **DHS**, Neutrogena, Pert Plus, Ionil y Purpose.

Válgase de la ayuda de un acondicionador. "Usar acondicionador después del champú puede ayudar al cabello reseco", dice el doctor Ramsey. Cuando el cabello está reseco, las capas exteriores, llamadas cutícula, se pelan, separándose del centro, con lo que se produce la orzuela. Al usar un acondicionador "pega" estas cutículas al centro al tiempo que lubrica. Un beneficio colateral es que el acondicionador previene la electricidad estática que hace que el cabello se encrespe.

Séquese el cabello sin calor. Dos de las fuentes más intensas de calor, y daño capilar, son los rizadores y tenazas eléctricas, dice Joanne Harris, del Salón Joanne Harris, en Los Angeles, y entre cuyos clientes se encuentran varias estrellas de cine. Su sugerencia es que redescubra los rizadores cilíndricos de plástico, que se usaron hace años. Para alaciar el cabello, envuelva el cabello húmedo hacia abajo sobre uno de estos tubos como si estuviera haciendo un peinado de paje. Déjelos así unos diez minutos. Para rizar y hacer ondas, use rizadores de esponja durante la noche o duérmase con el cabello húmedo trenzado. Como la secadora de cabello también es fuente de maltrato, mejor seque su cabello oprimiéndolo suavemente con una toalla.

Use sombrero. Una de las maneras más sencillas para evitar el cabello reseco es simplemente usar un sombrero durante los tiempos de viento. "Los ventarrones pueden desgastar su cabello como si fuera un pedazo de tela", dice el doctor Ramsey. Además, con un sombrero lo protege del sol, que también lo reseca.

Despúntese la orzuela. ¿Qué hacer con la orzuela? Despúntela, sugiere el doctor Goodman. Una rápida despuntada cada seis semanas, más o menos, deberá mantener esas puntas divididas bajo control.

Calambres abdominales

L a mayoría hemos sufrido de vez en cuando calambres musculares en alguna parte del cuerpo. Un calambre en la pantorrilla hace que el músculo se contraiga como un nudo y un calambre en la mano puede hacer que ésta "se congele". Hasta el pequeño dedo del pie se acalambra al estirar el pie mal.

Los calambres se presentan en donde hay músculo. El estómago no es la excepción, pero el calambre puede confundirse con un dolor de estómago en términos generales, indigestión, turbulencia estomacal o dolor de caballo.

Los calambres musculares pueden deberse a que un músculo no está siendo debidamente oxigenado por el torrente sanguíneo al llevar a cabo ciertas actividades. El estómago puede ser una víctima si, después de comer, se presentan condiciones de tensión, exceso de comida o de ejercicio. ¿La línea emergente de defensa? Medicamentos para aliviar el malestar estomacal que encuentra en cualquier farmacia y que no requieren receta médica. ¿La mejor estrategia a largo plazo? Evite las situaciones que le hagan un nudo en el estómago. He aquí cómo.

Pruebe una suave cubierta protectora. Varios medicamentos están diseñados específicamente para aliviar el dolor de estómago que provocan los excesos de comida, dice el doctor Thomas Gossel, profesor de farmacología y toxicología y decano adjunto del Colegio de Farmacéutica de la Universidad del Norte de Ohio, en Ada.

"Como remedio inmediato recomiendo Pepto-Bismol, se trata de una cubierta líquida que alivia muchos malestares menores del estómago", dice el doctor Gossel. Los antiácidos y el bicarbonato de sodio (Alka-Seltzer) también pueden ayudar a algunas personas, añade, especialmente si los calambres van acompañados de agruras.

No coma con frenesí. Coma lentamente, mastique bien la comida y no se atragante al beber. ¿Le suena a regaño de mamá? Bueno, pues tiene consenso. Es lo que los expertos en el tema recomiendan. Es más fácil digerir el alimento que se ha masticado bien y mezclado con la saliva, opina el doctor John C. Johnson, director de Servicios Médicos de Emergencia del Hospital Porter Memorial en Valparaiso, Indiana, y antiguo presidente del Colegio Americano de Médicos de Emergencia.

Cuándo ver al doctor

El dolor que al parecer es de estómago, puede ser el producto de un sinfín de motivos, lo que incluye algunos que nada tienen que ver con el tracto digestivo, dice el doctor John C. Johnson, director de Servicios Médicos de Emergencia del Hospital Porter Memorial, en Valparaíso, Indiana, y antiguo presidente del Colegio Americano de Médicos de Emergencia.

Si los calambres de estómago duran más de 30 minutos o si aumenta su intensidad, consulte al médico. Puede tener obstrucción, bloqueo intestinal o inflamación.

Los ataques cardiacos con frecuencia se confunden con ataques de indigestión, un error que puede ser fatal. Si su dolor incluye una sensación de presión, náusea, vómito, sudor, dolor de pecho o problemas para respirar, no espere a ver si mejora, ¡acuda a la sala de emergencia rápido!

¿Necesita ayuda para desacelerar su acelere? Trate de cambiar el medio en el que come. En lugar de comer de pie ante la tarja de la cocina, póngase un lugar en la mesa. Si a eso añade música tranquila y la luz de unas velas, no podrá evitar comer más despacio.

Coma poquito más seguido. Los estómagos son muy sensibles al exceso. "Un estómago distendido puede provocar un dolor agudo, lo que puede resultar muy incómodo para algunas personas", dice el doctor Johnson. Si a usted le dan calambres al comer sin medida, cambie de sistema: coma menos más veces.

Pase de largo el alimento si está enojado. La ansiedad y la comida no se llevan. "Cuando está tenso, el torrente sanguíneo se reduce en el sistema digestivo, lo que dificulta la digestión de la comida", dice el doctor Steven Fahrion, psicólogo clínico y director del Centro de Psicología Aplicada de la Clínica Menninger, en Topeka, Kansas. Si bien hay varios métodos para relajarse, uno de los más rápidos y fáciles es respirar profunda y lentamente, dice el doctor Fahrion. Al exhalar, imagine que la tensión está abandonando su cuerpo.

Desapéguese de las bebidas cafeinadas. El café y las colas hacen que un estómago tenso empeore, dice el doctor Johnson. Mejor opte por agua, jugo de fruta o un té herbal para el malestar estomacal.

Cuidado con los líquidos fríos. Deje el concurso de "la garganta más profunda" a los chicos de la fraternidad. Beber mucho y muy rápido de su bebida favorita helada puede ocasionar a su estómago espasmos temporales, pero dolorosos.

Llénese de fibra. En un estudio se vio que los niños con tendencia a padecer dolor de estómago que comieron diariamente dos galletas con alto contenido de fibra (diez gramos de fibra al día) redujeron los episodios de malestar estomacal a la mitad.

"La fibra ayuda a que el alimento se mueva a través del sistema digestivo más rápido, de manera que reduce los calambres estomacales e intestinales", dice el doctor William Feldman, director de la División de Pediatría General del Hospital de Enfermedades infantiles, en Toronto, Ontario, Canadá.

Dé a sus intestinos tiempo. Otorgue una media hora o más para que esa gran comida se mueva por el estómago antes de llevar a cabo actividades pesadas, recomienda el doctor Johnson.

"El ejercicio hace que la sangre vaya de su sistema digestivo a brazos y piernas, aumentando la posibilidad de calambres estomacales e intestinales".

Acelere el proceso con una caminata. Si se siente lleno después de un suntuoso convite, camine antes de recurrir al antiácido. El ejercicio ligero, como caminar, ayuda a acelerar el movimiento del alimento por los intestinos. "Reduce la aparición de calambres, porque permite que el estómago se vacíe más rápido".

Calambres en las piernas

Los calambres en las piernas son una molestia que puede presentársele lo mismo si está corriendo, caminando, andando en bicicleta o está de pie y hasta dormido. Pero, ¿qué es lo que puede desencadenar este intenso dolor en actividades tan diversas?

Si es usted un corredor, la fatiga muscular puede ser el factor. En cambio si el mal lo ataca al estar descansando, la culpable puede ser la mala circulación.

Pero no deje que los calambres le hagan perder la calma. Considere estos remedios caseros.

Aleje el dolor a pellizcos. ¿Listo para un alivio instantáneo? Pruebe esta técnica de acupresión. Tome su labio superior con el dedo índice y el pulgar y oprima unos 30 segundos.

"Resulta difícil de creer, pero funciona", dice Patrice Morency, especialista en tratamiento de lesiones deportivas, de Portland, Oregon, que trabaja con los aspirantes olímpicos. Aunque no existe una explicación definitiva de por qué funciona la acupresión, se trata de una técnica para aliviar el dolor que ha probado ser efectiva.

Deje que sus dedos hagan el masaje. También puede usar un método directo. Agarre fuertemente el músculo y presione profundamente las yemas de sus dedos sobre la zona acalambrada de unos 10 a 15 segundos, luego suelte. Puede repetir esta acción tan seguido como sea necesario hasta que el calambre desaparezca, dice Morency.

Contraiga y relaje. Contraiga cualquier músculo que se oponga al músculo acalambrado para hacer que éste se relaje, recomienda Morency. Cuando lo ataque un calambre severo en la pantorrilla, por ejemplo, tire de la espinilla (que se opone a la pantorrilla) jalando los dedos de los pies hacia la rodilla.

Resulta todavía mejor si al tirar usted de los dedos del pie un amigo presiona suavemente en sentido contrario la parte superior del pie para brindar resistencia, dice Morency. Así aumenta la tensión sobre la espinilla para hacer que el calambre de la pantorrilla ceda.

Estírese hacia la comodidad. Una vez que el calambre ha desaparecido, estire el músculo, pero empiece lentamente y sin moverse sobre él, dice Andy Clary, director del grupo de entrenadores del equipo de futbol de la Universidad de Miami, en Coral Gables, Florida. El siguiente estiramiento, por ejemplo, reconfortará el músculo de la corva, que se encuentra abajo del muslo, casi detrás de la rodilla.

Para empezar, siéntese en el piso y extienda la pierna. Luego alcance los dedos de los pies y tire suavemente de ellos hacia la rodilla. De esta manera estira cómodamente la curva de la corva al ejercer presión sobre ella. Sólo se trata de estirar el músculo", dice el especialista en lesiones deportivas, doctor Craig Hersh, del Centro de Medicina del Deporte en Fort Lee, Nueva Jersey.

Beba agua. Si toma un vaso de agua (un cuarto de litro) cada 20 minutos antes, durante y después del ejercicio, evitará que su cuerpo se deshidrate. Al evitar la deshidratación también evita los calambres, asegura el doctor Hersh.

Déle un nuevo ímpetu a su balance de electrolitos. "Las personas que mantienen su peso y al parecer están bien hidratados, pero tienen calambres con frecuencia quizá padezcan de un desequilibrio de electrolitos, les falta sodio y potasio en la sangre", explica el doctor Hersh, que le recomienda que beba bebidas para deportistas que reemplacen el sodio o potasio. "Pero lo mejor es que se haga una prueba de sangre para asegurarse de que ese es el problema", añade.

Entrene más. Más metros corridos o caminados enseñarán a sus músculos a tolerar mejor la fatiga, dice Morency.

Calambre o inflamación muscular

L os calambres en las piernas son tan intensos como la patada de un caballo. "Está recostado en la cama, quizá hasta dormido, cuando siente ese terrible nudo, por lo regular, en la pantorrilla, pero a veces en el muslo o en el arco del pie", dice el doctor Steven Subotnick, podiatra del deporte de Hayward, California y autor de *Sports and Exercise Injuries* (Lesiones del deporte y el ejercicio).

¿Qué es lo que provoca estos calambres? Puede ser el resultado de músculos inflamados, deficiencia mineral, desequilibrio hormonal o hasta un proceso conocido como calcificación, en el que la sangre se queda atrapada en el músculo y se endurece. No importa la causa, aquí le decimos cómo obtener alivio rápido.

Dése una sobadita. Un poco de masaje puede ser todo lo que necesite para jalarle la rienda a ese calambre. Siempre sóbese siguiendo la dirección del músculo, no de manera transversal. Por ejemplo, para un calambre en la pantorilla, comience por la parte de atrás de la rodilla y frote hacia el talón.

Estírese. Si su calambre está relacionado con el ejercicio, la mejor manera de tratarlo es estirándose. Si tiene un calambre en el muslo, párese sobre la pierna "buena" y tome el tobillo de la pierna acalambrada por detrás, "luego, lentamente, jale el tobillo de la pierna 'mala' hacia su trasero y sosténgalo así 10 a 15 segundos", aconseja el doctor Craig Hersh, especialista en lesiones del deporte del Centro de Medicina del Deporte, en Fort Lee, Nueva Jersey. "Esto le proporciona una buena estirada".

Evite el calor. Si bien muchos dolores musculares deben tratarse con compresas calientes o almohadillas térmicas, el tratamiento de calor *no* se recomienda para el momento inicial de un calambre. El calor puede provocar hinchazón o concentrar el flujo de sangre en el músculo, lo que aumenta la posibilidad de una calcificación, añade el doctor Hersh.

Permita que la gravedad le ayude. Como con cualquier tipo de calambre, en las piernas hacer lo posible para impulsar el flujo sanguíneo del miembro afectado hacia

Hay de calambres a calambres: ¿Cuál es la diferencia?

Cuando la pantorrilla se le contrae y comienza el dolor, probablemente no pierde el tiempo pensando si es un simple calambre o se trata de una inflamación muscular. Sin embargo, hay una diferencia. Un calambre en la pierna, sobre todo en personas mayores, con frecuencia resulta de la falta de sangre en los músculos. El otro tipo, en cambio, se debe a un exceso de sangre en el músculo (aunque pueden existir otras causas).

Además, estos dos tipos de calambres atacan de manera diferente. "Los primeros suelen presentarse al caminar y se desarrollan gradualmente entre más se usa el músculo", explica el doctor Subotnick, podiatra de Hayward, California y autor de *Sports and Exercise Injuries* (Lesiones del deporte y el ejercicio). "Después de un descanso, estos calambres suelen desaparecer".

El segundo tipo de calambres o inflamación muscular, "se presentan repentinamente y no están relacionados necesariamente con la actividad física o el uso del músculo", aclara el doctor Subotnick. De modo que si se encuentra simplemente recostado en la cama y siente un tirón en la pantorrilla, probablemente se trata de una inflamación muscular.

el corazón puede proporcionar un alivio más rápido y reducir las palpitaciones. "Eleve el área que se está frotando de manera que la gravedad trabaje a su favor", sugiere Ed Moore, el terapeuta masajista del Equipo de Ciclismo de Estados Unidos en las Olimpiadas de 1984.

Tome vitamina E y observe. Para calambres nocturnos frecuentes un suplemento vitamínico puede prevenir recurrencias. "Si tiene calambres por la noche, por lo regular, cuando está acostado en cama, quizá se trate de un problema de circulación, que puede curarse con un suplemento de vitamina E", dice el doctor Subotnick. "Si es mujer y está pasando por la menopausia, tomar 1200 unidades internacionales de vitamina E diariamente durante dos semanas puede poner fin al problema". No se recomiendan dosis prolongadas de esta vitamina, advierte el doctor Subotnick. Después de 14 días aconseja que reduzca la ingestión a 400 unidades internacionales diarias. Y quienes no padecen menopausia deben iniciar con 600 y terminar con 400 unidades internacionales después de dos semanas.

O consuma más magnesio. Si la vitamina **E** no le proporciona alivio, entonces quizá deba compensar una deficiencia mineral o un desequilibrio hormonal. "Si siente un dolor constante, entonces lo que necesite probablemente es magnesio en su dieta", opina el doctor Subotnick. Buenas fuentes de magnesio incluyen a varios tipos de pescados (la macarela y el hipogloso son de los mejores), salvado de arroz, tofu (requesón de soya) y espinacas. Y la próxima vez que tenga antojo, coma semillas secas de calabaza: ingerirá un montón de magnesio en unas cuantas mordidas rápidas.

Cálculos biliares

Piense en su vesícula biliar como un tanque de almacenamiento para su hígado. Recoge la bilis, un fluido rico en colesterol que secreta el hígado. Cuando come algo grasoso, su intestino delgado envía un mensaje bioquímico a la vesícula: "Oye, vesícula, mándame un poco de bilis". La bilis interacciona con los alimentos ayudando a que se descompongan para hacerlos más digeribles.

Piense en los cálculos como en arena o guijarros dentro del tanque de almacenamiento. Los cálculos se forman cuando hay mucho colesterol o pigmento en la bilis. Comienzan como pequeños glóbulos, pero pueden seguir acumulando masa, como una bola de nieve, y llegar a tener el tamaño de un huevo.

La mayoría de las veces los cálculos no ocasionan problemas. Uno se entera accidentalmente cuando salen en unos rayos X o en un ultrasonido. Cuando un cálculo causa dolor, esto se debe a que se quedó atorado en un ducto, bloqueando el paso de la bilis. Si eso es lo que le sucede, tendrá un dolor agudo y continuo en la parte superior del abdomen que le durará por lo menos unos 20 minutos, pero que puede prolongarse durante varias horas angustiosas. También puede sentir dolor entre los omóplatos o en el hombro derecho. Son comunes también las náuseas y el vómito.

Los cálculos que provocan dolor algunas veces logran pasar por el ducto o vuelven a caer en la vesícula, de modo que el dolor y el problema son temporales. Sin embargo, cuando un cálculo permanece atorado durante largo tiempo, puede provocar problemas serios.

Una vez que ha desarrollado el tipo de cálculos que provocan dolor, puede disminuir los síntomas perdiendo peso e ingiriendo una dieta moderadamente baja en grasas, dice el doctor Henry Pitt, director del Centro de Enfermedades Biliares y Vesiculares del Hospital Johns Hopkins, en Baltimore.

"Por lo regular, los síntomas no desaparecen y el mal puede complicarse", añade. "Por lo que probablemente su médico le recomiende la extracción de la vesícula".

Pero si aún tiene su vesícula y le está dando problemas, he aquí algunos consejos que los doctores sugieren para disminuir los síntomas.

Pierda esos kilos de más. Cuando se trata de desarrollar cálculos biliares, hasta las personas que están ligeramente pasadas de peso aumentan al doble el riesgo de

Cuándo ver al doctor

No atribuya el dolor que siente a su vesícula, busque el diagnóstico de un doctor. Existe una variedad de pruebas, que incluyen desde los rayos X hasta el ultrasonido, para detectar los cálculos.

Para ataques ligeros ocasionales, su médico puede sugerirle que espere a ver si empeoran antes de recibir tratamiento. "Sin embargo, ha habido un ligero cambio: hoy se recomienda que se haga algo antes de lo que se solía hacer", dice el doctor Henry Pitt, director del Centro de Enfermedades Biliares y Vesiculares del Hospital Johns Hopkins, en Baltimore. Esto se debe a que la mayoría de las vesículas se pueden extraer mediante cirugía laparoscópica, en ocasiones llamada cirugía de "Curitas", en vista de que los cortes son muy pequeños. El médico efectúa cuatro incisiones del grueso de un cabello y de unos tres centímetros de largo. A través de una de ellas introduce una especie de periscopio al abdomen. Por las otras, que son lo bastante grandes como para que quepan los instrumentos quirúrgicos especialmente diseñados, extrae la vesícula. Así, el paciente pasa sólo una noche en el hospital.

Como alternativa, la prescripción de Actigall se usa para disolver los cálculos, pero no funciona para todo el mundo, dice el doctor Pitt. "Este medicamento parece funcionar sólo en un 20 por ciento de pacientes, aquellos delgados, jóvenes y con piedras más bien pequeñas a medianas", explica el doctor. El medicamento tarda meses y hasta años en disolver los cálculos, que con frecuencia se vuelven a formar al suspender el medicamento.

Otros dos métodos, pocas veces usados, para extraer los cálculos son la litotripsia (ondas de choque que rompen las piedras) y medicamentos inyectados a la vesícula para deshacer los cálculos.

padecer este mal. Los que están muy excedidos aumentan las probabilidades de riesgo seis veces. Su médico puede consultar una tabla de peso/estatura para determinar su peso ideal. Si tiene sobrepeso, cambie de dieta y haga ejercicio.

Pero hágalo gradualmente. Perder peso demasiado rápido (más de 400 gramos a la semana) aumenta la probabilidad de que desarrolle cálculos, que se pueden formar entre los cuatro o seis meses del inicio de su programa de pérdida de peso. De modo que siga un régimen que lo haga bajar de peso lenta y regularmente, recomienda el doctor Pitt.

Evite las dietas con bajo contenido de grasas. Las dietas para perder peso con bajo contenido de grasas, constituyen, al parecer, un factor de riesgo en la formación de cálculos biliares, según varios estudios.

¿Por qué? Una dieta con un nivel demasiado bajo en grasa (menos de 20 por ciento de calorías de origen graso) permite que la bilis se asiente y concentre en la vesícula, explica el doctor Stanley Heshka, investigador del Centro para la Investigación de la Obesidad del Centro Hospitalario de St. Luke-Roosevelt, en la ciudad de Nueva York. La grasa que se consume en la dieta estimula a la vesícula para que arroje su contenido, lo que reduce la concentración de colesterol y pigmentos. "Las investigaciones muestran que una dieta para perder peso de 1200 calorías, con un 20 por ciento proveniente de grasas, ofrece una protección contra la formación de cálculos", opina el doctor Heshka.

Pero no se exceda con las grasas. Aunque los datos resultan contradictorios, muchos médicos sospechan que una dieta alta en grasas saturadas contribuye a los problemas vesiculares, así como al exceso de peso, un riesgo en sí. De modo que evite los alimentos con alto contenido de grasas saturadas, como la mantequilla, los alimentos altamente procesados, las carnes grasosas y los productos que contengan aceite de coco o de palma.

Lo mejor es olvidarse de los viejos remedios. Las viejas curas, como ayunar tres días consecutivos y después tomar fuertes dosis de aceite de oliva y jugo de frutas, se considera que estimula tan vigorosamente la vesícula, que enseguida arroja las piedras. Hay personas que han llegado a decir que, de hecho, vieron pasar las piedras en forma de bolas verdosas cuando probaron este remedio.

"No creo que esto funcione", dice el doctor Andrew Weil, director de la División de Perspectivas Sociales en Medicina del Colegio de Medicina de la Universidad de Arizona, en Tucson. "Es probable que las bolas verdes sean residuo del aceite de oliva, no piedras".

Este remedio puede, de hecho, aumentar el riesgo de provocar un ataque biliar agudo con la posibilidad de que los cálculos se alojen en los ductos biliares, dice el doctor Johnson Thistle, profesor de medicina de la Clínica Mayo, en Rochester, Minnesota.

Cálculos renales

Q uienquiera que haya pasado un cálculo renal puede dar testimonio de que es una experiencia que no se desea repetir.

El cálculo tiene que descender por un pasadizo, el uréter, por el que pasan fácilmente los líquidos, pero al que le resulta terriblemente difícil hacer pasar un objeto pequeño, granuloso y calcificado como lo es un cálculo renal.

Cuando todo termina, el ser que pasó esa piedra (que a menudo suele ser un hombre) exhalará un profundo, enorme y bien merecido suspiro de alivio. El problema es que este alivio puede ser momentáneo.

Por lo regular, una vez que tuvo un cálculo el riesgo de que tenga otro aumenta, advierte el doctor Leroy Nyberg, director del programa de urología del Instituto Nacional para la Diabetes y Enfermedades Digestivas y del Riñón de los Institutos Nacionales de Salud, en Bethesda, Maryland. Y este riesgo puede *duplicarse* después de un segundo cálculo.

¿Cuál es la causa de estos guijarros de dolor? Cuando la concentración de minerales como el calcio o el oxalato en la orina es demasiado elevada, comienzan a formarse cristales de sales de calcio y otros minerales que, por lo regular, se desechan al orinar. Estos cristales comienzan a formar un depósito duro en los riñones que acaba por ser algo similar a un guijarro áspero. Además del dolor que provocan los cálculos, puede presentarse sangrado en la orina. Sólo el tiempo, y una gran cantidad de agua, ayudará a arrojar los cálculos del riñón. A veces se tiene que recurrir a la cirugía para extraer un cálculo.

Mediante un análisis químico su médico deberá determinar qué tipo de cálculos renales tiene y qué tratamientos son apropiados. Sin embargo, aquí le presentamos algunos métodos para reducir la posibilidad de que se le forme otra de estas atormentadoras piedras.

Beba mucha agua. Si aumenta la ingestión de fluidos, aumenta el volumen de orina y disminuye la concentración de los elementos que forman los cálculos. Pero, ¿cuánto es bastante? "Yo aconsejo a mis pacientes que beban la cantidad de agua necesaria para desarrollar un volumen de orina que sea el equivalente de una botella de refresco de dos litros al día", dice el doctor Brad Rovin, especialista en riñones y profesor de medicina y nefrología del Colegio de Medicina de la Universidad del Estado de Ohio, en Columbus. Para lograr esa cantidad debe beber casi cuatro litros diarios, sobre todo si pasa mucho tiempo haciendo ejercicio en el exterior.

"Resulta aún más importante para las personas que padecen cálculos o que tienen propensión a desarrollarlos, estar bien hidratados", señala el doctor Rovin. También es muy importante que midan su producción de orina. El doctor Rovin sugiere que use un cartón vacío de leche para medir hasta determinar cuánto debe beber para producir por lo menos dos litros de orina.

Haga mucho ejercicio. El ejercicio sistemático ayuda a que el calcio se vaya a sus huesos, que es donde más se necesita. "Las personas sedentarias tienden a acumular el calcio en el torrente sanguíneo", dice el doctor Nyberg. Una sesión de ejercicio diario de por lo menos 30 minutos continuos es aconsejable.

Vigile su calcio. La mayoría de los cálculos están constituidos por calcio, de modo que es esencial que evite la ingestión excesiva de leche, mantequilla, queso y otros productos lácteos ricos en calcio. "Si tiene cálculos renales, no debe ingerir más de un gramo de calcio diario, el equivalente de tres vasos de leche descremada", aconseja el doctor Rovin.

Monitoree la proteína. Pero el calcio no es la única prohibición. La proteína también puede elevar los niveles de calcio, así como la presencia de ácido úrico y fósforo en la orina, lo que puede ocasionar la formación de cálculos. De modo que si ha tenido ácido úrico o piedras de cistina, no coma más de 200 gramos diarios de carne, pescado o cualquier otro alimento rico en proteínas.

Pase de largo los oxalatos. Si su cálculo es de calcio de oxalato (su médico puede informarle), entonces los alimentos ricos en oxalato pueden ocasionarle proble-

Cuándo ver al doctor

Una vez que ha pasado un cálculo (¡gracias a Dios!), su médico necesita evaluarlo para que tome las medidas necesarias que lo prevendrán contra futuras piedras. También debe ver al médico si siente dolor en la ingle, la parte baja de la espalda, los testículos o si sangra al orinar. Cualquiera de estos síntomas pueden ser señal de una nueva piedra.

mas. Limite el consumo de frijoles, remolacha, moras, apio, chocolate, uvas, nueces, espinacas y ruibarbo.

Cuide el uso de condimentos. La sal de mesa y los condimentos con un alto índice de sodio también deben evitarse. Reducir la sal ayuda a disminuir la concentración de calcio en la orina. Debe disminuir la ingestión de sodio a dos o tres gramos diarios, recomienda la Fundación Nacional del Riñón. Además de limitar el uso de aderezos y sazonadores salados como el ketchup y la mostaza, así como el consumo de alimentos procesados y en salmuera, los embutidos y botanas como papas, cacahuates y galletas saladas.

Cuidado con los antiácidos. Algunos antiácidos tienen una enorme cantidad de calcio, advierte el doctor Peter D. Fugelso, director médico del Departamento de Cálculos Renales del Hospital Good Samaritan y profesor de urología de la Universidad del Sur de California, ambos en Los Angeles. Si ha tenido cálculos de calcio y está tomando antiácidos, revise los componentes del producto y asegúrese de que no contenga calcio. De ser así elija otra marca.

Ponga cuidado al comprar vitaminas. Pregunte a su médico sobre ciertas vitaminas que pueden prevenir futuros cálculos renales. Un suplemento diario de magnesio ayudó a detener la formación recurrente de cálculos a casi todos los que se sometieron a un estudio sueco, de modo que es muy probable que los suplementos de magnesio sean benéficos. Otro tanto se puede decir de la vitamina B_6, pues se cree que disminuye la cantidad de oxalato en la orina. (Sin embargo, su médico quizá le diga que debe evitar los suplementos que también contengan vitaminas **C** y **D** ya que estos nutrientes aumentan el riesgo de cálculos renales.)

Callos y callosidades

E l José o la Josefina promedio dan unos 10,000 pasos al día y la mayoría de ellos sobre superficies duras. Multiplique eso por los 365 días del año y luego eso por los 75 años promedio que dura una vida y juntará pasos para darle la vuelta al mundo varias veces.

El único problema es que la mayoría de los trayectos se dan con calzado diseñado más para la moda que para su funcionamiento. El mismo calzado que protege sus pies de la dura realidad de una calle con trozos de vidrio o de un césped con guijarros es el talón de Aquiles para los dedos de sus pies. La fricción que causan sus zapatos, como ya lo habrá notado con desagrado, puede provocarle callos y callosidades.

Estas desagradables protuberancias de células de piel muerta, engrosada y endurecida, provocan un malestar que puede ir de ligero a insufrible. De modo que le ofrecemos algunos tratamientos para cuando los callos o callosidades aparezcan.

Dé apoyo a sus arcos. "Las personas que tienen el arco del pie muy pronunciado son particularmente susceptibles a los callos", dice el dermatólogo, doctor Joseph Bark, antiguo presidente del Departamento de Dermatología del Hospital St. Joseph, en Lexington, Kentucky. ¿Cómo puede saber si la forma de su arco es un factor que contribuye a este problema? "Revise si los callos coinciden con tres puntos de presión en sus pies sobre los que recae su peso: en la planta del pie, debajo del dedo pequeño del pie o en el talón", sugiere el doctor Bark. Si ese es el problema, pruebe los soportes de arco que venden en las tiendas.

Camine en la playa. "Si camina descalzo en la arena puede deshacerse de sus callos", dice el doctor Robert Diamond, podiatra de Pensilvania, afiliado al Centro Hospitalario Muhlenberg, en Bethlehem, y al Hospital Osteopático Allentown. "La arena funciona como una piedra pómez natural que los lima".

Embólselos con aspirina. Una manera de suavizar los callos es aplicarles una pasta hecha con cinco o seis tabletas de aspirina hechas polvo, mezcladas con media cucharadita de jugo de limón y agua cada una. Aplique esta pasta sobre todas las áreas de piel dura. Después envuelva su pie con una toalla húmeda caliente y cubra

Cuándo ver al doctor

Las callosidades pueden necesitar la atención de un médico si son demasiado dolorosas. También debe pedir una consulta médica si siente adormecimiento en los pies o pérdida de sensibilidad.

"Si la piedra pómez, la molesquina y las almohadillas no le reducen el dolor, se recomienda la atención de un especialista", opina el doctor Robert Diamond, podiatra de Pensilvania, afiliado al Centro Hospitalario Muhlenberg, en Bethlehem, y al Hospital Osteopático Allentown. Para algunas personas la cirugía puede ser necesaria, añade el doctor Diamond.

Si tiene pérdida de sensibilidad en sus pies, puede tratarse de un problema médico, como diabetes o mala circulación. Además, si sufre una cortada o herida seria en el pie puede no sentirla y acabar con una infección considerable.

Si tiene diabetes o mala circulación en los pies, el doctor Diamond le recomienda que vea al doctor siempre que tenga callosidades. Los que padecen de diabetes no deben poner en práctica ningún remedio casero para callos.

con una bolsa de plástico, sugiere la doctora Suzanne M. Levine, instructora clínica del Colegio de Medicina Podiátrica de Nueva York y podiatra del Centro Médico Wycoff Heights, ambos en la ciudad de Nueva York. Después de sentarse quieto por lo menos 10 minutos, retire las cubiertas y lime el callo con una piedra pómez. *Cuidado:* No ponga en práctica este remedio si es alérgico a la aspirina.

Remoje sus pies en sales Epsom. Para aliviar el dolor, la doctora Levine recomienda remojar los pies en agua tibia con sales de Epsom. Si los remoja dos veces al día durante diez minutos cada vez obtendrá alivio.

Busque el calzado adecuado. "Muchas mujeres que usan zapatos puntiagudos desarrollan callos en el cuarto o quinto dedo del pie", dice el doctor Bark. "Aunque no tenga callos, estará mucho mejor con zapatos redondos o con cualquier modelo que tenga una caja amplia para los dedos". Si los callos son un problema recurrente, el doctor Bark le recomienda usar un par de zapatos abiertos o sandalias tan seguido como sea posible. Sin fricción en los dedos hay menos malestar y estará menos propenso a tener callos.

Use una loción de bajo costo. Hay muchos productos que pueden ayudarlo a suavizar las callosidades. Las lociones y aceites de baño contienen lanolina, glicerina

Evite las almohadillas medicadas para callos

Uno de los remedios más populares para los callos que se compra en las tiendas se encuentra entre los peores, dice el doctor Robert Diamond, podiatra de Pensilvania, afiliado al Centro Hospitalario Muhlenberg, en Bethlehem, y al Hospital Osteopático de Allentown.

"Las almohadillas medicadas para callos causan más problemas de los que resuelven", afirma el doctor Diamond. "El 'medicamento' es ácido salicílico, que hace que el callo se ponga blanco y no permite que se ampolle lo que ayuda a que se caiga al pelarse, pero lo que sucede con frecuencia es que este ácido es tan fuerte que atraviesa el callo y corroe la piel del dedo, ocasionando una úlcera".

o urea y cuestan unos dos dólares en la mayoría de las farmacias. "Los humectantes ácidos de frutas como el LactiCare son muy efectivos cuando se aplica una buena cantidad", comenta el doctor Bark.

Amortigüe el golpe. Use cojincillos de molesquina o de espuma *alrededor* del callo si le duele al caminar. Sin embargo, tenga cuidado de que estas almohadillas no ejerzan demasiada presión al caminar. "Si usa medias de nylon, que pueden resultar muy irritantes, colóquese por lo menos una venda sobre el callo para ayudar a reducir la fricción", recomienda el doctor Diamond.

Use una plantilla. "Una buena idea es usar una plantilla Spenco que le proporcione más amortiguamiento", dice el doctor Diamond. La plantilla le ayuda a protegerse contra los callos que salen en la planta del pie.

Cardenales

P arece bastante apropiado el que seamos bienvenidos a este mundo con una buena nalgada. Después de todo, ¿qué mejor manera de prepararnos para los próximos 75 años, más o menos, de caídas, tropiezos y golpes, contra los bordes de las mesas, los postes de las camas, las manijas de las puertas?

Pero como con frecuencia nos encontramos "objetos en nuestro camino", nuestros cuerpos golpeados seguirán sin acostumbrarse, por lo que tendremos que lidiar con el color y el dolor de los cardenales.

¿Qué se puede hacer? Por supuesto que lo más indicado es dejar de tropezarse con las cosas, pero cuando no podemos evitarlo, he aquí lo que se puede hacer:

Recordemos el frío. Aplicar frío es la mejor manera de detener un cardenal en ciernes, siempre y cuando el hielo se use dentro de las 24 horas que siguen a la lesión, y entre más pronto mejor, dice el doctor Hugh Macaulay, médico de emergencias del Hospital Aspen Valley, en Aspen, Colorado. El frío hace que los vasos sanguíneos se contraigan, por lo que es menos la sangre que se derrama en los tejidos que rodean la lesión. Así se reduce la inflamación, el dolor y es menos probable que se desarrolle un moretón.

Envuelva una bolsa de hielo con una toalla y colóquela unos 15 minutos sobre el área lastimada, luego permita que la piel se caliente naturalmente unos 10 minutos antes de volver a usar el hielo. Puede repetir este procedimiento cuatro o cinco veces el primer día. ("Si no tiene una bolsa de hielo convencional, envuelva una bolsa con cubos de hielo o con verduras congeladas en una toalla.)

Vende y eleve. "Use una venda elástica y eleve el miembro golpeado para ayudar a drenar la sangre del área", recomienda el cirujano ortopédico de Las Vegas, el doctor Michael Rask, director de la Academia Americana de Cirujanos Neurológicos y Ortopédicos y del Consejo Americano de Medicina y Cirugía del Boxeo. Puesto que la sangre se ve afectada por la gravedad, si eleva el pie o brazo permite que el cardenal sane más rápido.

Use calor. Al día *siguiente* de haber realizado el tratamiento de hielo aplíquese un tratamiento de calor que dilata los vasos sanguíneos y mejora la circulación, indica el doctor Sheldon V. Pollack, dermatólogo y profesor de la Facultad de Medicina de la Universidad de Toronto, en Ontario, Canadá. Use un cojinete térmico o una toalla húmeda caliente.

Coma más brócoli. "Si tiene propensión a los cardenales es buena idea comer más alimentos ricos en vitamina C", dice el doctor Rask. La comida rica en vitamina C previene la aparición de cardenales o bien, permite que sanen más pronto. Investigaciones realizadas han mostrado que la vitamina C interviene en la formación de tejidos de colágeno (es decir, tejido de piel) alrededor de los vasos sanguíneos en la piel. Además del brócoli, otros alimentos ricos en vitamina C son el camote, la coliflor y los cítricos. También puede ingerir suplementos de vitamina C, sin embargo, no debe exceder los 2000 miligramos diarios, advierte el doctor Rask, y sólo mientras esté lesionado. Las altas dosis de vitamina C no se recomiendan durante temporadas largas sin supervisión médica.

Consuélese con consuelda. Algunas personas dicen que los moretones sanan más rápido con cataplasmas de consuelda. Para prepararlas, ponga las hojas de consuelda en agua caliente y luego colóquelas sobre una toalla caliente húmeda. Presione las cataplasmas sobre la lesión.

Tenga cuidado de no comer esta hierba (crece fácilmente y también la encuentra en las tiendas de salud), porque puede ser peligroso. Tampoco la use sobre heridas abiertas, advierte el doctor Varro E. Tyler, profesor de farmacognosia de la Universidad Purdue, en West Lafayette, Indiana.

Caries

Un dientecito, sólo un centímetro cuadrado, aproximadamente, del total del cuerpo, cualquier cosita comparado con todo su ser; pero cuando una caries toca fondo, el dolor, punzadas, palpitaciones y reacciones salvajes ante lo que sea frío como un helado, lo deja hecho pedazos.

A veces llega a ser tan insoportable que uno *desea* sentarse con la boca abierta, la mirada perdida en el techo, frente a un tipo que le hará un agujero en el diente con un veloz taladro. ¡Entonces sabemos que estamos hablando de *dolor*!

Ya que aliviar las caries contraídas no es un trabajo que pueda arreglar usted mismo (a no ser que sea increíblemente apto para manejar herramientas), puede evitar este doble tormento si practica esta vieja perla de sabiduría sobre la higiene dental: "Un poco de prevención cura un montón de sufrimiento".

¿Cómo? Ya está enterado de la importancia de lavarse y limpiarse los dientes con hilo dental diariamente. "Oiga, nosotros nos cansamos tanto de decirlo como usted de oírlo", dice el doctor David S. Halpern, dentista de Columbia, Maryland y conferencista de la Academia General de Odontología. "Pero realizar un buen cepillado y limpieza diaria es la mejor manera de prevenir caries y mantener los dientes sanos". Sin embargo, existen otros secretos.

Beba líquidos con popote. Los refrescos de cola, jugos de fruta y otras bebidas azucaradas o ácidas, deterioran los dientes y provocan caries, pero puede disminuir el mal al evitar el contacto de estos líquidos con los dientes usando un popote, según el doctor Halpern. Las caries se forman cuando los dientes son literalmente bañados por estas bebidas, pero si usa un popote, el líquido va directamente a su garganta sin haber tenido mucha oportunidad de afectar a los dientes.

Beba agua, aunque no tenga sed. "Si no puede cepillarse y usar hilo dental después de comer, haga buches de agua", añade el doctor Halpern. "Esto ayudará a remover el alimento y desechos de los dientes y a diluir parte de las bacterias que causan caries". Si puede interrumpir la actividad bacteriana, también puede impedir la formación de caries.

Cuidado con el biberón. Los niños que se duermen con leche en la boca corren el riesgo de adquirir el "síndrome del biberón", un deterioro serio que afecta

Cera: un arreglo para emergencias

Perder un empaste dental puede ser una gran pérdida. Cuando los nervios quedan al descubierto de repente hasta el respirar puede resultar doloroso, ya no se hable de bebidas o alimentos fríos o calientes. Así que, ¿cómo mimar a ese diente sensible hasta que el dentista pueda realizar su útil labor?

"Puede reemplazar temporalmente el empaste con un pedazo de cera de la vela del pastel de cumpleaños, así aliviará el dolor hasta que vea a su dentista", aconseja el doctor Wistar Paist, dentista de Allentown, Pensilvania. "Si cubre el área expuesta, reducirá la sensibilidad hacia lo frío o caliente. La cera es magnífica, porque es suave y se quita fácilmente, pero puede emplear cualquier material suave y fácilmente moldeable. No use goma de mascar".

los primeros dientes de los niños. "En cuanto el pequeño comience a quedarse dormido, reemplace el biberón de leche por uno de agua para evitar esto", recomienda el doctor Halpern.

Cambie su cepillo de dientes con frecuencia. Hay personas que usan el mismo cepillo de dientes durante años, lo que prácticamente es no hacer *nada* para prevenir las caries. "Cuando las cerdas se vencen, el cepillo no realiza un trabajo eficaz de limpieza", explica el doctor Wistar Paist, dentista de Allentown, Pensilvania. "Una vez que las cerdas empiezan a curvarse o a doblarse, es tiempo de sustituir el cepillo por uno nuevo. Por supuesto, no debe usar el mismo cepillo más allá de tres meses".

Cómprese un buen cepillo de dientes. Algunos cepillos dentales son mejores que otros, según la Asociación Dental Americana (**ADA**), que coloca la etiqueta "Reconocido profesionalmente" a cerca de 45 cepillos. Los estudios han mostrado que las cerdas redondeadas (de los llamados cepillos Collis-Curve, que puede encontrar en algunas tiendas de salud) mejoran la eliminación de la placa bacteriana en un 63 por ciento comparados con los tradicionales cepillos de cerdas rectas. Además, los cepillos de cerdas suaves y redondeadas causan menos daño a las encías que las cerdas ordinarias. Por otro lado, un cepillo de cabeza curva puede ser más efectivo que uno de mango recto. "Creo que esto se debe a que las personas encuentran que los cepillos curvos son más fáciles de usar", opina el doctor Paist. De modo que busque estas características, así como la etiqueta de la **ADA**, la próxima vez que compre un cepillo dental.

Póngale hora a sus bocadillos. Más importante que qué come es cuándo lo hace en relación al cepillado y limpieza de sus dientes. "El proceso de descomposición se inicia en el momento en que el azúcar entra a su boca y tiene una duración de unos 20 minutos", dice el doctor Barry Dale, dentista cosmético de Englewood, Nueva Jersey y profesor del Centro Médico Mount Sinai en la ciudad de Nueva York.

"Créalo o no, si come medio kilo de chocolate e inmediatamente después se cepilla y limpia los dientes, tendrá menos problemas que si le da un solo mordisco a una barra de chocolate y se va a la cama sin lavarse los dientes", añade el doctor Halpern.

Para una sonrisa sana, coma queso. Los estudios del doctor Ralph Burgess, director de odontología preventiva de la Escuela Dental de la Universidad de Toronto, en Ontario, Canadá, revelan que terminar una comida con un pedazo de queso añejo también ayuda a prevenir el proceso de las caries dentales. "La masticación y el sabor del queso estimulan la producción de saliva tremendamente, lo que elimina los azúcares de la comida", afirma el doctor Burgess. "Además, el alto nivel de calcio y fosfato del queso forma una barrera protectora en la placa. (Los ácidos que ocasionan el proceso de descomposición también reducen el calcio y fosfato de sus dientes; el comer queso, ayuda a prevenir esta pérdida). El mejor de los quesos es el cheddar, pero unas cuantas mordidas de cualquier queso duro funcionará". (Otros quesos añejos incluyen el Gouda, Provolone, Edam y Gruyère, no así los procesados o el americano.)

Masque chicle sin azúcar. Si masca chicle sin azúcar unos 20 minutos inmediatamente después de comer, estará haciendo algo para prevenir las caries. Esto se debe a que el chicle sin azúcar está hecho con xilitol, un endulzante natural (que también tienen las frutas y vegetales) que ayuda a combatir a los microorganismos que forman la placa y provocan las caries. El chicle revuelve las bacterias antes de que tengan oportunidad de organizarse, pues en cuanto lo hacen en un sitio, pueden ocasionar mucho daño, señala el doctor Halpern. "El chicle también estimula la producción de saliva que ayuda a eliminar los desechos de comida". Pero asegúrese de que el chicle no tenga azúcar, el ingrediente principal que requieren las bacterias nocivas.

Use palillos. Si lo usa adecuadamente, un palillo de punta redondeada es una manera excelente de liberar los residuos de comida *antes* de que se conviertan en un conjunto de bacterias dañinas, añade el doctor Halpern.

Si es necesario, tome antiácidos. "Las personas que regurgitan mucho ácido gástrico a causa de problemas estomacales, como la gastritis, necesitan tomar Tums o cualquier otro antiácido para contrarrestar la acidez estomacal", aconseja el doctor Halpern. "Los ácidos gástricos pueden corroer el esmalte de los dientes, por lo regular la parte de atrás de los dientes frontales, haciéndolos más susceptibles a los procesos de descomposición y a la hipersensibilidad".

Caspa

T odos tienen caspa, al menos una poca, y eso incluye a los calvos. Esto se debe a que las capas profundas de la piel del cuero cabelludo empujan las células muertas que caen en forma de pequeñas escamas. Cuando dichas escamas se hacen muy evidentes en nuestro cabello y ropa las llamamos caspa. Algo perfectamente natural, pero muy seguido nos hacen sentir como si este "problema" cayera entre el calentamiento global atmosférico y apostar alto al pókar con alguien que responde al mote de As.

En realidad no hay nada raro en la caspa y definitivamente *no* significa que se vaya a quedar calvo. Pero aquí tiene cómo remediar esa molestia si le está picando la curiosidad por saber algunas respuestas.

Guarde la espuma. "Muchas veces, lo que llamamos caspa no es un problema del cuero cabelludo sino más bien el resultado de andar usando aerosoles, jaleas y espumas para el cabello", señala el doctor Nelson Lee Novick, profesor de dermatología de la Escuela de Medicina Mount Sinai, en la ciudad de Nueva York. "Algunos de estos productos hacen escamas que pensamos que es caspa, sobre todo los aerosoles cuando se usan en exceso".

Dúchese. Si hace caso omiso de la caspa o de las escamas que se asocian con el uso de cosméticos para el cabello, dejará que se le forme una capa que le provocará comezón y una posible infección, dice la doctora María Hordinsky, profesora de dermatología de la Escuela Médica de la Universidad de Minnesota, en Minneapolis, y directora del Centro para Enfermedades del Cabello de la misma universidad. La mayoría de los expertos opinan que la mejor manera de controlar este problema es lavarse el cabello con frecuencia, o diariamente de ser necesario, con un champú especialmente medicado para "caspa".

Toma cinco minutos hacerlo bien. Lo que puede no saber sobre ese champú especial es cómo usarlo. "Debe dejarlo en el cuero cabelludo cinco minutos completos", explica el doctor Thomas Goodman, Jr., profesor de dermatología del Centro para Ciencias de la Salud de la Universidad de Tennessee, en Memphis. "Si lo deja menos tiempo, no estará obteniendo los beneficios del producto".

Póngase aceite. "Si da masaje al cuero cabelludo con aceite puro de oliva tibio y luego se cepilla vigorosamente con un cepillo de cerdas naturales, ayudará a desprender las escamas de caspa", dice Markus Bluestein, estilista de St. Louis y consultor

Cuándo ver al doctor

El exceso de caspa es, en efecto, una señal de la enfermedad conocida como dermatitis seborreica y requiere de una prescripción médica. Consulte a su médico si:

- Tiene el cuero cabelludo irritado o una comezón persistente.
- Persiste la presencia de gruesas escamas de caspa a pesar de haber usado champúes anticaspa.
- Tiene costras amarillentas.
- Tiene manchas rojas, sobre todo en la línea del cuello.

de belleza. "También es una manera excelente para tratar el cuero cabelludo seco, causa de la caspa en muchos casos. Coloque el aceite en el horno de microondas de modo que alcance una temperatura que su piel pueda aguantar y no lo aplique más de dos veces a la semana. Cada vez déjelo unos 20 minutos y luego lávese con un buen champú".

Busque la brea. Si su cuero cabelludo es más grasoso que reseco, su caspa será más "densa", se verá más grasosa y tendrá un tinte amarillento. Elija en ese caso un champú a base de brea como Aionilt o Neutrogena's T/Gell. Sin embargo, si su cabello es rubio o cano, no use este tipo de champú, porque puede darle a su cabello un tinte marrón, advierte la doctora Patricia Farris, dermatóloga y profesora de la Escuela de Medicina de la Universidad de Tulane, en Nueva Orleáns.

Use tomillo. Se cree que una poción hecha a base de tomillo puede tener poderes medicinales que eliminan la caspa cuando se usa la solución como enjuague después del champú, dice el estilista de la ciudad de Nueva York Louis Gignac, dueño de Louis-Guy D Salon y autor de *Everything You Need to Know to Have a Great-Looking Hair* (Todo lo que necesita saber de cómo tener un cabello extraordinario). Ponga a hervir cuatro cucharadas copeteadas de tomillo seco en dos tazas de agua durante diez minutos, después cuele y deje que la infusión se enfríe y vacíe la mitad sobre su cabello recién lavado. Dése un masaje suave y *no* se enjuague (guarde el resto en el refrigerador para otro tratamiento).

Cataratas

U na catarata es una nubosidad indolora que sale en el cristalino del ojo, que normalmente es claro. Si no se trata, puede ocasionar ceguera. Pero esta nubosidad tiene una solución: en la mayoría de los casos es posible restaurar la visión perdida mediante cirugía.

Si bien muchas personas de más de 60 años tienen cierta nubosidad en el cristalino del ojo y, por lo tanto, cierto grado de cataratas, existen medios para ayudar a prevenir su formación o de que empeoren en cualquier edad. Aquí le decimos cómo asegurarse de que sus cristalinos sigan claros.

Tómese su jugo de naranja. "Nuestras investigaciones muestran que entre las personas que consumen mucha vitamina **C** existe un menor riesgo de desarrollar cataratas", dice el doctor Allen Taylor, director de la División de Envejecimiento y Nutrición del Cristalino del Centro de Investigación sobre Nutrición Humana en el Envejecimiento del Departamento de Agricultura de E.U.A. en la Universidad de Tufts, en Boston. "Investigamos aún cuál es la cantidad exacta requerida para protección contra las cataratas, pero sabemos que es por lo menos el doble de lo que establece la Prescripción Dietética Recomendada (Recommended Dietary Allowance), o sea, una taza de jugo de naranja, dos naranjas o una taza y media de fresas".

Ingiera vitamina E y betacarotenos. "La vitamina **E** y los betacarotenos también parecen ofrecer protección", añade el doctor Taylor. Él recomienda la ingestión de vegetales amarillos y anaranjados como zanahorias, calabazas y camotes que son excelentes fuentes de betacarotenos. Alimentos ricos en vitamina **E** incluyen a las almendras, los cereales fortificados, la mantequilla de cacahuate y las semillas de girasol.

Use lentes para el sol o un sombrero. "La evidencia más creíble muestra que la *mejor* manera para prevenir las cataratas es proteger los ojos de los rayos ultravioleta del sol", afirma el doctor Merrill M. Knopf, oftalmólogo de Long Beach, California, y funcionario de la Asociación de Oftalmología de California. "Asegúrese de llevar lentes para sol o sombrero cuando salga. No necesita gastar 100 dólares o más en un par de lentes de diseñador, ya que todos los lentes para sol que se venden en Estados Unidos ofrecen protección contra los rayos ultravioleta. Anunciar esto con una etiqueta es sólo un truco para subirles el precio. Por lo tanto, le funcionarán igualmente bien tanto los lentes de la farmacia de su localidad como los que vende su oftalmólogo".

Mire para otro lado cuando esté funcionando el horno de microondas. Aun pequeñas dosis de radiación pueden hacerlo propenso a desarrollar cataratas, por lo que se recomienda limitar la exposición a fuentes de radiación como hornos de microondas o máquinas de rayos X. "Sé que todos los fabricantes dicen que sus hornos son seguros, y quizá lo sean, pero yo prefiero volver la cabeza o cerrar los ojos al usar mi horno de microondas", declara el doctor Knopf. "Hago lo mismo cuando el dentista me hace tomas de rayos X".

Controle sus vicios. Beber ocasionalmente no le afectará, pero un problema prolongado de bebida sí. "Los alcohólicos son personas muy predispuestas al desarrollo de cataratas, porque el alcohol interfiere con la vía nutricional de los cristalinos, fomentando así la formación de cataratas", explica el doctor Knopf. Hasta los alcohólicos que observan una buena dieta tienen tendencia a una desviación nutricional del ojo.

Recuerde: el humo se le mete a los ojos. Investigadores de la Universidad Johns Hopkins, en Baltimore, informan que los fumadores de tabaco tienen más propensión a desarrollar cataratas que los no fumadores. Esto se debe a que la sustancias tóxicas del humo dañan el núcleo del cristalino y esto da pie a las cataratas. La buena noticia es que al dejar de fumar se reduce a la *mitad* el riesgo de desarrollar cataratas (en comparación con los que continúan fumando).

Tome calmantes. Investigaciones británicas informan que las personas que toman aspirina, ibuprofén (Advil) o acetaminofén (Tylenol) reducen a la *mitad* la probabilidad de desarrollar cataratas que quienes no lo hacen. Esto se debe a que la formación de cataratas está relacionada con el azúcar del torrente sanguíneo (uno de los motivos por el que los diabéticos son más propensos a desarrollar cataratas), y hay cierta evidencia de que la aspirina y productos con esta sustancia reducen el ritmo promedio al cual el cuerpo utiliza la glucosa.

Cerumen

El cerumen es un centro de reciclaje. La mayor parte del tiempo sus oídos producen la cerilla protectora suficiente para atrapar el polvo en el canal del oído y conducirlo hacia el exterior de la oreja para que usted lo deseche al lavarse los oídos.

Pero a veces el cerumen se aglutina, lo que resulta incómodo, molesto y a veces ocasiona una gran comezón. Y no sólo eso, ya que los oídos tapados por el cerumen son más susceptibles a desarrollar infecciones. De modo que si tiene demasiado cerumen aquí le decimos qué tratamiento puede seguir.

Irrigación. "Irrigue suavemente su oído con agua a la temperatura del cuerpo, sugiere el doctor Stephen P. Cass, profesor de otolaringología en el Instituto de Ojos y Oídos de Pittsburgh.

Para hacerlo correctamente, necesita una jeringa de hule para oídos (la encuentra en la mayoría de las farmacias) y un lavabo lleno de agua (si tiene la temperatura correcta, no debe sentirla ni fría ni caliente al sumergir la mano). Coloque la cabeza sobre el lavabo mientras rocía agua al oído, dejando que ésta y la cerilla escurran al lavabo. Asegúrese de secar el canal del oído después del lavado. Para ello, llene un gotero con alcohol para curaciones e inyéctelo dentro de la oreja. Así absorberá la humedad y secará el interior del oído.

Si tiene tendencia a producir demasiado cerumen, lleve a cabo este tipo de irrigaciones una o dos veces al mes como precaución, sugiere el doctor Jerome C. Goldstein, vicepresidente ejecutivo de la Academia Americana de Otolaringología/Cirugía de Cuello y Cabeza en Alejandría, Virginia. (Pero tenga cuidado de no rociar nada dentro de su oreja si tiene dañado el tímpano de modo que consulte a su médico primero y después si siente dolor.)

Suavice sus oídos. Si el cerumen se niega a salir, deberá suavizarlo antes de la irrigación. Una manera es utilizar aceite para bebé, aconseja el doctor Anthony J. Yonkers, director del Departamento de Otolaringología/Cirugía de Cuello y Cabeza del Centro Médico de la Universidad de Nebraska, en Omaha. "Entibie el aceite a temperatura templada, luego coloque unas cuantas gotas dentro del oído dos veces al día. Así se derretirá el cerumen y podrá irrigarlo hacia afuera".

Use agua oxigenada. Otro método suavizante es el siguiente. "Con un gotero, bañe el interior del oído con agua oxigenada, deje que haga burbujas y reaccione durante unos cinco minutos más o menos", sugiere el doctor Goldstein. Si es necesario,

¿Tiene muy poquito de algo bueno?

Sí, es posible que tenga *muy* poquito cerumen. Las personas que tienen problemas de la piel, como eczema y psoriasis a veces tienen un déficit de cerumen.

¿La cura?

"Estas personas pueden subsanar esta falta con una capa de Vaseline en el canal del oído, dice el doctor Anthony Yonkers, director del Departamento de Otolaringología/Cirugía de cuello y cabeza del Centro Médico de la Universidad de Nebraska, en Omaha. Use el dedo para aplicar una capa sólo sobre los bordes exteriores de la entrada del oído.

Y si la falta de cerumen le causa comezón, refuerce este tratamiento con una crema con hidrocortisona que se vende sin receta médica y que le aliviará el malestar, sugiere el doctor Sthephen P. Cass, profesor de otolaringología en el Instituto de Ojos y Oídos en Pittsburgh. Untese la crema sobre los bordes exteriores del canal del oído. La comezón debe cesar en unos cuantos días.

tape la abertura del canal del oído con un pedazo de algodón, para que pueda enderezarse sin que se le salga el agua oxigenada. Después irrigue con agua.

Destape sus canales con tratamientos que no necesitan prescripción médica. Hay muchos tratamientos para destapar oídos que no necesitan receta médica, como Murine y Debrox, que son soluciones de peróxido (agua oxigenada) con una base lubricante. "También funcionan", dice el doctor Frank Marlowe, otolaringólogo del Colegio Médico de Pensilvania, en Filadelfia. Además, adquiere el beneficio colateral del lubricante: quita la piel reseca del canal del oído. Esa piel seca puede revolverse con el cerumen y formar una bola que bloquea el canal del oído.)

Utilice un remedio para el estreñimiento. Si el cerumen se ha aglutinado, use Colace, suavizador de heces fecales que encuentra en la mayoría de las farmacias, sugiere el doctor Cass. Con un gotero, vierta un par de gotas de Colace líquido en cada oído. Deje de unos cuantos minutos a una hora o dos (dependiendo de la dureza del cerumen), luego irrigue los oídos con agua.

No se pique los oídos. No importa cuánto cerumen acumule en los oídos, venza la tentación de extraerlo con clips, pinzas o cualquier objeto pequeño, incluyendo los hisopos con algodón, advierte el doctor Cass. Sólo enterrará más el cerumen y puede rasgar o dañar el tímpano del oído. Tampoco use un aparato para dientes como el Water Pick. Si desea irrigar su oído, válgase de una jeringa.

Chuparse el dedo

C asi la mitad de los niños se chupan el dedo en el periodo que va del nacimiento a la adolescencia. Y casi todos los padres se preocupan por eso, quizá demasiado. Cierto, si Junior reprueba la prueba de manejo por tener el dedo en la boca y no sobre el volante probablemente quiera gastar dinero en ayuda profesional en lugar del entrenamiento de manejo, pero si está en edad preescolar chuparse el dedo no es anormal.

"Si su niño tiene menos de cinco años, no hay motivo para que se rompa la cabeza de preocupación", dice el doctor Stephen J. Moss, profesor y director del Departamento del Odontología Pediátrica del Colegio de Odontología de la Universidad de Nueva York, en la ciudad de Nueva York. "La mayoría de estos casos se presentan desde el nacimiento hasta la edad de tres años y no tienen ningún efecto dañino sobre los dientes. No es sino hasta la edad de seis o siete, cuando le salen al niño los dientes permanentes que puede haber un daño que lo obligue a usar frenos posteriormente. Por otra parte, el tipo de daño causado por chuparse el dedo es de los más fáciles y económicos de arreglar".

De cualquier forma, chuparse el dedo es un hábito transitorio y si ha llegado el momento de acelerar la transición, he aquí cómo.

Haga al niño consciente del hábito. "Un hábito implica una serie de movimiento inconscientes que se repiten. Con el fin de detenerlo tiene que llevarlo a nivel consciente", dice el doctor Moss. "Lo que recomiendo es simplemente recordar al niño, de la manera más neutral posible, que se está chupando el dedo. Diga, 'Ah, veo que te estás chupando el dedo' o '¿Sabes que te estás chupando el dedo?' No le diga, 'No te chupes el dedo', pues lo hará sentir mal. El propósito es que el niño se haga consciente de este acto inconsciente, no crearle culpas".

Lleve un registro. Algunos dentistas pediátricos recomiendan a los padres que lleven un registro del progreso. El calendario debe estar en un sitio conspicuo. Coloque una estrellita dorada en las noches en que el niño se haya ido a la cama sin haberse chupado el dedo (no haga nada cuando se lo haya chupado). Este es el método que

¿Debe preocuparse?

¿**C**uál es el mejor consejo para los padres de preescolares que se chupan el dedo?

"Cierre los ojos", dice el doctor Mitchell C. Sollod, pediatra de San Francisco. "Terminarán por dejar de hacerlo y la preocupación no hará que lo hagan antes. La mayoría de los padres pueden volverse locos por culpa de este hábito cuando en realidad es inofensivo. No significa que el niño tenga un problema psicológico o que no esté madurando de manera adecuada. Simplemente es una de esas cosas que le proporcionan mucho placer".

Debe hablar con el niño sobre la idea de abandonar el hábito si lo sigue haciendo a la edad de seis o siete, cuando empiezan a salirle los dientes permanentes. Sin embargo, para esa edad, la mayoría de los niños dejan de hacerlo", dice el doctor Stephen J. Moss, profesor y director del Departamento de Odontología Pediátrica del Colegio de Odontología de la Universidad de Nueva York, en Manhattan.

recomienda la dentista especialista en niños, doctora Mónica Cipes, profesora de la Escuela de Medicina Dental de la Universidad de Connecticut, en Hartford, quien ha estudiado la efectividad del empleo de estos calendarios.

Planee un premio. Si lleva a cabo el plan del calendario haga saber al niño lo bien que van sus progresos. "Por lo regular, sugerimos a los padres que den al niño un premio si durante cinco noches no se chupó el dedo", dice el doctor Moss. "Con este método muchos niños abandonan el hábito en dos semanas.

Cubra sus manos. "Todos los trucos utilizados para evitar que el niño se chupe el dedo: cubrir con calcetines, barniz de uñas o ligas pueden funcionar, pero sólo una vez que el niño se ha hecho consciente del acto", añade el doctor Moss. "Jamás ponga en práctica estos métodos si el niño no se ha hecho consciente del hábito a través de 'recordatorios' frecuentes".

Ciática

El nervio más largo de su cuerpo tiene un desvío muy tortuoso y, cuando le duele, es que realmente se dio la vuelta.

Ciática, el dolor en el nervio ciático, puede radiar de los glúteos hasta la rodilla por la parte posterior de la pierna y a veces hasta el dedo gordo del pie. "Las personas que padecen ciática frecuentemente dicen que el dolor de espalda es malo, pero el de la pierna es peor", señala el doctor Loren M. Fishman, especialista en fisioterapia y medicina de rehabilitación del Centro Médico del Hospital Flushing, en Queens. Con frecuencia el dolor de cadera es más severo de un lado que del otro.

Cuando tenga un dolor como ese, necesita que le hagan un diagnóstico antes que nada, comenta el doctor Fishman. Una vez que el doctor haya descartado un problema de disco o fractura, podrá saber si los músculos tensos de los glúteos son los causantes del dolor al estar oprimiendo el nervio ciático.

Si se trata de ciática, es probable que el médico le recomiende un programa de ejercicios supervisados, por lo general por un fisioterapeuta. He aquí algunos métodos de autoayuda que pueden reducir temporalmente la presión y brindarle cierto alivio.

Saque la cartera. Una cartera abultada en el bolsillo de la cadera puede oprimir el nervio ciático, especialmente si se sienta sobre la cartera durante un largo tiempo,

Cuándo ver al doctor

Lo que parece ser ciática, podría ser algo más, de aquí la importancia de un buen diagnóstico. Puede tener un disco herniado presionando un nervio, un problema de artritis, bursitis, problemas intestinales o cualquier otro tipo de condición que requiera supervisión médica y un plan de acción, dice el doctor Scott Haldeman, profesor clínico adjunto del Departamento de Neurología de la Universidad de California, en Irvine y profesor adjunto del Colegio Quiropráctico, en Los Angeles.

De hecho, los ejercicios para la ciática pueden empeorar un disco o problema de artritis.

Considere una emergencia si los síntomas incluyen debilidad, adormecimiento o pérdida de control de vejiga e intestinos. Estos problemas podrían estar relacionados con el sistema nervioso central y necesitan un diagnóstico inmediato.

dice el doctor Scott Haldeman, profesor clínico adjunto del Departamento de Neurología de la Universidad de California, en Irvine, y profesor adjunto del Colegio Quiropráctico de Los Angeles. Él sugiere que cambie la cartera al bolsillo del abrigo o al bolso, para asegurarse de que no hay una presión desigual en sus glúteos.

Estire el piriforme. Uno de estos músculos en forma de pesa yace en la profundidad de cada glúteo. El piriforme es el músculo que usa cuando gira la cadera y levanta la pierna hacia un lado, y con frecuencia tiene que ver con el dolor de la ciática.

Para estirar el piriforme y ayudar a aliviar el dolor temporalmente, esta es la sugerencia del doctor Fishman.

Recuéstese sobre el piso boca arriba y dirija cuidadosamente la rodilla derecha hacia el hombro izquierdo. Tómese el pie derecho con la mano izquierda y lentamente dirija la rodilla y pie a través del cuerpo hacia el hombro izquierdo. Estire unos 30 segundos o más para tirar profundamente del piriforme en la parte posterior de la cadera. Luego descanse la pierna derecha y repita lo mismo con la izquierda.

Consiga un compañero que lo ayude a estirarse. Resultará todavía mejor si alguien puede ayudarlo a estirarse. Primero recuéstese en el piso o en una cama firme sobre el lado que no duele. Levante la pierna que está en la posición superior (es decir, la del lado que duele) y levante la rodilla hasta el nivel de la cintura como si fuera a dar un paso. Luego, lentamente, deje caer la rodilla sobre el piso o cama. Haga que su compañero sostenga esta rodilla con una mano al tiempo que levanta el tobillo de la misma pierna con la otra mano. Cuidado: debe levantar el tobillo hasta una posición que sea cómoda y sostener así unos 15 ó 30 segundos.

Haga uso de la presión. Puede aliviar el dolor de la ciática si presiona los puntos de acupresión adecuados, dice el especialista Michael Reed Gach, fundador del Instituto de Acupresión, en Berkeley, California y autor de *The Bum Back Book* (El libro de la espalda estropeada). Primero encuentre el centro de la depresión en los *lados* de los glúteos. Luego presione *fuertemente* ambos lados simultáneamente, porque los puntos de acupresión yacen en la profundidad del tejido, dice Gach. Mantenga la presión durante una cuenta de 15 y luego libere.

Siente sus pantorrillas. Doblar las coyunturas de la cadera y las rodillas es la mejor manera de oprimir el nervio ciático y de evitar el dolor, dice el doctor Haldeman. Esta postura debe ayudarlo. Recuéstese en el piso boca arriba y coloque las pantorrillas sobre una silla unos 10 ó 15 minutos.

Cicatrización

A no ser que sea usted un criminal al que apodan "El Ceja Partida", probablemente tenga poco que ver con las cicatrices. Aunque algunas heridas le dejarán un surco en la piel que le recordará eternamente ese accidente u operación, con frecuencia puede reducir la posibilidad de aparición de cicatrices, si brinda a su piel el tratamiento adecuado durante el proceso de cicatrización. Aun cuando una cicatriz no se puede evitar por completo, existen maneras para hacer que se borre más rápidamente o casi desaparezca.

Busque en la "C" un camino rápido a la cicatrización. Una herida que sana rápido y bien es menos probable que deje cicatriz que una herida que se infecta. Los alimentos ricos en vitamina C, como el brócoli, papas y cítricos, son buenos promotores de una cicatrización rápida, porque intervienen en la constitución del colágeno que forma parte del tejido que rodea los vasos sanguíneos en la piel, dice el cirujano ortopédico de Las Vegas, doctor Michael Rask, director de la Academia Americana de Cirujanos Neurólogos y Ortopedistas y del Consejo Americano para Medicina y Cirugía del Boxeo.

Coma zinc. Algunos expertos recomiendan alimentos ricos en zinc para una cicatrización más rápida. Buenas fuentes de este elemento son las semillas tostadas

El ABC de la detección en lunares

Alguna vez se pensó en ellos como una señal de belleza. Ahora suelen considerarse indicios de cáncer. A veces los lunares tienen que eliminarse, lo que puede producir una ligera cicatriz; pero no dude en hacerlo cuando sea necesario. Uno de cada tres casos de cáncer maligno de piel empieza con lunares, dice el dermatólogo, doctor Rodney Basler, profesor de medicina interna del Centro Médico de la Universidad de Nebraska, en Omaha.

Aunque los lunares no son necesariamente señal de cáncer de piel, después de todo, el individuo promedio tiene más de 40 lunares, entre más tenga mayor es el riesgo de cáncer. Los cambios de color, tamaño y forma de los lunares implican una visita al médico, quien probablemente los elimine mediante un procedimiento que sólo toma unos minutos y le deja una pequeña cicatriz. Al revisar sus lunares para ver si han cambiado, el doctor Basler le sugiere estos puntos que son el **ABC** de la observación de lunares.

- **Asimetría.** "Los lunares son simétricos, de manera que una mitad tiene la misma forma que la otra. Cuando se trata de cáncer este patrón no sucede", indica el doctor Basler.
- **Bordes.** "Los lunares tienen bordes lisos. Un lunar de cáncer tiene bordes irregulares, carcomidos, ásperos o mal definidos".
- **Color.** Una variación de tono o color de una zona del lunar a otra es una posible señal de cáncer. Los tonos pueden ir de café claro a oscuro o una variación de intensidades de negro. La presencia de rojo, blanco o azul en un lunar cambiante se conoce como señal de bandera y, por lo regular, indica la presencia de cáncer.
- **Diámetro.** Sospeche de los lunares que midan más de seis milímetros, más o menos el tamaño de una goma de borrar de un lápiz.

de calabaza y girasol, las nueces de Brasil, los quesos suizos y Cheddar, cacahuates, carne morena de pavo y carne magra de res.

Limpie diariamente la herida. Durante el proceso de cicatrización limpie diariamente la herida con agua oxigenada o jabón y agua, para evitar infecciones secundarias que aumenten la posibilidad de una cicatriz permanente. Luego simplemente aplique un ungüento antibiótico que le ayude a humedecer y prevenir infecciones, recomienda Jeffrey H. Binstock, profesor de cirugía dermatológica de la Escuela de Medicina de la Universidad de California, en San Francisco. Y no se arranque la costra.

Dé masaje con un humectante. "Algo de lo más efectivo que puede hacer para eliminar o reducir el tamaño de la cicatriz es dar masaje a la herida con un humectante una vez que la superficie de la piel ha sanado", aconseja el doctor Stephen M. Purcell, director del Departamento de Dermatología en el Colegio de Medicina Osteopática en Filadelfia y profesor de la Escuela de Medicina de la Universidad Hahnemann, en Filadelfia. "El masaje mejora la circulación sanguínea en la zona y distribuye mejor el colágeno, lo que redunda en una cicatriz más delgada. El humectante, por su parte, es bueno para la piel.

Proteja con bronceador. Las cicatrices tienen menos pigmento que el resto de la piel, de modo que son más vulnerables a la luz solar. Debe asegurarse de protegerse con un bronceador con factor de protección solar del 25, o más, cuando esté expuesto al sol, dice Stephen Kurtin, profesor de dermatología de la Escuela de Medicina Mount Sinai, en la ciudad de Nueva York.

Claudicación intermitente

I magínese una enfermedad cardiaca, pero en las piernas. El mismo problema circulatorio que restringe el flujo sanguíneo a su corazón —arteriosclerosis o endurecimiento de las arterias— está reduciendo el paso sanguíneo a sus pantorrillas, muslos, pies o cadera. Resultado: al caminar demasiado lo ataca un severo dolor de piernas, con frecuencia concentrado en sus pantorrillas.

Si padece claudicación intermitente, es candidato ideal para un ataque al corazón o infarto, por lo que debe estar bajo atención médica. Pero existen varias prácticas diarias que pueden disminuir la progresión de este problema circulatorio periférico y quizá hasta hacerlo desaparecer completamente.

Coma poca grasa. "El oxígeno de la sangre no está llegando hasta sus piernas porque la placa que cubre las paredes de las arterias le están provocando arteriosclerosis. Y lo que provoca esas placas en sus arterias es la grasa que ingiere en su dieta", dice el doctor Arthur Jacknowitz, profesor y director de farmacéutica clínica en la Escuela de Farmacología de la Universidad de West Virginia, en Morgantown. "De modo que eliminar el exceso de grasa de su dieta es vital para prevenir o tratar la claudicación intermitente". Además, una dieta baja en grasa lo hará perder peso, algo bueno para aliviarse de una claudicación intermitente y de otros males.

Elija pescado. Quizá el mejor alimento para aquellos que padecen claudicación intermitente sea el pescado, sobre todo el de agua fría, como salmón, arenque y macarela. Además de un bajo nivel de grasa y un alto contenido nutritivo. estos pescados ayudan a incrementar los niveles de lipoproteína de alta densidad (**LAD**), el también llamado colesterol bueno que elimina los depósitos de grasa de las paredes arteriales. "Atún, sardinas y algunos mariscos como almejas y ostras son excelentes elecciones", dice el doctor Jacknowitz.

Tome aspirina. Los estudios muestran que ingerir una aspirina de dosis baja cada tercer día ayuda a reducir las complicaciones de enfermedades periféricas vasculares. Los investigadores creen que la aspirina ayuda a diluir la sangre, lo que evita que la circulación a las partes más lejanas del corazón empeore.

Deseche el tabaco. No es una mera coincidencia que el 90 por ciento de los que padecen claudicación intermitente sean fumadores. De hecho, el cigarro es el único factor de alto riesgo para una enfermedad de periferia vascular. El humo del cigarro aumenta el daño potencial de la enfermedad al sustituir el oxígeno por monóxido de carbono en los músculos de las piernas, ya de por sí hambrientos de oxígeno. La nicotina, por su parte, constriñe los vasos sanguíneos, reduciendo aún más el flujo sanguíneo. Esto puede dañar las arterias y endurecer las células de la sangre, lo que puede ocasionarle coágulos sanguíneos. (Un cuadro todavía peor: los coágulos pueden provocarle gangrena y hacer necesaria una amputación.) "A no ser que deje de fumar, no recibirá los beneficios de otros aspectos de su tratamiento", advierte el doctor Jacknowitz.

"Dejar de fumar es lo más importante que debe hacer si tiene claudicación intermitente. Punto", dice categórico el doctor Robert Ginsburg, director de la Unidad de Intervención Cardiaca del Hospital de la Universidad, en Denver, y profesor de medicina de la Universidad de Colorado, en Boulder.

Beba de vez en cuando. Inicialmente, el alcohol dilata los vasos sanguíneos, lo que ayuda a incrementar el flujo sanguíneo, pero luego tiene un efecto contrario que los constriñe (aunque no tanto como el cigarro). Una cerveza o una copa de vino de vez en cuando, está bien, pero si padece de claudicación intermitente no es buena idea que beba con frecuencia, dicen los expertos. De hecho, los bebedores crónicos con frecuencia padecen este mal.

Cuándo ver al doctor

Las heridas, lesiones y demás accidentes de tipo cotidiano en los pies pueden ser inconveniencias menores para las personas que tienen una circulación sana, pero si el flujo sanguíneo a sus extremidades es malo, este tipo de problemas pueden convertirse en infecciones mayores. "Siempre que tenga una lesión en los pies, debe tener cuidado de que sane pronto", recomienda el doctor Michael D. Dake, jefe de radiología cardiovascular e intervención del Hospital de la Universidad de Stanford, en Stanford, California. "Las heridas que no sanan y se infectan son probablemente la principal causa de amputación".

De modo que si tiene una cortada, raspón o ampolla que se irrita, inflama y duele, vea a su médico inmediatamente. Podrá evitarse muchos problemas si atiende adecuadamente las uñas de sus pies, el pie de atleta y evita las temperaturas extremadamente frías o calientes. Si tiene claudicación intermitente o cualquier otro problema circulatorio, asegúrese de revisar sus pies cada día. Acuda rápidamente al médico si ve cualquier señal de lesión o infección.

Salga a caminar. Aunque cualquier tipo de ejercicio es bueno, el más útil es caminar. Esto se debe a que mejora el flujo sanguíneo a las piernas y brinda a su sistema circulatorio un impulso donde más lo necesita. "Salga todos los días a caminar por lo menos una hora", sugiere el doctor Jess R. Young, director del Departamento de Medicina Vascular de la Fundación Clínica Cleveland, en Cleveland.

El doctor Young dice que no tiene que caminar esa hora de buenas a primeras, "pero para que la caminata le haga bien, debe presentársele el malestar de la claudicación intermitente". En otras palabras, debe caminar hasta que sienta el dolor y no se detenga ante la primera muestra de este malestar. "Espere hasta que se convierta en una molestia moderadamente severa", dice el doctor Young. "Luego deténgase y descanse un minuto o dos hasta que desaparezca, luego comience a caminar de nuevo".

Repita el ciclo dolor/caminata tan frecuentemente como sea posible durante su sesión de 60 minutos, le aconseja el doctor Young. Y no se dé por vencido tras unas cuantas semanas, la mejoría llevará varios meses.

Elimine el calor. Como el flujo de sangre a las piernas es pobre, las personas que padecen esta enfermedad con frecuencia sufren de pies fríos. Si es su caso, *no* se caliente los pies con almohadillas térmicas o bolsas de agua caliente. "Se necesita incrementar el flujo sanguíneo para disipar ese calor", explica el doctor Young. Sin embargo, si el flujo sanguíneo es limitado, no podrá pasar a la zona donde está aplicando el calor y sólo logrará quemarse la piel". En lugar de eso, caliéntese los pies con un buen par de calcetines holgados de lana.

Codo del tenista

Ya se trate de una raqueta de tenis, del bebé, del portafolios o del juego de rayuela, la tensión de los tendones del brazo puede hacer que sienta el codo como si Boris Becker lo hubiera derrotado en ceros.

Pero, ¿qué necesidad tiene de sufrir por culpa de un malestar que puede tratarse fácilmente con la raqueta, ejercicios y terapia adecuados que le pueden ayudar a prevenir la tormenta antes de que tenga que acabar el juego? No deje de jugar por culpa de su codo, mejor lea estos consejos de los expertos en brazos.

Deje que el codo repose. Si la inflamación y el dolor ya se han presentado, necesita descansar del tenis por lo menos tres semanas, dice Susan Perry, fisioterapeuta especialista en medicina del deporte de la Clínica de Medicina Fort Lauderdale, en Fort Lauderdale, Florida. Al tiempo que descansa, tome otras medidas para aliviar el dolor.

Use un ungüento. Hecho del derivado de los chiles picantes (capsaicina) y utilizado comúnmente para casos de herpes, el Zostrix es muy efectivo para aliviar el dolor de codo, dice el doctor Craig Hersh, especialista en lesiones del deporte del Centro de Medicina del Deporte en Fort Lee, Nueva Jersey. Este ungüento, que puede encontrar en cualquier farmacia y que no requiere prescripción médica, funciona como un anestésico temporal cuando se unta sobre la zona lastimada, explica. "No actúa sobre la inflamación, sino a nivel nervioso y es así como bloquea la transmisión del dolor".

Enfríe el codo. Puede aliviar la inflamación del codo si lo frota con un vaso de papel helado (llene el vaso con agua y métalo al congelador) o con una bolsa de plástico que selle al cerrar, llena de cubos de hielo y envuelta en una toalla. "Sólo tenga cuidado

¿Padece del codo del cargador de portafolios?

Esta es una nueva excusa para no sacar la basura: "Querida, me va a dar el codo del tenista". Y puede ser cierto. Si repetidamente carga la pesada bolsa de la basura sosteniéndola apartada de su cuerpo con una mano, un dolor de codo puede estar atentando contra su capacidad de realizar esta tarea doméstica.

Muy bien, pero, ¿qué hay del codo del cargador de portafolios?

Es posible que exista, dice Susan Perry, fisioterapeuta especialista en medicina del deporte de la Clínica Fort Lauderdale de Medicina del Deporte, en Fort Lauderdale, Florida.

"Muchos profesionales de negocios desarrollan el mal del codo del tenista, porque cargan los portafolios con los brazos extendidos, jalando el tendón del antebrazo", explica Perry. Si con frecuencia carga un pesado portafolios, Susan Perry le sugiere que al levantarlo del piso lo haga sujetándolo cerca del cuerpo. Una técnica similar debe realizar al levantar la bolsa de la basura.

de no dejar el hielo más de 10 ó 20 minutos", dice Perry. Aplique por lo menos cuatro veces al día dejando pasar por lo menos una hora entre los tratamientos, sugiere.

Déle oportunidad a los chícharos. Una bolsa de chícharos congelados (o de cualquier otro vegetal) funciona tan bien como la bolsa de hielo y es reutilizable, dice Perry.

Prepárese con estiramientos. Antes de jugar tenis con las excelencias del club, haga ejercicios de estiramiento adecuados para el antebrazo y fortalezca sus músculos. Esto es lo que sugiere Susan Perry. Extienda el brazo derecho al frente. Con la palma dirigida hacia abajo doble lentamente la muñeca hasta que los dedos apunten al suelo. Con la mano izquierda presione lentamente la parte superior de la mano derecha hasta que sienta una tensión de estiramiento en la parte superior del antebrazo. Sin mover, sostenga la presión 15 segundos. Repita con el otro brazo.

Ahora extienda el brazo derecho al frente con la palma hacia arriba. Con la mano izquierda presione suavemente como si quisiera empujar la muñeca izquierda hacia abajo, pero no mueva el brazo, sostenga la presión 15 segundos. Repita sobre el otro brazo. Este ejercicio estira la parte inferior del antebrazo, dice Perry.

Después de estirar, desarrolle fuerza. Después de haber estirado los antebrazos desarrolle su fuerza con estos ejercicios: coloque el antebrazo sobre una mesa con la muñeca sobre el borde, la palma dirigida hacia arriba. Tome un martillo con la mano extendida. (También puede hacerlo con una lata de vegetales o sopa de un kilo.) Lentamente doble la mano hacia arriba, luego baje, flexionando la muñeca. Repita 20 veces, cambie de mano y repita.

Fortalezca aún más girando. Hacer girar la muñeca al tiempo que sostiene un objeto pesado es otro método para fortalecer los brazos. Sostenga un martillo con la mano derecha, siéntese erguido con el codo derecho pegado al costado. Levante el antebrazo hasta que quede en paralelo con el piso. Ahora, sosteniendo el martillo, tuerza la muñeca 20 veces, como si estuviera abriendo la manija de una puerta. Repita con el otro brazo.

Revise su golpe. "Si juega tenis y padece el codo del tenista probablemente el problema resida en una técnica deficiente de su revés", dice Perry. En lugar de adelantar el revés con el brazo, Perry le sugiere que coloque la raqueta al frente al tirar el revés. "Si no puede localizar el problema, tome una lección de tenis con un profesional para que revise su golpe".

Cambie de marco. ¿Usa una raqueta de metal? Si padece del codo del tenista será mejor que cambie de material, dice el doctor Allan Levy, director del Departamento de Medicina del Deporte del Hospital Pascack Valley, en Westwood, Nueva Jersey, y médico del equipo de futbol profesional de los New York Giants y del equipo profesional de basquetbol de los New Jersey Nets. Los marcos de metal transmiten el golpe de la bola al pobre y agobiado codo, en tanto que los de otros materiales absorben mejor el golpe, explica. "Las raquetas de madera son mejor que las de metal, pero ya no se consiguen".

¿La siguiente opción? Una raqueta hecha a base de una composición de materiales o de grafito funcionará si no es demasiado larga o las cuerdas están demasiado tensas", dice el doctor Levy. Asimismo pruebe las nuevas raquetas de cerámica que supuestamente deben ayudar a mitigar el codo del tenista; pero si no quiere separarse de su raqueta de metal, obtenga cierto alivio aflojando ligeramente las cuerdas, aconseja.

Cólico

¿**E**se lindo y tierno bebé recién nacido, está volviendo locos a todos con sus berridos, gritos y chillidos de incomodidad? Bienvenidos a la compañía desquiciante de un chico con cólico. Cuando el pediatra dice que un bebé tiene *cólico*, está usando un término que describe ataques frecuentes de dolor abdominal que pueden originarse en los intestinos del bebé.

Aunque un bebé con cólico puede llorar hasta extenuarse, el dolor llega a resultar tan molesto para los padres como para el niño. No se conocen con certeza las causas del cólico, pero algunas veces los ataques se asocian al hambre o al hecho de haber tragado aire. En ocasiones los ataques terminan cuando el bebé expele los gases o evacúa.

El cólico tiende a empeorar entre las tres semanas y los tres meses de edad, y suele desaparecer espontáneamente a los cinco meses sin ayuda especial de los padres. Mientras tanto, durante el tiempo difícil, ponga en práctica los siguientes medios que tienen como fin tranquilizar a un bebé con cólico.

¿Es cólico o una reacción a la proteína?

A veces, un bebé que parece sufrir cólicos en realidad está reaccionando alérgicamente contra la proteína, señala el pediatra, doctor Ronald G. Barr, director de Desarrollo Infantil del Hospital Montreal del Niño, en Quebec, Canadá. Hay proteína tanto en la leche materna como en las fórmulas. Según el doctor Barr, sólo del 3 al 5 por ciento de los bebés desarrollan esta alergia, así que es relativamente rara.

Para saber si este es el problema, su pediatra puede proponerle cambiar a una fórmula con un tratamiento especial en donde la proteína se "rompe" químicamente para que los bebés alérgicos no reaccionen mal. Si no hay cambio en los síntomas, puede volver a la antigua fórmula o a la lactancia.

¿Alimentar o no alimentar?

En el pasado, algunos doctores han sugerido no alimentar al bebé durante un ataque de cólico, pero un creciente número de médicos piensan que el alimento es lo *mejor* para un bebé con cólico. "Existen aún muchos debates sobre esto, pero creo que debe sentirse en libertad de alimentar al bebé con la frecuencia que considere conveniente", opina el pediatra, doctor Ronald G. Barr, director de Desarrollo Infantil del Hospital Montreal del Niño, en Quebec, Canadá. "Cuando alimenta al bebé éste no llora porque está comiendo, y en las culturas en las que alimentan a los niños de tres a cuatro veces por hora hay poco cólico, de modo que sugiero que trate de *alimentar* a su bebé durante un ataque de cólico".

Busque un sonido adormecedor. Un sonido constante y adormecedor como el de una aspiradora, lavadora de platos o cualquier otro aparato electrodoméstico puede ayudar a calmar a un chico con cólico.

Consígase una pecera. "Algunos padres colocan el filtro de un acuario en el cuarto del bebé", dice el pediatra, doctor Ronald G. Barr, director de Desarrollo Infantil del Hospital Montreal del Niño, en Quebec, Canadá. "El sonido de las burbujas que pasan por el filtro ayuda a calmar al bebé".

Ponga al bebé cerca de la lavadora. "Durante años se ha tenido la costumbre de tranquilizar a los bebés con cólico paseándolos en coche, remedio que, efectivamente funciona", comenta el doctor Barr, y señala que *cualquier* movimiento sedante puede servir. Una variación de lo anterior es esta: coloque al niño en su silla portátil, sujételo bien y ponga el asiento junto a una lavadora o secadora de ropa, sugiere Helen Neville, enfermera pediatra del Hospital Kaiser Permanente, en Oakland, California. Para que esto funcione el asiento debe estar tocando el aparato electrodoméstico para que el bebé sienta las vibraciones.

Use tácticas de presión. Ponga una bolsa de agua caliente en la cuna, cúbrala con una toalla y coloque al bebé boca abajo de manera que su vientre quede sobre la bolsa. Para algunos bebés la tibieza y presión de la bolsa de agua caliente parece ayudar bastante", señala el doctor Birt Harvey, profesor de pediatría de la Escuela de Medicina de la Universidad de Stanford, California.

Haga un plan de juegos. Si lleva un registro del comportamiento de su bebé podrá reconocer los momentos de mayor agitación. "Puede planear momentos específicos de juego que mantengan al bebé contento y menos propenso a ataques de llanto", añade Becky Luttkus, instructora principal de la National Academy of Nannies, Inc. (Academia Nacional de Nanas) de Denver.

"Este registro también le permitirá descubrir un patrón y proporcionará a su médico datos de utilidad", indica el doctor Barr.

Déle mucha ternura y cuidados amorosos. Los abrazos cariñosos son una buena medicina para bebés llorones, trátese de un cólico o no. "Todo lo que pueda hacer para mantener al bebé tranquilo y contento seguramente ayudará", sugiere el doctor Barr, que ha estudiado los efectos de las caricias en el llanto de los niños. Una de las mejores maneras de tranquilizar a su bebé es cargarlo y abrazarlo.

Cólicos menstruales

L as personas que piensan "¿Por qué tanto escándalo?" cuando se refiere a cólicos menstruales obviamente no han experimentado un caso agudo de estos espasmos viscerales.

El dolor es algo similar a un retortijón y lo peor es que este mes puede ir acompañado de diarrea y náusea. Es cierto que los cólicos tienden a desaparecer en un día o dos, pero, ¿quién desea 48 horas de malestar si puede evitarlo?

Cuando el dolor es muy intenso, los médicos recomiendan que se revise para asegurarse de que los cólicos no son causa de algo más que requiera tratamiento médico, como la endometriosis o una infección pélvica, dice la doctora Penny Wise Budoff, directora de los Servicios de Salud para la Mujer afiliados al Hospital de la Universidad de North Shore, en Bethpage, Nueva York y autora del libro *No more Menstrual Cramps and other Good News* (No más cólicos menstruales y otras buenas noticias).

Una vez que haya descartado otras causas, aquí tiene algunas técnicas para aumentar su comodidad y disminuir el dolor mensual.

Diga sí a las medicinas. Los medicamentos no esteroidales antinflamatorios como el ibuprofén (Advil) funcionan bien aliviando los cólicos menstruales y también pueden hacer lo mismo con el dolor de pechos y la diarrea que a veces acompañan a los cólicos. Esto se debe a que este medicamento inhibe la formación de prostaglandinas, los químicos que causan los calambres y el dolor.

"La clave para aliviar el dolor es tomar el medicamento justo en el inicio del dolor o molestia y repetir cada 6 horas hasta que tenga alivio", dice la doctora Andrea Rapkin, profesora de obstetricia y ginecología de la Escuela de Medicina de la Universidad de California, en los Angeles. "No espere a tener un dolor severo para tomar esta medicina".

Córralo. El ejercicio funciona como un reductor de tensión muscular y elevador de ánimo. Puede reducir los cólicos al mejorar la circulación en los órganos pélvicos, dicen los expertos. "Si camina, adquiera una posición relajada que le permita balancear caderas y brazos libremente, así como una respiración rítmica", sugiere el doctor Robert Thayer, profesor de psicología de la Universidad del Estado de California, en Long Beach. Si este vigoroso ritmo le cansa, hágase un favor y disminuya la velocidad, añade.

Busque calor. Un baño caliente o una almohadilla térmica sobre el abdomen o la parte baja de su espalda pueden relajar los espasmos musculares y el dolor del calambre, dicen los médicos. Cuando camine en el frío del exterior, use una chaqueta caliente que le cubra las caderas. De esta manera ayudará a calentar y relajar los músculos pélvicos.

Estire los iliopsoas. No, no se trata de una extraña vaina tropical. Los iliopsoas son tres músculos (el mayor, menor y el iliacus) que se encuentran a ambos lados de la pelvis y que van de la parte inferior de la espina dorsal al fémur, el hueso. La tensión de los iliopsoas ha estado implicada en una variedad de desórdenes de los órganos pélvicos, incluyendo los cólicos menstruales, dice Robert King, codirector de la Escuela de Terapia de Masaje de Chicago y terapeuta de masaje certificado. Para poder erguirse y abrir el área entre las costillas y el hueso de la cadera, debe estirar estos músculos, dice King. He aquí cómo.

Con un impulso parcial de costado, separe los pies y gire el cuerpo hacia la pierna que queda atrás, doblando las rodillas parcialmente, luego repita hacia el otro lado. De esta manera estira la musculatura del área pélvica y los iliopsoas.

Busque la posición diamante. La yoga puede proporcionar un excepcional alivio al dolor de los cólicos menstruales, dice Patricia Hammond, instructora de yoga y directora del Centro Sarasota de la Asociación Americana de Yoga, en Sarasota, Florida. "Recomendamos una rutina ligera en la que se estire y flexibilice las caderas y otras coyunturas, pero que no comprima ni estire vigorosamente el abdomen".

Pruebe esta postura. Siéntese en el piso con la columna recta. Doble las rodillas tratando de mantenerlas lo más cercano al piso que sea posible. Pegue las plantas de los pies una contra otra haciendo una forma de diamante con las piernas. Con la columna recta, aspire y luego, lentamente, inclínese y exhale. Aspire, yérgase, inclínese y exhale. Repita varias veces (sienta como desciende más en cada exhalación).

Recójase en un ovillo. Esta es otra posición de yoga que constituye una liberación asegurada del dolor del cólico. Arrodíllese y siéntese de modo que las nalgas descansen sobre los tobillos. Luego recueste el pecho sobre los muslos. La frente debe tocar el piso y los brazos deben quedar extendidos hacia atrás de manera que las manos queden a la altura de los pies. Si tocar el piso con la cabeza le resulta incómodo, descánsela sobre los brazos doblados. Respire normalmente y al exhalar imagine a todo su cuerpo más suelto y relajado.

Si esta posición le resulta incómoda, pruebe la siguiente versión modificada, recomienda Hammond. "Siéntese en una silla. La planta de los pies completamente apoyada sobre el piso, inclínese y abrace sus rodillas o pantorrillas". Si esta posición le resulta molesta, sólo descanse los brazos sobre las rodillas.

Beba un té de hierbas. El té de raíz de jengibre ayuda a aliviar los cólicos. Raspe un puñado de raíz de jengibre y póngalo a hervir unos 15 minutos.

Añada calcio. "El calcio ayuda a mantener la tonicidad normal de los músculos y a prevenir los calambres y el dolor", dice la doctora Susan Lark, directora médica de **SPM** y el Centro de Autoayuda de Menopausia, en Los Altos, California. Tome unos 800 miligramos diarios, la cantidad que contienen tres tazas de leche.

Aumente el magnesio. Este mineral mejora la absorción de calcio en el cuerpo y ayuda a disminuir los cólicos, explica la doctora Lark. Buenas fuentes de este nutriente son los frijoles, los granos, como el trigo entero, la harina de trigo entero y de trigo sarraceno, así como el salmón, el camarón, el tofu (requesón de soya), los vegetales y las nueces.

Colitis

Si le han diagnosticado colitis crónica, entonces ya tiene cierta familiaridad con algunos de los desagradables síntomas, diarrea, dolor abdominal y sangrado anal.

La colitis es una de las condiciones que se conocen con el nombre colectivo de enfermedades inflamatorias del intestino. La colitis ulcerante ocasiona heridas abiertas en el intestino grueso y esto se traduce en heces aguadas y ensangrentadas.

La colitis normal, que es menos severa, no va acompañada de úlceras y tiende a presentarse en la parte superior del intestino grueso.

Si bien padecer una condición inflamatoria crónica, como la colitis, no es un día de campo, hay una esperanzadora luz en el horizonte de su salud. Con un buen cuidado, la dieta adecuada y menor tensión nerviosa en su vida, podrá aliviar parte de la incomodidad de la colitis y mantenerla bajo control. Sin embargo, las recaídas ocurren y, cuando los síntomas vuelven a presentarse, lo primero que buscará es una vía rápida hacia el alivio.

Aquí le presentamos algunas de las rutas que los mejores doctores recomiendan, así como algunos caminos para esquivar futuros problemas.

Aliméntese muy bien. "Ante una recaída de colitis podrá sentirse muy mal como para comer bien, por lo que es importante tener una dieta de alta calidad siempre", aconseja el doctor Joel Mason, nutriólogo y gastroenterólogo del Centro de Investigaciones para la Nutrición Humana en la Vejez del Departamento de Agricultura de Estados Unidos en la Universidad de Tufts, en Boston. "Debe tener una adecuada reserva de nutrientes en el cuerpo".

Sea su propio detective de su dieta. Puesto que los casos individuales de colitis son tan diferentes entre sí, necesita estar a la expectativa de alimentos específicos que su cuerpo no tolere bien, dice el doctor Stephen McClave, gastroenterólogo y profesor de medicina de la Escuela de Medicina de la Universidad de Louisville, en Louisville Kentucky. Si hay un alimento específico que le ocasiona problemas en múltiples ocasiones, evítelo. Pero si sólo pasa una vez, vuelva a probarlo. Si descubre que la col empeora sus síntomas, por ejemplo, no tiene por qué evitar todos los vegetales de hojas.

Cuénteselo a su diario. Un registro de sus alimentos, estados de ánimo y recaídas puede ser muy útil, dice el doctor James Scala, bioquímico nutricional y profesor de la Escuela de Medicina de la Universidad de Georgetown, en Washington, D.C. "No registre únicamente lo que comió o bebió, sino también dónde, cuándo, por qué y cómo se sintió en el momento. Si puede relacionar las condiciones de una recaída a cierto alimento o experiencia emocional, podrá manejar con mayor eficiencia su enfermedad en el futuro".

Pruebe la protección de la pectina. La fibra puede ser una importante ayuda dietética para quienes padecen colitis, asegura el doctor Danny Jacobs, cirujano de Brigham y del Hospital de la Mujer, así como profesor de cirugía de la Escuela de Medicina de Harvard, ambos en Boston. La pectina, es decir, la fibra soluble que se encuentra en las manzanas y en otras frutas y vegetales, es particularmente buena para el colon. "Las manzanas son una maravillosa fuente de pectina y en tanto no se coma las semillas (o la cáscara) no hay límite de cuántas pueda comer".

Elimine la fibra durante recaídas. "En una recaída, ingiera una dieta con muy bajo contenido de fibra", advierte el doctor Mason. "Se trata de pasar la menor cantidad posible de residuos no digeribles por el intestino, pero en cuanto se recupere, vuelva a la dieta normal o rica en fibra".

Elija frutas "amables". El doctor Scala ofrece estas sugerencias para disminuir el nivel de fibra. Asegúrese de pelar todas las frutas (aun si se trata de uvas). Si come cítricos, córtelos en secciones y quite todo el material fibroso. El doctor Scala también recomienda comer frutas de lata preservadas en jugo en lugar de almíbar. Por otro lado, asegúrese de no comer fruta seca.

Refuerce su estrategia dietética. Como la colitis puede atacar su estatus nutricional, los suplementos de vitaminas y minerales son importantes, dice el doctor Scala. "Tome un suplemento multivitamínico y de minerales que le proporcione el doble de los nutrientes que establece la Prescripción Dietética Recomendada (Recommended Dietary Allowance) de los nutrientes clave", aconseja. "Por unos siete centavos diarios de dólar vale la pena".

Cárguese de folato. Las personas que tienen colitis ulcerativa deben considerar ingerir suplementos vitamínicos y de minerales diariamente que contengan por lo menos 400 microgramos de folato, recomienda el doctor Mason. Esto es válido sobre todo para quienes usan sulfasalazina (Azulfidine), la medicina que se receta común-

Cuándo ver al doctor

El hecho es que la colitis puede salirse de control, por lo que debe consultar a su médico durante una recaída aguda, dice el doctor Joel Mason, nutriólogo y gastroenterólogo del Centro de Investigaciones para la Nutrición Humana en la Vejez del Departamento de Agricultura de Estados Unidos en la Universidad de Tufts, en Boston. "La automedicación no es buena idea. Los medicamentos contra la diarrea como Imodium y Lomotil pueden ser muy dañinos si no se les usa adecuadamente".

El doctor Mason también recomienda exámenes para detectar cáncer del colon si ha tenido una colitis ulcerativa crónica durante más de siete años, ya que esta enfermedad aumenta el riesgo. "Si el cáncer se detecta muy tempranamente, aumentan las posibilidades que pueda ser tratado adecuadamente e incluso curado".

mente para controlar la colitis. Esta droga tiende a inhibir la habilidad del cuerpo para usar la vitamina **B**, explica el doctor Mason. Sin embargo, la ingestión de más de 400 microgramos de folato al día requiere supervisión médica.

Evite el estrés. Después de la intolerancia de alimentos, el estrés emocional es el mayor reto para los enfermos de colitis, indica el doctor Scala. Para reducir el estrés "lleve a cabo un programa regular de ejercicio. El ejercicio disipará los efectos del estrés mejor que ninguna otra cosa". Aunado al ejercicio, el doctor Scala recomienda asesoramiento para el estrés.

Bájele a la lactosa. La incapacidad para digerir la lactosa, el azúcar de la leche, puede ser un factor que ocasione la colitis, dice el doctor McClave. "Muchos de nosotros nos balanceamos al borde de la intolerancia a la leche, pero un problema intestinal como la colitis puede terminar por inclinar la balanza". Si evita todos los productos lácteos puede que reduzca los síntomas.

Evite la verdura cruda. Quítele lo duro a las zanahorias, espárragos, calabazas y otros vegetales populares, aconseja el doctor Scala. La mejor manera es cocinarlos. La cocción a presión es especialmente efectiva.

Revise su botiquín. Los pacientes que padecen colitis ulcerativa deben tener cuidado de no utilizar medicinas no esteroidales antiinflamatorias, advierte el doctor Gary R. Gibson, profesor de medicina del Colegio de Medicina de la Universidad del Noreste de Ohio, en Warren. Productos con ibuprofén (Advil), aspirina y una docena de medicamentos que requieren receta médica (que incluyen Naprosyn, Voltaren y Feldene) pueden corroer el intestino delgado y el colon. Asegúrese de consultar a su médico antes de ingerir cualquiera de estos medicamentos.

Comer compulsivo

"**P**or lo regular son dos las razones que lo obligan a comer de manera compulsiva: o está a dieta y su cuerpo necesita la comida adicional o está comiendo de más porque trata de reprimir alguna emoción, estrés, soledad, depresión o enojo", declara el doctor Adam Drewnowski, director del Programa de Nutrición Humana de la Universidad de Michigan, en Ann Arbor. "Ya sea uno u otro el motivo, el resultado suele ser un sentimiento de culpa".

Mientras los médicos opinan que la mejor manera de deshacerse de este desenfrenado hábito de comer es mediante la comprensión y solución de sus sentimientos, he aquí una ayuda inmediata.

Escriba sus sentimientos. "Yo aconsejo a mis pacientes que comen compulsivamente cuando están enojados o deprimidos, que escriban sus sentimientos en

---

Cuándo ver al doctor

Casi todo el mundo asalta el refrigerador para comerse un bocadillo de vez en cuando, pero si se percata de que con frecuencia come tanto que no puede más, entonces quizá sea víctima de un desorden del comer compulsivo o bulimia. Ambas condiciones son serias y requieren de ayuda psiquiátrica, según el doctor Robert L. Spitzer, profesor de psiquiatría en la Universidad de Columbia y director de investigación biométrica en el Instituto Psiquiátrico del Estado de Nueva York, ambos en la ciudad de Nueva York.

Los que padecen bulimia comen en exceso y luego se provocan vómito para evitar el sobrepeso. Los que padecen desórdenes del comer o hambre compulsiva tienen el mismo patrón de comportamiento, salvo que no se inducen vómito.

Ambos desórdenes, dicen los médicos, con frecuencia se deben al estrés o a problemas de autoestima. Si no se trata, la bulimia puede provocar serios problemas metabólicos, y el comer compulsivo puede conducir a enfermedades físicas ligadas a la obesidad.

El doctor Spitzer aconseja que busque consejo médico si:

- Por lo menos dos veces a la semana ingiere, en una sola sentada, 2000 calorías entre comidas a lo largo de un periodo de seis meses o más. Esa cantidad de calorías equivale, aproximadamente, a las que se consumen en todas las comidas de un solo día.
- Come mucho más de prisa que de costumbre.
- Come al grado de sentirse incómodamente lleno.
- Come grandes cantidades de alimento cuando no siente hambre física o cuando no es hora de comer.
- Come solo porque siente vergüenza, disgusto o culpa por su manera de comer.

Asimismo, asegúrese de obtener atención médica tan pronto como sea posible si se provoca vómito después de comer, recomienda el doctor Spitzer.

una carta que, por supuesto, *no* tienen que enviar a nadie", dice la doctora Karyn Scher, directora de adiestramiento del Servicio de Desórdenes del comer del Hospital de Graduados, en Filadelfia.

"Uno de los motivos por el que las mujeres son más propensas que los hombres a comer compulsivamente, es porque la sociedad las ha obligado a reprimir su enojo y otras emociones 'negativas'. Sólo tiene que escribir cómo se siente, o inventar el diálogo que le gustaría escuchar entre usted y la persona que le provoca esos sentimientos", sugiere la doctora Scher.

Además de alejarlo de la comida (mente y manos permanecen ocupadas), esta técnica le proporcionará otro beneficio: aprenderá maneras más sanas para lidiar con sus emociones negativas.

Llame a un amigo. Si come compulsivamente a causa del aburrimiento, esto puede ser una señal de soledad o aislamiento social, por lo que la doctora Scher sugiere que llame a un amigo o pariente. "Aconsejo a mis pacientes que desarrollen una cadena telefónica de por lo menos seis personas a las que pueden llamar cuando están solos o aburridos".

Cuente hasta 20. La próxima vez que sienta la tentación de comer, espere 20 minutos antes de sucumbir. La mayoría de estas tentaciones, cuando *no* se deben al hambre, pasan después de ese tiempo. Si no es así, lo más probable es que, efectivamente, necesite comer.

"Lo mejor es que lleve a cabo acciones que sean incompatibles con el comer, como, por ejemplo, caminar", sugiere Linda Crawford, consejera en desórdenes del comer de Green Mountain en Fox Run, un centro de control del peso y la salud en Ludlow, Vermont.

Haga ejercicio. Caminar y otros ejercicios aeróbicos son la mejor manera de eliminar la tentación de la comida, añade la doctora Scher. El ejercicio vigoroso puede romper el ciclo de ansia por comer inducido por el estrés. Muchas personas dicen sentir una sensación de bienestar físico después de realizar 20 minutos de ejercicio aeróbico que les modera la gana de comer.

Ahogue sus penas. Si es más la emoción que el hambre lo que lo impulsa a comer, beber mucha agua puede ayudarle porque refresca las papilas gustativas y le llena el estómago, situaciones que reducen la gana de comer, explica el doctor George Blackburn, jefe del Laboratorio de Nutrición y Metabolismo del Hospital Deaconess de Nueva Inglaterra, en Boston.

Elija alternativas bajas en grasa. "Si se abstiene de comer por completo, se volverá loco y sólo logrará aumentar su hambre compulsiva", advierte el doctor Drewnowski. "En lugar de prohibirse comer, permítase una pequeña ración de un sustituto bajo en calorías. Por ejemplo, si lo que ansía es un par de bolas de helado, cómase una bola de yogur helado".

Aunque muchas personas sugieren llevar consigo una bolsa con trocitos de zanahoria y apio para cuando el impulso de comer los asalte, el doctor Drewnowski ha encontrado que este sustituto crujiente no funciona del todo. "Necesita comer algo que vaya de acuerdo con lo que se le está antojando, sólo que en porciones menores".

Avive sus papilas gustativas con algo picante. ¿Ha tratado de engullir enormes cantidades de chile, rábano picante o curri? No es posible. De modo que cuando el impulso sea abrumador, coma algo mexicano, tailandés o hindú.

"El sabor es tan intenso que comerá porciones mucho menores de lo que comería de alimentos no condimentados o dulces", afirma la doctora María Simonson, profesora emérito y directora del Programa de Salud, Peso y Estrés de las Instituciones Médicas de Johns Hopkins, en Baltimore. Una ventaja más: como el picante calienta su cuerpo (no sólo su boca), la comida condimentada acelera su metabolismo, de modo que no engorda tanto.

Coma tres veces al día. Muchas personas se ocasionan ataques de comer compulsivos cuando están a dieta al restringir su alimentación, dice la doctora Scher. "Cuando no desayuna y come sólo una ensalada en el almuerzo, a la hora de la cena se estará muriendo de hambre y comerá todo lo que se le presente. En cambio, si programa tres comidas sensatas, aun cuando esté a dieta, su cuerpo no vivirá esa sensación de hambre y podrá controlar mejor el ansia de comer sin medida por la noche".

Comezón en la ingle

Ese nuevo programa ha hecho maravillas para levantar su decaída figura. Ahora sus bíceps son grandes, sus deltoides amenazantes y su estómago tan plano como una plancha. El problema es que también tiene un caso tamaño Hulk Hogan de comezón del suspensorio.

No se sienta como un tonto. Hay hongos entre nosotros, concretamente el *Trichophyton rubrum,* que medran, junto con una camarilla de otros hongos y bacterias, en las zonas calientes, húmedas y oscuras de la ingle. El calor y el roce constante sólo empeoran la situación.

"Lo principal es que el hongo necesita ciertas condiciones para iniciarse, cualquier sitio tibio y húmedo", dice el doctor Michael Ramsey, instructor clínico de dermatología del Colegio de Medicina Baylor, en Houston. "Lo veo más en personas que trabajan fuera todo el día o en choferes de camión que pasan de 12 a 14 horas sin ducharse".

Pero puede derrotar al hongo por siempre si hace algo ante la primer señal y luego toma medidas para prevenir una nueva aparición. De modo que antes de colgar en efigie su suspensorio atlético, ponga a prueba estas estrategias.

Vaya a la ducha. Lave el área infectada a conciencia con un jabón antibacteriano como Dial, Safeguard o Lever 2000 y luego enjuague bien, sugiere el doctor Ramsey.

Sople el mal. Si tiene comezón es importante que mantenga la zona de la entrepierna perfectamente seca. Use una secadora de aire para cabello después de la ducha, recomienda el doctor Ramsey. Sólo asegúrese de que esté en lo frío. De otro modo el calor lo hará transpirar y así contrarrestará el secado.

Con una toalla. Si no tiene una secadora de aire, puede secarse igualmente bien con una toalla, siempre que lo haga a conciencia. Asegúrese de secarse muy bien la zona de la ingle.

Comezón del suspensorio sin suspensorio

A pesar de que este mal está asociado con la imagen del casillero de hombres, no ataca sólo a los atletas hombres que usan suspensorios, las mujeres también pueden pescarlo.

Pero como es de esperarse, esta aflicción no es exactamente igual en ambos sexos. Por algún motivo el tinea, hongo que se nutre del sudor y calor, daña generalmente al hombre, en tanto que una infección por hongos, llamada *Candida albicans,* suele ser la torturadora de mujeres.

"La cándida suele comenzar como una vaginitis (infección e inflamación de la vagina) que progresa hacia la piel exterior", dice Marilynne McKay, profesora de dermatología y ginecología de la Universidad Emory, en Atlanta.

Ambos, hombres y mujeres, pueden pescar el Serpigo, un anillo ovalado de pústulas rojas en la zona de la ingle, pero la candida suele extenderse e inflamarse más. Sin embargo, a pesar de esta diferencia, los tratamientos para hombres y mujeres son iguales, declara la doctora McKay.

Untese crema. Una vez que se ha secado perfectamente bien, use una crema que contenga los ingredientes miconazole y clotrimazole (como los productos Lotrimin y Micatin). Si se aplica la crema diariamente, siguiendo las instrucciones del tubo, puede aliviar un caso ligero en unas dos o cuatro semanas, según el doctor Ramsey. Sin embargo, las infecciones más serias necesitarán de medicamentos prescritos por el médico.

Use talco. Si cubre la zona de la ingle con talco para bebé ayudará a evitar la humedad que provoca la comezón del suspensorio", sugiere Andy Clary, entrenador principal del equipo de futbol de la Universidad de Miami, en Coral Gables, Florida. Sólo necesita rociar un poco de talco cuando cambie de ropa interior.

Use calzoncillos bajo el suspensorio. Los suspensorios atléticos irritan la zona de la ingle. Esta irritación brinda un medio al crecimiento de hongos. Una de las mejores maneras de protegerse contra este mal es usar un par de calzoncillos limpios, de algodón, bajo el suspensorio, aconseja Clary. "De este modo no roza tanto la piel y el algodón absorbe parte del sudor".

Cámbiese de ropa. Es casi imposible impedir que la zona de la ingle sude cuando se hace ejercicio, pero una vez que la jornada ha terminado, cámbiese de ropa. "Muchas personas siguen con la ropa de ejercicio después de haber acabado la sesión. Esta es una de las maneras más efectivas de pescar un hongo. Debe quitarse la ropa sudada tan pronto como sea posible". Y no vuelva a ponérsela de nuevo ni la guarde en el casillero para el día siguiente.

Pierda peso. Si es un hombre o mujer con algunos kilos de más, incrementa el riesgo de pescar esta calamidad, advierte el doctor Ramsey. "Los pacientes con la comezón de suspensorio que veo, tienden a cierta obesidad que los hace sudar más y a aumentar el contacto de piel a piel".

Comezón rectal

C ierto, no le garantiza historias inspiradas que dejan con la boca abierta, como la herida que se hizo en la rodilla cuando anotó el punto ganador del Gran Juego, o esa bala que lo hirió al salvar a todos los del pelotón durante la guerra. "Pues allí estaba yo, Jorge, en esta importante entrevista de trabajo cuando, de repente, me asaltó esta comezón incontrolable y embarazosa..."

Si bien la comezón rectal puede ser blanco de muchos chistes de vestidor (sobre todo en la escuela secundaria), de ninguna manera resulta graciosa. De hecho, se necesita bastante temple para sobreponerse a este agravio. Pero aquí le decimos cómo puede reducir la incomodidad y hasta hacerla desaparecer.

Neutralice los hongos con yogur. "Muchas veces, la comezón rectal se debe a una infección de hongos. Cuando ese es el caso, aplique yogur natural en la zona", dice el doctor Jerome Z. Litt, dermatólogo y profesor adjunto de dermatología de la Escuela de Medicina de la Universidad Case Western Reserve, en Cleveland. Los cultivos activos del yogur tienen bacterias que combaten el crecimiento de los hongos, literalmente los mata. Lo mejor que puede hacer es sentarse en una charola cubierta con yogur alrededor de una hora, pero también puede untarlo con un pañuelo. Le proporciona un buen alivio.

Dése baños de asiento. "Las personas que padecen hemorroides tienen comezón rectal porque no pueden limpiarse bien el área, y es esa suciedad la que causa la comezón, dice la doctora D'Anne Kleinsmith, dermatóloga cosmética del Hospital William Beaumont, cerca de Detroit y miembro de la Academia Americana de Dermatología. "Los baños de asiento, o bien darse baños en general con frecuencia, ayuda a aliviar la comezón".

Conjure el mal con hamamelis. Aplique agua de hamamelis con una mota de algodón o pañuelo sobre la zona, para encontrar un fresco alivio. Esto también le ayuda a secar el área infectada, añade la doctora Kleinsmith. (Con este mismo fin se recomiendan las compresas medicadas Tucks.)

Use un limpiador comercial. "Un producto llamado Balneol, que puede encontrar en la farmacia de su localidad, constituye un buen remedio", dice la doctora Kleinsmith. "Es un producto amable que debe usar después de ir al baño".

Conjuntivitis

Si toda su salud es color de rosa, sus ojos no lo deben ser. Pero cuando tiene una reacción alérgica a algo, como el polen, los cosméticos, el cloro de las albercas y hasta las sustancias del aire, o cuando lo contagia alguien que tiene una infección de ojos, la parte blanca de los ojos se puede convertir, de pronto, del color (¡horrible!) del Corvette Malibú de Barbie. Como si eso no fuera ya bastante malo, sus ojos pueden arderle y estar irritados. En algunos casos también puede haber excreciones de pus o flujo alrededor de los ojos.

Todo esto se debe a la conjuntivitis, una inflamación en la superficie del ojo bastante molesta, pero que suele ser inofensiva. Además de las reacciones alérgicas, puede darle conjuntivitis a causa de los irritantes del medio ambiente, como químicos, o contraerla de una persona infectada, por ejemplo, por usar la misma toalla o por tocar

Cuándo ver al doctor

Si *aún* no puede ver lo blanco *el fono* de sus ojos después de dos o tres días de cuidados, entonces vaya sin tardanza al oculista. Si la conjuntivitis se debe a un virus, rara vez es seria, pero cuando la causa son bacterias, la conjuntivitis puede dañar el ojo si no se trata rápidamente con antibióticos.

Si por alguna razón no puede acudir al médico de inmediato, una buena precaución son los ungüentos con antibióticos que se venden sin receta médica como Polysporin (pero de cualquier forma vea al doctor tan pronto como sea posible).

Si sus síntomas incluyen visión borrosa, dolor o "halos" alrededor de la luz, vea a un oftalmólogo pronto, dice el doctor Merrill M. Knopf, oftalmólogo de Long Beach, California, y miembro de la Asociación de Oftalmología de California. Estos no son síntomas de conjuntivitis y podría ser algo más serio.

Quítese los lentes de contacto ante la primera señal de conjuntivitis

Las personas que usan lentes de contacto son, por lo general, más susceptibles a problemas oculares que el resto de la gente, pero además de tener mayor propensión a la conjuntivitis, también enfrentan problemas más serios.

"Si usa lentes de contacto, quíteselos ante la primer señal de conjuntivitis", advierte el doctor Merrill M. Knopf, oftalmólogo de Long Beach, California, y miembro de la Asociación de Oftalmología de California. "Los usuarios de lentes de contacto pueden adquirir serias infecciones de la córnea a partir de la conjuntivitis. En algunos casos raros, puede provocar ceguera".

Su consejo: "Piense en sus ojos como en una de las luces de alerta del auto: A la primera señal de enrojecimiento quítese los lentes enseguida".

las manos de esa persona y luego tocarse los ojos. Ese es el motivo por el que la conjuntivitis suele ser común en los niños. Por lo regular, la inflamación desaparecerá en 48 horas, pero he aquí como puede tener una recuperación más rápida y aliviar el malestar.

No se cubra el ojo. Lo *peor* que puede hacer cuando tiene conjuntivitis es cubrirse el ojo. "Colocarse un parche sobre el ojo, es, créalo o no, una práctica muy frecuente, sube la temperatura del ojo y los pequeños bichos que le provocan la conjuntivitis se desarrollan mejor en un medio ambiente cálido", dice el doctor Merrill M. Knopf, oftalmólogo de Long Beach, California, y miembro de la Asociación de Oftalmología de California. "Además, un parche interfiere con el mecanismo de lavado de las lágrimas, que desaloja los productos de desecho. Es mejor dejar el ojo expuesto".

Pruebe dos minutos cerrando el ojo. Si está utilizando gotas, que no necesitan receta médica, para aliviar la comezón, mantenga los ojos cerrados por lo menos dos minutos después de ponérselas, sugiere el mayor William White, médico cirujano ocular y plástico del Centro Médico Brook, del Ejército, en Fort Sam Houston, en San Antonio, Texas. Cuando deja los ojos abiertos, parpadea y al hacerlo, desecha el medicamento. Use las gotas de ojos con tiento, ya que resultará contraproducente utilizarlas más de tres días y, de hecho, puede *inducir* más irritación.

Aplique compresas. Coloque una compresa tibia sobre su ojo durante 10 minutos, tres o cuatro veces al día, para aliviar la inflamación, sugiere el doctor Robert

Petersen, director de la Clínica de Ojos del Hospital de Niños en Boston. Cubrir el ojo brevemente *no* significa que deje la compresa puesta, pero si le arde el ojo y las compresas calientes no le ayudan, el doctor Knopf sugiere que utilice compresas frías.

Lávese las manos una y otra vez. "El jabón mata las bacterias y virus que ocasionan la conjuntivitis", explica el doctor Knopf. "Lávese las manos lo más frecuentemente posible para prevenir que se agrave su propio caso y evitar que se contagien los demás".

Ayúdese con champú para bebé. Aunque *no* se recomienda para niños, esta es una solución que pueden usar los adultos que tienen mucha secreción. Mezcle una parte de champú para bebé y diez de agua tibia. Remoje una mota de algodón esterilizado en esta solución y, con el ojo cerrado, limpie las pestañas, aconseja el doctor Peter Hersh, director de oftalmología del Centro Hospitalario Bronx-Lebanon, en la ciudad de Nueva York. Otra alternativa para los adultos es un producto llamado Eye-Scrub que funciona de la misma manera.

Control de triglicéridos

Piense en los triglicéridos como demasiado de algo muy bueno. Junto con el colesterol, los triglicéridos son la mayor fuente de la grasa circulante en la sangre. Y así como el colesterol es necesario para proteger los nervios y formar células y hormonas fuertes, los triglicéridos son necesarios para producir la energía del cuerpo, pero eso no significa que siempre sean benéficos.

Por el contrario, cuando los triglicéridos suben demasiado, aumenta el riesgo de una enfermedad cardiaca, porque hay demasiada grasa en la sangre. El alto nivel de triglicéridos también tiene una mala reputación, porque se le ha asociado con niveles bajos de lipoproteína de alta densidad (HDL por sus siglas en inglés), el colesterol "bueno".

Si se pregunta si su nivel de triglicéridos es demasiado alto, el médico puede indicárselo. En general, tendrá que bajar el nivel si sus triglicéridos superan los 500 miligramos por decilitro (mg/dl). Pero cualquier nivel entre 250 y 500 mg/dl se considera el límite y la mayoría de los doctores piensan que es mejor mantener el nivel por debajo de 150. He aquí cómo.

Coma ajo. Los estudios han mostrado que comer tan sólo un diente de ajo diario disminuye la producción de triglicéridos y entre más coma mejores serán los resultados. "Los resultados en animales de laboratorio muestran que una dieta de dos por ciento de ajo, el equivalente a tres o cinco dientes diarios para el norteamericano promedio puede reducir los triglicéridos un 25 a 30 por ciento", dice el doctor Yu-Yan Yeh, profesor adjunto de nutrición de la Universidad del Estado de Pensilvania, en University Park e investigador de las propiedades curativas del ajo. "El ajo disminuye la producción de triglicéridos y reduce la liberación de éstos del hígado al torrente sanguíneo". (También puede reducir el colesterol, un 15 por ciento, añade.)

¿Fresco o en polvo? No importa, *cualquier* ajo es bueno.

Coma pescado. Además del ajo, una dieta que incluya ciertos pescados, al parecer, reduce los niveles de triglicéridos en algunas personas. "Hicimos un estudio con aceite de pescado y encontramos que hasta personas con un nivel de triglicéridos más bajo de lo normal mostraron reducciones después de comer bastante aceite de pescado rico en ácidos grasos omega-3", dice el doctor Beverly Clevidence, nutriólogo investigador del Laboratorio de Lípidos del Centro de Investigación de la Nutrición Humana del Departamento de Agricultura de Estados Unidos, en Beltsville, Maryland. Sin embargo, para mejores resultados, necesita consumir unos 15 gramos de aceite de pescado diarios, la cantidad que contienen un cuarto de kilo de salmón, macarela o arenque, las mejores fuentes del ácido graso omega-3.

No fume. Aunque poco considerado, fumar es uno de los mayores contribuidores del exceso de grasa en la sangre. Provoca un daño indirecto al reducir el colesterol **HDL** que ayuda a extraer los triglicéridos del torrente sanguíneo hacia la excreción del hígado. "Entre menos **HDL**, más grasa indeseable hay en el torrente sanguíneo, incluyendo niveles mayores de triglicéridos", explica el doctor Clevidence.

Cuidado con el alcohol. Aun pequeñas cantidades de alcohol tienen efectos nocivos. "El hígado con frecuencia convierte el alcohol en grasa que pasa el torrente sanguíneo", señala el doctor Clavidence. "Más o menos una de cada tres personas que padecen altos niveles de triglicéridos pueden bajarlos si se abstienen de tomar alcohol".

Procure que sus carbohidratos sean complejos. No hay duda de que los carbohidratos simples como el dulce, azúcar y demás, promueven la producción de triglicéridos y proporcionan calorías "vacías" con un alto contenido de grasa, pero bajo nivel nutricional. Para una dieta efectiva en el control de triglicéridos, el doctor Clevidence sugiere que cambie la grasa por carbohidratos complejos. "Adquiera vitaminas y nutrientes de las calorías". Eso significa que debe comer muchos granos y pastas, así como bastante fruta y vegetales frescos.

Pierda peso aunque no lo necesite. Si bien está claramente establecido que las personas con sobrepeso suelen correr el mayor riesgo de tener un alto nivel de triglicéridos, "algunas personas de peso normal pueden reducir la presencia de triglicéridos eliminando aunque sea unos cuantos gramos", dice el doctor Clevidence. "No sabemos con exactitud por qué ocurre, pero en algunas personas así pasa".

Si tiene sobrepeso, una dieta probablemente sea la mejor manera de reducir los triglicéridos. Junto con un programa regular de ejercicio, una hora por lo menos tres veces a la semana es lo mejor para limitar la ingestión dietética de grasa a un 20 por ciento del total de calorías diarias, pero aunque el consumo de grasa sea de un 30 por ciento, probablemente verá algunos beneficios, asegura el doctor Robert Di-Bianco, profesor adjunto de medicina de la Universidad de Georgetown y director del Programa de Reducción del Factor de Riesgo Cardiaco e investigador en cardiología del Hospital Adventista de Washington en Takoma Park, Maryland.

Control del colesterol

Habrá notado que *carne* y *huevos* se han convertido en palabras un tanto ofensivas. Esto se debe al colesterol, una sustancia que se ha ganado la reputación de haber roto más corazones que la reina del baile de la prepa.

Pero el colesterol no es completamente malo. El cuerpo humano lo necesita, y lo produce, para ayudar a proteger los nervios y construir nuevas células y hormonas. De hecho, nuestro cuerpo obtiene todo el colesterol que necesita a partir de su propia producción. El problema comienza cuando sumamos más colesterol al ya producido, lo que ocurre cuando comemos la típica dieta norteamericana de hamburguesas con queso, bistec, pizza, helado y cualquier alimento que sea o incluya productos animales.

El exceso de colesterol se queda en las paredes de las arterias y al aumentar llega a bloquearlas y a restringir el paso del fluido sanguíneo, lo que ocasiona angina de pecho, ataques cardiacos o infartos. (El colesterol es también una de las causas principales de los cálculos biliares.)

Si su médico le ha diagnosticado alto nivel de colesterol en la sangre, probablemente ya le explicó la importancia de disminuirlo o eliminarlo, lo que significa reducir o dejar de consumir los alimentos que lo producen: carne, huevos, lácteos y los alimentos que los contengan; pero aquí hay otros medios para controlar el colesterol con dieta.

Distinga los diferentes tipos de colesterol

Si todo esto acerca de un colesterol bueno y otro malo le parece confuso, anímese, pues enseguida se lo explicaremos.

El *colesterol en suero* es la cantidad de esta sustancia grasa que se encuentra en el torrente sanguíneo y es lo que un médico mide en una prueba de colesterol. Lo recomendable es una lectura *menor* de 200, si *supera* los 240 puede ser peligroso y es motivo de preocupación.

El *colesterol dietético* está en lo que come. Por ejemplo, un huevo tiene 213 miligramos, en tanto que las manzanas no tienen nada. La Asociación Americana del Corazón recomienda que no coma más de 300 miligramos diarios.

Lipoproteína de baja densidad (**LBD**) es el colesterol maligno que tapa las arterias. Entre más baja sea su **LBD**, mejor.

Lipoproteína de alta densidad (**LAD**) es el colesterol recomendable, que limpia las paredes de las arterias y remueve la maligna **LBD**. Entre más alta sea su **LAD** mejor.

Aumente el consumo de vitamina E. Como dijimos antes, no todo el colesterol es malo. Los científicos han descubierto que tenemos tanto buen colesterol (lipoproteína de alta densidad o **LAD**) como colesterol malo (lipoproteínas de baja densidad o **LBD**) fluyendo a través de nuestro torrente sanguíneo. Si consume 400 unidades internacionales de vitamina **E** diariamente puede evitar que el colesterol malo se oxide, un proceso interno de oxidación que hace que el colesterol se endurezca y forme una placa en las arterias que, a su vez, provoca enfermedades cardiacas. La vitamina **E** también eleva el nivel del buen colesterol.

"Los suplementos de vitamina **E** le ayudarán a prevenir la formación de estas placas de colesterol en su cuerpo, de manera que se reduzca el daño", explica la doctora Karen E. Burke, dermatóloga y cirujana dermatológica de la ciudad de Nueva York, que ha estudiado varios de los efectos de esta vitamina, que puede encontrar en aceites vegetales, nueces y granos. Sin embargo, sería muy difícil obtener 400 unidades internacionales diarias sólo de la dieta, pero debe consultar primero con su médico antes de iniciar un programa de suplementos de vitamina **E**.

Desayune todas las mañanas. Quienes se saltan el desayuno suelen tener niveles de colesterol más altos que los que empiezan el día con el estómago lleno, señalan los estudios. Una de las razones es que, al no desayunar, compensan el ayuno comiendo a cualquier hora comida poco nutritiva, sugiere el doctor John L. Stanton, profesor de mercadeo de alimentos, de la Universidad St. Joseph, en Filadelfia.

Los estudios también muestran que los que desayunan cereal listo para comer tienen niveles más bajos de colesterol que los que ingieren otros alimentos.

Coma menos más veces. Una manera de bajar el colesterol consiste sólo en cambiar la frecuencia de sus comidas. Las investigaciones han mostrado que las comidas abundantes liberan cantidades más grandes de insulina, según el doctor David Jenkins, director del Centro de Nutrición Clínica y Modificación del Factor de Riesgo del Hospital St. Michael de la Universidad de Toronto, en Ontario, Canadá. La insulina liberada estimula, a su vez, la producción de una enzima que incrementa la producción hepática de colesterol.

Si sus porciones son más pequeñas y más frecuentes (pero *sin* aumentar el total de calorías) limitará la producción de insulina y desempeñará un papel activo en el control de su colesterol y en la prevención de enfermedades cardiacas, especula el doctor Jenkins.

Añada vitamina C a su menú. Otras vitaminas y minerales también tienen efectos benéficos sobre el colesterol. Una investigación realizada por Paul Jacques, epidemiólogo del Centro de Investigación de Nutrición Humana en los ancianos del Departamento de Agricultura de Estados Unidos de la Universidad de Tufts, en Boston, muestra que las personas que ingieren altos niveles de vitamina **C** en su dieta, tienden a tener niveles más altos de lipoproteína de alta densidad (**LAD**). La vitamina **C** es especialmente benéfica cuando la adquiere de frutas y vegetales que también tienen una fibra llamada pectina que tiene un efecto de reducción sobre el colesterol. La pectina rodea el colesterol y ayuda a transportarlo fuera de su sistema digestivo antes de que llegue a la sangre. Alimentos ricos en vitamina **C** y en pectina son los cítricos, tomates, papas, fresas, manzanas y espinacas.

Coma ajo. El ajo no sólo aleja a los vampiros. En grandes cantidades, por lo menos siete dientes diarios, este alimento reduce significativamente el colesterol. Por supuesto, eso es más ajo del que una persona ingiere en un mes. Para obtener un beneficio similar tome píldoras de ajo desodorizado. Cuando pacientes con un nivel moderadamente alto de colesterol tomaron cuatro cápsulas diarias de un extracto líquido desodorizado de ajo, llamado Kyolic, sus niveles de colesterol subieron al inicio, pero después disminuyeron un promedio de 44 puntos después de seis meses, según informe del estudio encabezado por el doctor Benjamín Lau en la Escuela de Medicina de la Universidad de Loma Linda, en Loma Linda, California. Puede encontrar píldoras de ajo en cualquier tienda de salud.

No dependa del café descafeinado. El café descafeinado *aumenta*, de hecho, el nivel de lipoproteínas de baja densidad (**LBD**) más que el café común, de modo que es la *peor* selección de brebaje que puede hacer si tiene alto nivel de colesterol, asegura el doctor Jenkins. Esto puede deberse a que los granos de café que se utilizan para el café descafeinado son más fuertes que los del café ordinario. Los bebedores de café asiduos (quienes lo toman a diario) tienen un aumento del colesterol del 7 por ciento, según muestra un estudio realizado en la Universidad de Stanford, en Stanford, California.

Coma uvas. Hay un compuesto que disminuye el colesterol en casi todos los productos que contienen cáscara de uva, lo que incluye al vino, dice el doctor Leroy Creasy, pomólogo del Colegio de Agricultura y Ciencias de la Vida de la Universidad de Cornell, en Ithaca, Nueva York. Aproveche estas cualidades "anticolesterol" y beba jugo de uva o simplemente cómalas.

Coma toronja. En un estudio conducido por el doctor James Cerda, gastroenterólogo y profesor de medicina del Centro de Ciencias de la Salud de la Universidad de Florida, en Gainesville, se registró que las personas que comieron por lo menos una taza y media de gajos de toronja diariamente disminuyeron su colesterol un 7 por ciento en dos meses. La toronja es una de las frutas que contiene pectina, la sustancia que baja el nivel de colesterol.

Cocínese unos frijoles. Las habas, habichuelas, alubias, frijol común y frijoles de soya, así como otras legumbres, pueden ayudarle a bajar sus niveles de colesterol, indica el doctor James W. Anderson, experto investigador en colesterol y profesor de medicina y nutrición clínica en el Colegio de Medicina de la Universidad de Kentucky, en Lexington. El motivo por el cual estas legumbres con alto contenido de fibra son tan efectivas es que también contienen pectina. Entre más alimentos de este tipo pueda comer, mayores serán los beneficios que obtendrá.

En uno de sus estudios, el doctor Anderson pidió a un número de hombres comer una taza y media diaria de frijoles. ¿El resultado? El colesterol descendió un 20% en sólo tres semanas. Quizá usted no pueda ingerir tantos frijoles, pero entre mayor cantidad coma mejor; además, las dietas con alto nivel de fibra tienen muchos otros beneficios. Consulte libros de cocina que tengan unas sabrosas recetas con frijoles y trate de incluirlos en su dieta.

Coma un par de zanahorias. El alimento favorito de Bugs Bunny es una bendición para las arterias, porque las zanahorias tienen un alto nivel de pectina. "Las personas que tienen un alto nivel de colesterol pueden bajarlo de un 10 a un 20 por ciento si tan sólo comen dos zanahorias diarias", declara el doctor Peter D. Hoagland, investigador del Centro Regional de Investigaciones del Departamento de Agricultura de Estados Unidos, en Filadelfia.

Cortadas de papel

"Una pluma es más poderosa que una espada", al menos fue lo que dijo el dramaturgo Barón Edward Bulwer-Lytton; pero rebánese el dedo con la orilla de una inocente hoja de papel y ¡Ayyy! Aprenderá de primera mano sobre el sorprendente poder de los utensilios de oficina. He aquí lo que puede hacer para reparar estas cortadas de su vida.

Repare con pegamento. No es exactamente el tipo de cosa que enseñan en la escuela de medicina, pero la Cola Loca (Krazy Glue), Super Glue o cualquier otro pegamento claro super potente ofrece el alivio más rápido que conozca la medicina moderna. "En verdad es lo mejor", dice el doctor Rodeny Basler, dermatólogo y profesor adjunto de medicina interna en el Centro Médico de la Universidad de Nebraska, en Omaha. "Elimina el dolor en tres segundos, porque detiene de inmediato el paso de aire a las terminaciones nerviosas, que es lo que provoca el dolor. Sólo coloque una gota en la cortada y repita al día siguiente".

Aunque "sella" instantáneamente, una gota de este pegamento se gasta en un día más o menos. De modo que asegúrese de no tocar nada al momento de ponerlo ni poco después de que se seque, porque se pega rápidamente a lo que toca.

El doctor Nelson Lee Novick, profesor clínico adjunto de dermatología de la Escuela de Medicina Mount Sinai añade: "Estos pegamentos se plastifican tan rápido que actúan como sellador, de modo que la curación puede tener lugar libre de aire y gérmenes. Además son completamente inofensivos, porque una cortada de papel es tan superficial, que nunca penetran hasta el torrente sanguíneo". Sin embargo, Elmer's y otros pegamentos blancos y amarillos no sirven para este fin.

Use New-Skin. "Las farmacias venden un producto llamado New-Skin que arde un poco, pero actúa como un vendaje líquido y es excelente para las cortadas de papel", dice el doctor Novick.

Serénese con Vaseline. Si no tiene un super pegamento o un ungüento antibiótico, aplique jalea de petrolato (Vaseline) sobre la cortada. "Funciona como una capa protectora que evita que el aire llegue al tejido", explica el doctor Basler. "Asimismo proporciona una base húmeda de modo que el tejido nuevo de la piel puede crecer más fácilmente que si no se pone nada".

Selle el dolor con barniz de uñas. *Después* de haber limpiado la herida, aplique un poco de barniz claro para uñas sobre la herida para sellarla contra el aire y los gérmenes, dice el doctor Novick. Sin embargo, este remedio no promueve una curación más rápida.

Cortadas y raspones

No es que menospreciemos el cariñoso cuidado de mamá, pero quizá necesite algo más que cariño para tratar los raspones y cortadas del diario. Aquí le ofrecemos unos prácticos cuidados médicos para usted y para el Niño Catástrofe con sus rodillas siempre raspadas.

Échele una mano a la herida. "Lo primero que tiene que hacer con cualquier cortada o raspón es presionarlo para detener la sangre", dice el cirujano ortopédico de Las Vegas, doctor Michael Rask, presidente de la Academia Americana de Cirujanos Neurólogos y Ortopedistas y del Consejo Americano para Medicina y Cirugía del Boxeo. Si es posible, envuelva una tela, o toalla *limpia* y absorbente alrededor de la herida y presione con sus manos contra ella. Si no tiene a la mano tal compresa, presione con sus dedos la herida por lo menos 60 segundos y deje de presionar en cuanto el sangrado se reduzca. Luego eleve el área dañada de modo que quede arriba del nivel del corazón para disminuir el flujo de sangre.

Póngale algo frío. Una vez que el sangrado se ha controlado, aplique hielo envuelto en una toalla para constreñir los vasos sanguíneos y *detener* la salida de sangre, añade el doctor Rask. Pero deje el hielo *sólo* unos 15 minutos o hasta que el área empiece a adormecerse. Entonces limpie la herida. 10 minutos después vuelva a colocar el hielo unos 15 minutos. Puede repetir estos procedimientos varias veces.

Tómese su tiempo para limpiar la herida. Cuando lave la herida, hágalo a conciencia. Puede usar agua y jabón, agua oxigenada, un agente antibacteriano y hasta la solución salina para lentes de contacto. El secreto es lavar perfectamente durante

Cuándo ver al doctor

Aunque un tratamiento en casa es lo prescrito para la mayoría de las cortadas y raspones, los médicos aconsejan que acuda a un tratamiento médico de emergencia cuando:

- Salga sangre a borbotones y sea de color rojo brillante. Esto puede ser señal de que se ha perforado una arteria.
- La herida es lo bastante extensa y profunda como para ver "adentro". Esto puede sugerir la necesidad de suturar la herida.
- No puede eliminar toda la suciedad. Si se quedan bacterias dentro de la herida, hay una buena probabilidad de infección.
- La herida está en el rostro, los genitales o cualquier otra zona en donde no desea tener una cicatriz permanente.
- La irritación y superación de pus se extiende el grosor de un dedo más allá de la herida.

---

no menos de un minuto o dos", dice el doctor Robert D. Aranosian, director de traumas del Hospital Osteopático Pontiac, en Pontiac, Michigan, y antiguo presidente del Colegio Americano de Médicos Osteópatas de Emergencia. "Si no limpia la herida, por lo menos 60 segundos, no la están limpiando bien".

El primer día cúbrala. Después de lavar la cortada o raspón, use un ungüento antibacteriano y cubra la herida con una venda por lo menos 24 horas. "La venda debe estar floja, no la apriete contra la herida", dice el doctor Nelson Lee Novick, profesor de dermatología de la Escuela de Medicina Mount Sinai, en la ciudad de Nueva York. "El objetivo es protegerla de la suciedad y reducir la irritación externa".

Lea las etiquetas de los ungüentos. Al elegir un ungüento antibacteriano, que ayuda a prevenir las infecciones y a reducir el tiempo de curación, busque que contenga los ingredientes activos bacitracín o polimixín B, que se encuentran en productos como Polysporin. El doctor Novick también recomienda el ungüento de aquaphor simple, que no tiene propiedades antibacterianas, "pero que con frecuencia es igualmente efectivo".

Ventile la herida. Mantenga la venda si la herida va a ser expuesta a algo que pueda infectarla y también si la herida rozará con algo. "Pero si la herida es menor y

Quítese las vendas sin gritar

Para quitarse las cintas adhesivas sin lastimarse la piel, use tijeras de uñas para separar la parte con gasa del centro de la zona adhesiva, dice el doctor Nelson Lee Novick, profesor de dermatología de la Escuela de Medicina de Mount Sinai, en la ciudad de Nueva York. Separe la gasa y luego despegue de ambos lados y jale la cinta adhesiva.

Si la venda se ha pegado a la herida, remoje el área con una mezcla de agua tibia y sal, una cucharadita de sal por cada cuatro litros de agua. La venda terminará por desprenderse sola.

Para quitarse las vendas de las zonas con vello, jale en la dirección de su crecimiento, pero primero humedezca su piel en la bañera o use un pedazo de algodón remojado en agua del grifo para humedecer la piel antes de jalar.

no estará expuesta a nada que la infecte, quítese la venda para que la herida sane al aire libre", aconseja el doctor Aranosian.

Continúe la limpieza. Ya sea que la vende o no, debe continuar limpiando la herida diariamente. Pero después de la primera limpieza, olvídese del jabón y el agua. "El jabón es bien sabido, reseca la piel, al igual que el agua", dice el doctor Novick. "Debe mantener la herida con la mayor humedad posible para que sane con menos costra" (entre menos costra desarrolle será más improbable que le quede cicatriz). En lugar de agua y jabón el doctor Novick recomienda que limpie la zona con agua del grifo y luego aplique un ungüento antibiótico diariamente.

Cruda

P uede ser que no haya llegado al punto de haberse colocado sobre la cabeza la proverbial pantalla de la lámpara de la sala, pero esta mañana siente como si se hubiera colocado todo un poste de luz. De modo que, ¿ahora qué va a hacer? Puede simplemente quedarse acostado todo el día, tan sin vida como el gusano en el fondo de una botella de tequila y acallar a esos seres de la pecera (¿ha notado cómo, a la mañana siguiente, su nadar provoca el peor barullo de aguas que haya oído en su vida?) para que ese dolor de cabeza se le asiente al igual que la montaña rusa que tiene en el estómago... y luego habrá que rasurar esa lengua peluda.

De modo que aquí le decimos cómo cocer esa cruda de la mañana..., perdón, de la mañana siguiente.

Corra por un Gatorade. A pesar de que ese *no* sea el momento adecuado para que usted corra un maratón, puede optar por el mismo alivio de los corredores: el Gatorade y otras bebidas para deportistas que ayudan a reemplazar los electrolitos (potasio y sodio) y agua, dice el doctor John Brick, psicólogo biológico y jefe de investigación de la División de Educación y Entrenamiento del Centro de Estudios del Alcohol de la Universidad de Rutgers, en New Brunswick, Nueva Jersey. "Parte del problema de tener una cruda es la deshidratación, por lo que bebidas como Gatorade proporcionan los fluidos esenciales que perdió bebiendo". El doctor Brick le sugiere que ingiera estas bebidas para deportistas "la mañana, tarde y noche siguiente".

Lléguele a la miel. "Puede aliviar su cruda si come una rebanada de pan o galletas saladas con miel, o cualquier alimento que tenga un alto contenido de fructuosa", dice el doctor Seymour Diamond, director de la Clínica Diamond para la Jaqueca, en Chicago, y director ejecutivo de la Fundación Nacional para la Jaqueca. "Eso es porque la fructosa (un azúcar natural) ayuda a que el cuerpo queme más rápidamente el alcohol y la miel es el endulzante con la mayor concentración de fructosa". Otras fuentes buenas son las manzanas, cerezas y uvas.

"Enjúguese". Una bebida puede ser lo último que pueda desear, pero sentirá un alivio más pronto si se bebe un jugo de tomate, de naranja o de toronja. "Un vaso grande de estos jugos ayuda en dos sentidos: tienen un alto contenido de fructosa y de vitamina C, que ayuda a disminuir los efectos del alcohol", dice el doctor Diamond.

Tómese un caldito. Un plato de caldo es el alimento perfecto para la mañana siguiente. Resulta idealmente ligero para su estado y le ayuda a reponer la sal, potasio y otras vitaminas y minerales que perdió en la bebida, explica el doctor Diamond.

Cómo quitarle lo borracho a la bebida

Si usted es un alma fiestera, estos son algunos consejos para que evite sentirse como una piltrafa una vez que los festejos hayan concluido.

Alargue su bebida. "Parece obvio, pero si bebe más despacio, bebe menos", dice el doctor Seymour Diamond, director ejecutivo de la Fundación Nacional para la Jaqueca y director de la Clínica Diamond para la Jaqueca, en Chicago. "Entre menos beba, menos severa será su cruda". ¿El consejo? "No tome más de una copa, cerveza, vino o coctel, por hora."

Pase de largo las botanas. "La comida salada (toda aquella que se sirve en la mayoría de las cantinas) provocan sed y aumentan las ganas de beber", señala el doctor John Brick, psicólogo biológico y jefe de investigación de la División de Educación y Entrenamiento del Centro de Estudios del Alcohol de la Universidad Rutgers, en New Brunswick, Nueva Jersey. "La combinación de alcohol y comida salada también acelera el proceso de deshidratación, un factor importante en la cruda".

Opte por alimentos ricos en proteínas o grasas. "El queso y otros alimentos altos en proteína se quedan más tiempo en el sistema digestivo, de manera que haya algo en el estómago que absorba el alcohol", explica el doctor Diamond. El resultado es un grado menor de intoxicación y, por lo tanto, de cruda a la mañana siguiente.

Consuma bebidas "ligeras". A veces no es el alcohol en sí lo que le provoca el mal, sino los aditivos e impurezas, llamados congéneres, y que se forman en la elaboración de la bebida. Por lo regular, para las personas sensibles a los congéneres, un buen cálculo práctico es que entre más oscura sea la bebida más omnibulado se sentirá a la mañana siguiente, dice el doctor Diamond. El vodka no tiene tantos congéneres, pero el whisky (bourbon, scotch), vino rojo y cualquier bebida añeja está repleta de ellos.

Evite el café. ¡Correcto! Usted podrá *pensar* que ese poder vivificador de la cafeína es lo que necesita, pero el doctor Brick dice que la evidencia científica muestra que la cafeína ayuda a empeorar la cruda. "Y, como el café es diurético, puede empeorar su estado de por sí deshidratado".

Tome agua antes de dormir. "El peor error que cometen algunos crudos es no beber bastante agua", señala el doctor Brick. "Como el alcohol es un diurético que deshidrata el cuerpo, recomiendo que beba toda el agua posible antes de dormir y otro tanto la mañana siguiente".

Bébala con o sin jugo de lima. "El agua mineral también funciona", dice James Chin, antiguo jefe de cantineros del Trader Vic's, en San Francisco. "También el agua de soda con jugo de lima y unas gotas amargas ayudará a asentarle el estómago".

Cúrese bien esa cruda. Es el demonio del ron (ginebra, whisky o lo que sea) lo que lo puso en ese estado, de modo que meterse con él la mañana siguiente ciertamente no le ayudará. Curársela con un Bloody Mary sólo enmascara los síntomas de la cruda, por lo que se sentirá peor cuando la máscara se le haya caído.

No tome aspirina antes de beber. A pesar de la creencia popular de que una aspirina *antes* de tomar disminuye o evita la cruda, resulta justo lo contrario. Los científicos del Centro de Tratamiento e Investigación del Alcohol del Hospital de la Administración de Veteranos, en la ciudad de Nueva York, han descubierto que una aspirina antes o durante la bebida aumenta la concentración de alcohol en la sangre y provoca un estado de intoxicación más rápido y severo.

Pero tómela después. Si tiene dolor de cabeza o una cruda, tome una aspirina o Alka-Seltzer, pero asegúrese de esperar por lo menos cuatro horas después de haber dejado de beber. "La aspirina sigue siendo aún la mejor manera de tratar la cruda", dice el doctor Brick, pero tiene que esperar un poco. La aspirina o compuestos similares en un estómago delicado pueden resultar irritantes.

Elija el área de "no fumadores". Las investigaciones muestran que fumar o estar en un sitio donde se fume al tiempo de beber, le provoca una cruda doble. Ambos, alcohol y tabaco, contienen acetaldehido, sustancia que causa estrés al hígado y provoca la cruda.

Tome mucha vitamina C. Se ha visto que tomar Vitamina C antes de beber contrarresta algunos de los efectos del alcohol en algunas personas. "Nuestras pruebas muestran que las personas que tomaron vitamina C antes, no se vieron tan severamente afectadas por el alcohol como aquellas que no la tomaron", dice el doctor Vincent Zannoni, profesor de dermatología de la Universidad de Michigan, en Ann Arbor y director de la investigación. "La vitamina C ayuda a acelerar la eliminación del alcohol del cuerpo".

Dentición

C uando el precoz pilluelo rebasa los seis meses de edad, notará que empieza a tallar la cuna con la boca. Esta es la edad en que empieza a "roer" casi todo lo que está al alcance de sus encías. No es tan sólo una tierna edad, es una edad en la que las encías también están sensibles y los dientes empiezan a salir. Toda esa vigorosa labor bucal es la manera agresiva de ayudar a que los dientes puedan abrirse camino a través de las encías.

"La dentición es más molesta que dolorosa", dice el doctor Lewis Leavitt, profesor de pediatría de la Escuela de Medicina de la Universidad de Wisconsin, en Madison. "El bebé puede estar muy inquieto, pero, por lo regular, consolable".

¡Dígaselo a Junior! Al estar saliendo sus nuevos moledores el niño estará intranquilo y llorará horas enteras. Los padres no pueden hacer mucho por cambiar esta situación, pero si pueden hacer un par de cosas por esas agobiadas encías. He aquí cómo.

Cántele. "Probablemente lo mejor que puede hacer es tranquilizar al niño", sugiere el doctor Leavitt. Sostenga al bebé al tiempo que le canturrea o tararea". Mecerse en una mecedora al tiempo que le canta también puede ayudar a distraer al niño de la molestia que le causa la dentición".

Refresque sus encías. Los anillos para morder y demás juguetes para bebés pueden ayudar a la salida de dientes del niño, pero parecen ser más efectivos si los refrigera antes. "Cualquier cosa fría y dura para morder resulta útil", dice Becky Luttkus, instructora principal de la National Academy of Nannies, Inc. (Academia Nacional de Nanas) en Denver. "Una toallita húmeda enfriada en el refrigerador, *no* en el congelador, es una opción excelente. Es mejor optar por una toallita blanca y no de color, porque de esta manera evita la presencia de tintes en el sistema del niño".

Frote sus encías. Dar masaje a las encías con el dedo es un método simple y con frecuencia efectivo para brindar alivio al bebé. Si a eso añade un pedazo de gasa envuelto en el dedo, puede matar dos pájaros de un tiro, porque aliviará el malestar y limpiará la boca del bebé, dice el doctor John A. Bogert, director ejecutivo de la Academia Americana de Odontología Pediátrica, en Chicago.

Dependencia de la cafeína

H ay algo más cocinándose en esa cafetera que los insuperables granos de café colombianos. Parece que no se puede leer el diario saboreando en paz el tradicional brebaje matutino sin toparse con alguna controversia en torno a la cafeína.

Pero a pesar de los encabezados que anuncian que la cafeína eleva el colesterol, afecta la fertilidad y es la causa de otros problemas terribles sigue siendo la bebida (y droga) más consumida en el mundo. Y por una buena razón: la cafeína casi de manera instantánea lo hace sentirse alerta y le ayuda a pensar con más claridad al liberar una descarga de adrenalina.

Al igual que otras drogas, no consumir la dosis regular de cafeína le puede causar malestar. El síndrome de abstinencia de la cafeína es muy común, pero la mayoría de las personas no lo reconocen cuando les está sucediendo a ellos. "Casi todas las personas que beben mucho café experimentarán síntomas de abstinencia si tratan de eliminar su consumo de golpe", dice el doctor Roland Griffiths, profesor de psiquiatría biológica y del comportamiento y de neurociencia en la Escuela de Medicina de la Universidad Johns Hopkins, en Baltimore, e investigador de los efectos de la cafeína. "Lo más común es el dolor de cabeza, letargo o fatiga, pero otras personas padecen náuseas y vómito, depresión y hasta síntomas de gripe". Dichos síntomas duran, por lo regular, una semana y alcanzan sus momentos más agudos a lo largo del primer o segundo día que se ha dejado de beber café. Si quiere abandonar el hábito del café, aquí le decimos cómo hacerlo de una manera más fácil.

No lo deje de golpe. Hasta los bebedores "moderados" de café pueden tener síntomas de abstinencia al dejar el café. "Es mejor ir eliminando su consumo gradualmente a lo largo de varias semanas, que de buenas a primeras", aconseja el doctor John Hughes, director del Laboratorio de Farmacología del Comportamiento Humano de la Universidad de Vermont, en Burlington. "Yo recomiendo que empiecen con una reducción de café del 10 al 30 por ciento durante cierto número de días. De esta manera, si uno toma 3 tazas de café al día, beberá 2 ó 2 1/2 tazas durante tres o cuatro días, para reducir media taza más unos días después y continuar así dándose bastante tiempo".

Beba café descafeinado. "El problema no se soluciona con cambiar a café descafeinado como lo hacen algunas personas, porque lo que ocasiona problemas de abstinencia es precisamente la *cafeína*", aclara el doctor Griffiths. "Pero lo que sí es una buena idea es comenzar a sustituir parte del café que toma por café descafeinado. Por ejemplo, si bebe seis tazas de café al día es buena idea que una de ellas sea de café y otra de café descafeinado. La siguiente semana puede hacer que sean dos contra cuatro, luego una contra cinco, hasta que, finalmente, termine con su necesidad de cafeína".

Renuncie a la droga, no al ritual. No tiene que renunciar a la hora del café sólo porque lo está dejando de beber. "Es probable que sea más consciente de sus síntomas de abstinencia si elimina su acostumbrada hora del café cuando está en proceso de dejarlo", opina el doctor Manfred Kroger, profesor de ciencias de la alimentación de la Universidad del Estado de Pensilvania, en University Park. "Nuestros cuerpos y psiques parecen valorar los rituales en los que consumimos cafeína, ya sea al leer el periódico por la mañana en casa o en el descanso del trabajo. Por eso le aconsejo que no abandone esas rutinas, sino que sustituya el café, té o cola por bebidas descafeinadas o jugo".

Cuidado con los calmantes. *No* busque cualquier medicina contra el dolor de cabeza cuando éste sea causado por su abstinencia de la cafeína. "Productos como Excedrin y Anacin están llenos de cafeína, contienen de 100 a 150 miligramos por dosis", advierte el doctor Hughes (en oposición a una taza de café que en promedio contiene 85 miligramos). No obstante, hay varios productos en las farmacias que lo aliviarán y que están libres de cafeína, sólo lea las etiquetas con atención.

Descubra la cafeína escondida en otros productos. Además de los calmantes, otras fuentes de cafeína incluyen ciertas bebidas como Mountain Dew y las colas, que contienen entre 33 y 67 miligramos por lata; el chocolate, que tiene 15 miligramos por onza; los tés no herbales, que tienen 50 miligramos por taza; y los productos para controlar el peso, que contienen hasta 200 miligramos por tableta; hasta los medicamentos para el resfriado y los descongestionantes tienen una pequeña cantidad de cafeína, dice el doctor Hughes.

Dependencia de la nicotina

La buena noticia es que cada año unos miles de norteamericanos se las arreglan para dejar de fumar. La mala noticia es que es tan sólo una fracción de los 50 millones de norteamericanos que no pueden dejar el vicio. Cúlpese a la nicotina, el ingrediente activo del humo del cigarro (así como del rapé y del tabaco para masticar) que provoca tanta adicción como la heroína. Segundos después de haber encendido un cigarrillo, la nicotina corre por el cerebro proporcionando una discreta sensación de placer y satisfacción, especialmente a los que no han fumado en una hora o más y pueden estar viviendo la ansiedad de la abstinencia; pero la nicotina también acelera el ritmo cardiaco, constriñe los vasos sanguíneos, obstruyendo el paso de la sangre, y obliga al corazón a trabajar más, sometiéndolo al peligro de una enfermedad cardiaca.

El placer que proporciona la nicotina convence rápidamente al cerebro de que necesita más y el fumador pronto desarrolla tolerancia a estos efectos que sólo satisface con una dosis mayor. Los fumadores consuetudinarios que no reciben una dosis de nicotina cada 30 minutos, más o menos, pueden mostrar irritabilidad, incapacidad para concentrarse, ansiedad, confusión e insomnio.

Dejar de fumar nunca es fácil, pero sí llega a facilitarse. La peor parte suele ser la del principio. Los síntomas de abstinencia duran una semana o dos, por lo que superar este periodo suele ser lo más difícil. He aquí unos métodos para facilitar un poco ese duro camino, una vez que ha aplastado la última colilla y abandona el hábito por siempre.

Beba jugo de naranja. Si está dejando de fumar, se sobrepondrá a los síntomas de la abstinencia si bebe mucho jugo de naranja. "Al orinar más ácido limpia su cuerpo de nicotina más rápidamente", dice el doctor Thomas Cooper, profesor de ciencias de la salud oral de la Universidad de Kentucky, en Lexington, e investigador sobre la dependencia de la nicotina. "Sin embargo, si está usando parches o goma de mascar de nicotina (que requieren de prescripción médica) no beba jugo de naranja, porque en esos casos se desea mantener cierta cantidad de nicotina en el cuerpo".

Escriba una carta a un ser querido. Cuando el ansia por fumar lo atormenta, mejor tome una pluma y escriba una carta a sus seres queridos explicándoles por qué el fumar es más importante que ellos. "Explique a su hijo o hija por qué los cigarros son más importantes para usted que preferiría morir antes que verlos crecer, graduarse de la universidad, verlos casados y con sus propios hijos", dice el doctor Robert Van de Castle, profesor de medicina del comportamiento del Centro de Ciencias de la Salud de la Universidad de Virginia, en Charlottesville.

La carta es realista, dice, "porque es lo que pasará si continúa fumando. Ciertamente una enfermedad cardiaca o un infarto o un cáncer de pulmón lo atraparán antes de que pueda compartir momentos importantes de las vidas de su familia o seres queridos".

Cuando los pacientes del doctor Van de Castle intentan escribir estas cartas, con frecuencia no terminan. "Después de un rato empiezan a sentirse tontos, egoístas y tan insensatos por anteponer esos pitillos blancos a la gente que significa tanto para ellos, que con frecuencia eso basta para que dejen de fumar, a pesar de los síntomas de abstinencia y todo lo demás".

La única manera de dejar de fumar

Muchos fumadores piensan equivocadamente que si cambian a una marca baja en alquitrán y nicotina menguarán su adicción a la nicotina, lo que les facilitará dejar de fumar. "De hecho, el tabaco es el mismo en todos los cigarros", dice el doctor Thomas Cooper, profesor de ciencias de la salud oral de la Universidad de Kentucky, en Lexington, e investigador sobre dependencia de la nicotina. "La única diferencia es que estas marcas tienen más agujeros en el papel y los filtros, de modo que no absorbe tanto humo al inhalar, pero para compensar, las personas que cambian a estas marcas tienden a inhalar más profundamente en cada fumada, de modo que terminan con el mismo nivel de nicotina".

Otro tanto puede decirse de los que reducen el número de cigarrillos fumados. Si fuma menos cada día, "lo que hará es inhalar más profunda y frecuentemente, por lo que absorbe la misma cantidad de nicotina", dice el doctor Cooper. "En los estudios he encontrado que el fumador promedio fuma 30 cigarros al día (una y media cajetillas) dando diez fumadas de tres segundos en cada uno; pero cuando reduce a 10 cigarrillos, el número de fumadas se incrementa y cada inhalación es más prolongada y profunda (de unos ocho segundos). De modo que reducir el número de cigarrillos no es una forma efectiva de dejar de fumar. La única solución es dejar de hacerlo por completo".

Remójese. Otra manera de distraer el ansia es con una agradable ducha caliente o un baño relajante. Además esa agradable agua caliente trae un punto más a favor para el que es dependiente de la nicotina: "Una de las mejores maneras de tratar este mal es hacer algo relajante", dice el doctor Jack E. Henningfield, jefe de la Rama de Farmacología Clínica del Centro de Investigación sobre la Adicción del Instituto Nacional de Abuso de Drogas, en Baltimore.

Haga mucho ejercicio. Caminar es una de las mejores maneras para alejarse de los cigarrillos. "El ejercicio es un método excelente para distraer a las personas que están tratando de dejar de fumar", dice el psicólogo, doctor Gary DeNelsky, director del Programa de Cesación del Cigarro de la Fundación Clínica de Cleveland, en Cleveland. "Al hacer ejercicio no se tiene tanta conciencia del estado interno. De modo que si está a la mitad de un partido de tenis, no va a estar pensando en fumar, pues estará demasiado concentrado en el juego. Además, entre más ejercicio haga, más saludable se sentirá y muchas personas han encontrado que hacer ejercicio regularmente los vuelve psicológicamente contra el cigarro".

La mayoría de los expertos, incluyendo al ex fumador doctor DeNelsky, sugieren una rutina diaria de ejercicio al estar dejando de fumar. Algunos le recomiendan una breve caminata o la práctica de otra actividad física cada vez que le entre el ansia.

Beba un coctel de bicarbonato de sodio. Si no está siguiendo una dieta baja en sodio, los investigadores de la Clínica Mayo, en Rochester, Minnesota, dicen que puede obtener en corto tiempo un alivio de los síntomas de abstinencia de nicotina si disuelve dos cucharadas de bicarbonato de sodio (polvo para hornear) en un vaso con agua. Beba esto en cada comida. *Nota:* este remedio *no* se recomienda a las personas que padecen úlcera péptica.

Recompénsese. Un estudio con fondos de la federación de 1.3 millones de dólares sobre hábitos del fumador descubrió que las personas a las que se pagó un dólar por cada día que no fumaran tuvieron un mayor éxito para dejar la nicotina que otros.

"Creo que la clave es recompensarse rápidamente", dice la doctora Doreen Salina, psicóloga clínica e investigadora de la Universidad DePaul, en Chicago, y directora del proyecto de estudio. "Si pone el dinero en una alcancía no tendrá el mismo efecto".

La doctora Salina dice que cualquier recompensa funcionará. El dinero es una opción. "Algunas personas se permiten un buen baño de tina, otras cierto programa de televisión que normalmente no verían". Vea qué le funciona. "La idea es que se complazca en algo para compensar el sacrificio que está haciendo".

Vaya a la biblioteca. "Con el fin de tener éxito en su decisión de dejar el cigarro, tiene que prepararse para dejar situaciones en las que se tiene permitido fumar. Modifique sus actividades de modo que pase más tiempo en sitios en donde no se permite fumar", recomienda el doctor DeNelsky. "Vaya a la biblioteca, a la iglesia, visite lugares en donde esté prohibido fumar. Es importante comprender que la necesidad de nicotina pasará y que pasará más fácilmente si está en sitios en donde no puede recaer".

Vigile sus vicios. "Una vez que se ha quitado los cigarros como fuente de nicotina, es esencial que reduzca tanto el consumo de alcohol como de cafeína", dice el doctor Cooper. "El cuerpo pierde algunas de sus capacidades para procesar estas dos sustancias al reducir la cantidad de nicotina del cuerpo.

"Un fumador procesará la cafeína dos y media veces más rápidamente que alguien que no fuma", señala el doctor Cooper. "Eso significa que al dejar de fumar necesitará sólo un tercio del café para obtener el mismo efecto que obtenía del café cuando fumaba; y que se emborrachará más rápido, de modo que no beba la cantidad de antes".

Depresión

L a depresión solía ser un tema tan depresivo que las personas se sentían obligadas a fingir una sonrisa y a guardar su ansiedad y sentimientos para sí.

Esto no sucede más. Desde que los estudios comenzaron a descubrir la mezcla de causas psicológicas y físicas para este problema, la depresión parece mucho menos misteriosa y ominosa. Las personas la reconocen y hablan de ella abiertamente.

Hasta existe algo que se llama depresión saludable, según la doctora Ellen McGrath, antigua presidenta de la Fuerza de Trabajo Nacional sobre Mujeres y Depresión de la Asociación Psicológica Americana. La doctora McGrath es autora del libro *When Feeling Bad is Good* (Cuando sentirse mal es bueno), que discute con más detalle los conceptos de salud y enfermedad de la depresión y ofrece estrategias de acción.

"La *depresión saludable* se define como sentimientos reales de dolor, tristeza y decepción, acompañados de culpa, enojo y/o ansiedad, que se originan de una experiencia negativa como un trauma, pérdida o trato injusto", explica la doctora McGrath. Las personas que experimentan esta depresión pueden funcionar, aunque por lo regular, no tan bien como lo harían de otra manera.

La *depresión no saludable* impide el funcionamiento en una o más áreas de la vida, como el trabajo o las relaciones, debido a la profundidad de los malos sentimientos.

"Estos malos sentimientos pueden deberse a cambios en la química del cuerpo, vulnerabilidad genética y/o a demasiadas experiencias psicológicas dolorosas que el individuo es incapaz de resolver", dice la doctora McGrath.

Se puede tomar la depresión saludable como señal de que es momento de hacer algunos cambios y llevar a cabo acciones en su vida, dice la doctora McGrath. La depresión no saludable se aborda de igual manera, sólo que primero necesita de ayuda profesional, entre más pronto, mejor.

Existen un sinfín de maneras de tratar la depresión, desde el ejercicio, pasando por el uso de medicamentos hasta los grupos de apoyo. En ocasiones se trata de una combinación de varias cosas, organizarse, aprender nuevos comportamientos, volverse más consciente de sí mismos, que terminan por superar la depresión.

Los siguientes consejos le ayudarán a manejar los altibajos comunes de la vida y quizá lo ayuden a elevarse más rápido de los bajos.

Haga pierna. O lo que sea, no importa. Lo que importa es que se *mueva*. "Yo les digo a mis pacientes: 'Las probabilidades son de bueno a excelente a que si hacen ejercicio se liberarán prácticamente de su depresión de tres a cinco semanas'", dice el psi-

Cuándo ver al doctor

Los expertos del Instituto Nacional para la Salud Mental en Bethesda, Maryland, sugieren a los que lleguen a experimentar cuatro o más de los siguientes síntomas de depresión, durante más de dos semanas, buscar ayuda profesional.

- Tiene sentimientos persistentes de tristeza, ansiedad o de "vacío"
- Tiene sentimientos de desesperanza y/o pesimismo
- Sentimientos de culpa, inutilidad y/o desamparo
- Pérdida de interés o placer en actividades ordinarias, incluyendo el sexo
- Tiene problemas para dormir (insomnio, se despierta demasiado temprano o duerme en exceso)
- Tiene problemas para comer (le cambia el apetito y/o tiene problemas de pérdida o aumento de peso)
- Disminuye su energía, siente fatiga y/o un sentimiento de estar siendo "lento"
- Tiene pensamientos de muerte o suicidio, o ha realizado intentos de suicidio
- Se siente inquieto e irritable
- Tiene dificultad para concentrarse, recordar y/o tomar decisiones

cólogo doctor Keith Johnsgard, profesor emérito de psicología de la Universidad Estatal de San José, en San José, California, y autor del libro *The Exercise Prescription for Depression and Anxiety* (La prescripción es ejercicio para la depresión y ansiedad). Los estudios son muy claros en esto: entre menos activo se esté habrá una mayor propensión a la depresión. "Una docena de estudios, más o menos, muestra que las personas deprimidas, sin incluir casos graves, que comenzaron a hacer ejercicio se desarrollaron tan bien como las que asistían a psicoterapia regular", dice el doctor Johnsgard. Su receta de ejercicio: una hora de caminata vigorosa.

¿Qué hacer si está muy deprimido para moverse? "Haga que un familiar o amigo lo arrastre varias veces alrededor de la manzana", le sugiere.

Quédese a ver el amanecer. Algunos estudios han mostrado que aproximadamente el 60 por ciento de las personas deprimidas que no duermen una noche reducen sus síntomas depresivos, pero los efectos sólo les duran hasta el próximo sueño, dice el doctor Ronald Salomon, profesor de psiquiatría de la Escuela de Medicina de la Universidad de Yale, en New Haven, Connecticut. Por otro lado, si se priva del sueño de una noche o dos a la semana su ánimo puede decaer significativamente, explica el doctor Salomon.

Cultive amistades. "Poder desarrollar y mantener relaciones íntimas con otras personas que brinden apoyo es la habilidad de sobrevivencia en la década de los 90", declara la doctora McGrath. "Estas relaciones son críticas para la salud".

Dése cuenta de que se necesita tiempo y esfuerzo para cultivar estas relaciones especiales, de modo que ¡a trabajar! "Haga todo lo que sea necesario para desarrollar las habilidades que le permitan tener relaciones de calidad". Eso incluye aprender habilidades de comunicación, mejorar la propia estima y tomarse el tiempo para estar con la gente, instruye la doctora McGrath.

Sepa que la acción es igual al poder. "Hablar de sus miedos y enojos puede ser útil, pero para las mujeres no basta con prevenir la depresión", comenta la doctora McGrath. "Llevar a cabo una acción positiva desarrolla su propia energía, que le conducirá a un sentimiento de poder y control". La doctora sugiere que establezca acciones rituales, quemar una lista de preocupaciones, por ejemplo, y de acciones reales, como organizarse, dormir lo suficiente o delegar deberes caseros, como una manera de convertir sentimientos desagradables en una acción positiva.

Dígale a su crítico interno que se vaya de paseo. ¿Tiene usted una vocecita o vozarrón interna que insiste en decirle que nada de lo que hace está bien? ¿Que nunca obtendrá lo que desea?

"Más que tratar de hacerla desaparecer, cosa que nunca se logra, cambie su respuesta", sugiere el doctor Michael D. Yapko, psicólogo de San Diego y autor de *Free*

Yourself from Depression (Libérese de la depresión). "En lugar de creer lo que le dice, dígase a sí mismo: 'Muy bien, ya sé que tengo esta voz criticona adentro, pero no tengo por qué escucharla'".

Las personas con una alta estima también tienen esa voz, dice el doctor Yapko, "pero saben pasarla por alto o por lo menos responden a ella como si lo que les estuviera diciendo no fuera cierto".

No tome las cosas tan personalmente. "No piense que porque no le llama alguien, esa persona debe estar enojada con usted. Eso es personalizar", explica el doctor Yapko. El problema de personalizar es que no constituye una manera muy objetiva de ver las cosas. "Salta a la primer conclusión plausible, pero ¿acaso es la explicación verdadera?", pregunta.

Una estrategia clave para contrarrestar este tipo equivocado de pensamiento negativo es generar una multiplicidad de explicaciones para las cosas importantes que suceden. "Considere una variedad de posibilidades y busque hechos. Así, por lo menos, se coloca sobre el plano de la realidad", recomienda el doctor Yapko.

Evite pensar en todo o nada. ¿Se saca una baja calificación en un examen y se siente como un fracasado? ¿Se le pasa un ascenso en el trabajo y se siente como un "perdedor"? Si es así, tiende a ver las cosas en blanco y negro, sin nada o muy poco de gris en el medio. Pocas cosas en la vida llegan a ser tan extremas.

"Las personas deprimidas tienden a tener poca tolerancia para la frustración", dice el doctor Yapko. "Quieren respuestas y claridad inmediatas. Por lo regular, ese es el modo como han aprendido a ser. Y es por eso que se deprimen, porque las opciones de la vida rara vez son claras y con frecuencia son ambiguas".

Aprender a reconocer y a vivir con las incertidumbres de la vida es la estrategia clave para evitar la depresión.

Aprenda a conocerse mejor. "Con frecuencia las personas se deprimen cuando no están haciendo lo que desean hacer", opina el doctor Yapko. "Quizá quieran jugar, por ejemplo, pero sienten que siempre deben trabajar". Afortunadamente, la vida de todos los días le brinda la oportunidad de hacerse estas preguntas importantes que le permitirán definirse a sí mismo: "¿Quién soy? ¿Qué quiero de la vida? ¿Cuáles son las cosas que en realidad me importan? ¿Qué cosas necesito incluir en mi vida que sean únicamente mías? Asegúrese de incorporar esas cosas en su vida".

Revise su botiquín. "Muchas medicinas ocasionan depresión", informa el doctor Arthur Jacknowitz, profesor y presidente de farmacología clínica de la Escuela de Farmacología de la Universidad de West Virginia, en Morgantown. Los responsables más comunes son los medicamentos para la presión alta, para la antiarritmia, la prednisona y las corticosteroides similares, las medicinas para el glaucoma, los sedativos como Xanax y Valium, los anticonceptivos orales y algunas medicinas que no necesitan receta médica que contienen antihistamínicos.

"Los síntomas de depresión relacionada con los medicamentos pueden no aparecer enseguida", explica el doctor Jacknowitz. "De modo que si ha estado tomando ese medicamento desde hace seis meses o un año y después empieza a sentir tristeza, podría ser la medicina". Trate el problema con su médico, sugiere el doctor Jacknowitz. Quizá pueda disminuir gradualmente el uso de ese medicamento o cambiarlo por otro.

Deseo sexual inhibido

Ha perdido esa pasión. Se ha ido, ido, ido, ido y al parecer no hay nada que la haga regresar.

Bueno, no hay motivo para pensar que se fue por siempre. Por lo regular, la falta de interés sexual es temporal. De hecho, es una reacción normal ante la angustia, tensión, enfermedad, cambios hormonales y problemas emocionales.

Pero, ¿qué sucede cuando no hay ni siquiera un fulgor de interés renovado? Se trata de una condición que los psicólogos llaman deseo sexual inhibido.

"Las personas con deseo sexual inhibido adolecen de una apatía hacia las relaciones sexuales, aunque tengan oportunidad de tenerlas", explica la doctora Shirley Zussman, terapeuta matrimonial y directora de la Asociación para la Disfunción Sexual Masculina, en la ciudad de Nueva York. "En ocasiones se pierde completamente el interés sexual". O cambia dramáticamente en cuestión de meses.

Por supuesto que no todos consideran que una baja en la libido sea un problema, pero hay quienes sí, y más que un buen número de personas con bajo rendimiento sexual tienen parejas que lo consideran un *gran* problema, dice el doctor Peter, A. Wish, director del Instituto de Relaciones Familiares de Nueva Inglaterra, en Framingham, Massachusetts.

Si usted se encuentra entre ellos, aquí le proporcionamos algunos consejos que pueden ayudarle a volver a encender esa flama y a que su pareja y usted aprendan a ajustarse a las diferencias mutuas de apetito sexual.

Sacúdase la inercia. El ejercicio regular y vigoroso puede ser un potente afrodisiaco. Dos estudios realizados en hombres con buena salud, que atendieron programas regulares de ejercicio, mostraron que gozaban con más frecuencia de actividad sexual que los sedentarios.

"Quizá el ejercicio logró un incremento de testosterona en los hombres más activos", especula el doctor David McWhirter, profesor de psiquiatría de la Universidad de California, en San Diego. La testosterona es una hormona que controla el deseo sexual masculino. "Además, el ejercicio puede ayudar a las personas a sentirse y verse mejor", añade.

Pero no se exceda. Entrenar *demasiado* puede disminuir los niveles de testosterona y el apetito sexual. En un estudio en el que los hombres duplicaron su rutina diaria de ejercicio, los niveles de testosterona cayeron significativamente y todos los hombres manifestaron una baja en su interés sexual. De modo que si está haciendo más ejercicio, pero goza menos el sexo, puede considerar un cambio en el ritmo.

Hagan una cita. "Una queja frecuente es la falta de tiempo para el sexo, de modo que a darle prioridad y dedicarle tiempo", sugiere la doctora Zussman. Sean creativos y juguetones y vuelvan a invitarse a salir de nuevo. Vayan al autocinema en una noche caliente y húmeda de verano. Vean la puesta del sol. Acurrúquense bajo las cobijas con un buen libro. Escóndanse de los niños como solían hacerlo de los papás cuando eran adolescentes. Déjense notas, envíense cartas, y flores sólo porque sí.

Coma bien. Una dieta regular de hamburguesas con queso, papas a la francesa y cualquier otro tipo de comida grasosa puede disminuir la producción de testosterona, anuncian los investigadores. "Quizá los ácidos actúan en las células que produ-

---

Cuándo ver al doctor

Si se percata de que ni siquiera es posible abordar el tema con su pareja, o si el sexo no es la única parte de la relación que no goza, una buena idea es acudir a un profesional con quién discutir el problema. Su médico de cabecera, ginecólogo o urólogo pueden referirlo a un especialista.

Los médicos recomiendan que aborde tanto los aspectos psicológicos como físicos de la inhibición de deseo sexual. Recomiendan la terapia individual o una revisión médica antes de optar por la terapia matrimonial. El deseo sexual inhibido puede ser un síntoma de depresión, también puede deberse a un descenso en el nivel hormonal, situación que puede diagnosticar un endocrinólogo, un médico que se especializa en el sistema endocrino.

cen la testosterona reduciendo la producción", observa el doctor Wayne A. Meikle, profesor de medicina de la División de Endocrinología y Metabolismo de la Universidad de Utah, en Salt Lake City. En un hombre con un gusto especial por los cortes de carne gruesos y las malteadas cremosas un cambio hacia raciones magras puede resultar el mejor afrodisiaco.

Tome el sol. No hay duda de que un día soleado levanta el ánimo. Pero, ¿sabía que la exposición al sol también puede ser sexualmente estimulante?

Investigadores del Centro de Ciencias de la Salud de la Universidad de Texas, en San Antonio, han descubierto que las personas que pasan más tiempo expuestas a la luz solar tienen mayor apetito sexual. Y no sólo eso. La luz solar incrementa la ovulación en las mujeres y la producción de espermatozoides en los hombres. "Salga al sol una media hora más o menos a medio día durante los meses del invierno", sugiere el doctor Russell J. Reiter, profesor de neuroendocrinología del centro de ciencias de la salud.

También mantenga su espacio vital iluminado: abra las cortinas para dejar pasar la luz natural del sol y use focos de alto watage.

Discútalo. "Muchos problemas de apatía sexual son en realidad problemas íntimos", dice el doctor Wish. "Puede tratarse de enojo, conflictos no resueltos o cualquier cantidad de situaciones inconclusas". El doctor Wish enfatiza la importancia de hablar de estos problemas.

Acentúe lo positivo. Elija un sitio lejos del dormitorio para discutir, sugiere la doctora Zussman.

"Aunque esté enojado, inicie afirmando la parte positiva de la relación", le aconseja la doctora Zussman. "Una manera de hacerlo es decir, 'Hay muchas cosas buenas en nuestra relación, pero en esta área no estamos funcionando bien'. Somos muy vulnerables en lo que a la falta de interés sexual se refiere, por lo que no hace ningún bien atacarse en ese punto".

Descubra todo el cuerpo. Las parejas que se concentran sólo en alcanzar el orgasmo se están perdiendo de placeres más prolongados. La doctora Zussman le sugiere que aumente la dosis de caricias, abrazos, besos.

Lea la letra de las etiquetas de sus medicamentos. Algunos medicamentos afectan tanto la actividad como el deseo sexual. En la lista figuran los calmantes y somníferos, así como algunas medicinas para la presión sanguínea. Pregunte a su médico sobre estos efectos secundarios, quizá pueda sustituir el producto por otro que tenga menos efectos inhibidores sobre el deseo sexual.

Desorden de la articulación temporomandibular

E l *desorden de la articulación temporomandibular* es un trabalenguas, por eso los doctores y pacientes prefieren llamarle **TMD** (por sus siglas en inglés). Si usted padece este mal, apenas si sus quijadas le permitirán articular **TMD**.

El **TMD** (antes conocido como **TMJ**) se reconoce mejor por un dolor intenso y debilitante de la articulación o quijada temporomandibular que se localiza frente a los oídos (donde se ubican las patillas). Sin embargo, hay otros malestares que se refieren con esta misma rúbrica. "El **TMD** es en realidad una amplia descripción que incorpora diversos problemas de lo que es el área facial", dice el dentista, doctor Barry Kayne, de Wilmington, Delaware, profesor clínico adjunto de la Escuela de Medicina Dental de la Universidad de Pensilvania y de la Escuela de Odontología de la Universidad Temple, ambas en Filadelfia y especialista en **TMD**. "Síntomas más frecuentes incluyen dolor en la sien, mejillas, detrás de los ojos y de los dientes o en la garganta. También puede haber una propensión a castañetear los maxilares, tensión cervical, constipación de las vías nasales, zumbido en los oídos y dolores de cabeza parecidos a migrañas. Es decir, bastante dolor en toda la zona facial".

Independientemente de que se trate de problemas de crecimiento, artritis o traumas (golpes en la mandíbula), el **TMD** es un malestar común. Una de cada tres personas lo padecen en alguna forma. A veces el **TMD** causa dolores mandibulares ocasionales. En ciertas personas puede ser la raíz de dolores de oído o jaquecas inexplicables. Muchas personas con **TMD** severo padecen ese tipo de dolor de cabeza que se manifiesta a través de un terrible dolor en la zona de las patillas. Si sospecha que padece de **TMD**, he aquí cómo puede aliviar el malestar.

Reposo. "El mejor remedio casero para el **TMD** es tratar su maxilar como trataría una rodilla lastimada. Otorgue el mayor reposo posible a la zona afectada y evite que el problema se agrave", dice el doctor Kayne. Eso significa que debe evitar *todos* los movimientos mandibulares innecesarios al comer o hablar y olvidarse de movimientos extensivos de quijada, como los que implica cantar o bostezar.

Evite el bostezo. Si siente que vaya a bostezar, evite la acción colocando el puño bajo la barba, aconseja el doctor Adrew S. Kaplan, director de la Clínica para el **TMJ** Dolor Facial del Hospital Mount Sinai y profesor clínico adjunto de odontología de la Escuela de Medicina Mount Sinai, ambas en la ciudad de Nueva York.

Protéjase del invierno. "Debe llevar siempre una bufanda y sombrero durante los días fríos del invierno", recomienda el doctor Kayne. "Abrigue bien cabeza y cuello para mantener un buen flujo sanguíneo". De esta manera, hay menos inflamación y dolor muscular.

No presione los dientes. Si tiene el hábito de presionar los dientes, como sucede con muchos de los que padecen **TMD**, haga lo siguiente. Coloque la lengua detrás de los dientes frontales para que descanse contra la parte superior de la boca, sugiere el doctor Owen J. Rogal, director del Centro del Dolor, un centro médico multidisciplinario, en Filadelfia, y antiguo director de la Academia Americana de Dolor Facial, de Cabeza y Cuello. Esta posición le ayuda a separar los dientes superiores e inferiores y a relajar el maxilar.

Tratar de adoptar esta nueva posición de la boca es importante por lo siguiente: Muchas personas reaccionan ante situaciones estresantes oprimiendo los dientes, dice el doctor Kayne. "Aunque el estrés no causa el **TMD** ciertamente lo agrava. Si lleva a cabo un esfuerzo consciente para mantener los labios cerrados, pero los dientes separados en situaciones de estrés ayudará a contrarrestar el **TMD**. (Para mayores consejos sobre cómo dejar de apretar o chirriar los dientes, consulte la página 444).

Coloque una almohada para dormir boca arriba. Dormir boca abajo o de lado presiona una parte de la quijada, lo que puede ocasionar el dolor del **TMD**, dice el doctor Kayne. Recomienda que compre un cojín cervical especial que le ayudará a dormir boca arriba. "Un médico o fisioterapeuta pueden prescribirle el grosor adecuado para su caso. La mayoría de las personas requieren el tamaño mediano", dice el doctor Kayne.

Pruebe el método de la toalla doblada. Este es otro método para asegurarse de que dormirá sobre la espalda. "Tome una toalla de baño, dóblela varias veces y colóquela a la altura de la articulación de las rodillas", sugiere el doctor Kayne. "De esa manera tiene las rodillas dobladas y es más difícil que se dé la vuelta".

Enderece su postura. Los trabajadores de escritorio son particularmente vulnerables al dolor de cuello del **TMD**, porque con frecuencia, al sentarse ante el escritorio, proyectan la barbilla hacia adelante, hace notar el doctor Rogal, quien le aconseja que si ese es su caso, o pasa mucho tiempo sentado, se levante cada hora más o menos para enderezar su postura.

Lo que no debe hacer

Una serie de hábitos que la mayoría inconscientemente llevamos a cabo con el maxilar puede ocasionar desastres en quienes padecen el desorden de la articulación temporomandibular (**TMD** por sus siglas en inglés). Estas son las prácticas habituales que tiene que *evitar*:

- Sostener el auricular del teléfono entre el cuello y el hombro.
- Colgarse bolsas pesadas del hombro al caminar.
- Cargar niños u objetos pesados.
- Recargar la cabeza o barbilla en la mano como *"El pensador"* de Rodin, durante largos periodos.
- Yacer sobre el estómago con la cabeza volteada hacia un lado.
- Yacer sobre la espalda con la cabeza echada hacia adelante para leer o mirar televisión.
- Apretar o chirriar los dientes cuando levanta cualquier objeto pesado (si hace pesas ¡preste atención a esto!)

Tome un calmante para el dolor. La aspirina es un medicamento maravilloso para cualquier problema muscular o de articulaciones, incluyendo el **TMD**, dice el doctor Harold T. Perry, antiguo presidente de la Academia Americana de Desórdenes Craneomandibulares y profesor de ortodoncia de la Escuela Dental de la Universidad del Noroeste en Chicago. Los productos con ibuprofén, como Nuprin también son recomendables. "Si opta por esa vía, tome aspirina o ibuprofén tres o cuatro veces al día durante 10 a 20 días", dice el doctor Kayne. "Pero sea consistente. Una vez que inició este tratamiento, no lo interrumpa, a no ser que note irritación estomacal. También tome una pastilla *después* de comer".

Siga una dieta blanda. Si lo asalta el **TMD** debe cuidar su dieta. "No coma alimentos que necesite masticar demasiado, tostados o duros durante 6 ó 12 semanas", aconseja el doctor Kayne. "Eso significa que todo lo que coma debe estar cocido u horneado. Sólo coma fruta y vegetales muy maduros. Nada de goma de mascar, nueces, pizza, pan tostado, bollos o carne, es decir, todo aquello que haga trabajar a sus maxilares". Después de diez días de una dieta blanda debe notar cierto alivio. Sin embargo, el doctor Kayne aconseja que continúe 12 semanas completas. "Si su condición no mejora sustancialmente después de eso, consulte a su médico".

Aplique calor. Cuando la mandíbula, cabeza o cuello duelan, aplique calor para aliviar el dolor. El calor aumenta el flujo sanguíneo y ayuda a eliminar el dolor muscular, explica el doctor Kayne.

O frío. Cuando el dolor se presenta en espasmos, se prescribe aplicar frío a la zona del problema, dice el doctor Kayne. "Coloque una bolsa de hielo durante diez minutos, luego retire otros diez minutos y continúe este proceso una hora". Asegúrese de envolver la bolsa de hielo en una toalla. Una bolsa de vegetales congelados funciona igual de bien.

Desórdenes afectivos de la estación

Es el mes después de Navidad, el bienestar ha partido.
Pero sigues comiendo. ¿Qué estará mal?
Lúgubre, triste. No está bien.
Y tu cintura es tan redonda como la del viejo Santa.
Todo el invierno la historia fue igual.
Muy poca alegría y mucho penar.
¿Qué hay que entender?
Una sorpresa invernal: ¡Quizá la respuesta es la estación!

Muy bien, no es un poema de Clement Moore, pero si se identifica con el... ejem, poema, tiene algo en común con uno de cada cinco norteamericanos que padecen los desórdenes afectivos de la estación (**SAD** por sus siglas en inglés).

Para muchas personas la vieja "tristeza invernal" simplemente significa que nos sentimos un poco alicaídos y melancólicos en la estación en la que *deberíamos* estar alegres; pero para aquellos que viven los **SAD** extremosamente, la tristeza les pega más dura que la nota desafinada de un trombón. "Se trata de una condición que puede comprometer su vida seriamente, al grado de no poder trabajar o convivir con la familia, algo que lo deja en un estado tan aletargado que apenas si puede salir de la cama", dice el doctor George Brainard, profesor de neurología y farmacología del Colegio Médico Jefferson de la Universidad Thomas Jefferson, en Filadelfia, e investigador sobre los beneficios de una terapia ligera para los **SAD**.

Ilumine ese ánimo

Una manera segura de aliviar la depresión invernal que provocan los desórdenes afectivos de la estación (**SAD** por sus siglas en inglés) es una terapia con un aparato especial de iluminación. El más común es la caja de luz, por lo regular, un artefacto cuadrado, algo más grande que un portafolios, que se coloca sobre una mesa. Otros artículos para tratar **SAD** tienen la forma de estaciones de trabajo, visores y simuladores de amaneceres. Los precios van de 200 a 500 dólares.

¿Y qué tienen de especial? "No es tanto un foco mágico que funciona", explica el investigador en terapia luminosa, doctor George Brainard, profesor en neurología y farmacología del Colegio Médico Jefferson de la Universidad Thomas Jefferson, en Filadelfia. "Lo que es importante es la dosis de luz y el hecho de que ésta se emita a *nivel de la vista*". Su intensidad es cinco o diez veces más que la de la iluminación interior normal. El tratamiento, según el doctor Brainard, consiste en *ver* repetidamente hacia la luz (no basta con que se refleje en la piel).

"La prescripción general son dos horas diarias para un aparato de 2,500 lux (unidad de intensidad luminosa)", dice el doctor Brainard. Debe colocar la caja de luz de modo que pueda ver la luz unos cuantos segundos directamente: una vez por minuto durante unas dos horas. "También puede usar una caja de luz de 10,000 lux 30 minutos al día".

Pero antes de hacer el gasto, un último consejo: "Primero vea a un médico o terapeuta calificado y asegúrese de que le diagnostique **SAD**", dice el doctor Brainard. "Este tratamiento no servirá si sólo tiene depresión, ya que únicamente funcionará para **SAD**". El especialista también puede aconsejarle en torno a las compañías serias que venden este artículo por correo.

Se han realizado investigaciones en torno a las causas de los **SAD** sin haber llegado a una conclusión definitiva, dice el doctor Norman E. Rosenthal, jefe de psiquiatría ambiental en el Instituto Nacional de Salud Mental en Bethesda, Maryland y pionero en investigaciones sobre los **SAD**. Aunque se desconoce el mecanismo, la mayoría de los doctores están de acuerdo en que una terapia ligera definitivamente ayuda a los que padecen este mal.

Los síntomas pueden incluir una tendencia a comer de más, dormir de más y hasta perder interés sexual, pero no tiene por qué alcanzar esos extremos. He aquí lo que puede hacer para contrarrestar un caso grave de tristeza.

Busque la luz. Aunque el mejor tratamiento para los **SAD** es una terapia de luz diurna mediante una "caja de luz" especialmente diseñada, la exposición a cualquier tipo de luz brillante es buena. "Llenar el cuarto de luz brillante, más no deslumbrante, ha ayudado a algunas personas", dice la doctora María Simonson, profesora emérita y directora del Programa de Estrés, Peso y Salud de las Instituciones Médicas Johns Hopkins, en Baltimore. ¡Atención! Mirar directamente la luz del foco de una lámpara o iluminación directa como sustituto de una caja de luz puede ser peligroso para su vista.

Vaya afuera. Los días son más cortos en invierno, pero puede aprovechar la poca luz que haya. "Cualquier tiempo de exposición puede ser útil", dice el doctor Henry Lahmeyer, profesor de psiquiatría y de ciencias del comportamiento de la Escuela Médica de la Universidad del Noroeste y codirector del Programa para el Sueño del Hospital Memorial del Noroeste, ambos en Chicago. "Debe tratar de pasar una hora más o menos fuera, hasta en días que no sean particularmente soleados".

Camine al amanecer. "Una investigación llevada a cabo en Suiza mostró que los pacientes de este mal que realizaban una caminata de unos 30 minutos al amanecer mejoraban significativamente", dice el doctor Brainard. "No sabemos con certeza si se debe al ejercicio, la luz solar o incluso el frío lo que los vigoriza, pero sea lo que fuere, ayuda".

Haga yoga. "Nuestra investigación parece indicar que algunas meditaciones específicas de yoga pueden influir en la glándula pineal (que controla ritmos temporales y estacionales), dice el doctor Eric Leskowitz, psiquiatra e investigador de **SAD** del Hospital Spaulding de Rehabilitación, en Boston. "El yoga también tiene un efecto general energetizador y ofrece un gran alivio para el estrés. Creo que su práctica es una manera óptima para iniciar el día si padece **SAD**.

Tome leche. Una forma de la vitamina **D** llamada soltriol que se encuentra en la leche puede ayudar a mantenernos en sincronía con el sol, según la teoría que se desprende del estudio del doctor Walter E. Stumpf, investigador de la Universidad de North Carolina en Chapel Hill. La teoría sostiene que el soltriol puede detonar la producción de hormonas "estimulantes" que mantienen el reloj biológico a tiempo.

Sea sistemático en sus hábitos de sueño. "Debe tener un horario sistemático de sueño. Esto puede ser muy bueno para todos, incluyendo los que padecen **SAD**", dice el doctor Alex Clerk, director de la Clínica de Desórdenes del Sueño de la Universidad de Stanford, en Stanford, California. "La tendencia suele ser dormir más a causa de **SAD** que acarrea el invierno, pero su cuerpo no necesita más sueño. Se sentirá mucho mejor si sigue un horario regular de sueño".

Diabetes

¿Quién se hubiera imaginado que usted podía ser *demasiado* dulce? Bueno, es posible, si tiene diabetes. Todo el azúcar adicional (o glucosa) que flota en su torrente sanguíneo puede ocasionarle problemas: daño en los nervios, pérdida de visión, infecciones, mala circulación, problemas de los riñones y el corazón, etcétera. Por eso es tan importante reducir el azúcar en la sangre a un nivel normal.

Por lo general, los alimentos que comemos se convierten en glucosa y se usan o almacenan en el cuerpo con pocos problemas. La hormona insulina circulante estimula la asimilación del azúcar por parte de las células del cuerpo; pero con la diabetes, algo falla. El páncreas, órgano encargado de producir la insulina, se vuelve irresponsable. Deja de producir la hormona por completo (el tipo I de diabetes) o produce demasiada, lo que provoca una resistencia a la insulina (el tipo II de diabetes). De una o de otra forma, la concentración de azúcar sube a los cielos.

Las personas que padecen el tipo I de diabetes, o dependientes de insulina, necesitan inyecciones diarias de esta hormona. El tipo II de diabéticos, o no dependientes de insulina, que son los más comunes, por lo regular no necesitan inyecciones de insulina, pero el 25 por ciento de ellos toman medicamentos para mejorar el metabolismo del azúcar.

Tratar el tipo II de diabetes con medicamentos, efectivamente reduce el azúcar en la sangre, pero en muchos casos, los médicos están prefiriendo tratar este tipo de diabetes a base de dieta y ejercicio. Han encontrado que este tipo de hábitos logran mucho más que sólo reducir el azúcar en la sangre.

"Se logra *mucho* más", dice el doctor James Barnard, profesor de fisiología de la Universidad de California, en Los Angeles, y consultor en el Centro de Longevidad Pritikin en Santa Mónica. "El mismo régimen que controla la diabetes hace otro tanto con el colesterol, la presión alta y la obesidad". Estas tres enfermedades, junto con el alto nivel de azúcar en la sangre, es lo que los doctores llaman el cuarteto mortal.

Esto es lo que los doctores recomiendan para tratar la diabetes con dieta y ejercicio. Para determinar qué es lo más apropiado para su situación personal, es importante que consulte al médico antes de hacer cambios.

Pierda peso. La mayoría de las personas con el tipo II de diabetes tienen un sobrepeso de 15 a 30 kilos y en su caso, con frecuencia basta que bajen de peso para controlar la diabetes, indica el doctor Barnard. Muchos estudios señalan que no es necesario alcanzar el peso normal para ver un gran descenso de la glucosa en la sangre, añade. "Cinco kilos pueden lograr una gran diferencia".

Pero no exagere. La dieta de moda, ayunar y saltarse comidas no sirve. Lo mejor es reducir el consumo de grasa de la dieta a 50 gramos diarios, recomienda Christine Beebe, directora del programa de diabetes en el Hospital St. James en Chicago Heights, Illinois, y presidente del Consejo de Ciencias de la Nutrición y Metabolismo para la Asociación Americana de Diabetes.

Haga ejercicio. "Camine vigorosamente de 45 minutos a una hora diario", aconseja el doctor Barnard. "Así, ayuda a reducir su peso y a corregir la resistencia a la insulina, que es el principal problema de la diabetes II".

Observe la exactitud de un reloj. "Si toma insulina o medicamentos para estimular la producción de insulina, como ocurre con algunas personas que padecen el tipo II de diabetes, hacer ejercicio a la misma hora, de tres a seis veces a la semana durante la misma cantidad de tiempo, puede ser muy útil", dice Christine Beebe. "De esa manera facilita el control del azúcar".

Si no hace ejercicio todos los días, preste particular atención a los días en que sí lo hace. "Quizá sea necesario que reduzca su dosis de insulina de un 30 a un 50 por ciento", aconseja Christine Beebe.

Cambie lo flácido por lo firme. La formación de músculos y un entrenamiento con pesas puede tener un papel clave en el control de la diabetes. "Si se tiene más músculo y menos grasa, se mejora la sensibilidad a la insulina, de modo que se necesita menos de esta hormona para responder al azúcar en la sangre", explica el doctor Bruce W. Craig, director de ciencias del ejercicio de la Universidad Ball State en Muncie, Indiana. "Esto significa que los diabéticos pueden reducir su consumo de insulina y controlar el azúcar en la sangre (su glucosa) óptimamente". Una vez que tenga el aval de su médico, únase a un club de salud que tenga equipo para entrenamiento con pesas. Pida al club instrucciones profesionales antes de comenzar.

Elimine la grasa. En el Centro de Longevidad Pritikin, la dieta se ha diseñado cuidadosamente para eliminar las grasas. Las comidas del centro han reducido a menos del 10 por ciento el contenido de calorías de origen graso. Por otro lado, del 10 al 15 por ciento es de proteína y del 75 al 80 por ciento de carbohidratos (como vegetales y frutas). ¿Qué aspecto tienen esos platillos? Granos y frijoles, vegetales, frutas, leche con bajo contenido de grasa y, ocasionalmente, un pedazo de pescado o ave. La buena noticia es que, a excepción de la carne, puede comer todo lo que quiera. El doc-

Cuándo ver al doctor

Si tiene diabetes, debe mantener una relación cercana con su médico, porque las revisiones periódicas son indispensables.

De modo que si piensa comenzar un programa de ejercicio, o quiere cambiar su dieta, es importante que involucre al médico desde el inicio.

Y como la dieta y el ejercicio pueden tener un impacto profundo e inmediato en el metabolismo de la glucosa y en los niveles de insulina, si toma insulina o medicamentos que estimulen la producción de esta hormona, el médico debe administrarle la dosis adecuada. "Por lo general, los pacientes tienen que reducir su dosis uno o dos días después de haber comenzado un programa de ejercicio para evitar un bajo nivel de azúcar", dice James Barnard, profesor de fisiología de la Universidad de California, en Los Angeles, y consultor en el Centro de Longevidad Pritikin, en Santa Mónica.

tor Barnard añade: "La reducción de la grasa le ayudará a controlar la diabetes y mejorar su salud en general".

Elimine el azúcar. "Esto está comenzando a ser un problema, porque muchos alimentos con bajo contenido de grasa que hoy se encuentran en el mercado, tienen demasiada azúcar refinada que tiene como fin darle mejor sabor. Los diabéticos deben evitar el azúcar refinada", advierte el doctor Barnard, quien le aconseja que evite este tipo de edulcorantes y que mejor lo obtenga de fruta. Lea las etiquetas de los productos y compre alimentos bajos en grasa y con endulzantes artificiales.

Tome muy en cuenta el desayuno. "Existe evidencia de que los diabéticos tienen más dificultad con los carbohidratos de la mañana, cuando la resistencia a la insulina es mayor", dice Christine Beebe. Si reduce los carbohidratos y añade proteína quizá se sienta mejor. Tome leche descremada y avena, por ejemplo, o en ocasiones un huevo poché con una rebanada de pan integral tostado, o queso cottage y galletas saladas. Revise el nivel de glucosa antes de la comida para ver cómo va. Al día siguiente podrá ajustar aún más su dieta si es necesario.

Considere el alcohol como una grasa. El alcohol tiene un alto nivel de calorías vacías. "Le recomendamos que reduzca su consumo de alcohol a menos de tres bebidas a la semana", dice el doctor Barnard.

Ingiera cromo. Asegúrese de consumir el cromo suficiente, un mineral que ayuda a normalizar el nivel de azúcar en la sangre, ya sea alto o bajo (le da a la insulina un impulso). De hecho, en algunos casos el cromo puede ayudar a *prevenir* el tipo II de diabetes.

Los estudios muestran que el norteamericano común no ingiere la cantidad suficiente de cromo en su dieta, aun cuando la ingestión de calorías es bastante alta, dice el doctor Richard A. Anderson, bioquímico del Centro de Investigación de la Nutrición Humana del Departamento de Agricultura de Estados Unidos, en Beltsville, Maryland. "Independientemente de cómo corte las cartas, no está ingiriendo el cromo suficiente en su dieta", dice, "ni siquiera las dietas diseñadas por dietistas garantizan la cantidad necesaria".

El doctor Anderson le recomienda que tome un suplemento adicional de cromo y de vitaminas y minerales. "En nuestros estudios usamos 200 microgramos al día, lo que funciona bastante bien", asegura el doctor Anderson. Sin embargo, consulte a su médico antes de ingerir cualquier suplemento.

Vuelva el rostro al Oriente. Las pruebas de laboratorio muestran que la canela y la cúrcuma (la especie dorada que tiene el curri) *triplica* la habilidad para metabolizar la glucosa de la insulina, dice el doctor Anderson. "Existe una larga historia acerca del tratamiento de la diabetes por medio de especias, sobre todo en la India, Pakistán y China". Si le gusta cocinar, consígase un par de libros de cocina orientales y haga sabrosas recetas a base de estas especias. Además, busque platillos con curri cuando cene fuera.

Diarrea

Si en futbol se dice que la mejor ofensa es una defensa, la diarrea es la mejor defensa *ofensiva* de su cuerpo. Ya sea que esta venganza se adjudique a Moctezuma, al especial del día, a un antibiótico desagradable, a una infección viral que se le coló o hasta al estrés, la diarrea es una manera dolorosa que tiene el cuerpo para decir, "No gracias".

Claro que la diarrea carece de cierta elegancia, pero con toda seguridad la compensa con efectividad. Un par de viajes al baño (bueno, quizá *más* de un par) y se vuelve a la vida, libre de lo que lo estaba molestando.

Aunque, por lo regular, le toma a la naturaleza de dos a cuatro días arreglar estas "correderas", aquí le diremos cómo deshacerse de ellas.

Siga una dieta clara. La mayoría de las personas saben que el alimento reco-mendado durante las primeras 24 horas de diarrea son los líquidos. Pero con esto no debe suponerse que cualquier líquido es útil. "Debe ingerir únicamente líquidos claros, es decir, si no puede ver a través de ellos, no los beba", advierte el doctor William B. Ruderman, presidente del Departamento de Gastroenterología de la Clínica-Florida Cleveland, en Fort Lauderdale y experto en diarrea. "Eso significa que debe tomar re-frescos, té, caldo y jugo de manzana. Las bebidas para deportistas como Gatorade son particularmente buenas, porque reemplazan los azúcares y electrolitos (potasio y sodio). Pero evite los jugos ácidos de cítricos, como naranja y toronja, y, especial-mente, el jugo de tomate". ¿Excepciones? La cerveza, aunque puede ver a través de ella, no vale. Tampoco el vino o el alcohol mezclado con otras bebidas. De hecho, el exceso de cerveza, vino o cualquier tipo de alcohol puede provocar diarrea.

Después de las primeras 24 horas los mejores alimentos sólidos son los "translú-cidos", caldo de pollo y gelatina. Debe elegir alimentos blandos que sean fáciles de digerir.

Cultívese con yogur. Una de las pocas excepciones en torno a la claridad de esta dieta es el yogur, cuyos cultivos activos contienen bacterias "buenas" que en sus intestinos se debaten con las bacterias "malas" que le provocan la diarrea. "El yogur es especialmente bueno cuando el mal se debe a envenenamiento con comida (la típica diarrea de los viajes)", dice el doctor Manfred Kroger, profesor de ciencias de la

---

Cuándo ver al doctor

Vea al médico si los síntomas de diarrea incluyen lo siguiente:

- Una fiebre constante de más de 38 grados.
- Un dolor abdominal más severo que la sensación de estómago revuelto que normalmente acompaña a la diarrea.
- No hay progreso o su condición empeora después de tres o cuatro días.
- Sangre, pus o mucosidad en las heces fecales.
- Incapacidad para retener líquidos durante más de 24 horas, u otras señales de deshidratación, como una sed constante y extrema, lengua reseca, ojos hun-didos y labios partidos o secos.

Aunque estos pueden ser síntomas de males menores, todos requieren la atención de un médico para que haga un diagnóstico.

alimentación de la Universidad Estatal de Pensilvania, en University Park. "También es efectivo cuando la diarrea se debe al estrés, a un antibiótico o a un tratamiento de radiación. Básicamente, los cultivos activos del yogur ayudan a la Madre Naturaleza a acelerar el proceso que reemplaza las bacterias benéficas, por lo que se sentirá mucho mejor más rápidamente". Si no le gusta el yogur, puede tomar cualquier producto lácteo acidofilo o fermentado. Revise en la sección de lácteos de los supermercados.

Endúlcese. Una cucharada de azúcar le ayuda a su cuerpo a retener lo que esté bebiendo. "La glucosa ayuda a su intestino a absorber agua, de modo que si endulza sus bebidas la absorberá más fácilmente", explica el doctor Ruderman. "Si está bebiendo té o jugo de manzana, añada una cucharadita de azúcar. Si bebe refrescos, elija los que están endulzados normalmente y aléjese de las variedades 'dietéticas'". (Si toma refrescos gaseosos, primero deje que se le escape el gas antes de beberlos.)

Cómo evitar la diarrea del viajero

Claro que quiere "experimentar" un país extranjero, pero sólo hasta cierto punto. El doctor William B. Ruderman, presidente del Departamento de Gastroenterología de la Clínica-Florida Cleveland en Fort Lauderdale y experto en diarrea le dice cómo puede llevarle la delantera a las "correderas" mientras viaja.

- Beba *únicamente* bebidas enlatadas o embotelladas, el agua incluida. No suponga que el agua es potable sólo porque se hospeda en un hotel elegante. El abastecimiento de agua del hotel es el mismo que el de toda la ciudad.
- No pida bebidas con hielo. "Uno puede estar seguro porque está bebiendo un refresco embotellado, pero luego le añade hielo, le da diarrea y se pregunta qué sucedió. No resultará tan refrescante, pero es mejor que tome su bebida tibia".
- No coma alimentos sin pelar o crudos. "Si va a comer una fruta de la región, pélela, aunque se trate de una manzana o pera. Y asegúrese de que todo lo que coma esté bien cocido".
- No crea que está totalmente seguro al viajar por Estados Unidos. "Yo sospecharía del abastecimiento de agua en cualquier zona de campamento del país que se encuentre en los bosques y la región montañosa. Lleve consigo su propia agua".

Por ahora, olvídese de las fibras. Este *no* es momento para alimentos como trigo entero o cualquier otra variedad que contenga altos niveles de fibra o de carbohidratos complejos. "No es bueno estresar su sistema con mucha fibra no absorbible", añade el doctor Ruderman. "Cuando se tiene diarrea, entre más blandos sean los alimentos que se ingieran, mejor". De modo que elija pan blanco y no integral, así como zanahorias cocidas, puré de manzana, pollo al horno (sin la piel) y otros alimentos que no le provoquen gases. Evite la pasta, el maíz, avena y la mayoría de las frutas, sobre todo las ciruelas, peras y manzanas. También coma plátanos, porque la diarrea puede ocasionar una baja de potasio y el plátano es rico en este elemento.

Diga no a los antiácidos. Con frecuencia, la acidez de ayer se convierte en la diarrea de hoy, sobre todo cuando la trata con medicamentos que se adquieren sin receta médica. "Los antiácidos son la causa más común de la diarrea relacionada con medicinas", dice el doctor Harris Clearfield, profesor de medicina y director de la División de Gastroenterología del Hospital de la Universidad Hahnemann, en Filadelfia. "Tanto Maalox como Mylanta contienen hidróxido de magnesio, que funciona exactamente como leche de magnesia, lo que hace a estos antiácidos una causa común de diarrea". Por el contrario, los antiácidos con hidróxido de aluminio pueden ocasionar constipación. (Es cierto que se trata del efecto opuesto, pero es igualmente indeseable.)

Beba agua. "Entre más líquidos beba, se sentirá mejor", dice el doctor Ruderman. "Aunque no tenga sed es importante tomar bastantes fluidos, porque la diarrea puede ocasionar deshidratación". ¿Su consejo? Por lo *menos* de 6 a 8 vasos cada dos horas. "Debe de beber entre dos y tres litros al día", aconseja el doctor Ruderman.

Nota: Beba aún más si no ha orinado durante las últimas seis horas, siente sed o tiene los ojos hundidos. Y beba *bastante* si siente la lengua muy seca y los labios se secan y empiezan a partirse.

No suponga que su vida será color de rosa con medicamentos rosas. Si cree que la diarrea es el resultado de algo que comió, pero también tiene fiebre, *no* tome Pepto-Bismol. "Los antidiarreicos, como el Pepto-Bismol pueden *prolongar* la salmonela (envenenamiento por comida)", advierte el doctor Ruderman. Este medicamento hace que la movilidad del sistema digestivo sea más lenta, es decir, la velocidad con la que se procesa el alimento, de modo que lo que le haya hecho daño permanece en su cuerpo más tiempo. (Sin embargo, si tiene la familiar diarrea del viajero, *sin* fiebre, el Pepto-Bismol puede serle útil.)

Diente desportillado

Q uizá fue esa barrida que le dio el punto al equipo, o la manera en como chirrió los dientes la última vez que el mercado de valores se cayó. Hasta pudo haber sido el gancho izquierdo que recibió durante esa trifulca en la cantina. Sin embargo, lo que importa es que se desportilló el diente, el cómo lo hizo, sin duda, es irrelevante.

Sin embargo, ese pequeño pedacito puede reducir mucho el valor de su sonrisa de un millón de dólares. Y si esa condición se acerca más a un noqueo mayor, deberá visitar lo más pronto que pueda a su dentista para asegurarse de que esos aperlados dientes no se deprecien todavía más. (Si hay dolor punzante o inflamación, busque ayuda profesional inmediatamente).

Sin embargo, con frecuencia, la pequeña rotura es sólo una molestia: le raspa la lengua y cada vez que ésta se topa con el diente desea que la superficie de la acción fuera pareja como antes. Si no puede ver al dentista enseguida, esto es lo que puede hacer para emparejar los bordes ásperos.

Límese cuidadosamente. Con una lima de cartón, de las que venden en cualquier farmacia, puede limar el borde irregular, dice el doctor Douglas Brown, dentista de Wyomissing, Pensilvania. "Por supuesto, debe hacerlo con cuidado para que no se le pase la mano, un par de roces bastarán para emparejar el borde y dejar de rasparse la lengua". El doctor Brown recomienda que lleve a cabo esta acción ante un espejo para ver lo que está haciendo.

Un arreglo rápido para salir del paso. "Puede usar un producto llamado Dentemp, de venta en las farmacias. Este producto está indicado especialmente en situaciones en que se le desportilla un diente o se le cae un empaste y no pueda acudir al dentista enseguida", dice el doctor Allen R. Crawford, Jr., dentista de Macungie, Pensilvania. "En cuestión de minutos le nivela la parte rota del diente para que deje de hacerle daño".

Dentemp también actúa como aislante contra lo frío y lo caliente, algo muy importante en vista de que el nervio de un diente roto puede transmitir un dolor muy agudo al morder alimentos muy fríos o muy calientes.

Diverticulosis

E stá muy bien portarse refinado en la mesa, pero cuando come de esta manera no espere que su colon siempre guarde sus buenos modales.

Vivir de alimentos refinados y totalmente procesados, así como otros
productos con un bajo nivel de fibra somete a su colon a tanta presión (al hacer pasar
por él heces duras y secas) que puede desarrollar pequeñas bolsas llamadas divertí-
cula. Como consecuencia esto provoca gases, calambres, indigestión severa y hasta
diarrea o estreñimiento cuando estas bolsas se inflaman.

Todavía peor, las heces pueden atorarse en las bolsas, ocasionando un sangrado
interno y una seria infección. Esta condición es lo que se llama divertic*litis*, y se
presenta en sólo el 5 por ciento de los casos y, por lo regular, requiere de cirugía. Sin
embargo, una versión menor de este problema, la diverticulosis, es más común que la
versión que requiere de cirugía. Muchas personas, después de consultar al médico,
han aprendido tratarse solas la diverticulosis. Aquí le decimos cómo.

Engolosínese con fibra. "Una dieta alta en fibra es la respuesta para tratar la
diverticulosis", dice el gastroenterólogo, doctor Alex Aslan, médico del Centro Médico North Bay en Fairfield, California. "Eso ayuda a normalizar las heces fecales y a
reducir la presión sobre el colon, que es lo que ocasiona el problema en primer lugar".

Para comer más fibra, limite el consumo de alimentos procesados. A cambio, siempre
trate de comer más pan de granos enteros, granos y cereales, frijoles, frutas y vegetales.

También puede obtener beneficios si ingiere diariamente un producto con psilio,
como el Metamucil. El psilio es un ingrediente natural con alto contenido de fibra que
puede ayudarlo a acelerar el movimiento de los intestinos. Sólo siga las indicaciones
del paquete.

Asegúrese de incrementar paulatinamente su ingestión de fibra, dice el doctor
Stephen Hanauer, profesor de medicina de la Sección de Gastroenterología del Centro Médico de la Universidad de Chicago. Y no se dé por vencido si desarrolla algunos
síntomas de gases, es normal cuando se inicia una dieta con alto contenido de fibra.

Ingiera líquidos. Si bien la mayoría de los doctores recomiendan que todos beban no menos de seis vasos de agua diarios, es especialmente importante que así sea
si padece de diverticulosis. Los líquidos son un socio importante de la acción suavizante que tiene la fibra sobre las heces fecales y combate el estreñimiento, que está

Cuándo ver al doctor

Más de la mitad de las personas que superan los 60 años padecen diverticulosis, pero la mayoría no necesita de atención médica seria, dicen los doctores. Sin embargo, si está desarrollando una diverticulitis (que potencialmente puede atentar contra su vida), nota fiebre y un dolor severo en la porción inferior izquierda de la región abdominal, posiblemente es señal de una infección que puede tratarse con antibióticos y descanso, o bien, ser un problema más serio de hemorragia interna que quizá requiera cirugía. Sea cualquiera de los casos, un médico deberá determinarlo.

---

asociado a la diverticulosis, señala el doctor Samuel Klein, profesor de medicina de la División de Gastroenterología y de la División de Nutrición Humana de la Escuela de Medicina de la Universidad de Texas, en Galveston.

No fume. "Además de ser lo peor que puede hacer contra su salud en general, fumar es terrible para los intestinos", dice el doctor Hanauer. "Aumenta la movilidad de sus intestinos, pero la nicotina reduce el flujo sanguíneo, lo que aumenta la posibilidad de calambres".

Café, no; alcohol, sí, pero... También debe reducir o eliminar el consumo de café, ya que la cafeína puede provocar diarrea y los químicos de los granos de café pueden ocasionar calambres, añade el doctor Aslan. El alcohol en pequeñas cantidades, no más de dos bebidas al día, puede *ayudar* a relajar los espasmos del colon, dice el doctor Marvin M. Schuster, jefe del Departamento de Enfermedades Digestivas del Centro Médico Francis Scott Key y profesor de medicina y psiquiatría de la Escuela de Medicina de la Universidad de Johns Hopkins, ambos en Baltimore.

Salga a caminar. "Correr estimula la actividad intestinal y es muy útil para quien es irregular", aconseja el doctor Hanauer. Otro tipo de actividades aeróbicas, como nadar, andar en bicicleta y caminar con velocidad también mejoran el flujo sanguíneo en el colon.

Evite las semillas. Alimentos como las nueces, rosetas de maíz y otras partículas duras pueden atorarse en las divertículas y ocasionar una inflamación, advierte el doctor Klein. De hecho, algunos expertos recomiendan que evite cualquier partícula pequeña y dura que pueda alojarse en las bolsas, esto incluye semillas de girasol y de ajonjolí.

Dolor de caballo

¿Qué tiene en común correr en la carrera anual de cinco kilómetros de Hermitage, Pensilvania, Gobble Wobble con la vuelta al rodeo en cinco segundos del vaquero Bob montado en el "Enviudador"? Fácil: en ambos eventos el entusiasta participante corre el peligro de contraer un molesto dolor de caballo.

El golpear contra el pavimento, montar un caballo bronco y demás bufonadas salvajes y alocadas, pueden hacer que su diafragma entre en un estado repentino de espasmo.

Al exhalar, el diafragma se levanta, lo que aumenta la tensión de los ligamentos que están entre este músculo y otros órganos internos", explica el doctor Owen Anderson, editor de *Running Research News* (Noticias de la investigación sobre correr), en Lasing, Michigan. "Si al correr el pie pega en el suelo justo en ese momento, hay una sacudida que altera el diafragma temporalmente". Otra teoría sugiere que el esfuerzo excesivo, como en una carrera o competencia, recae sobre el diafragma y lo hace entrar en espasmo.

Pero no tiene por qué colgar los tenis o manear a su caballo para contrarrestar el dolor de caballo. He aquí cómo puede aliviarlo antes de que interfiera en sus ambiciones competitivas.

Tonifique su abdomen. Unos músculos abdominales fuertes ayudan a sostener los órganos internos que se cree intervienen en el dolor de caballo. Fortalezca estos músculos haciendo abdominales. Recuéstese sobre la espalda con las rodillas dobladas y los pies sobre el piso. Cruce las manos sobre el pecho. Eleve el torso y espalda lentamente unos siete centímetros del piso y exhale lentamente. Luego *inhale* al regresar lentamente al piso. Repita 20 veces.

Gruña. Esta técnica suena primitiva, pero el doctor Anderson dice que gruñir ante la primera señal de dolor de caballo es un remedio infalible. "Cuando su pie toque el suelo gruña con fuerza, esto permite que el diafragma se libere y relaje parte de la tensión". No es necesario estar gruñendo durante toda la carrera, a no ser que quiera asustar a los demás competidores, dice el doctor Anderson.

Pies sobre cabeza. Este es otro remedio del doctor Anderson para un severo dolor de caballo. Cuando sienta que le va a dar, deje de correr, recuéstese boca arriba y eleve las rodillas sobre la cabeza. El dolor debe ceder inmediatamente. De no ser así, llame al médico, recomienda el doctor Anderson, ya que el malestar puede ser señal de un ataque cardiaco.

Respire con el abdomen. En lugar de respirar rápido y corto, debe respirar profundamente. La mejor manera de aprender: practique todos los días cinco minutos. Recuéstese boca arriba y coloque un libro sobre el estómago. En cada inhalación trate de elevar el libro antes de expandir el pecho, dice el doctor Anderson. Esta acción del diafragma hace que respire profundamente de manera automática.

No coma y corra. Si tiene tendencia a desarrollar dolor de caballo, evite comer o beber durante un par de horas antes de correr o participar en el recorrido de un camino abrupto. Un estómago lleno presiona el diafragma, creando una mayor tensión y el resultante dolor de caballo. "Para las carreras largas como maratones es necesario ingerir mucho líquido, pero en carreras de diez kilómetros y competencias más cortas, debe tratar de prescindir del líquido", aconseja el doctor Anderson. Sin embargo, experimente con cantidades para saber qué tanto líquido puede tolerar. La única precaución que debe considerar cuando vaya a correr en el calor es tomar aproximadamente dos vasos de agua una hora antes. Después, tome tragos de agua cada diez minutos, ya tenga tendencia o no al dolor de caballo, recomienda el doctor Anderson.

No tome bebidas carbonatadas. Algunos expertos creen que una de las causas del dolor de caballo se debe al gas de las bebidas carbonatadas que se queda atrapado, dice Susan Perry, fisioterapeuta especialista en medicina del deporte de la Clínica Fort Lauderdale de Medicina del Deporte, en Fort Lauderdale, Florida. Es mejor evitar las bebidas carbonatadas durante un margen de unas cuantas horas antes de participar en la actividad, recomienda.

Modere el paso. Correr con un poco menos de velocidad puede impedir que el dolor de caballo lo saque de la carrera, dice el doctor Anderson. "Al sentir la débil sensación del dolor de caballo, simplemente desacelere un poco el paso. Trate de relajarse y cambiar los patrones de respiración. En cinco minutos ni se acordará que tuvo ese incipiente malestar".

Cambie su especialidad. "Si ha probado *todo* y sigue padeciendo dolor de caballo al correr, considere cambiar su actividad física a la bicicleta o caminata", aconseja el doctor Anderson.

Dolor de encías

Se dice que el dolor es la manera que nuestro cuerpo tiene de decirnos que algo no anda bien. Pero cuando se trata de las encías, la naturaleza no siempre usa la vía rápida. Es más frecuente que el mensaje venga a lomo de mula: para cuando llega, la situación puede estar muy avanzada. De modo que si su encía está avisándole que algo no anda bien, el mensaje puede quedarse corto.

Pero, ¿por qué duelen las encías? "Puede tratarse de infecciones serias causadas por bacterias, o de otro tipo de problema relacionado con la piel de las encías, explica el doctor Kenneth Kornman, profesor y antiguo director del Departamento de Periodoncia del Centro de Ciencias de la Salud de la Universidad de Texas, en San Antonio. Existen muchas condiciones infecciosas que pueden ocasionar dolor, o bien, de vez en cuando, la piel de las encías se plaga de una enloquecedora colección de úlceras, llagas, quemaduras, crecimientos y lesiones.

Pero estos malestares tienen algo en común: si no les presta atención pueden ocasionarle un problema realmente serio, de modo que no se arriesgue cuando ese dolor poco común haga su aparición. Vaya volando a la silla del dentista y mientras tanto haga lo siguiente para encontrar alivio.

Elimine el dolor cepillándolo. El eliminar las bacterias a través del cuidado dental no sólo lo previene contra enfermedades en las encías, sino que también le brinda un rápido alivio para el dolor, dice el doctor Kornman. Cepíllese cuidadosamente los dientes (con un cepillo suave), límpielos con hilo dental y enjuague con agua tibia. Además, un producto como Listerine, diluido o concentrado, puede disminuir parte de la presencia bacteriana y aliviar algo del dolor. (Sin embargo, para algunas personas el alcohol que contienen estos productos puede empeorarles el dolor, de ser así, suspenda su uso.)

No se frote. El masaje a sus encías sólo puede causarle más irritación, advierte el doctor Kornman.

Enjuáguese con agua salada tibia. "Haga buches de agua tibia salada cuidando que pase entre los dientes y las encías", aconseja el doctor Leslie Salkin, director de la especialidad de periodoncia y profesor de periodontología de la Escuela de Odontología de la Universidad Temple, en Filadelfia. "Tiene un efecto calmante. Si tiene un absceso, la sal ayudará a extraerlo y drenarlo". El doctor Salkin le recomienda que ponga una cucharadita de sal en un vaso de agua tibia. (Este remedio también es el primero de la lista en los casos de quemaduras, cortadas, úlceras y heridas.)

Elimine el dolor con un analgésico. Cualquier medicamento, que no requiera prescripción médica, que sirva para aliviar el dolor y la inflamación funcionará de maravilla para su encía enferma. También le ayudará a reducir la fiebre si el dolor se lo ha causado una infección. "Hemos encontrado que en la mayoría de las enfermedades dentales es la inflamación lo que ocasiona el malestar", dice el doctor Samuel Low, profesor y director de periodontología para graduados del Colegio de Odontología de la Universidad de Florida, en Gainesville. "Consecuentemente recomendamos productos antinflamatorios, como ibuprofén (Advil)". También puede tomar aspirina si no le provoca reacciones adversas.

No aplique aspirina sobre la encía. "Por algún motivo, hay personas que tienen la idea de que aplicar aspirina directamente al área afectada de la encía es bueno", dice el doctor Kenneth H. Burrell, director del Consejo de la Asociación Dental Americana sobre Terapéutica Dental, en Chicago. Eso no puede estar más lejos de la verdad, hace notar. "Desafortunadamente, lo único que logra es provocarse una quemadura química en el tejido de la encía. Nunca lo haga".

Use hielo. Si desea un antinflamatorio natural, el doctor Low recomienda el hielo. "Funciona muy bien contra la hinchazón y también como un anestésico local que adormece las terminaciones nerviosas". Coloque un paquete de hielo envuelto en una toalla sobre la mejilla o labio que esté cerca del área adolorida.

Humedezca su boca. El doctor Salkin también recomienda que chupe trocitos de hielo o una pastilla de limón si la irritación de su encía se debe a que tiene la boca seca. Eso deberá bastar para subsanar la falta de saliva.

Válgase del poder del agua oxigenada. Muchas de las bacterias que provocan el dolor en la encía no pueden sobrevivir en oxígeno, de modo que algunos dentistas recomiendan que use agua oxigenada, que puede comprar en cualquier farmacia y luego diluirla. El doctor Low recomienda enjuagarse con una solución de mitad agua y mitad agua oxigenada.

También use el bicarbonato de sodio. Otra manera de luchar contra las bacterias es con el polvo de hornear casero (bicarbonato de sodio). Mezcle un poco de este polvo con agua y haga una pasta, luego aplíquela con suavidad sobre la encía, sugiere el doctor Low. Pero tenga cuidado, el uso excesivo puede resultar abrasivo para el tejido de la encía.

Cuándo ver al doctor

Si cree que esa punzadita de dolor es la primera señal de una enfermedad en la encía, puede estar lastimosamente equivocado (no se trata de un juego de palabras). La enfermedad puede tener ya un estado avanzado en la encía para el momento en que el dolor se presenta. De modo que vaya al dentista aun si el dolor al parecer desaparece.

También debe consultarlo si sus encías están irritadas (de color rojo), sensibles, se ven decoloradas o sangran, *presenten o no dolor.*

"Consulte con su dentista general antes de acudir con un periodontista (especialista en encías)", dice el doctor Samuel Low, profesor y director de periodontología para graduados del Colegio de Ondotología de la Universidad de Florida, en Gainesville. "Un dentista está capacitado para manejar muchos de estos problemas y, de ser necesario, podrá enviarlo al periodontista".

Adormezca la encía. Si tiene una cortada, quemada, ulceración o cualquier problema en la piel de las encías, el doctor Kornman dice que lo mejor que puede hacer es aplicar alguno de los muchos ungüentos y jaleas que contienen benzocaína que se venden sin receta médica. Su acción adormecedora brinda alivio instantáneo. También disminuye mucho el dolor asociado a serias infecciones en las encías.

¿Alguien prefiere té? Algunos doctores recomiendan que se sostenga una bolsa de té mojada sobre la abrasión o afta de la encía. Las hojas de té contienen tanino, un astringente que también tiene un poder sedativo.

Diga no al tabaco. "En los fumadores se ve una gran destrucción de encías", advierte el doctor Salkin, quien además señala que el fumar contribuye a problemas en las encías y puede exacerbar cualquier infección o ulceración. El tabaco masticado también es irritante y puede ocasionar una variedad de cánceres, señala el doctor Salkin. Además, fumar contribuye, con frecuencia, a provocar fisuras en el tejido de la boca, o bien, empeora esta condición si ya la padece.

Dolor de espalda

T omando en cuenta el malestar y las molestias que causa, el dolor de espalda puede ubicarse al lado del catarro común. Y como el catarro común, que responde tan bien a la sopa de pollo como a los antibióticos, "el tratamiento efectivo para el dolor crónico de espalda requiere el uso consistente de al parecer los remedios más simples, nada de métodos científicos de vanguardia", comenta el doctor Brent V. Lovejoy, especialista en medicina ocupacional, en Denver y consultor médico para la industria de la construcción.

Sólo cerca del 20 por ciento del dolor agudo de espalda puede ser tratado a partir de una causa obvia como, por ejemplo, un disco herniado. De manera que la mayoría de los casos del dolor de espalda se consideran problemas "mecánicos" y no son fáciles de diagnosticar.

"Consulte a diez médicos y obtendrá diez opiniones distintas sobre dónde exactamente se origina su dolor de espalda", dice el doctor Scott Haldeman de la Universidad de California, en Irvine, y profesor adjunto del Colegio Quiropráctico de Los Angeles. Pueden estar implicados espasmos musculares, articulaciones dañadas y ligamentos estirados.

Lo que sí se sabe con seguridad es que además de obtener una evaluación médica, hay muchas medidas que puede llevar a cabo tanto para aliviar como para prevenir futuros dolores de espalda. De hecho, algunos de estos consejos son tan importantes que los médicos que tratan el dolor de espalda con éxito los consideran esenciales, no opcionales.

Mejore su condición física. Si tiene una lesión en la espalda que no requiere cirugía, los estudios señalan que el nivel de su capacidad aeróbica es la única y más importante posibilidad de mejorar, afirma el doctor Lovejoy. En otras palabras, si tiene una buena condición física, será mucho más fácil su recuperación.

Es por eso que el ejercicio aeróbico diario es el "tratamiento correcto" desde el punto de vista del doctor Lovejoy y varios más. "A los trabajadores de la construcción que atiendo, les recomiendo caminatas rápidas sosteniendo pesas manuales y un entrenamiento de fuerza con pesas libres", añade. Por su parte, el doctor Haldeman recomienda: "Realice una actividad que le resulte confortable de manera continua".

Amortigüe su calzado. El impacto del estrés que se origina al correr y hasta al caminar normalmente recae sobre la espalda, lo que, para una espalda débil, puede significar dolor.

El calzado diseñado específicamente para absorber ese impacto, como los zapatos para correr, o las plantillas con esta misma función, que venden en las tiendas de artículos para deporte, pueden reducir el dolor de espalda", informa el doctor Arkady Voloshin, investigador y profesor de ingeniería en el Departamento de Ingeniería Mecánica y Mecánica en la Universidad Lehigh, en Bethlehem, Pensilvania. En un estudio, el doctor Voloshin encontró que 80 por ciento de los que sufren dolor de espalda informaron de un rápido y significativo alivio cuando cambiaron sus zapatos de calle comunes por un calzado ligero, de suela flexible y con cojines que absorben el impacto.

Repose, pero después muévase. Descanse, no haga ejercicio, es lo que la mayoría de los doctores recomiendan en un *principio* ante un dolor agudo de espalda. "Pero también le decimos a la gente que con el fin de que su circulación vuelva a activarse, necesita levantarse y caminar unos 45 minutos de cada tres horas", indica el doctor Lovejoy. "De otro modo, se ponen rígidos como una tabla y todo lo que hagan les dolerá".

Cuándo ver al doctor

"El setenta a noventa por ciento del dolor de espalda desaparece solo o con un remedio casero menor", señala el doctor Scott Haldeman, profesor clínico del Departamento de Neurología de la Universidad de California, en Irvine, y profesor adjunto del Colegio de Quiroprácticos de Los Angeles.

Debe ver al médico si su dolor de espalda no mejora después de tres días o si es tan intenso que no se puede mover de la cama. También necesitará consejo profesional si sus piernas están demasiado débiles o adormecidas o si el dolor de espalda va acompañado de fiebre, calambres estomacales, dolor de pecho o dificultad para respirar.

En algunos casos el dolor de espalda puede estar asociado a una pérdida del control de los intestinos o la vejiga, lo cual requiere atención inmediata, porque puede indicar la presencia de un disco severamente herniado o una espina dorsal o nervio dañados.

No exagere el periodo de reposo. Más de dos días en cama pueden resultar contraproducentes, opina el doctor Richard A. Deyo, profesor en el Departamento de Medicina y Servicios de la Salud de la Universidad de Washington, en Seattle.

El doctor Deyo encontró que pacientes con dolor de espalda a quienes se recomendó quedarse en cama solamente dos días, perdieron 45 por ciento menos días laborables en los siguientes tres meses en oposición a aquellos que recibieron la prescripción de reposar una semana entera. Los músculos pueden debilitarse rápidamente cuando se reposa demasiado tiempo en cama y los músculos débiles pueden perpetuar el dolor de espalda.

Use aspirina, Advil o Tylenol. Cualquier calmante que contenga aspirina, ibuprofén (Advil) o acetaminofén (Tylenol) puede aliviar su dolor de espalda, dice el doctor Haldeman. Sin embargo, no utilice calmantes antes de sentir el malestar. Si sabe que se sentirá mal después de realizar una actividad, como correr, es mejor no hacerlo a disfrazar el dolor con medicamentos", recomienda el doctor Haldeman. Recuerde que no debe dar aspirina a los niños, pues existe el riesgo del síndrome de Reye.

Revise su postura. No se trata de parecer un poste o un espagueti. Una postura erecta, pero relajada, tanto de pie como sentado, imprime menor presión a los músculos de la espalda, dicen los expertos.

Descubra la posición en la que descansa más. ¿Su espalda le está dando problemas? Ponga en práctica esta técnica de relajación: recuéstese sobre el piso y con las rodillas dobladas a un ángulo de 90 grados, coloque las pantorrillas sobre el asiento de una silla. "Esta posición es muy eficaz para reducir la presión de la espalda", afirma el doctor Haldeman. "La mayoría de las personas la encuentran bastante cómoda".

Caliente sus músculos antes de adquirir velocidad. Como las bandas de hule viejas, los músculos rígidos pueden rasgarse cuando un movimiento repentino los estira. De modo que primero caliéntelos con unos minutos de caminata relajada. Balancee sus caderas y brazos al caminar, luego practique lentamente unos giros de lado a lado. Si está planeando realizar una actividad específica, como un *swing* de golf, realice el movimiento varias veces, lentamente, antes de añadirle velocidad y fuerza.

Pruebe un poco de relajación en agua o yoga. Los ejercicios en el agua, especialmente los de un programa para la artritis, son una manera segura y efectiva para contrarrestar el anquilosamiento de los músculos de la espalda que no se han estirado durante un tiempo, dice el doctor Haldeman. Consulte con su médico, hospital o centro de salud para saber dónde se imparten estos programas. Muchas personas con problemas de espalda también han obtenido resultados benéficos con el yoga, según el doctor Haldeman (siempre y cuando se tome en cuenta que deben iniciar con moderación y avanzar según la propia tolerancia y habilidad.)

Deslícese sobre una pelota de tenis. Es posible aliviar el dolor con el método llamado "acupresión" o "punto detonador", usando una pelota de tenis, dice el terapeuta Robert King, codirector de la Escuela de Terapia de Masaje, en Chicago, y masajista terapeuta certificado a nivel nacional. (También recomienda el uso de los artículos de madera que se han diseñado para aminorar malestares y dolores, por ejemplo, el Backnobber.)

Para el tratamiento con la pelota de tenis recuéstese sobre una superficie dura y coloque bajo usted la pelota de tenis de modo que presione el área adolorida. Deslícese sobre la pelota gradualmente, usando el peso de su cuerpo, hasta que el dolor de la zona sensible se calme.

Para disminuir el dolor, no fume. Los trabajos experimentales han mostrado que fumar reduce la cantidad de oxígeno que por ósmosis viaja hasta los discos de la espina dorsal mientras duerme. "Si fuma un paquete de cigarrillos al día, probablemente su dolor de espalda será el doble del que tendría si no fumara", dice el doctor Lovejoy.

Enfríelo. Si desea prepararse para un enfriamiento amable, primero congele agua en un vaso desechable. Una vez que esté listo, el doctor Haldeman dice: corte un lado del vaso de modo que quede al descubierto un centímetro y medio de hielo. Recuéstese boca abajo con una toalla sobre la espalda y haga que un amigo o cónyuge le dé masaje a la parte adolorida con el hielo, que no debe aplicarse directamente a la piel. También puede recostarse boca arriba con las rodillas dobladas y colocar una bolsa de hielo machacado, envuelta en una toalla mojada bajo la parte adolorida y deslizarse sobre ella, aconseja el doctor Lovejoy.

Caliéntelo. Un cojín térmico o una botella de agua caliente puede ayudar. O, simplemente, colóquese frente a una estufa encendida para aliviar el dolor. ¿Cómo puede saber si le va mejor el frío o el calor a su espalda? Ponga en práctica uno u otro método durante cierto tiempo y vea cuál le resulta mejor, sugiere el doctor Haldeman.

Dolor de estómago

Ha pasado tiempo desde que usaba un dolor de estómago como excusa para no asisir a la escuela. Ahora quizá siga aprendiendo un par de cosas sobre cómo evitar este tipo de molestia abdominal, como pasar de largo el platillo especial durante la próxima cena de la localidad.

La comida es sólo una de las causas del dolor de estómago. "De hecho, es más probable que el estómago duela cuando está vacío, a causa de los ácidos estomacales", dice el doctor Michael Oppenheim, médico familiar y autor de *The complete Book of Better Digestion* (El libro de la buena digestión). El doctor Oppenheim señala la acidez como una de las causas. "La ansiedad es otra causa común, sobre todo entre los niños", añade.

Los médicos aconsejan que sobrelleve el dolor, pero algo puede hacer para que el dolor pase más rápido.

Tome antiácidos. "Si el dolor se presenta cuando el estómago está vacío, el alimento no es el motivo", dice el doctor Oppenheim. "Es más probable que se deba a

Cuándo ver al doctor

La mayoría de los dolores estomacales son males menores que no necesitan la atención de un médico, dice el doctor William B. Ruderman, director del Departamento de Gastroenterología de la Clínica Cleveland-Florida, en Fort Lauderdale. "Pero si el dolor se vuelve intolerable o va acompañado de vómito, fiebre, náusea excesiva o retortijones en una persona que en general no tiene problemas de salud, probablemente deba consultar a su médico". Esto podría indicar un envenenamiento por alimentos o una condición abdominal más seria, como apendicitis o úlcera estomacal.

Si el dolor estomacal dura más de 24 horas, llame a su médico, añade el doctor Ruderman. El dolor prolongado puede ser señal de algo más serio.

¿Qué causa el gorgoteo estomacal?

El gorgoteo estomacal puede atraer su atención, pero ¿ameritará su preocupación? "No hay mucho que pueda hacer al respecto y tampoco es necesario", dice el doctor William B. Ruderman, director del Departamento de Gastroenterología de la Clínica Cleveland-Florida, en Fort Lauderdale. Para entender esta condición, llamada borborismo, piense en su estómago como un procesador de alimentos. Cuando come, su estómago muele y mezcla el alimento como parte de la digestión. El ruido que escucha es el sonido de los intestinos al comprimir y hacer pasar esta solución".

la acidez estomacal, de modo que un antiácido es la respuesta". Casi cualquier antiácido puede ayudar a neutralizar la acidez estomacal, pero también puede tener otros efectos sobre la digestión, dependiendo del tipo que elija. "Lo principal es saber la cantidad de calcio y magnesio que estos productos tienen", señala el doctor William B. Ruderman, director del Departamento de Gastroenterología de la Clínica Cleveland-Florida, en Fort Lauderdale. "Si tiene propensión hacia problemas de constipación, elija una marca que marque el magnesio como su componente principal. Si su tendencia es hacia la diarrea, elija la que mencione calcio primero".

Tome un bocadillo. Si su dolor de estómago no es porque comió mucho, un bocadillo ligero le ayudará a absorber el ácido estomacal.

"Una dieta blanda es lo mejor, plátanos y galletas", sugiere el doctor Ruderman. "El jugo de manzana es una excelente opción, no así jugos muy dulces, como el de fresa o frambuesa, ni bebidas ácidas, como el jugo de naranja". Estas últimas pueden *agravar* la acidez estomacal.

Beba para eructar. Si le duele el estómago porque comió mucho, entonces la solución más rápida de alivio es eructar. Los adultos pueden tomar un producto como Alka-Seltzer, pero los niños preferirán un remedio de mejor sabor.

"Sigo tratando este tipo de malestar estomacal como lo hacía mi madre, con *ginger-ale* o cola sin gas", dice la doctora Perri Elizabeth Klass, pediatra de Boston y autora de *Baby Doctor* (Doctor de bebés). "La carbonación del refresco ayuda a elevar los gases estomacales de modo que al repetirlos uno se siente mejor. Por otro lado, si se desgasifica un poco la bebida adquiere un ligero sabor medicinal, lo que quizá ayude a nivel psicológico".

Relájese. Mamá tenía la mitad de razón cuando nos daba una agradable taza de té caliente. "El té, sobre todo el de hierbabuena, puede calmar el estómago, pero debe estar tibio, no caliente", dice el doctor Ruderman. "En general se sentirá mejor con bebidas tibias. Lo frío o lo caliente puede inducir respuestas espásticas del estómago que aumentarán la presión y el dolor".

Válgase de la fibra. Los estudios muestran que la incidencia de malestar estomacal se redujo a la mitad entre los niños que comieron galletas con alto contenido de fibra ante la primera señal de dolor. "Las palomitas de maíz son también una fuente efectiva de fibra", dice el doctor William Feldamn, director de la División de Pediatría General del Hospital de Enfermedades Infantiles, en Toronto, Ontario, Canadá. "Comer ciruelas y fruta en general suele ayudar bastante", añade la doctora Klass.

Dolor de hombros

H asta Atlas descansaba de vez en cuando de cargar el mundo sobre los hombros y podemos asegurarle que no usó ese tiempo libre para pintar el techo de la cocina o celebrar el receso en un partido de tenis.

¿Y usted? Si es como la mayoría de los norteamericanos de hoy en día, que debe hacer malabares con tantas responsabilidades en casa, en el trabajo o en ambos al grado que es una maravilla que los Hermanos Ringling no le hayan ofrecido un trabajo. Pero todo ese estrés y esfuerzo no es motivo para andar payaseando, pues puede provocarle un agudo dolor de hombros como evento digno de primera pista. Las rodillas y los hombros son las coyunturas más utilizadas del cuerpo y es común que se abuse de ellas y se lastimen.

La mayoría de los dolores de hombros provienen de dos causas. Lastimaduras en músculos y tendones debidas a un uso prolongado, como sucede cuando pasa mucho tiempo pintando o arreglando el jardín. O bien, puede deberse a que se ven presionados por los huesos o ligamentos, un proceso llamado de impacto que con frecuencia es el resultado de actividades que requieren de golpes y lanzamientos fuertes, como nadar, jugar tenis o softbol. Independientemente de la causa, puede tener síntomas que se manifiestan en un dolor continuo con punzadas intermitentes o dolor más severo cuando adopta ciertas posiciones.

Moderar o suspender la actividad que se lo provoca, por lo menos por un tiempo, es el primer paso hacia la recuperación, pero además aquí le ofrecemos otros métodos para aliviar ese dolor de hombros y prevenir su recurrencia.

Haga ejercicio después del ejercicio. "El dolor de hombros con frecuencia es resultado de un movimiento repetitivo, se deba a su trabajo o a un deporte como el tenis o softbol", dice el doctor Robert Stephens, presidente del Departamento de Anatomía y director de medicina del deporte de la Universidad de Ciencias de la Salud-Colegio de Medicina Osteopática, en Kansas City, Missouri. "Uno de los mejores métodos para remediar este problema y ayudar a prevenirlo en el futuro es realizar una amplia serie de movimientos de elasticidad y fuerza con el fin de compensar los movimientos repetitivos. Por ejemplo, si le duele el hombro después de jugar tenis, realice suavemente unos ejercicios de estiramiento, como girar el brazo hacia adelante y hacia atrás con movimientos completos y amplios (como las brazadas de crol y el nado dorsal) en ambas direcciones.

Trate de descubrir el porqué

Los dolores de hombro pueden ser muy molestos, pero no todos provienen de la misma fuente. Para determinar la probable causa del problema, el especialista en medicina del deporte, doctor Charles Norelli, fisioterapeuta del Hospital de Rehabilitación Good Shepherd, en Allentown, Pensilvania, sugiere estos ejercicios.

- "Sostenga el brazo al frente y tuerza la muñeca como si fuera a vaciar una lata de refresco. Con esa posición levante el brazo. Si este movimiento le provoca dolor, quizá el problema consista en una tendinitis".
- "Si tiene dolor en el hombro derecho, tome el codo derecho con la mano izquierda y jale a través del cuerpo. Si le duele, esto puede ser señal de impacto, es decir, un hueso o músculo se están atravesando en el camino". Este problema se remedia con una serie de ejercicios de movimiento y levantamientos ligeros de pesas.

El doctor Norelli señala que cualquier dolor de hombro severo necesita atención médica profesional. Un ataque cardiaco, por ejemplo, a veces se manifiesta a través del hombro. Si bien estos rápidos diagnósticos pueden darle cierta clave en muchos casos, si el dolor es muy fuerte, asegúrese de ver al médico para que le realice un examen completo.

"Hacer ejercicios de estiramiento asociados con los movimientos que le están provocando el dolor puede ayudarle a prevenir el desequilibrio muscular y a aliviar la tensión de las coyunturas", dice el doctor Stephens.

Use calor, pero no se confíe. Aplicar calor al hombro adolorido alivia el dolor, pero no lo cura.

"Una almohadilla térmica es al hombro lo que el horno de microondas a un emparedado malo. El emparedado sabe mejor caliente, pero si deja que se enfríe de nuevo, sabrá tan malo como antes de que lo calentara", dice el especialista en medicina del deporte doctor Charles Norelli, fisioterapeuta del Hospital de Rehabilitación Good Shepherd, en Allentown, Pensilvania. "En otras palabras, se sentirá mejor mientras aplique el calor, pero a no ser que arregle el problema, volverá a sentirse mal en cuanto retire el calor del hombro".

Levante pesas. ¿Cómo "arregla" el dolor de hombro? Además de realizar la amplia gama de ejercicios mencionados, levantar pesas puede ayudarle, añade el doctor Norelli. De lo que se trata es de fortalecer los músculos rotadores (que están detrás del hombro) y el levantamiento de pesas es la mejor forma de hacerlo. Tome unas pesas de uno a tres kilos y levántelas hacia los lados, manteniendo el brazo recto y el pulgar apuntando hacia arriba. Esto es importante porque si el pulgar apunta hacia abajo puede estarse impactando el tendón".

Use una bufanda. Si nota que el dolor de hombro se vuelve más recurrente en invierno, entonces es a la Madre Naturaleza a la que debe culpar más que a las actividades de su estilo de vida.

"Muchas veces las personas padecen dolor de hombros porque respiran el aire frío. El dolor que siente se debe en realidad a que ese aire frío está afectando los pulmones", dice el doctor A.J. Hahn, quiropráctico, en Napoleón, Ohio, que se ha especializado en remedios naturales. "La respuesta es usar una mascada o bufanda durante los meses fríos".

Dolor de lóbulos

S us aretes de plata con incrustaciones de cobre le iban *perfecto* a su vestido y, a pesar de que le empezó a dar comezón en los lóbulos después de un par de horas, ¡los siguió usando un par de horas más! De modo que ahora se toca con tiento dos lóbulos irritados e inflamados.

La culpa de esos lóbulos molestos la tiene el níquel, que está presente en casi toda la joyería. Una de cada diez mujeres es alérgica o desarrolla cierta sensibilidad hacia este metal tan común, según informa el doctor William Epstein, profesor de dermatología de la Escuela de Medicina de la Universidad de California, en San Francisco. Pero si se percata de esta reacción, conocida como dermatitis, y la trata antes de que la inflamación se convierta en una infección en serio, puede, fácilmente, hacerle un favor a sus lóbulos hinchados.

Quítese los aretes. No desarrollará una resistencia al níquel que le provoca esa rebelión de la piel, de modo que una vez que se ha quitado los aretes ofensores, no se los vuelva a poner. "Una vez que se es alérgico a algo, hay que dar por sentado que siempre será así", dice Hillard H. Pearlsmith, profesor de dermatología de la Escuela de Medicina Mount Sinai, en la ciudad de Nueva York.

Pruebe un baño de lóbulos. Limpie sus lóbulos con agua oxigenada, dice la doctora Nancy Sculerati, profesora de otolaringología y directora de otolaringología pediátrica del Centro Médico de la Universidad de Nueva York, en la ciudad de Nueva York. Mezcle partes iguales de agua oxigenada con agua (el alcohol para curar heridas también puede funcionar, pero tiende a arder). Vierta la solución sobre el lóbulo o aplíquela con una gasa y deje que el sobrante escurra sobre el lavabo. No utilice algodón para aplicarse la solución si el lóbulo está supurando, advierte la doctora Sculerati, porque el algodón se pegará a la piel irritada.

Detenga la comezón. Para aliviar la comezón de la erupción que supura, use polvo de Domeboro, que puede conseguir en las farmacias, aconseja la doctora D'Anne Kleinsmith, dermatóloga del Hospital William Beaumont, cerca de Detroit. Mezcle el polvo con agua a la mitad de la cantidad recomendada, dice la doctora Kleinsmith.

Cuándo ver al doctor

"**L**as orejas están expuestas a las quemaduras solares porque sobresalen como las alas de un avión", dice el doctor Hillard H. Pearlstein, profesor de dermatología de la Escuela de Medicina Mount Sinai, en la ciudad de Nueva York. "Es por eso que son extremadamente susceptibles al cáncer". Cualquier cambio en la textura o el color de la piel de las orejas amerita una visita al dermatólogo.

También es común que salgan protuberancias pequeñas y duras en los lóbulos de las orejas, llamadas fibromas, dice el doctor William Epstein, profesor de dermatología de la Escuela de Medicina de la Universidad de California, en San Francisco. Por lo regular, un fibroma no es algo serio, pero sólo un médico lo puede asegurar. "Si le sale uno que no tenía antes o si ya tenía uno y le crece, vaya a que un médico se lo revise".

Moje una toalla o gasa en esa solución y aplíquela al lóbulo de la oreja durante un minuto más o menos. Deje que se seque y repita. Esto aliviará la piel y ayudará a que se seque la dermatitis, añade la doctora Kleinsmith.

La frecuencia recomendada es de tres veces al día, al principio, luego haga tratamientos más esporádicos durante los siguientes tres o cuatro días. En cuanto la supuración termine y comience a formarse la costra, deje de usar las compresas, recomienda la doctora Kleinsmith, o secará demasiado la piel del lóbulo.

Luche contra la comezón con una crema. La dermatitis tenue puede apagarse con un poco de crema a base de hidrocortisona, que venden sin receta médica casi todas las farmacias. El doctor Epstein le sugiere que se unte este tipo de crema directamente en los lóbulos, siguiendo las direcciones del paquete. Si esto no le ayuda, entonces necesitará una receta con un tratamiento más fuerte de esteroides.

Cuidado con las manos. "Preste atención a sus manos", dice el doctor Epstein. Si se toca los lóbulos irritados la dermatitis puede empeorar y convertirse en una infección leve. Se dará cuenta de que hay un problema cuando vea que el lóbulo se inflama o irrita.

Use antibióticos. Para infecciones superficiales leves que se limitan a una pequeña área del lóbulo, puede comprar los ungüentos con antibiótico Neosporin o

Polysporin, dice el doctor Kenneth H. Neldner, profesor y presidente del Departamento de Dermatología del Centro de Ciencias de la Salud de la Universidad Tecnológica de Texas, en Lubbock. Limpie el lóbulo de la oreja con un jabón antibacteriano y use el ungüento dos o tres veces al día. La infección debe desaparecer en unos cuantos días. De no ser así, consulte a un dermatólogo.

Cuide que no se le tapen las perforaciones. Si las perforaciones para sus aretes se tapan con piel seca o grasa, lávelos con un astringente suave como Sea Breeze, alcohol o agua de hamamelis, sugiere el doctor Pearlstein. Esto le ayudará a evitar que la materia serosa y seca que desprende el cuerpo (secreción sebácea), se coagule en los hoyos de los lóbulos de las orejas.

Apuéstele al oro. Cuando se haya aliviado de su dermatitis y esté lista para usar aretes de nuevo, cómprelos de oro de alto quilataje o de plata pura, sugiere el doctor Neldner. Sin embargo, conviene advertirle, antes de que vacíe su cuenta de ahorros, que no hay garantía de que esto resuelva su problema, porque hasta el oro de 18 quilates contiene níquel, advierte el doctor Pearlstein.

"Aunque quizá pueda usar aretes de perlas, cerámica, vidrio o plástico con partes de oro o de acero quirúrgico sin problema", sugiere la doctora Kleinsmith.

Barnice sus aretes. "Puede recubrir la parte posterior de los aretes que le molesten con barniz transparente para uñas", aconseja la doctora Kleinsmith. Esta laca crea una barrera entre el metal y su piel. Use los barnices de uñas Almay o Clinique, que no contienen formaldehidos, para reducir la posibilidad de una reacción contra *ese* alergeno tan común, dice la doctora Kleinsmith.

Dolor de muelas

En el Registro del Dolor, el de muelas está al lado del que produce un concierto de 5000 chicharras o un buen golpe de martillo en el dedo. Es el tipo de dolor que lo hace pegar de alaridos.

La mayoría de los dolores de muela se deben a las bacterias y putrefacción que han penetrado el tejido central del diente, dice el doctor Kenneth H. Burrell, director del

Consejo de Terapéutica Dental de la Asociación Dental Americana, en Chicago. La inflamación subsecuente ejerce presión ocasionando dolor. Estas bacterias también pueden crear zonas específicas de infección llamadas abscesos en la punta de la raíz. Ambas situaciones pueden producir la sensación de profundas y agudas punzadas y una extrema sensibilidad. (Si se trata tan sólo de un "ataque" de dolor que se desvanece rápidamente, es probable que se trate de sensibilidad dental más que de dolor de muelas.) Por otro lado, enfermedades de las encías, problemas de la labor restauradora de tejidos, fracturas de dientes y hasta infecciones de sinusitis o problemas cardiacos, pueden producir ataques intermitentes o un dolor punzante que puede volverlo loco.

Estas largas jornadas de tormento pueden evitarse fácilmente si practica la rutina diaria de cepillarse y limpiarse los dientes, y de acudir al dentista dos veces al año. Pero probablemente eso no le dice mucho si su molar ya le está batiendo como un tambor. Cuando el dolor está en marcha, no tardará en acudir al dentista, pero entre tanto, estas son algunas de las cosas que puede hacer para sobrellevarlo.

Enjuague con agua salada. El agua caliente o fría sólo agravará la situación de una raíz de por sí sensible, pero hacer buches con agua salada mitigará parte del dolor, dice el doctor William P. Maher, profesor adjunto de endodoncia de la Escuela Mercy de Odontología de la Universidad de Detroit.

Sólo mezcle dos o tres cucharaditas de sal en un vaso de agua. La sal lava parte de los fluidos que ocasionan la inflamación y aminora el dolor. Los enjuagues con agua salada también limpian la zona afectada. Hasta el agua tibia (a temperatura corporal) sin sal puede desechar un pedazo de comida putrefacta atorada y brindar cierto alivio.

Tome un analgésico. "Todo lo que le alivie una jaqueca puede aliviarle un dolor de muelas", dice el doctor Burrell. La vieja aspirina funciona maravillosamente para aplacar la inflamación y dolor de muelas. Si tiene reacciones adversas a este medicamento pruebe el ibuprofén (Advil o Nuprín) que tiene un mayor poder desinflamatorio y es menos fuerte para el estómago que la aspirina.

Nunca coloque la aspirina directamente sobre el diente o la encía, advierte el doctor Burrell, ya que le producirá una dolorosa quemada de ácido.

Encuentre alivio en el congelador. "El hielo bloquea algunos nervios de la superficie", dice el doctor Thomas Lundeen, codirector del Programa de Dolor Clínico de la Universidad de North Carolina, en Chapel Hill. Es particularmente útil para ematomas o lesiones traumáticas en dientes o boca, ya que reduce significativamente la inflamación; pero no aplique el hielo directamente al diente. Use una bolsa envuelta con una toalla y coloque en el rostro sobre la zona adolorida.

Cuándo ver al doctor

Haga una cita con el dentista en cuanto tenga dolor de muelas y *acuda* a esa cita cueste lo que cueste.

"Si tiene un dolor de muelas que desaparece, no debe suponer que está curado", dice el doctor William P. Maher, profesor de endodoncia de la Escuela Mercy de Odontología de la Universidad de Detroit. Acuda con el dentista para que lo revise. "Su condición puede empeorar sin presentar ningún síntoma externo"

El problema es que la pulpa puede morirse y las bacterias seguir bastante activas y continuar su trabajo por debajo de la corona, una vez que el dolor ha desaparecido. "No se percatará de ello, porque el sistema de advertencia temprana ha sido eliminado", dice el doctor Maher. Si no atiende este problema subyacente, corre el riesgo de perder el diente.

Pruebe el clavo. El eugenol (aceite de clavo), que encuentra en las farmacias sin necesidad de receta médica, es un excepcional calmante temporal del dolor, especialmente para aquel sensible a la temperatura. Este tipo de malestar con frecuencia se debe a problemas en la pulpa, el centro del diente, explica el doctor Martin Trope, director del Departamento de Endodontología de la Escuela de Odontología de la Universidad Temple, en Filadelfia. La mayoría de las farmacias venden el eugenol en paquetes. Puede mezclar el eugenol líquido con óxido de zinc para crear sus propios empastes temporales en el caso de caries dolorosas. Unas cuantas gotas sobre la superficie del diente o en la caries o fractura deben calmar el dolor hasta que pueda ir al dentista.

Anestesie con benzocaína. "La benzocaína es un anestésico local que venden en farmacias sin receta médica y que funciona bien sobre caries o daños grandes de la superficie dental", dice el doctor Maher. "Adormece. Entre más cerca esté de la pulpa mejores resultados obtendrá".

Varias jaleas y ungüentos orales de marcas conocidas y fáciles de aplicar contienen este agente. Unte jalea con el dedo o un hisopo de algodón sobre toda la superficie del diente y la encía que lo rodea. Si tiene una carie visible, trate de que la jalea penetre en el interior.

No se caliente. Aleje el calor de sus dientes, advierte el doctor Trope. De hecho, evite los extremos de temperatura. Las bebidas muy calientes o muy frías pueden aumentar el dolor cuando llegan a las terminaciones nerviosas. La comida y bebida muy salada o muy dulce pueden tener el mismo efecto, añade.

Colóquese hielo, pero en la mano. Este es un ingenioso método que desarrolló el especialista en dolor, el doctor Ronald Melzack, de la Universidad McGill, en Montreal, Quebec, Canadá. Frote un pedazo de hielo en la zona con forma de 'V' que está entre el dedo pulgar e índice durante cinco o siete minutos hasta que se le adormezca. Este tratamiento reduce significativamente el mal, porque envía impulsos por las mismas vías por las que viaja el dolor de muelas. De esta manera obstruye el camino a los mensajes de dolor y lo contrarresta.

A lo mejor quiere hacer ejercicio, a lo mejor no. "La mayoría de las personas que sufren punzadas en el diente sólo desean quedarse quietas y quizá sea esta la mejor opción", dice el doctor Lundeen. "Por otro lado, la actividad física, especialmente de tipo aeróbico, puede producir bastantes endorfinas (los mitigantes naturales del dolor del cuerpo) como para reducir gradualmente el mal". De ser posible camine vigorosamente o corra, pero no se obligue a seguir si el dolor empeora.

Respire profundamente y escuche. "Música tranquila y respiraciones profundas brindan un estado de relajación que puede aliviar parcialmente el dolor", dice el doctor Lundeen. Los investigadores de la Universidad de Washington, en Seattle, han descubierto que la música lenta y rítmica distrae eficazmente mucha de la atención que se presta a los dolores agudos, incluyendo el dolor dental, porque aparta la atención y genera agradables estados de ánimo e imágenes. De manera que póngase cómodo, encienda el aparato de música y deje que las dulces notas de su pieza favorita espanten el dolor de muelas.

Apague el cigarro. "El tabaco está asociado con un gran número de problemas orales y dentales y puede irritar en verdad las encías sensibles", dice el doctor Lundeen. "El rapé y el tabaco para masticar son especialmente dañinos". El tabaco estimula la producción de adrenalina, lo que nos hace más sensibles al dolor, y la nicotina del tabaco bloquea la producción de endorfinas.

Dolor de oído

S i ha pasado mucho tiempo con una caja de pañuelos desechables y un paquete de pastillas para la garganta, y ahora yace despierto con un dolor de oído, ya ha de saber dos cosas sobre este mal: con frecuencia acompaña a los catarros fuertes y a las gargantas irritadas, y suele empeorar por la noche.

Un típico dolor de oídos comienza cuando la congestión de la trompa de Eustaquio, que va de la parte de atrás de la garganta al tímpano impide la regulación de la presión de los fluidos del oído. El dolor inicia cuando se constituye pus o mucosidad detrás del tímpano. Entre más fluido se junta, es mayor la presión y el dolor.

Si bien un tratamiento de antibióticos puede resolver la infección que le está provocando el dolor, hay ciertas cosas que puede hacer usted mismo para lograr un alivio temporal.

Alíviese con calor. "El mejor calmante del dolor es aplicar calor húmedo y tibio al oído", dice el doctor Stephen P. Cass, profesor de otolaringología del Instituto de Ojos y Oídos de Pittsburgh. Unas compresas tibias, una toalla mojada en agua caliente y bien exprimida colocada contra el oído, acarrea el alivio más inmediato. Moje la toalla en agua caliente cada vez que se enfríe y repita el tratamiento tantas veces como sea necesario, aunque esté recibiendo tratamiento para una infección colateral.

Use una almohada líquida. Una botella con agua caliente envuelta en una toalla también constituye una almohada confortable para un dolor de oído, sugiere el doctor Cass. Si padece de dolor de oídos frecuentemente, necesita algo más portátil, por lo que puede comprar una mini bolsa de agua caliente que esté diseñada específicamente para el oído.

Cúrese con un paquete de gel. Otra alternativa para suministrar calor al oído es usar un paquete de gel de doble uso para primeros auxilios, que puede calentar en agua caliente o en el horno de microondas, sugiere el doctor Anthony J. Yonkers, presidente del Departamento de Otolaringología/Cirugía de Cuello y Cabeza del Centro Médico de la Universidad de Nebraska, en Omaha. "Cuide que el paquete de gel no se caliente demasiado, luego presiónelo contra el oído y lo hará sentir mejor".

Ponga la oreja sobre un plato. Algunas personas tienen fe en viejos trata-mientos de calor como este: caliente un plato, envuélvalo en una toalla y descanse el oído adolorido sobre él. El plato debe resultar tibio y confortante, no caliente, advierte el doctor Cass.

Busque alivio en su botiquín. Un adulto con catarro y fiebre que además tie-ne dolor de oído puede tomar aspirina, ibuprofén (Advil), acetaminofén (Tylenol) o cualquier otro calmante que no necesite de receta médica, dice el doctor Jerome C. Goldstein, vicepresidente ejecutivo de la Academia Americana de Otolaringología/ Cirugía de Cuello y Cabeza, en Alexandria, Virginia. Si su niño tiene dolor de oído, nunca vaya a darle aspirina y el consumo de otro tipo de calmantes debe tener la aprobación de un médico. Quizá su doctor le recomiende Tylenol para niños.

Use gotas contra el dolor. Un par de gotas de aceite mineral tibio puede ali-viar un mal de oído, dice el doctor Clough Shelton, otolaringólogo de la House Ear Clinic en Los Angeles. Entibie el aceite a baño maría. Pruebe la temperatura sobre su muñeca, como lo haría con una mamila de bebé. Debe sentirlo ligeramente tibio. Use un gotero para aplicar el aceite. Tire del exterior de la oreja suavemente para ase-gurarse de que el aceite descienda. Una precaución: no puede usar este método si el médico le ha diagnosticado que tiene el tímpano perforado.

Cuándo ver al doctor

Si le duele el oído cuando mastica, esto puede ser señal de un problema en la articulación de los maxilares, dice el doctor Clough Shelton, otolaringólogo de la House Ear Clinic, en Los Angeles. Quizá usted sea de las personas que duer-men con los maxilares apretados o tiene el maxilar inflamado o desalineado pro-vocado por un desorden temporomandibular (DTM) en la articulación, lo cual puede ser diagnosticado por un doctor.

Además, el dolor repentino o severo de oído que no va acompañado de un catarro o garganta irritada no es típico. Acuda a su médico si nota sangrado o pus en el oído, irritación o inflamación alrededor del oído, mareo o pérdida del oído. Todas estas pueden ser señales de una severa infección que necesita atención inmediata.

No deje que los insectos lo molesten

Los pequeños insectos que se abren camino al interior de los oídos suelen salirse rápidamente, pero a veces se quedan atorados adentro.

¿Qué hacer si se le mete un insecto a la oreja? Llene un gotero con alcohol y viértalo en el interior del oído para matar al insecto, sugiere el doctor Stpehn Cass, profesor de otolaringología del Instituto de Ojos y Oídos de Pittsburgh. Luego, con una jeringa para oídos irrigue suavemente con agua el oído.

"*No* trate de sacar el insecto con pinzas, lápiz, la uña o un hisopo con algodón", advierte. Así sólo logrará empujarlo más adentro o lastimará su oído.

Descongestione su cabeza. Si en verdad está congestionado, Sudafed o cualquier otro descongestionante puede hacer que su trompa de Eustaquio se contraiga y se aligere el mal, dice el doctor Goldstein. Pregunte a su médico qué es lo mejor para usted.

Aléjese del viento. Si el viento molesta su oído adolorido, use una bufanda al salir, o introduzca en él una mota de algodón, sugiere el doctor Cass, pero cuide de no introducirla más allá de donde la pueda sacar con los dedos.

Cúrese los oídos tapados. Si le duelen los oídos cuando la presión cambia durante un vuelo aéreo, masque chicle o chupe un caramelo, sobre todo durante el descenso y aterrizaje, los momentos más problemáticos con el cambio de presión. Chupar o mascar activa los músculos que envían aire al oído interno, explica el doctor Shelton. Cuando escucha que sus oídos se destapan, se siente mejor, porque la presión del oído se ha equilibrado.

Si lo anterior no le da resultado, cierre la boca, relaje los carrillos, tápese la nariz y sople *suavemente* hasta que sienta alivio, recomienda el doctor Shelton.

Una dosis para antes y después. Los viajeros experimentados que esperan vuelos difíciles pueden tomar Sudafed o usar la dosis recomendada de un descongestionante nasal un día *antes* de emprender el vuelo, aconseja el doctor Yonkers. Si después del aterrizaje continúa el malestar, también use el descongestionante un día *después* del vuelo, añade el doctor Shelton.

Dolor de pies y talones

S i siente que le arden los pies, que le duelen, que se le hinchan, o cualquier cosa parecida, tráigase su pesar, está en buena compañía. "Casi nueve de cada diez personas padecen algún tipo de problema general de dolor de pies", dice el doctor Terry Spilken, podiatra y miembro facultativo del Colegio de Nueva York de Medicina Podiátrica de la ciudad de Nueva York.

Aquí le decimos cómo ganarle el paso a estos problemas de dolor general de pies y talones no relacionados con algún mal específico.

Dé masaje con agua. El mejor tratamiento para el dolor general de pies y talones es un baño nocturno de pies con agua fría y caliente", dice el doctor Spilken. "Eso significa que tiene que remojar los pies en agua fría durante cinco minutos, luego en agua caliente otros cinco minutos y repetir. El resultado es un "masaje" que vigoriza los pies, porque abre y cierra los vasos sanguíneos".

Otra acción vigorizante consiste en untar todas las noches una loción humectante en los pies antes de dormir. "La loción le permite dar un buen masaje a los pies", explica el doctor Spilken.

Combata fuego con fuego. Pida a su médico nombres de ungüentos que contengan capsaicina, el ingrediente activo natural de los pimientos picantes. Si bien suena paradójico, estos productos alivian el ardor que aqueja a los pies, sobre todo entre quienes padecen diabetes. La loción provoca ardor a un número significativo de personas, dice George Dailey, director de la División de Diabetes y Endocrinología de la Clínica y Fundación de Investigaciones Scripps, en La Jolla, California. Esta sensación se va aminorando entre más se usa el ungüento. En varios estudios, los diabéticos que trataron este malestar con capsaicina mejoraron y pudieron caminar más fácilmente que los que no lo hicieron. "Ya que su aplicación es tópica, los pacientes pueden evitar buena parte de los efectos secundarios que puede ocasionar un medicamento oral", explica el doctor Dailey.

Existe un ungüento de "chile" llamado Zostrix que no requiere receta médica; sin embargo, en ocasiones es difícil de encontrar. De ser necesario ordénelo en su farmacia, pero antes consulte a su médico, ya que esta terapia no conviene a todos por igual.

Reduzca su recorrido. Las personas que hacen ejercicio, corriendo o caminando, necesitan reducir su recorrido habitual cuando estrenan calzado, para evitar parte de la incomodidad que ocasionan los zapatos nuevos. "Gracias a los avances en calzado, los zapatos deportivos modernos no suelen ocasionar lesiones con el uso normal, sin embargo, cambiar un par por otro sí", advierte Angus McBryde, profesor de ortopedia de la Universidad del Sur de Alabama, en Mobile.

Estire sus pies. Estirar el tendón del talón, conocido como talón de Aquiles, en la parte posterior del pie, puede reducir o aliviar el dolor del talón, dice el doctor Gilbert Wright, cirujano ortopédico y vocero de la Sociedad Ortopédica Americana de Pies y Tobillos en Park Ridge, Illinois. Para estirarse, párese a unos cuarenta centímetros de la pared y apoye las manos sobre ella. Inclínese hacia la pared, adelantando una pierna hacia el frente y doblando los codos, la otra pierna debe permanecer estirada con el talón plantado sobre el piso. Debe sentir un suave tirón en el músculo de la pantorrilla. Repita con la otra pierna.

Considere la forma. "Aunque estamos acostumbrados a pensar que el tamaño del calzado es lo más importante para un ajuste adecuado, igual de importante, si no es que más, es comprar zapatos con la *forma* correcta", dice el podiatra de Houston, doctor William Van Pelt, antiguo presidente de la Academia Americana de Medicina Podiátrica del Deporte. Cuando compre calzado para caminar o correr, seleccione el modelo que se amolde a la curvatura del arco, en la parte interior del pie. "Los pies tienen tres formas básicas: arqueados, ligeramente arqueados y planos", explica el doctor Van Pelt. Aunque puede haber variaciones a la regla, por lo general, aquellos con arcos pronunciados necesitan un modelo con la planta arqueada, los que tienen el pie plano necesitan un planta plana y los que están en el medio requieren un arco ligero.

Dolor de rodillas

L os guerreros modernos desde las poderosas defensas, hasta el rápido marchista de fin de semana han hecho del dolor de rodillas una de las quejas de salud más frecuentes.

Se estima que 50 millones de norteamericanos sufren de algún tipo de dolor o lesión de rodillas.

Cualquier presión continua sobre la rótula puede ocasionar dolor, y esa presión aumenta cuando los músculos de la pierna no están preparados para hacer lo que los está *obligando* a hacer.

"En mi opinión, una gran cantidad de dolores de rodillas se deben a una debilidad muscular en el tendón de la corva y en los muslos", dice Andy Clary, entrenador principal del equipo de futbol de la Universidad de Miami, en Coral Gables, Florida. "Hemos visto menos problemas de rodillas entre los atletas cuando han logrado fortalecer la parte inferior de sus cuerpos".

Independientemente de que sea un maratonista o que sólo camine cuando va de compras, los médicos dicen que puede ganarle al dolor de rodillas. He aquí algunas rutas hacia ese alivio junto con consejos que le ayudarán a evitar este dolor en el futuro.

Sepa cuándo doblarlas. Si se apodera de usted una dolorosa punzada que hace que se le trabe la rodilla impidiéndole el movimiento, siéntese, dice Clary. Podrá moverse cuidadosamente después de unos minutos, pero hágalo con mucha delicadeza, no inicie una actividad pesada o vigorosa, advierte Clary.

Use hielo. Para cualquier dolor de rodilla, el hielo obligará a su cuerpo a irrigar, con sangre y oxígeno, la rodilla, elementos vitales para la recuperación. El hielo también funciona como anestésico y alivia el dolor, indica Patrice Morency, especialista en lesiones deportivas, de Portland, Oregon, que trabaja con los aspirantes olímpicos.

Use un paquete de hielo o coloque cubos de hielo en una bolsa. Luego envuélvala en una toalla para que no mantenga contacto directo con su piel. Aplique de esta manera el hielo sobre la rodilla adolorida unos 20 minutos cada hora, recomienda Morency.

Pruebe con un desinflamatorio. Puede calmar la inflamación y el dolor con los remedios que venden en las farmacias sin receta médica, que contengan el ingrediente desinflamatorio ibuprofén, sugiere el doctor Paul Raether, maratonista y especialista en medicina física del Centro Médico Kaiser Permanente, en Portland, Oregon. Nuprin, Advil y Motrin son algunas marcas de desinflamatorios que puede adquirir sin receta médica (también puede encontrar versiones más económicas que tengan "ibuprofén" en la mayoría de las farmacias.)

Si se toma el ibuprofén según las indicaciones, aminorará el dolor, de modo que es importante que no se engañe con un falso sentido de seguridad cuando el dolor cese. Al retomar sus actividades procure no estar bajo el efecto de un desinflamatorio, así el dolor enviará sus señales de alarma para prevenir que se lastime aún más.

Conozca la bromelia. Producto de la piña, la bromelia se considera un desinflamatorio natural que acelera la curación, según Morency. Se vende en forma de tabletas en algunas tiendas de salud. "Personalmente la he usado y me ha funcionado", afirma Morency. De acuerdo con las instrucciones, puede tomar tres tabletas al día hasta que el dolor cese. Entonces puede retomar sus actividades con cuidado. (La única desventaja es que la bromelia puede provocar dermatitis a algunas personas, de modo que deje de tomarla si la piel comienza a darle comezón.)

Refuerce su rodilla. Usar un soporte en la rodilla puede ser una solución a corto plazo tras un ataque de dolor particularmente severo en la rodilla, pero trate de deshacerse del soporte lo más pronto posible para que no desarrolle una dependencia psicológica hacia él, sugiere el doctor Raether.

Evite el golpeteo en las rodillas. Algunas actividades como correr y caminar sobre una pendiente implica mucha más presión sobre la rótula que otras actividades. "De esta manera se presiona mucho la rótula contra el hueso del muslo", dice el doctor Raether. Si tiene dolor de rodillas, disminuya esta actividades hasta que haya fortalecido los músculos de la pierna, recomienda el doctor Raether.

Asesórese antes de cambiar de rutina de ejercicio. Los problemas de rodillas con frecuencia se presentan cuando se inicia un programa de ejercicios sin comprender primero cómo realizarlo correctamente. "Necesita saber las precauciones que debe tomar antes de lanzarse hacia una nueva rutina de ejercicio", dice Mike Nishihara, director de desarrollo atlético del Instituto Nacional para el Acondicionamiento Físico y el Deporte, en Indianápolis.

Corredores y marchistas, revisen sus suelas. Si corre o camina con frecuencia necesita un calzado estable si no quiere lastimarse las rodillas. Examine los zapatos que ha estado usando para ver si debe sustituirlos por un par nuevo, sugiere el doctor Raether. Un método para determinarlo es colocarlos sobre una mesa, a la altura de la vista, y revisar si los zapatos están derechos. (Si las suelas se han desgastado de manera dispareja los zapatos se inclinarán hacia adentro o hacia afuera.)

Cuándo ver al doctor

Siempre que note que tiene dolor o debilidad, o que tiene la rodilla inflamada (sobre todo después de una lesión), debe ver al médico, aconseja el doctor Paul Raether, maratonista y especialista en medicina física del Centro Médico Kaiser Permanente, en Portland, Oregon. La inflamación puede ser una señal de un serio daño interno en la rodilla, incluyendo el sangrado o un cartílago roto.

También examine la parte media de la suela y los lados para determinar si están demasiado gastados. "Muchos zapatos se empiezan a deteriorar después de las 300 millas", advierte el doctor Raether.

Cuando compre calzado, piense en sus rodillas. Si padece de un dolor relacionado con la rótula, es muy probable que sea un pronador (alguien que voltea ligeramente el pie hacia adentro a cada paso). Al revisar su calzado, fíjese si la suela derecha está gastada hacia la izquierda o si la suela izquierda está gastada hacia la derecha, sugiere el doctor Raether.

Cuando el desgaste presenta esta forma, puede estar seguro de que usted es un pronador, por lo que pida un calzado estable cuando compre zapatos para correr o caminar.

Trabaje los músculos de sus piernas. Para fortalecer los cuadríceps, los músculos que sostienen las rodillas en su sitio, realice un levantamiento de piernas. Recuéstese sobre la espalda con la rodilla derecha estirada y el pie derecho con una inclinación de unos 20 grados hacia el exterior. (Para mantener la espina dorsal en una posición neutra, puede colocar una toalla enrollada en la parte baja de la espalda.) Con el pie inclinado levante lentamente la pierna unos centímetros del piso, sosténgala a esa altura durante un conteo de tres y luego bájela. Repita con la otra pierna.

Este ejercicio debe repetirse unas 50 veces. "Es uno de los mejores fortalecedores de cuadríceps", dice el doctor Raether.

Fortalezca las corvas. Para rehabilitar una rodilla lastimada, es esencial fortalecer las corvas, los músculos de la parte posterior de la rodilla. El doctor Raether recomienda el siguiente ejercicio.

Amárrese unas pesas a los tobillos y recuéstese boca abajo con las piernas estiradas. Doble las rodillas lentamente para levantar las pesas. Levante ambas piernas hasta un ángulo de 90 grados, de modo que los pies queden sobre las rodillas, luego, lentamente, descienda las piernas. Repita 12 veces.

Nota: Inicie con poco peso y vaya incrementándolo gradualmente, siempre que no le provoque un nuevo dolor de rodilla.

Pierda peso. El golpe que se produce al caminar o correr lo resienten sus rodillas. "Para alguien con un sobrepeso de 10 kilos eso implica un tremendo golpe", dice Clary. Menos peso sobre su esqueleto significa menos daño a cada paso, explica.

Aprenda a usar el escalador. Si usa un escalador, reduzca tensión sobre la rótula: dé pasos más cortos y mantenga una buena postura. "Al dar pasos cortos evita que la rodilla rebase al tobillo", dice Clary. "Así reduce la tensión en las coyunturas de las rodillas".

Dolor muscular

La verdad es que el tipo que dijo por primera vez: "Si no duele no cura", no estaba hablando de cirugía oral, cuentas de reparación del auto, jefes, perros que ladran, embotellamientos de tráfico, o esos objetos escondidos contra los que se tropieza en la oscuridad cuando va al baño. Hablaba del tipo de dolor que provocan los ejercicios como levantar pesas, correr y hacer gimnasia que causan pequeños desgarramientos en sus músculos. Se llama dolor muscular y aunque el dolor reside en los músculos, puede aliviarlo, y seguir progresando en su entrenamiento, con sólo usar la cabeza antes, durante y después de las sesiones de ejercicio.

Caliente y frío. Una ducha caliente y fría es un remedio para los músculos adoloridos que requiere de cierta valentía, pero Patrice Morency, especialista en manejo de lesiones deportivas de Portland, Oregon, que trabaja con los aspirantes olímpicos, jura que funciona. Tome una ducha caliente de dos minutos, luego cierre y dúchese unos 30 segundos con agua fría. Repita el proceso de cinco a diez veces. Cuando cambia de caliente a fría sus vasos sanguíneos se abren y cierran, desechando el ácido láctico, que es lo que le provoca el dolor de los músculos, explica Morency.

Despídase del dolor con masajes. En la Universidad de Colorado, en Boulder, el equipo de futbol de los Búfalos tiene su propia arma secreta para combatir el dolor muscular: el masaje. Después de los partidos y de los entrenamientos más pesados, los jugadores estrella reciben masajes corporales que ayudan a mover los desperdicios corporales que se desechan al hacer ejercicio, como el ácido láctico. El masaje empuja el ácido fuera del músculo. "Así se logra un mejor tiempo de recuperación", dice Steve Willard, entrenador del equipo.

Tome una pastilla. Los desinflamatorios que venden sin receta médica como Nuprín, Advil, Tylenol y Anacín-3, medicamentos que contienen ibuprofén o acetaminofén, pueden ayudar a calmar la inflamación y dolor, dice Jennifer Stone, entrenadora atlética principal del Centro de Entrenamiento Olímpico en Colorado Springs, Colorado. La única advertencia: "debe saber si sólo se trata de un músculo adolorido o si es algo más serio, antes de empezar a tomar pastillas".

Vaya derecho a un baño caliente. Cuando los músculos están tensos y rígidos un día *después* de hacer ejercicio, nada le gana a un baño caliente, dice Stone. "No es bueno tomar el baño justo después de entrenar, pero lo recomiendo una vez que han pasado varias horas". La razón es que el calor aumenta la circulación y promueve la inflamación, pero si espera un rato, el baño lo aliviará.

Un clavado en lo frío. Después de un duro entrenamiento, use este método bien probado del equipo de futbol de la Universidad de Miami en Coral Gables, Florida. Llene un bote grande de plástico, de los que se usan para basura, con hielo y agua para un baño frío de unos 55 grados farenheit (mida la temperatura con un termómetro). Luego métase adentro para obtener un alivio instantáneo, sugiere Andy Clary, entrenador principal del equipo.

Aunque Clary se refiere a esta medida como "lo mejor que hemos encontrado para el dolor muscular", recomienda que se vaya con tiento la primera vez que pruebe estas aguas heladas. Primero llene el bote hasta la altura de las pantorrillas y métase. Si no tiene problema, llénelo más y encójase, de modo que el agua le llegue a la cintura. Permanezca así no más de cinco minutos. "Es un método bastante rápido que altera el sistema y alivia la inflamación y el dolor", asegura.

Haga su calentamiento. ¿Quiere evitar el dolor muscular? El calentamiento no sólo lo previene contra una lesión innecesaria, sino que también lo prepara para una de las mejores maneras de evitar las dolorosas acciones del día siguiente al del ejercicio: estirarse. "Nuestra filosofía es que se necesita hacer un calentamiento antes que nada", dice Clary. "Hay que hacer llegar la circulación a los músculos de la periferia e incrementar esa circulación para calentar los músculos y tendones. Una vez que el torrente sanguíneo ha aumentado en la zona y ha calentado los músculos que ejercitará, puede empezar a estirarlos de manera apropiada".

Estírese para su deporte. Cuando se esté preparando para jugar duro y pesado, no se contente con unas rápidas sentadillas o giros de tronco. Mejor haga estiramientos que vayan más de acuerdo con el deporte que practicará, dice el especialista en lesiones deportivas, doctor Craig Hersh, del Centro de Medicina del Deporte, en Fort Lee, Nueva Jersey. "Si usted es corredor, concéntrese en las piernas y espalda. Si es lanzador, concéntrese en hombros, cuello y espalda alta".

Para otros deportes piense en qué músculos usará más y primero caliéntelos y agilícelos. La mejor manera de estirarse es sin rebote. "Estírese hasta el límite y aguante así de 15 a 20 segundos", dice el doctor Hersh.

Estírese después. "Es todavía más importante estirarse después de la actividad, porque así previene el sentirse adolorido al día siguiente", dice Clary. Además, estirarse después del ejercicio es más fácil, porque sus músculos están más elásticos después del calentamiento.

Siga la regla del 10 por ciento. Forzarse en el entrenamiento es muy macho hasta que sus músculos se niegan a ayudarle a salir de la cama al día siguiente. En lugar de sufrir, pruebe esta simple regla. Nunca aumente la dificultad de su actividad más del 10 por ciento de semana a semana.

Si es un corredor que recorre tres millas diarias, hágalo así durante una semana, luego suba a 3.3 millas diarias durante esa semana. O bien, si corre 20 minutos al día, suba a 22 minutos la siguiente semana. Esta regla le asegura incrementos manejables.

Tome en cuenta la ropa. Los pantaloncillos de nylon ayudan a prevenir el dolor muscular porque proporcionan soporte, dice Clary. También dan un suave masaje a los músculos, añade.

Intercambie los deportes. En lugar de ajustarse estrictamente a su deporte favorito, puede evitar sorprender a sus músculos con un entrenamiento cruzado, sugiere Clary. Si usted es jugador de tenis, puede tomar frecuentes paseos en bicicleta. ¿Corre? Entonces pruebe un juego de raqueta.

Beba como deportista. Uno de los secretos mejor guardados del equipo de futbol de la Universidad de Miami para contrarrestar el dolor muscular se encuentra en el supermercado más cercano: una bebida que reemplaza los carbohidratos y electrolitos como Gatorade. Todo empezó una temporada en la que se pidió a cada jugador que bebiera un vaso de bebida deportiva después del entrenamiento, de cada juego y en la comida. (Las bebidas para deportistas son ricas en carbohidratos que el cuerpo rápidamente convierte en glucógeno, el energético de los músculos.) Al finalizar la estación, Clary notó algo asombroso: varios de los jugadores se quejaron mucho menos de dolor muscular que el año anterior. "No bromeo, somos creyentes en la práctica de reposición de fluidos".

No se acelere. En la prisa por retomar la rutina de entrenamiento, o simplemente de iniciarla, tenga cuidado de no ir demasiado rápido. "Si alguien acaba de empezar o retoma la rutina después de una lesión, le pido que calcule lo que *cree* que puede hacer y que lo reduzca a la mitad", dice Stone. "Las personas suelen sobrevalorar sus capacidades. Es mejor que peque de poco y lento que de mucho y rápido. Si va demasiado rápido acabará adolorido y se sentirá tentado a saltarse el ejercicio al día siguiente".

Eczema y dermatitis

Algunas personas lo conocen como eczema, otras como dermatitis, la más reciente clasificación para cualquiera de varios tipos diferentes de inflamaciones de la piel, pero quienquiera que haya padecido estas molestas erupciones que se caracterizan por manchas rojas irritadas, escamosas que supuran y dan comezón, probablemente se han referido a ellos con palabras que sonrojarían a un marinero.

Un montón de ¡@&*%Ç¡!"#! y aún más comezón, ya que decenas de millones no declarados sufren de esta eczema/dermatitis cada año. Existen por lo menos cinco diferentes "agrupamientos" de esta irritación cutánea. Los síntomas para cada grupo son un poco diferentes, pero todos tienen algo en común: sufrimiento.

Límpiese sin jabón. "Lo más inteligente que puede hacer es usar el limpiador más suave que pueda encontrar. Definitivamente no los jabones de tocador comunes", aconseja el doctor Nelson Lee Novick, profesor clínico de dermatología de la Escuela de Medicina Mount Sinai, en la ciudad de Nueva York. "Limpian con la misma efectividad y son mucho menos irritantes para la piel. Los encontrará en la farmacia con la etiqueta de 'barras' o 'panes' limpiadores, o puede elegir cualquier limpiador líquido con la etiqueta 'no irritante', como Moisturel, limpiador para piel sensible".

Para controlar el eczema...

Estas son algunas de las cosas que debe evitar si tiene propensión al eczema:

- **Lociones para bebé:** tienen fragancias y lanolinas que son causa común de alergias cutáneas, dice el doctor John F. Romano, dermatólogo y profesor de medicina de El Hospital de Nueva York-Centro Médico Cornell, en la ciudad de Nueva York.

- **El papel de baño y los pañuelos desechables de color:** los tintes irritan a muchos, por lo que a la hora de limpiar, use el color blanco, aconseja el doctor Howard Donsky, profesor de medicina de la Universidad de Toronto.

- **Animales de peluche:** Los juguetes de peluche y las almohadas pueden molestar a los que tienen la piel sensible, dice el doctor Jerome Z. Litt, profesor de dermatología de la Escuela de Medicina de la Universidad Case Western Reserve, en Cleveland.

- **Animales de verdad.** Es lamentable, pero el mejor amigo del hombre (sobre todo si es de una de esas razas peludas) no es del todo amistoso con los casos de eczema, añade el doctor Litt. Aconseja que mantenga perros y gatos afuera, por lo menos en lo que su piel mejora.

- **Uñas falsas.** A algunas personas les provocan una dermatitis muy severa. El doctor Donsky lo achaca a los acrílicos que contienen algunas de estas uñas premoldeadas.

- **Los árboles de navidad naturales.** Los árboles navideños de metal no serán tan agradables, pero el doctor Litt dice que son menos alergenos para los que padecen eczema que los árboles naturales.

- **Cambios bruscos de temperatura.** Pasar rápidamente de un cuarto con una agradable temperatura al frío del exterior, y viceversa, ocasiona estragos a su piel, dice el doctor Donsky. Hacer un intermedio en un sitio con temperatura media o usar capas de ropas de algodón, que luego puede quitarse poco a poco puede ayudar.

- **Joyería de metal.** Si es alérgica al níquel, la dermatitis por contacto más común, evite los extensibles para reloj, aretes y joyería en general que le provoque esa reacción. ¿Va a comprar aretes? Busque aquellos que tengan postes de acero inoxidables.

Lo mismo va para el champú: "Use champú para bebé o cualquier tipo suave", sugiere el doctor Novick.

Alíviese con avena. "Los baños de avena a base de polvos, como Aveeno, proporcionan un alivio efectivo, pero temporal, para la comezón del eczema o dermatitis", afirma el doctor Stephen M. Purcell, director del Departamento de Dermatología del Colegio de Medicina Osteopática de Filadelfia y profesor de la Escuela de Medicina de la Universidad de Hahnemann en Filadelfia.

Alivie la comezón con hielo. "Coloque cubos de hielo en una bolsa de plástico y colóquela sobre el área afectada. Este es un método barato y efectivo para combatir la comezón", añade el doctor Michael Ramsey, instructor de dermatología en el Colegio de Medicina Baylor, en Houston. Asegúrese de envolver el paquete de hielo en una toalla antes de aplicarlo.

La leche también tiene un efecto eficaz. Para combatir el eczema que "supura" las compresas de leche constituyen otro buen método para aliviar el escozor, informa el doctor John F. Romano, dermatólogo y profesor de medicina de El Hospital de Nueva York-Centro Médico Cornell en la ciudad de Nueva York. Empape unos pedazos de gasa o capas delgadas de algodón con leche fría y colóquelas sobre la piel afectada. Déjelas unos tres minutos. Vuelva a mojarlas y aplíquelas por lo menos un par de veces más. Repita varias veces al día, pero asegúrese de enjuagarse bien cada vez con agua fría, porque la leche despide olor.

Evite la mayoría de los desodorantes. Los ingredientes activos "secadores" que se encuentran en la mayoría de los desodorantes: sulfato de aluminio, clorhidróxido de aluminio y clorhidratos de zirconio, resultan demasiado irritantes para quienes tienen la piel reseca y sensible, advierte el doctor Howard Donsky, profesor de medicina de la Universidad de Toronto y autor de *Beauty is Skin Deep* (La belleza está en la profundidad de la piel). "Yo recomiendo el uso de un jabón antiséptico como Dial o Zest. También, el desodorante natural Tom's of Maine es un producto bastante suave".

Pero manténgase seco y huela bien. El bicarbonato de sodio es una excelente alternativa para sustituir los desodorantes comerciales, añade el doctor Novick. Además de que es menos caro y absorbe el exceso de humedad sin irritar la piel reseca o sensible.

Mantenga sus uñas cortas y limpias. Las uñas cortas no son tan buenas para rascar, pero no queremos que usted se rasque. "Rascarse no sólo agrava la condición de la piel, también la puede dañar y contribuir a una infección bacteriana", dice el doctor Jerome Z. Litt, profesor de dermatología de la Escuela de Medicina de la Universidad Case Western Reserve, en Cleveland. Las uñas cortas y limpias tendrán menos tendencia a irritarlo y provocarle una infección en caso de que insista en rascarse.

Siéntese sobre sus manos. En Suecia, cuando el aire del frío invierno seca increíblemente la piel, los investigadores han tenido bastante éxito al enseñar a sus pacientes con eczema una "terapia antirrascaduras". En la primera de dos sesiones, se enseña a los pacientes a presionar firmemente el área con escozor durante un minuto, cada vez que se tiene el impulso irreprimible de rascar.

Luego, inmediatamente, deben llevar las manos hacia los muslos o hacia un objeto. En la segunda sesión, los pacientes evitan rascarse por completo, en lugar de ello, llevaban directamente las manos a los muslos o a un objeto. Tras cuatro semanas, las personas que participaron en la terapia y que recibieron además tratamiento con una crema a base de hidrocortisona tuvieron el *doble* de mejorías que aquellos que sólo usaron la crema.

Humedezca el medio ambiente. Como en el caso del escozor provocado por el frío o cualquier tipo de piel reseca, "todo lo que pueda hacer para añadir humedad al ambiente ayudará", explica el doctor Novick. "Recomiendo que se compre ya sea un humidificador de aire frío o coloque ollas de agua cerca de los radiadores y estufas de madera para aumentar la humedad".

No se dé duchas demasiado prolongadas. "Sus duchas deben durar unos tres minutos y no más de cinco", añade el doctor Novick. "Los únicos baños que debe tomar son los de avena, ya que el baño común lo invita a permanecer más tiempo, lo que empeora la resequedad. El agua caliente es especialmente deshidratante, de modo que use el agua tan fresca como le sea posible".

Para lavarse use las yemas de los dedos, nada de esponjas o estropajos y al secarse hágalo a base de palmaditas con la toalla.

No olvide sus emolientes. Los mejores para aliviar la comezón son los que contienen urea o ácido láctico, dice el doctor Hillard H. Pearlstein, profesor de dermatología de la Escuela de Medicina Mount Sinai. Carmol 10, Carmol 20 y Ultra Mide 25 contienen urea y Lac-Hydrin Five contiene ácido láctico.

Lave una vez, enjuague dos. Los detergentes para ropa son otro factor de cuidado, ya que estos poderosos jabones son especialmente irritantes, añade el doctor Purcell. "Una buena costumbre es enjuagar dos veces la ropa para asegurarse de que se elimina el detergente".

No use hojas de secado. "Algunos de los químicos que tienen las hojas de secado para suavizar la ropa se quedan en la piel y pueden irritar a las personas que padecen eczema", dice el doctor Rodney Basler, dermatólogo y profesor de medicina interna en el Centro Médico de la Universidad de Nebraska, en Omaha. "Sin embargo, los suavizantes que añade al lavado parecen no ser irritantes".

Qué hacer si nada. "Si nada con frecuencia en albercas cloradas, debe tomar más precauciones", advierte el doctor Novick. *"Inmediatamente* después de salir de la alberca, enjuáguese con agua fría y úntese un humectante en todo el cuerpo".

En cosméticos, compre la producción nacional. La regla general es evitar el uso de cosméticos si sufre de eczema o dermatitis, pero si tiene que usarlos, use marcas nacionales. Eso se debe a que los cosméticos fabricados en Japón, Italia, Francia y otros países extranjeros contienen formaldehidos, que ocasionan dermatitis alergénica a muchas personas, dice la doctora Mary Ellen Brademas, jefe de dermatología del Hospital St. Vincent y profesora de dermatología del Centro Médico de la Universidad de Nueva York, ambos en la ciudad de Nueva York.

Relájese. "El estrés es en definitiva un factor que contribuye a los brotes de eczema, así como a otros problemas cutáneos", dice el doctor Basler. "Si se siente presionado o preocupado por algo en particular, sólo agravará su condición".

Endometriosis

Como si esos calambres mensuales no bastaran, ahora a su ciclo menstrual se le ha sumado un nuevo dolor. Quizá la parte inferior de la espalda le duele más que la de uno de los maleteros más aguerridos o siente dolor durante los movimientos intestinales o durante prácticas sexuales.

Su doctor puede diagnosticarle endometriosis, una condición que tiene lugar cuando el tejido que rodea el útero se implanta en otros órganos pélvicos, generalmente en los ovarios, las trompas de Falopio o los ligamentos que soportan el útero. También puede afectar el intestino, la vejiga y el uréter. Este tejido descaminado imita el ciclo menstrual, dejando una descarga que no puede salir del cuerpo y que ocasiona inflamación y cicatrices. En un porcentaje pequeño de mujeres también puede causar infertilidad.

El embarazo y el amamantamiento pueden terminar con los síntomas de endometriosis, pero hay métodos más fáciles y rápidos para encontrar alivio.

Haga ejercicio. Si bien un riguroso plan de ejercicio puede ser lo último que se le ocurra cuando el dolor le da, frecuentemente se recomienda hacer bastante ejercicio.

La investigación muestra que las mujeres que hacen ejercicio regularmente tienen menos dolor de endometriosis y ciclos menstruales más fáciles en general.

"El ejercicio disminuye la producción de estrógeno, sustancia que empeora la enfermedad", explica el doctor Owen Montgomery, especialista en obstetricia/ginecología del Hospital de la Universidad Thomas Jefferson y del Colegio Médico Jefferson de la Universidad Thomas Jefferson, ambos en Filadelfia. El doctor Montgomery le recomienda una sesión vigorosa de ejercicio de tres a seis veces a la semana de por lo menos 30 minutos.

Coma para fortalecer su sistema inmunológico. Así como la dieta tiene influencia en la severidad de otras enfermedades, puede desempeñar un papel en la causa del dolor de endometriosis. "Existen datos que sugieren una asociación entre enfermedades autoinmunes y el riesgo de desarrollar endometriosis, así como el grado de severidad de este mal", dice el doctor Dan Martin, profesor de obstetricia/ginecología de la Universidad de Tennessee y cirujano del Hospital Baptist Memorial, ambos en Memphis. Para constituir un sistema inmunológico coma mucha fruta y vegetales frescos ricos en vitaminas. La vitamina **C** es especialmente importante, de modo que llene su plato con verduras, como brócoli, pimientos rojos, naranjas, fresas y melón, todos ellos con un alto contenido de vitamina **C**.

No se olvide del pescado. Los pescados ricos en ácidos grasos omega-3, como la macarela, trucha, arenque y las sardinas, también constituyen un buen alimento, porque suprimen la producción de prostaglandina, explica el ginecólogo y especialista en

Cuándo ver al doctor

La endometriosis se ha llamado la "gran imitadora" porque con frecuencia sus síntomas son similares a los de malestares como el síndrome del intestino irritado, infecciones del tracto urinario y hasta embarazos tubáricos. Como se necesita el diagnóstico de un médico para determinar la causa del dolor, asegúrese de consultar con su médico antes de practicar cualquier remedio casero, dice Owen Montgomery, especialista en obstetricia/ginecología del Hospital de la Universidad Thomas Jefferson y del Colegio Médico Jefferson de la Universidad Thomas Jefferson, ambos en Filadelfia. El Dr. Montgomery recomienda que lleve un calendario de los síntomas para ayudar a su médico a determinar si se trata de endometriosis o de otra enfermedad.

fertilidad, el doctor Camran Nezhat, director del Centro de Fertilidad y Endoscopía y del Centro de Cirugía especial de la Pelvis, en Atlanta. La prostaglandina es una hormona en la pared del útero que provoca calambres.

Pruebe la cura con las manos. La acupresión alivia el dolor en algunas mujeres, dice Susan Anderson, enferma de endometriosis y miembro del consejo nacional de la Asociación de Endometriosis, un grupo de autoayuda con sede en Milwaukee. Cuando comience el dolor, presione el área interior de su pierna que se localiza a unos cinco centímetros encima del hueso del tobillo. Para localizar este punto, presione con el pulgar hasta que localice una zona que se sienta blanda. Otro punto en donde la presión puede aliviar el dolor es el punto de la mano en donde se unen los huesos del pulgar y del índice. "Si no le duele al presionar, entonces no está oprimiendo en el sitio correcto. Sepa que le dolerá, pero necesita continuar oprimiendo para sentir alivio en el área pélvica", dice Susan Anderson.

Lleve un calendario de sus síntomas. Si sabe cuándo el dolor de endometriosis se presentará cada mes, puede llevar a cabo un plan. El doctor Montgomery recomienda que haga un calendario de síntomas durante unos cuantos meses hasta que observe un patrón.

"El calendario le permite controlar la enfermedad para que pueda planear mejor su vida", dice. "Por ejemplo, si sabe que siempre tiene un fuerte dolor el día veintidós de su ciclo, puede evitar planear eventos importantes para ese día. También puede planear la ingestión de medicamentos que la alivien antes de esa fecha para que el día en cuestión no se despierte con un ataque de dolor severo".

Deje la cafeína y la nicotina. Se ha descubierto que la cafeína del café, té, chocolate y cola agrava los síntomas, dice el doctor Nezhat. Y, aunque no hay prueba científica, la mayoría de los expertos sospechan que fumar agrava los síntomas de endometriosis y el dolor. Si fuma y toma café o té, considere suspenderlos por lo menos durante su ciclo.

Aplíquese calor. Tomar ibuprofén (Advil) probablemente sea lo más sencillo, pero muchas mujeres han encontrado que una almohadilla térmica y bebidas calientes alivian el dolor abdominal y los calambres, dice la enfermera diplomada, Mary Sinn, directora de enfermeros del Departamento Médico Quirúrgico y antigua coordinadora de la Unidad de Cuidados de la Mujer en el Hospital Gnaden Huetten, en Lehington, Pensilvania.

O aplíquese frío. Si el calor no le ayuda a aplacar la endometriosis, puede ser de las mujeres que encuentran más alivio con un paquete de hielo envuelto en una toalla y colocado en la parte inferior del abdomen, añade Mary Sinn.

Enfisema

Un típico par de pulmones contienen unos 300 millones de pequeñísimos sacos que, con cada respiración, añaden oxígeno a la sangre y remueven el dióxido de carbono. El enfisema tiene lugar cuando la elasticidad de estos sacos cambia y se agrandan y rompen, haciendo imposible la exhalación completa.

El Padre Tiempo puede tener parte de la culpa, ya que la mayoría de las personas sufren cambios en esta elasticidad pulmonar cuando envejecen (aunque no tantos que les provoque problemas serios). Y quizá también pueda culpar a los genes, ya que un pequeño porcentaje de personas heredan una deficiencia de proteína que provoca enfisema. Pero si quiere señalar al culpable número uno es el demonio de la yerba. La mayoría de los casos de enfisema se manifiestan en fumadores veteranos y es resultado directo del fumar.

El enfisema es un problema serio. Puede dificultar la respiración y hacer actividades simples prácticamente imposibles. También aumenta el riesgo de enfermedades cardiacas, porque interfiere con el paso de sangre a través de los pulmones. Para muchas personas hasta el comer se dificulta. Pero a pesar de que, por lo regular, es irreversible, aquí le decimos lo que puede hacer para desenfatizar el enfisema y facilitarse la respiración.

Cuándo ver al doctor

El enfisema es un padecimiento serio que requiere supervisión médica y otras condiciones respiratorias, como resfriados y gripe, pueden empeorarlo, por lo tanto, además de tener especial cuidado para prevenir estas enfermedades, consulte a su médico al primer indicio de que ha "pescado un virus", como fiebre, escalofrío o tos severa.

Coma poco más veces. Puesto que las personas con enfisema no pueden exhalar completamente, los pulmones se les agrandan con el aire atrapado. Al crecer de esta manera, oprimen el abdomen, reducen el espacio para que el estómago se expanda y comer se vuelve incómodo.

"Muchas personas con enfisema han encontrado que es mucho mejor hacer muchas comidas pequeñas y no tres grandes", dice el doctor Barry Make, director de rehabilitación pulmonar del Centro Nacional Judío de Inmunología y Medicina Respiratoria, en Denver. "Cuando ingiere una comida grande, presiona más el estómago y éste empuja el diafragma hacia arriba, lo que dificulta más el respirar. Además de comer poco varias veces al día, tome bocados pequeños, coma despacio y mastique bien. Todo esto le facilitará la respiración".

Aproveche los beneficios de la vitamina C. Uno de los alimentos más ventajosos que puede consumir son las frutas y verduras frescas ricas en vitamina C y en betacarotenos. "Cierta evidencia sugiere que la vitamina C y los betacarotenos pueden ayudarlo a protegerse contra un deterioro en el funcionamiento pulmonar", dice el doctor Joel Schwartz, epidemiólogo y científico de la Agencia de Protección Ambiental, en Washington, D.C. "Puede tratarse de un efecto mínimo para los que tienen enfisema, pero comer alimentos ricos en estos nutrientes, ciertamente, no dañarán y quizá pueden ayudar".

Deje de fumar ¡ya! "Al dejar de fumar detiene el deterioro de sus pulmones y probablemente eso sea lo mejor que puede hacer una vez que le han diagnosticado enfisema", dice el doctor Rosen. "Además, se sentirá mejor y podrá hacer ejercicio durante más tiempo, lo que le brindará una respiración más confortable".

Si no deja el cigarro, acelerará el deterioro de sus pulmones. También es prudente evitar la exposición al humo de otros fumadores, así como a cualquier sustancia que pueda provocar alergias.

Haga bombear a su corazón. "El ejercicio aeróbico es muy importante para la gente con enfisema, ya que fortalece el corazón y ayuda a mejorar su respiración", dice el doctor Rosen. "Caminar es de los mejores ejercicios y debe tratar de hacerlo todos los días".

Aunque es probable que se canse rápidamente, trate de aumentar su resistencia poco a poco, de modo que pueda caminar unos 20 minutos, por lo menos, tres veces a la semana. Montar una bicicleta estacionaria, nadar y participar en clases de ejercicios aeróbicos de bajo impacto también le harán bien, añade el doctor Make.

Fortalezca sus músculos. ¿De qué le pueden servir unos músculos abultados cuando se tienen problemas para respirar? "Los músculos de hombros, brazos y pecho comprenden uno de los dos grupos musculares que participan en la respiración", expli-

Facilítese la respiración con estas técnicas

Además de seguir un programa regular de ejercicio, puede fortalecer sus músculos respiratorios, y hacerse la vida más confortable, si practica estas técnicas especiales de respiración.

Una de las más efectivas es simplemente soplar. Exhale dos veces más de lo que inhala, sugiere el doctor Henry Gong, profesor de medicina de la Universidad de California, en Los Angeles (**UCLA**), y jefe de la División Pulmonar del Centro Médico de la **UCLA**. Durante 30 minutos al día, concéntrese en soplar lentamente con los labios fruncidos para ayudar a mantener las vías aéreas abiertas.

Aprender a respirar desde el diafragma también es útil, ya que es la manera más eficiente de hacerlo. Para asegurarse de que está respirando desde el diafragma, y no del pecho, pruebe este ejercicio. Acuéstese con un libro sobre el estómago, luego observe lo que le sucede al libro cuando respira. Si se mueve hacia arriba y hacia abajo es que está respirando correctamente; si no, está respirando con el pecho. Practique la respiración de abdomen (es decir, use el diafragma en lugar del pecho y los hombros al respirar) hasta que lo haga de manera natural diariamente.

ca el doctor Make (el otro es el diafragma). Independientemente de que se trate de ejercicios sencillos con mancuernas, o de un programa completo de entrenamiento de pesas, todo lo que pueda hacer para fortalecer la parte superior de su cuerpo le ayudará a respirar; pero asegúrese de hacerlo correctamente cuando esté levantando los aceros: exhale por la boca, frunciendo los labios al levantar el peso, e inhale al descansar.

Use ropas sueltas. La ropa que no oprime el pecho y abdomen deja bastante espacio para que se expandan libremente, haciendo del acto de respirar algo confortable. Quizá prefiera usar tirantes en lugar de cinturón y una camisola en lugar de sostén y no usar faja.

Envenenamiento por alimentos

C ómase una ensalada de papa pasada o rebanadas de embutidos que agarró alguien que no se lavó las manos, y sabrá lo que es una rebelión estomacal.

El envenenamiento por alimentos puede ser resultado de ingerir alimentos o bebidas contaminados con bacterias infecciosas. Algunas de ellas ocasionan el daño al secretar toxinas que afectan a todo el cuerpo, incluyendo al tracto digestivo. Otras, atacan directamente los intestinos. Lo característico es tener retortijones, diarrea o vómito durante las 24 a 48 horas que siguen a la ingestión. También puede sudar, tener erupciones y hasta fiebre. Estos síntomas por lo regular duran un día o dos.

Cuándo ver al doctor

L a mayoría de los casos de envenenamiento por alimentos no requieren atención médica. Los médicos dicen que en un día o dos el vómito, diarrea, retortijones y otras molestias en el vientre inferior pasarán y usted volverá a la normalidad.

Sin embargo, si tiene cualquiera de los siguientes indicios de alarma, que pueden señalar hacia un problema mayor, es aconsejable ver al médico.

- Incapacidad prolongada para retener líquidos.
- Fiebre alta.
- Los calambres abdominales empeoran.
- Diarrea con sangre.
- Síntomas prolongados que no mejoran después de 24 a 48 horas.

Conviértase en un cocinero antibacteriano

Con un poco de cuidado en la cocina, nunca tendrá que experimentar el envenenamiento por alimentos. Estos tienen que enfriarse, cocinarse y volverse a calentar adecuadamente para prevenir la contaminación microbiana. He aquí algunos consejos prácticos de los expertos.

- Mantenga su refrigerador a 40 grados farenheit y su congelador a cero grados para detener la multiplicación de las bacterias.
- Lo mejor es desechar el pescado, pollo y comida que lleven en el refrigerador más de cuatro días. Para un almacenamiento más prolongado, use el congelador. Asegúrese de leer las etiquetas de los alimentos procesados para saber las fechas de caducidad.
- Para evitar que los jugos escurran sobre otros alimentos en el refrigerador coloque un plato bajo la carne, el pollo y el pescado crudos.
- Cuando guarde los sobrantes, divídalos en pequeños recipientes para poder enfriarlos rápidamente.
- Asegúrese de recalentar bien los sobrantes. "Es necesario calentarlos a una temperatura tan alta, y hasta más alta, que el día en que fueron cocinados", dice el doctor Joseph Madden, director de la División de Microbiología del Centro de Seguridad Alimenticia y Nutrición Aplicada, una rama de la *Food and Drug Administration* (Oficina de Alimentos y Drogas) en Washington, D.C. "Esta es la mejor manera de matar las bacterias que hayan podido multiplicarse desde que se coció el alimento".
Otras sugestiones:
- Cualquier alimento que se prepare en el horno de microondas debe rotarse al

Este mal puede asaltar a cualquiera. "El cómo se sienta puede variar ampliamente, dependiendo del tipo de bacteria que lo haya infectado y su propio estado de salud", explica el doctor William B. Ruderman, director del Departamento de Gastroenterología de la Clínica-Florida Cleveland, en Fort Lauderdale. Por lo regular es más severo cuando su sistema inmunológico está débil a causa de alguna enfermedad anterior o por el consumo de ciertos medicamentos debilitantes del sistema inmunológico.

Si se ve infectado por comida contaminada con bacterias o virus, no le quedará otra que sentirse molesto durante un corto periodo, hasta que su sistema inmunológico responda y luche contra la infección, dice el doctor Ruderman. Pero independientemente

cocinar. El microondas a veces puede dejar áreas de comida frías, que almacenan bacterias.

- Los alimentos congelados deben deshielarse en el refrigerador, el microondas o colocar el paquete envuelto en agua fría. No lo deje sobre superficies a temperatura ambiente, porque las bacterias se reproducen rápidamente en estas condiciones.
- Lave las superficies de trabajo con agua tibia jabonosa y blanqueador para combatir las bacterias que se encuentren allí.
- Para cortar use tablas de plástico en lugar de las de madera y asegúrese de lavarlas bien después de usarlas. Lo mejor es usar dos tablas, una para carnes y otra para verduras.
- Las toallas, esponjas y trapos de cocina están llenos de bacterias. Lávelos o cámbielos frecuentemente, para mantener las bacterias fuera de la cocina.
- Restriegue las verduras antes de usarlas. A veces hay bacterias dañinas en el suelo en donde crecen los vegetales de raíz, pero si los lava bien, podrá comerlos con tranquilidad.
- Si se está sintiendo mal y sospecha que se trata de contaminación por comida, debe evitar los trabajos de cocina por completo. "Aunque el caso sea menor, preparar la comida puede implicar la contaminación de toda la familia", explica la doctora Judith Alsop, coordinadora del Centro de Control de Envenenamiento, en Sacramento, California.
- No coma papas verdes, porque contienen una sustancia química, llamada solanina que puede causarle malestar estomacal.

de lo malo que puede resultar ese periodo, hay ciertas cosas que puede hacer para mimar sus vísceras en lo que pasa el mal.

Beba agua. "Cuando se enferma a causa de alimentos contaminados, pierde líquidos con gran rapidez. Por lo tanto, es extremadamente importante que los reemplace", dice el doctor Joseph Madden, director de la División de Microbiología del Centro de Seguridad Alimenticia y Nutrición Aplicada, una rama de la *Food and Drug Administration* (Oficina de Alimentos y Drogas) en Washington, D.C.

"Comience bebiendo tragos de agua", sugiere el doctor Ruderman. "Una vez que vea que puede retener el agua, es mejor ingerir bebidas que contengan azúcar, porque el cuerpo las absorbe mejor". Pruebe jugos de fruta claros. Si su problema es el vómito, espere varias horas antes de beber líquidos.

Tome bebidas para deportistas. Las bebidas como Gatorade contienen electrolitos, que son elementos esenciales, como el potasio y el sodio, que tienen influencia en la manera en cómo el agua se distribuye por todo el cuerpo. "Cuando tiene vómito o diarrea, estos nutrientes se pierden junto con el líquido durante la deshidratación", explica el doctor Madden. "Las bebidas deportivas, como Gatorade, ayudan a reemplazar estos elementos necesarios y a rehidratar al cuerpo". La rehidratación es más importante que la reposición de electrolitos, de modo que las bebidas deportivas pueden diluirse 50-50 con agua.

Relájese. "La mayoría de las veces, los problemas de contaminación por alimentos malos tienden a resolverse sin intervención médica", dice el doctor Ruderman. Una vez que el sistema inmunológico de su cuerpo se hace cargo, el alivio va en camino y no tardará en sentirse mejor. De modo que sólo descanse, beba líquidos y cuando se sienta un poco mejor, comience a establecer una dieta.

No tome medicamentos. Si tiene el impulso de ir por un antiácido, deténgase. "No le ayudan", dice el doctor Ruderman. Sin embargo, si sufre de la diarrea del viajero, el Pepto-Bismol puede ser benéfico para aliviar los síntomas hasta que se sienta mejor.

Ingiera una dieta blanda. Cuando esté listo para empezar a comer, una dieta blanda se recomienda. Esto significa ingerir alimentos de fácil digestión, como un cereal, un budín o un caldo de pollo. Evite alimentos fritos, ahumados, o demasiado salados, así como vegetales crudos, pastas, conservas, dulces, alcohol, especies y condimentos.

Levántese con un trago azucarado. Si se siente débil, tome refresco. "La ventaja de los refrescos es que tienen azúcar", dice el doctor Ruderman. "Esto le dará una poca de energía".

Eructos

En algunos países el mayor cumplido que puede prestar a su anfitrión después de un suculento banquete es un eructo prolongado y sonoro.

Desafortunadamente, este tipo de atenciones no lo hará merecedor del Premio a los Mejores Modales en la comida dominical de la tía Malena. Pero sea de buena o mala educación, el eructar es algo que se da naturalmente. Un estudio ha mostrado que los jóvenes sanos eructan un promedio de 11 veces en 20 horas, *sin* incluir las comidas.

El gas que libera al eructar proviene del tracto gastrointestinal superior. Llegó allí porque lo tragó mientras platicaba, comía o bebía. El aire que entra cada vez que traga algo se suma al aire que ya existe en el estómago, y todo este aire atrapado habla fuerte y claramente cuando vuelve a salir.

¿Qué hacer cuando el eructar se convierte en una molestia? Enseguida enlistamos unos consejos de nuestros expertos.

Coma con medida y tranquilidad. Coma poco y despacio, aconseja el doctor Nicholas Talley, gastroenterólogo asociado de medicina de la Clínica Mayo en Rochester, Minnesota. El doctor Talley también recomienda no beber y comer al mismo tiempo para reducir el número de bocanadas de aire.

Elimine la comida aereada. Algunos alimentos y bebidas son especialmente gaseosos o están llenos de aire. Evite "las bebidas carbonatadas o espumosas y los platillos hechos a base de huevo o crema batidos", recomienda el doctor Ronald L. Hoffman, director del Centro Hoffman para Medicina Holística de la ciudad de Nueva York.

Cambie esos hábitos de tragar aire. ¿De qué otra manera traga aire cuando no come? Según el doctor Hoffman, el fumar, usar popote, mascar chicle y chupar dulces puede contribuir a sumar más aire al que ya tiene en el estómago y así acrecentar su necesidad de eructar. Tomar agua de bebederos, latas y botellas, también puede ser una causa. Trate de no comer mientras está en movimiento y si desea un trago de algo, bébalo despacio en lugar de tomarlo de una sola vez.

Pruebe estos ejercicios antieructos

Muchos de los chicos que van en cuarto grado aprenden a tragar aire para producir un acto de eructos a voluntad. La razón nos dice que cualquier talento que se ha aprendido se puede desaprender, de modo que, ¿por qué no entrena sus entrañas para que no eructen?

Aquí le exponemos las recomendaciones del doctor Marvin L. Hanson, director del Departamento de Desórdenes de la Comunicación de la Universidad de Utah, en Salt Lake City, para controlar la entrada de aire al beber líquidos.

1. Levante la lengua.
2. Mantenga los dientes cerrados *o* ligeramente abiertos.
3. Beba, pero no sorba el líquido ni lo trague todavía.
4. Cierre los labios y jálelos ligeramente hacia atrás.
5. Pegue la lengua al paladar.
6. Trague.

A pesar de que estos pasos pueden resultar forzados en un principio, practíquelos hasta que pueda tragar con facilidad. La repetición puede hacer de esta forma de beber un hábito que lo librará de los eructos.

Relájese para obtener alivio. "Haga un esfuerzo por disminuir su nivel de ansiedad", recomienda el doctor Talley. "En ocasiones se traga aire a causa de la ansiedad. Entre las mejores formas de aliviar el nivel de estrés, se encuentra el ejercicio sistemático, la meditación y actividades reconfortantes, como un baño caliente.

No trate de eructar. Muchas personas no se percatan de que forzar un eructo es contraproducente. Al tratar de expulsar el aire atrapado, por lo regular, se traga aire, de modo que al final se tiene más aire del que se pudo sacar.

Haga una prueba con los antiácidos. Algunas personas que sienten exceso de gas en el estómago pueden beneficiarse si toman antiácidos, que no necesitan receta médica, en la dosis preestablecidas, indica el doctor Talley. Esto se debe a que en ocasiones los ácidos estomacales, al reaccionar con la comida, crean un exceso de bióxido de carbono, por lo que él sugiere que haga una "prueba" con los antiácidos y observe si encuentra algún alivio con ellos.

Olvídese de las burbujitas. Los medicamentos efervescentes, como Alka-Seltzer, no son una gran ayuda para eructones, dice el doctor Hoffman. Como las bebidas gaseosas, estos remedios incrementan el número de eructos, porque se traga más aire al beber el medicamento.

Deshaga esas pompas de gas con simeticón. El simeticón es un ingrediente que contienen los productos que se venden sin receta; como Maalox Plus y Mylanta, que deshace las pompas de gas que se encuentran en el intestino delgado y disminuye los eructos", explica el doctor Hoffman. Este ingrediente revienta las pompas de gas grandes, reduciéndolas de tamaño de modo que resultan más fáciles de deshacer.

Deje enfriar su café en la taza. Al sorber una bebida caliente es posible que se enfríe un poco, pero "al hacerlo traga aire", dice Marvin L. Hanson, director del Departamento de Desórdenes de la Comunicación de la Universidad de Utah, en Salt Lake City. Para evitar ese problema, simplemente deje enfriar un poco el café antes de beberlo.

Erupciones

Quienquiera que haya padecido pie de atleta, urticaria, rozaduras, alergias por alimentos, irritaciones por afeitadas, roces con yerbas malas o cualquiera de los incontables dilemas dermatológicos, sabe el aspecto que tienen las erupciones. Irritación, comezón, manchas, ampollas. Independientemente del tipo de erupción, puede convertir su piel en una prenda de espinas y dolor.

Lo más molesto de todo son las veces en las que no sabe por qué le salió la erupción, ya que su causa puede ser casi cualquier cosa. Por supuesto que hay veces en las que resula fácil determinar la causa. Si su piel se irrita después de aplicar una nueva marca de rubor, entonces hay una buena probabilidad de que ese cosmético sea el responsable. Regrese de un paseo al campo cubierto de manchas rojas que le pican en brazos y piernas y probablemente señale con su irritado dedo a las yerbas malas. Y tampoco se tiene que ser un Sherlock Holmes para averiguar que la causa de una erupción es debida a una quemada o a un pañal.

Pero otras erupciones lo dejarán rascándose la cabeza, así como la piel, tratando de determinar la causa. Bueno, deje de hacerlo. Cuando tenga una erupción de la que desconoce su origen, investigue estas causas y remedios menos conocidos.

Ponga atención al dentrífico. Si tiene una erupción misteriosa alrededor de la boca, podría deberse a su pasta de dientes. Los dentríficos con sustancias antisarro (no otros tipos) contienen componentes que agrietan la piel, lo que provoca irritación y comezón en la comisura de la boca.

¿La cura? "Por alguna razón, si reduce el uso de un dentrífico antisarro a una vez al día, esto dejará de ocurrirle", dice el doctor Bruce E. Beachmam, profesor de dermatología de la Escuela de Medicina de la Universidad de Maryland, en Baltimore. "Al parecer ocurre más frecuentemente a aquellos que usan dentrífico tres veces al día, así como a las personas que tienen asma o fiebre del heno".

Detenga la erupción que le provoca su dentrífico con crema. Además de limitar el uso del dentrífico, puede remediar este tipo de erupción, si se aplica una crema con un porcentaje de hidrocortisona como "Cortaid fuerza máxima" en la zona afectada, añade el doctor Beachman. Puede encontrar Cortaid y cremas similares en la mayoría de las farmacias sin necesidad de receta médica.

Relájese antes de reaccionar. Si tiene una erupción que no puede relacionar a una condición especial, como la yerba mala, eczema o pie de atleta, un poco de tranquilidad y reposo puede resultar mejor que la prescripción de medicamentos para su cura. La mayoría de los doctores están de acuerdo en establecer que el estrés y la ansiedad pueden ser la causa de que la erupción se agrave. Cuando está bajo el estrés el cuerpo libera químicos que fuerzan a los glóbulos blancos a bloquear las paredes de los vasos sanguíneos que están bajo la piel. Esta reacción provoca irritación en la superficie de la piel, dice el doctor George, F. Murphy, dermatólogo y profesor de la Universidad de Pensilvania, en Filadelfia.

El doctor Murphy dice que un programa regular para controlar el estrés, algo tan simple como discutir sus problemas o sentimientos con un amigo o miembro de la familia, puede ayudarle potencialmente a remediar algunas formas de irritación y ronchas cutáneas. Este tipo de terapias de relajamiento podría prevenir la aparición de erupciones como la urticaria y rosácea.

Aplíquese vitamina C. Si se aplica una loción a base de tabletas molidas de vitamina C y agua directamente sobre la piel, puede aliviar la erupción gracias a las cualidades antioxidantes de la vitamina, dice el doctor Douglas Darr, investigador médico adjunto y profesor del Centro Médico de la Universidad Duke en Durham, North Carolina. "De hecho, algunos cosméticos humectantes dicen que tienen vitamina C, pero las concentraciones suelen ser tan bajas que probablemente se degradan antes de que el consumidor las compre", dice el doctor Darr.

Escurrimiento nasal

S i considera que la nariz promedio produce casi tres litros de mucosidad diarios para mantener el tracto respiratorio superior lubricado, es normal que se escurran algunas gotas de más de vez en cuando. (Y si tiene alergias esos tres litros pueden convertirse en *seis*. En ocasiones sentirá un ligero escurrimiento en la parte posterior de la garganta en la forma del llamado goteo posnasal; en otras, la mucosidad se presentará en el clásico escurrimiento nasal.

No toda la culpa puede recaer en las cavidades y senos nasales que producen la mucosidad y ni siquiera en las alergias. "Sólo cerca de la mitad de las personas que padecen escurrimiento son en realidad alérgicas", dice el doctor Hueston C. King, otolaringólogo de Venice, Florida y profesor visitante del Centro médico de la Universidad del Suroeste de Texas, en Dallas. "El resto de los casos suelen deberse a rinitis no alérgica y pueden ser suscitados por el viento, cambio de temperatura y hasta por el alimento".

La solución obvia para estos casos es sonarse la nariz, lo que brinda alivio inmediato y desecha cualquier irritante; pero he aquí algunas maneras de detener el escurrimiento nasal.

Coma a la mexicana. Está bien documentado que la comida condimentada, particularmente los picantes, la salsa Tabasco y otros alimentos que contienen capsaicina, ayuda a aliviar la congestión. Puede parecer contradictorio, porque estos irritantes provocan el mismo reflejo que causa el escurrimiento nasal.

Entonces, ¿por qué alimentos condimentados? "Comer cosas picantes y condimentadas constituye una buena manera de incrementar la descarga nasal al punto de eliminar lo que se la está provocando. Además esta misma respuesta libera químicos en la nariz que lo protegen contra infecciones", dice el doctor Gordon Raphael, alergólogo y antiguo investigador del Instituto Nacional de Alergia y Enfermedades Infecciosas en Bethesda, Maryland. "No le hará daño y puede resultar benéfico".

Use los antihistamínicos con tiento. "Si el escurrimiento nasal se debe a alergias, tomar los antihistamínicos (**OTC**) que venden en las farmacias sin necesidad de receta médica puede ayudarle", dice el doctor King. "Pero si la causa es el viento,

---

¿Cuál es la causa del escurrimiento nasal?

¿Ese escurrimiento nasal se deberá a alergias o a la edad? Muchas personas simplemente "desarrollan" una tendencia hacia el escurrimiento nasal con la edad, dice el doctor Hueston C. King, otolaringólogo de Venice, Florida y profesor visitante del Centro Médico de la Universidad del Suroeste de Texas, en Dallas. He aquí cómo determinar lo que se lo está causando.

Probablemente se trate de una alergia si el escurrimiento de nariz se le presenta sólo en ciertas temporadas del año, por lo regular, en primavera u otoño o cuando ha estado expuesto a alergenos conocidos como el pelo de animales, polvo o polen. Asimismo, la "reacción" será casi instantánea, "se presentará durante los primeros minutos" de haberse expuesto a esa sustancia o materia", dice el doctor King.

Pero la causa puede atribuirse a un proceso natural de envejecimiento, si le ocurre cuando se ha expuesto al viento o a un brusco cambio de temperatura. Si tiene escurrimiento nasal en cuanto sale, entra o come, la culpa recaerá en la edad, más que en las alergias.

---

cambios de temperatura y otras razones, no se confíe mucho en los antihistamínicos (**OTC**), podrán brindarle cierto alivio, pero no constituirá un *buen* alivio.

"Otro motivo por el que debe tener cuidado es que estos medicamentos le provocan cierto grado de somnolencia", añade el doctor King. Los únicos antihistamínicos que no causan este efecto son los que contienen terfenadín (Seldane) y astemizol (Hismanal), que sólo puede adquirir por prescripción médica.

Alíviese con agua salada. Otro método efectivo para aliviar las alergias que le provocan escurrimiento nasal, y para secar las secreciones, es "irrigar" las fosas nasales con una solución de agua salada. Puede resultar incómodo en un principio, pero con la práctica se irá haciendo más fácil, dice el doctor Jerold Principato, profesor de otolaringología del Departamento de Cirugía de la Escuela de Medicina de la Universidad George Washington, en Washington, D.C.

Sólo disuelva media cucharadita de sal de mesa en un cuarto de agua. Incline la cabeza hacia atrás y con un gotero nasal (aspirador) coloque la punta del gotero en la cavidad nasal. Luego respire para "aspirar" el agua hacia el interior. Quizá tenga que repetir esto un cierto número de veces antes de sentir alivio. Cuando termine, suénese la nariz para desechar la descarga de agua.

Cuidado con los aerosoles nasales. También puede utilizar aerosoles salinos que puede comprar sin prescripción médica en la mayoría de las farmacias, pero debe usarlos con parquedad, porque tienen un "contraefecto" y pueden empeorar el problema.

"Por ejemplo, muchas personas han notado que padecen escurrimiento nasal al comer. No necesariamente porque se trate de platillos condimentados, sino por el cambio de temperatura en los alimentos", dice el doctor King. Para estas situaciones, aconseja el doctor King. Es conveniente usar un aerosol nasal por adelantado, para evitar el incómodo percance de que le escurra la nariz en el restaurante. "Pero debe usar el aerosol sólo cuando come fuera", dice el doctor King. "Cuando coma en casa, sobrelleve la situación".

Espasmos musculares

C asi lo único que puede hacer un nudo más rápido que un dedicadísimo niño explorador es un músculo humano.

Los nudos se hacen cuando los músculos se contraen o "acortan", repentinamente, produciendo un dolor inmediato e intenso. Con frecuencia los dolores musculares son el resultado de un músculo agotado por el exceso de uso o de algún tipo de lesión.

Pero los espasmos musculares pueden ser producto de la inactividad, como sentarse en una posición durante demasiado tiempo. También se pueden tener espasmos en un nervio que ha sido presionado, y hasta pueden ser señal de una deficiencia mineral.

"La mayoría de las personas llaman a estos espasmos *calambres,* pero técnicamente se trata de un espasmo muscular si el dolor es continuo y, de hecho, se siente una protuberancia del tejido muscular bajo la piel", dice el especialista en medicina del deporte, doctor Charles Norelli, fisioterapeuta del personal del Hospital de Rehabilitación Good Shepherd, en Allentown, Pensilvania. Pero no importa cómo lo llame, aquí le decimos cómo aliviar ese músculo que sufre de espasmos y prevenir que este doloroso incidente vuelva a repetirse.

E-s-t-í-r-e-s-e. La lógica dice que tirar de un músculo que se acorta es la manera más simple de encontrar alivio. Cuando lo ataca un espasmo muscular, "estire gradual

Cuándo ver al médico

Los espasmos musculares no suelen ser un problema serio y su recurrencia ocasional no debe ser motivo de preocupación. Pero si con frecuencia está sufriendo de intensos calambres en las piernas, podría ser señala de un flujo sanguíneo restringido en la zona y hasta de coagulación sanguínea en las piernas, ambas situaciones extremadamente serias.

El acalambramiento también puede ser señal de una lesión de algún nervio, dice el doctor Allan Levy, director del Departamento de Medicina del Deporte en el Hospital Pascack Valley, en Westwood, Nueva Jersey, y médico del equipo de futbol profesional de Los Gigantes de Nueva York y del equipo profesional de basquetbol de los New Jersey Nets. Fundamental: si el dolor es demasiado severo o si se presenta varias veces a la semana, consulte a su médico.

y suavemente el área afectada", sugiere el doctor Robert Stephens, director del Departamento de Anatomía y director de medicina del deporte de la Universidad de Ciencias de la Salud-Colegio de Medicina Osteopática, en Kansas City, Missouri. "Además de tirar de los músculos, el estiramiento ayuda a mejorar el flujo sanguíneo en la zona, lo que puede reducir el dolor que provoca el espasmo". Si está en una misma posición demasiado tiempo, los músculos tienden a contraerse. El estiramiento puede prevenir este tipo de espasmo.

"Una mujer que usa tacones altos todo el día puede padecer de espasmos musculares en los pies una vez que se quita los zapatos", dice el doctor Norelli. Esto se debe a que los pies han estado "encerrados" en la misma posición incómoda todo el día. "Una manera de prevenir estos espasmos musculares es estirar piernas y pies en cuanto se quita los zapatos. Caminar descalza durante un rato suele ser el mejor remedio".

Aplique calor húmedo. Un baño o ducha caliente es otro medio de contrarrestar los espasmos musculares. "Al igual que la acción de estirarse, el calor mejora la circulación sanguínea", dice el doctor Stephens. "El calor también ayuda al tejido conectivo que rodea los músculos. Entre más calor tiene el tejido se vuelve más líquido; entre más frío, más rígido". De hecho, el doctor Stephens recomienda que vaya a la ducha *antes* de iniciar el entrenamiento para *prevenir* espasmos musculares. "Creo que sus músculos estarán en mejores condiciones si toma un baño caliente antes de hacer ejercicio".

Ingiera más calcio. "A veces los espasmos musculares son el resultado de una deficiencia de calcio", señala el doctor A. J. Hahn, quiropráctico de Napoleón, Ohio, que se especializa en remedios naturales. Él recomienda que incremente el calcio de su dieta "si sufre de espasmos musculares recurrentes que no son producto del exceso de actividad". Buenas fuentes de calcio son los productos lácteos bajos en grasa como el yogur, la leche descremada y el queso ricotta. Siempre consulte a su médico antes de tomar suplementos de calcio.

Diga no a los alimentos ácidos. Trate de limitar la ingestión de alimentos ácidos como los tomates y el vinagre si sufre de constantes espasmos musculares, aconseja el doctor Hahn. Estos ácidos pueden interferir con la habilidad del cuerpo para absorber al calcio.

Incremente el potasio. Otra deficiencia alimenticia que se ha vinculado a los espasmos musculares es la escasez de potasio. "Sobre todo si es usted una persona muy activa, como corredor de distancias o jugador de soccer, es muy importante que se asegure de comer muchas papas, plátanos y otros alimentos ricos en potasio", sugiere el doctor Stephens. Otras fuentes buenas de potasio incluyen los duraznos deshidratados, el jugo de ciruela y las hojas de remolacha.

Tómelo con calma. Puesto que la mayoría de los espasmos musculares son resultado del uso excesivo, trate de descansar de vez en cuando al realizar cualquier actividad física. "La mayoría de las personas tratan de continuar a pesar del dolor y a la mañana siguiente pagan las consecuencias con un músculo rígido y adolorido", dice el doctor Hahn. "Si está expandiendo su jardín o pintando su casa y lo arremete un espasmo, deténgase ante la primera señal de dolor. Descanse unos 15 minutos más o menos y *luego* continúe el trabajo. Creo que si deja descansar al cuerpo cuando lo necesita, estará llevando a cabo una de las mejores medidas para evitar los espasmos musculares.

Espinillas entablilladas

Suena a algo que se amarrara una en las piernas para evitar trastrabilleos durante un maratón, pero si usted es un corredor que hace honor a su uniforme deportivo color verde neón, ligero cual pluma de ave, sabe la verdad: las espinillas entablilladas son fuente de un dolor abrasivo en la parte inferior de la pierna del que definitivamente puede prescindir.

Por supuesto que no es necesario tener alas en los pies para sufrir este malestar. Sólo por caminar, especialmente sobre colinas o superficies irregulares o con calzado inadecuado, puede asaltarlo este malestar, que también puede presentarse cuando pone a trabajar un músculo que ha estado acostumbrado a una vida sedentaria. El tejido conectivo que cubre los músculos y hueso de la parte inferior de la pierna se irrita y produce un dolor abrasivo a lo largo del hueso de la espinilla.

"El dolor es la manera del cuerpo de decirle que ya tuvo bastante", dice el especialista en lesiones deportivas, doctor Craig Hersh, del Centro de Medicina del Deporte, en Fort Lee, Nueva Jersey. "Si hace caso omiso del dolor y continúa realizando la actividad, puede ocasionar una fractura por estrés. Es como cuando dobla un pedazo de metal una y otra vez hasta que se rompe".

Para acelerar la curación, o esquivar la presencia de espinillas entablilladas por completo, incorpore estos remedios caseros a su entrenamiento.

Póngase hielo. Puede aliviar el dolor de la espinilla si la frota durante 20 minutos con el hielo que ha sido congelado en un vaso de papel, dice el doctor Hersh. O llene una bolsa vacía de pan con hielo, y amarre la bolsa con una venda elástica a la parte anterior de la pierna de manera que lo frío quede sobre la espinilla durante unos 20 ó 30 minutos, aconseja el doctor James M. Lynch, médico del equipo de la Universidad del Estado de Pensilvania, en University Park. Si aplica sin tardanza el hielo, reduce la inflamación y alivia el dolor, dice el doctor Lynch.

Dé masaje. Aunque el masaje a las espinillas no les proporciona un beneficio a largo plazo, si proporciona por lo menos un alivio temporal, añade el doctor Lynch. Lo mejor es frotar suavemente la parte superior de la pierna inferior con los pulgares de unos 15 a 20 minutos.

Mitigue con un calmante de dolor. Existe una cantidad de medicamentos, como Advil y Nuprín, que contienen el ingrediente ibuprofén, que ayuda a mitigar el dolor, dice el doctor Lynch, pero la aspirina y el acetaminofén (Tylenol) también son calmantes efectivos, explica.

Descanse. En lugar de sentarse hasta que los síntomas hayan desaparecido, cambie de actividad física, sugiere el doctor Lynch. "No creo que el descanso total sea recomendable. Si correr le provocó el dolor, entonces reduzca el tiempo de ejercicio o cambie a la bicicleta o a la natación. Luego retome, lentamente, la actividad original. Cuando esté seguro que se ha recuperado, vuelva a correr".

Regrese a lo familiar. ¿Cuál es la causa número uno del dolor de espinilla entre los aspirantes olímpicos de Estados Unidos? El cambio, dice Jennifer Stone, entrenadora principal del Centro de Entrenamiento Olímpico de Estados Unidos, en Colorado Springs, Colorado.

"El dolor de espinillas por lo regular se debe al cambio, que puede ser de todo tipo: calzado, programa de entrenamiento, hasta la superficie sobre la que corre", dice Stone. Examine su programa de entrenamiento, ¿el dolor se ha presentado después de un cambio? De ser así, lo mejor es que vuelva a su rutina familiar, por lo menos por lo pronto, aconseja.

Verifique cuál es su caso. La manera como corre tiene mucho que ver con el estado de sus espinillas, realice unas cuantas pruebas para determinar si tiene tendencia a supinar o a pronar.

Las personas con tendencia a pronar giran los tobillos y pies hacia adentro al correr, transfiriendo de manera desigual buena parte del golpe hacia la zona interior de la parte inferior de las piernas, dice Paul Raether, maratonista y especialista en medicina física del Centro Médico Permanente Kaiser, en Portland, Oregon. Los supinadores, en cambio, al correr no giran hacia adentro los tobillos, por lo que el estrés recae sobre la zona exterior de las piernas, explica.

Determine cuál es su tendencia: Mójese los pies y párese sobre el piso seco para dejar sus huellas (para hacerlo más fácil, hágalo sobre unas toallas de papel). Si puede ver el arco, tiene tendencia a pronar y de no ser así, es supinador, dice el doctor Raether.

Entonces elija el calzado adecuado. "Elija cuidadosamente. Cierto tipo de calzado ofrece más control que otro", dice Stone. "Si prona necesita un calzado de tipo 'tambor'". Este tipo de zapato tiene la suela, la plantilla de tela que se encuentra dentro del zapato, suelta, de modo que la puede sacar del interior. Si no está cosida a la base del zapato, se trata de un calzado tipo tambor y es justo lo que necesita un pronador. Si usted es supinador, debe elegir el otro tipo de calzado, es decir, el que tiene la suela cosida o cosida y pegada a la base del zapato, dice Stone.

Use soportes ortopédicos baratos. Hay soportes ortopédicos especialmente fabricados para corregir la pronación, pero implican un costo fuerte. Sin embargo, existe una alternativa económica. Por unos cuantos dólares puede comprar unas plantillas en la farmacia y colocarlas en sus zapatos para correr, puede ser todo lo que necesite, dice Stone. Pero si le siguen doliendo las espinillas después de probar este remedio económico, vea al podiatra para que le recomiende un soporte ortopédico que tendrá un precio más elevado.

Camine antes de correr. Siempre es recomendable calentar los músculos de la parte inferior de la pierna antes de correr, aconseja Stone. Un método es usar una bicicleta estacionaria unos 10 minutos o realizar una breve caminata antes de iniciar la carrera.

Realice ejercicios de elasticidad. La tensión de los tendones de la corva, en la parte posterior de los muslos, puede, literalmente, hacerle perder el paso. Para mantener las corvas flexibles, Stone le recomienda un ejercicio de elasticidad que realizan los corredores de obstáculos. Después de calentar, siéntese en el piso, extienda la pierna derecha al frente y coloque la planta del pie izquierdo en la zona interior de la pierna derecha de manera que realice una 'P' con las piernas. Lentamente inclínese hasta tomar con las manos el pie derecho y permanezca así una cuenta de diez. Cambie de pierna y repita.

Estire los tendones de Aquiles. Una de las mejores maneras de evitar el dolor de espinillas es estirar los tendones de Aquiles, que son los que unen las pantorrillas con los talones de los pies. Párese a una distancia de 40 centímetros de la pared y recárguese sobre ella con las manos. Acérquese lentamente a la pared flexionando la pierna derecha al frente y manteniendo la pierna izquierda estirada de manera que sienta cómo se tira de la parte posterior de la pierna izquierda. Sostenga así una cuenta de diez y repita con la otra pierna, recomienda Stone.

Fortalezca esas espinillas. El dolor de espinillas con frecuencia se debe a unos músculos débiles en la parte inferior de la pierna. Stone le sugiere la siguiente rutina. Siéntese en una mesa con las piernas colgando sobre el borde. Cuelgue al tobillo una bolsa con asa con un libro adentro. Sin mover la parte superior de la pierna, suba el pie y sosténgalo elevado unos dos o tres segundos. Repita unas 10 ó 12 veces. Luego cambie de pierna y repita. También puede fortalecer los músculos inferiores de la pierna realizando ejercicios básicos para esta parte del cuerpo, como dibujar en el aire cada una de las letras del alfabeto con el dedo gordo.

Brinde a sus pantorrillas atención. Los músculos de las pantorrillas también pueden recibir un poco de atención. Quítese los zapatos, de pie y erguido, lentamente párese de puntillas como una bailarina y cuente hasta tres. Descienda y repita de 12 a

15 veces. Si le parece un ejercicio demasiado fácil, añada cierto grado de dificultad realizándolo sobre el borde de un escalón. Tenga cuidado de asirse a un barandal para no caerse por las escaleras.

Guarde el mejor estiramiento para el final. Las investigaciones muestran que los músculos son más elásticos cuando ha terminado de calentar, una buena actividad de estiramiento al final de su actividad física le ayudará a eliminar el dolor de espinillas, dice Stone. "El mejor momento para trabajar los problemas de flexibilidad que pueden estarle provocando dolor en las espinillas es cuando ha terminado con su actividad física", explica. Realice toda la serie de ejercicios para corvas, tendones, espinillas y pantorrillas tanto antes como después del ejercicio.

Estornudos

No se sienta tonto y trate de no ser gruñón ante un '¡achú!'. Sólo está estornudando, no hay nada de qué avergonzarse. Sin minimizar el tamaño del problema, debe sentirse feliz de saber que dentro de los límites puede ser su propio médico para detener esos ataques de ruido nasal.

"Un estornudo suele ser la respuesta ante un irritante nasal", dice el doctor Howard Silk, médico de la Clínica de Alergias de Atlanta y profesor adjunto de pediatría en el Colegio Médico de Georgia, en Augusta. "Debe permanecer alejado de alergenos comunes que se hallan en el hogar, como el polvo, tierra, moho, animales y ácaros del polvo".

Pero no retenga la respiración, ni literal ni figurativamente. Después de tomar todas las precauciones de limpieza, "no espere milagros enseguida", advierte el doctor Silk. "Podría llevarle seis meses el reducir significativamente todos los materiales alergenos de su hogar". Comience con paciencia y lleve a cabo las siguientes acciones.

Cubra el colchón. Las camas suelen albergar ácaros del polvo que se alimentan con las células muertas de la piel, dice el doctor Silk. Cubra colchones y bases con una cubierta especial que no sea de algodón, luego lave las sábanas regularmente en agua caliente por lo menos a 180°F para que se mueran los monstruos microscópicos que le provocan tantos estornudos.

Nada de plumas. Aunque son de origen natural y confortables, las almohadas de plumas tienen un gran defecto: albergan polvo y ácaros, señala el doctor Silk. Mejor

Estornude y suene

Aunque hay personas que se aguantan los estornudos, lo mejor es dejarlo salir, dice el doctor Gailen D. Marshall, Jr., profesor adjunto y director de la División Clínica de Alergias e Inmunología de la Escuela Médica de la Universidad de Texas, en Houston. "Socialmente puede ser aceptable que se aguante un estornudo, pero es potencial y extraordinariamente peligroso", dice.

El peligro lo corren las trompas de Eustaquio, que conectan los pasajes nasales con el oído medio, regulando la presión de aire en ambos lados de los tímpanos. Si se aguanta el estornudo la mucosidad de la garganta y nariz puede ser arrojada hacia el oído medio o a los senos nasales.

Como la mucosidad no está esterilizada, dice el doctor Marshall, "es muy probable que se cree una infección de los senos nasales por no estornudar de manera apropiada. Asimismo, podría precipitar también una infección en el oído medio". En el peor de los casos, cuando la fuerza aplicada a contrarrestar el estornudo es muy grande, puede romper un tímpano.

Siga estas indicaciones para practicar la mejor manera de sonarse la nariz. Cierre una de las fosas nasales y suene suavemente a través de la otra contra el pañuelo. Haga salir el aire y los mocos en varios resoplidos, no en uno solo. Alterne esta práctica en cada fosa nasal hasta que el paso de aire quede libre, al menos por el momento.

use almohadones lavables de poliéster hipoalergénico. Lávelos cada tercer semana en agua caliente para matar los ácaros que puedan penetrar en el poliéster.

Despeluche los muñecos de peluche. Son lindos y ricos, pero los muñecos y muñecas de peluche albergan polvo y ácaros. Para prevenir los ataques de estornudos, el doctor Silk aconseja que pase el osito de peluche al archivo familiar. No debe permanecer más tiempo en su alcoba.

Cuidado con las mascotas. Las personas que tienen reacciones alérgicas a perros y gatos con frecuencia reaccionan a la caspa, esas pequeñas hojuelas y escamas de la piel de los animales, dice el doctor Silk. La saliva y orina del gato también pueden ser alergenos. "Si es alérgico a los animales, no tenga mascota", aconseja el doctor Silk. "Si no desea deshacerse de ellos, manténgalos fuera de la casa o, por lo menos, de la recámara".

Lávese siempre las manos inmediatamente después de acariciar a un gato o perro, y bañe a su mascota una vez a la semana.

Vaya por los antihistamínicos. "Si el ataque de estornudos se presenta durante un periodo corto y estacional, puede aprovechar los antihistamínicos que venden en las farmacias para ver si le brindan cierto alivio", dice el doctor Horst R. Konrad, director de la División de Otolaringología/Cirugía de Cabeza y Cuello en la Escuela de Medicina de la Universidad de Illinois, en Springfield. Los aerosoles nasales contienen cortisona y son el medicamento más efectivo para contrarrestar los ataques de estornudos y alergias, dice el doctor Konrad, pero estos últimos sólo puede comprarlos con prescripción médica.

Deje crecer el pasto. Si las plantas lo ponen a estornudar, limite su exposición en el exterior. "No corte el pasto", dice el doctor Konrad. "Pida a alguien más que lo haga". Y cierre las ventanas de la casa cuando el pasto esté volando.

No piense en mudarse. Si piensa que una mudanza es la respuesta a su alergia, descubrirá que siempre habrá alergenos no importa a dónde vaya. "Obviamente es difícil evitar la primavera", afirma el doctor Mark Loury, profesor del Departamento de Otolaringología/Cirugía de Cabeza y Cuello del Hospital de la Universidad Johns Hopkins, en Baltimore. "En la primavera está el polen de las plantas. En el verano y el otoño temprano se lleva a cabo la polinización de la artemisa y la enredadera a lo largo del oeste de Estados Unidos. En el otoño, independientemente del lugar, la ambrosía y la tierra húmeda están prácticamente por doquier". El polvo, por supuesto, es inevitable en toda época del año y en todo lugar.

Estreñimiento

¿Se lleva usted *La guerra y la paz* para leer en el baño en lugar del *Selecciones del Reader Digest?* Si es así probablemente esté estreñido.

De hecho, el estreñimiento presenta dos formas. Algunas personas tienen que esforzarse por mover sus intestinos cada vez que van al baño, en cambio otras muy pocas veces sienten ganas de hacerlo.

¿Qué frecuencia es la correcta? Las rutinas varían; pero si usted va menos de tres veces a la semana y cada vez tiene que hacer un esfuerzo hay una gran probabilidad de que esté estreñido. Aquí le decimos cómo poner las cosas en movimiento de nuevo.

Fibra y movimiento. "Siga una dieta rica en fibra", dice el doctor Edward P. Donatelle, profesor emérito del Departamento de Práctica Familiar y Medicina Comunitaria de la Escuela de Medicina de la Universidad de Kansas, en Wichita. La fibra soluble que encuentra en los granos, legumbres y frutas es particularmente efectiva. La avena, arroz, germen de trigo, salvado, ciruelas, uvas pasas, chabacanos, higos y una manzana al día son buenas fuentes, comenta el doctor Donatelle.

Pruebe un laxante natural. Para un estreñimiento fuerte, tome un suplemento de fibra que ponga en movimiento a su intestino perezoso. Uno de los mejores es el psilium, que venden en las tiendas de salud. El doctor Marvin M. Schuster, jefe del Departamento de Enfermedades Digestivas del Centro Médico Francis Scott Key y profesor de medicina y siquiatría en la Escuela de Medicina de la Universidad de Johns Hopkins, ambos en Baltimore, recomienda una cucharadita de psilium en cada comida, disuelto en un vaso de agua o jugo, mezclado muy bien antes de beberlo. (También puede hacer una pasta con la cucharadita de psilium humedecido en agua, sin embargo, asegúrese de beber por lo menos un vaso de jugo o agua después.) Otra alternativa es el Metamucil, un regulador intestinal que contiene psilium y se vende en la mayoría de las farmacias y en algunos supermercados.

Con líquidos mueva la fibra. "Beba muchos líquidos", sugiere el doctor John Sutherland, profesor de práctica familiar del Colegio de Medicina de la Universidad de Iowa, en Iowa City, y director del Programa de la Residencia Waterloo de Práctica Familiar, en Waterloo. Los líquidos expanden y suavizan la fibra, haciéndola más voluminosa en el colon, permitiendo con ello el movimiento del intestino.

"Por lo regular, debe beber un galón de líquido al día y entre más, mejor", dice el doctor Sutherland.

Cuándo ver al doctor

Aunque el estreñimiento no suele ser un problema serio, hay momentos en los que necesitará el consejo de un médico. Si los síntomas le duran más de tres semanas y los remedios caseros no le ayudan, a pesar de la fibra, los líquidos y el ejercicio, asegúrese de ir al doctor. También debe consultarlo si tiene sangrado al ir al baño. Aunque es raro, la constipación puede ser señal de enfermedades intestinales serias o desórdenes como cáncer, dice el gastroenterólogo, doctor Nicholas Talley, profesor de medicina de la Clínica Mayo, en Rochester, Minnesota.

Evite la leche y el queso. Si tiene problemas de estreñimiento trate de evitar los productos lácteos temporalmente, aconseja el doctor Donatelle. Tanto la leche como el queso contienen caseína, una proteína indisoluble que tiende a tapar el tracto intestinal.

Si mueve el cuerpo el intestino se moverá también. "El ejercicio puede ayudar a un intestino perezoso a funcionar mejor", afirma el grastroenterólogo, doctor Nicholas Talley, profesor de medicina de la Clínica Mayo, en Rochester, Minnesota. "El ejercicio aeróbico como caminar, correr y nadar es lo mejor". Si le agrada caminar, por ejemplo, dé un paseo vigoroso, balanceando los brazos durante unos 20 ó 30 minutos diariamente.

Escuche a su cuerpo. "A veces las personas estreñidas hacen caso omiso de la necesidad de ir al baño y se esperan. Esto puede agravar el problema", dice el doctor

Seleccione bien sus laxantes

Muchos productos que no necesitan receta médica se venden como laxantes, pero no todos son recomendados por los doctores. De hecho, el uso excesivo de algunos puede ser contraproducente y hasta peligroso, según el doctor Roland L. Hoffman, director del Centro Hoffman para Medicina Holística de la ciudad de Nueva York.

El uso exagerado de algunos laxantes puede ocasionarle diarrea, dice el doctor Hoffman. Además suelen crear hábito: si siempre depende del laxante para provocar el movimiento intestinal, su cuerpo comenzará a necesitarlo para poder efectuar la acción. Los laxantes que contienen aceite de ricino pueden dañarle el tejido intestinal y los que tienen aceite mineral pueden interferir con la habilidad para absorber ciertas vitaminas y minerales, añade el doctor Hoffman.

"Lo más seguro es usar productos laxantes naturales o vegetales con agentes ricos en fibra voluminosa como el Metamucil, Citrucel y Perdiem que se venden en la mayoría de las farmacias. Si no puede tolerar una dieta rica en fibra, estos agentes voluminosos son suplementos muy seguros y útiles", según el gastroenterólogo, doctor Nicholas Talley, profesor de medicina de la Clínica Mayo, en Rochester, Minnesota.

El doctor Talley recomienda que se vaya con cautela al utilizar los agentes voluminosos. Siga las instrucciones del paquete e incremente paulatinamente la dosis, de ser necesario.

Sutherland. Cuando su cuerpo le dice que es hora de ir, vaya al baño tan pronto como sea posible.

Entrénese. De hecho puede entrenar a sus intestinos para que tengan un horario regular, dice la doctora Vera Loening-Baucke, pediatra de los Hospitales y Clínicas de la Universidad de Iowa, en Iowa City. La doctora le aconseja que se siente en el excusado todos los días durante unos diez minutos, siempre después de la misma comida. La clave es permanecer relajado, a la larga su cuerpo comprenderá.

Coma ruibarbo. "Durante la temporada, a principios del verano, el ruibarbo fresco es un antídoto delicioso y poderoso contra la constipación", dice el doctor Ronald L. Hoffman, director del Centro Hoffman para la Medicina Holística en la ciudad de Nueva York. Esta raíz contiene una buena cantidad de fibra que mantiene sus intestinos en movimiento. Para una bebida refrescante de jugo de ruibarbo que mantendrá su intestino en movimiento, pruebe esta receta: parta tres tallos de ruibarbo (quite antes las hojas que son tóxicas) y mezcle con una taza de jugo de manzana, un cuarto de limón pelado y una cucharadita de miel. Coloque todos los ingredientes en la licuadora o procesador de alimentos y muélalos hasta tener una consistencia homogénea.

Un consejo: primero tome una pequeña cantidad de jugo de ruibarbo para ver cómo responde su cuerpo. Puede tener una acción rápida y poderosa como el jugo de ciruelas. También, según le agrade el sabor quizá desee mezclarlo con otros jugos. *Cuidado:* las personas que tienen problemas de cálculos en los riñones deben evitar el ruibarbo.

Vigile las bebidas deshidratantes. El café, té y alcohol son diuréticos que de alguna forma deshidratan, señala el doctor Hoffman. Como necesita fluidos en el cuerpo para ayudar al movimiento intestinal, tendrá mayor propensión al estreñimiento si ingiere este tipo de bebidas. Si de todas formas las bebe, sea moderado y compense bebiendo mucha agua, sugiere el doctor Hoffman.

Déle una galletita de fibra al niño que aún lleva dentro. Si necesita descansar de cereales de salvado, no elimine la fibra, mejor, coma su suplemento de fibra a través de galletitas como Fiberall o Fibermed, recomienda el doctor Arnold Wald, director de la División de Gastroenterología del Hospital de la Universidad de Montefiore, en Pittsburgh. "Asegúrese de comerlas acompañadas de mucho líquido, por lo menos con un vaso de seis a ocho onzas de agua cada una".

Revise sus recetas: Los medicamentos que contribuyen al estreñimiento incluyen los antidepresivos y calmantes, así como algunas medicinas que no requieren receta médica, como los suplementos de hierro y antiácidos que contienen aluminio. El doctor Hoffman recomienda que consulte a su médico si sospecha que alguno de sus medicamentos le está provocando problemas de estreñimiento.

Estrés

Si ha estado enfermo últimamente, sospeche del estrés. Algunos médicos dicen que *nueve de diez* visitas al doctor pueden estar relacionadas con el estrés. La gama va de alergias y asma a herpes y enfermedades cardiacas.

Si esta pequeña noticia no le parece estresante, ahí están los embotellamientos de tráfico, jefes gritones, trabajadores ineptos, mucho qué hacer y muy poco tiempo, y todo eso sin olvidar el desempleo, la contaminación, el crimen y los terribles problemas de plomería de la casa.

Si todas estas pequeñas molestias y grandes frustraciones oprimen el botón del estrés, vale la pena hacer algo al respecto, porque el estrés no controlado puede llevar al agotamiento, esa sensación de desgaste, de que no puede avanzar ni hacer nada. Aunque "estar agotado" es una frase común, cuando deja de tener control sobre el estrés, su salud y vida familiar, así como su trabajo, se ven afectados.

¿Cómo reducir el estrés y evitar el agotamiento? Quizá haya escuchado hablar de actividades que alivian el estrés (es el momento de hacer una profunda respiración): terapias de relajación, masaje, imaginación positiva, biorretroalimentación, oración, grupos de apoyo, yoga y el ejercicio sistemático, pero de todas formas siente el cuello más caliente que una calle de asfalto en agosto.

Pero en lugar de sentirse irritado y agotado, ¿por qué no pone a prueba algunas de las tácticas que los expertos recomiendan para permanecer tranquilo?

Audite su estrés. Para controlar el estrés primero tiene que determinar qué es lo que se lo provoca, dice el doctor Paul J. Rosch, profesor de medicina y psiquiatría del Colegio Médico de Nueva York, en Valhalla, y presidente del Instituto Americano del Estrés, en Yonkers, "Haga una lista de *todas* las cosas que encuentra particularmente estresantes en su vida. Luego sepárelas en dos categorías: lo que puede resolver y lo que no puede controlar y, por lo tanto, tiene que aprender a aceptar". De esta manera podrá dedicar su tiempo a lo que lo haga sentir mejor, y dejar de preocuparse por las cosas que no puede cambiar.

Busque lo positivo. "La clave para controlar el estrés es monitorear y confrontar los pensamientos negativos", dice el psicólogo, doctor Richard Blue, especialista en el manejo del estrés en el Instituto del Comportamiento de Atlanta. "Cuando busca el lado positivo de lo que le está causando estrés, y por lo regular *puede* encontrarle algo positivo, verá que probablemente no es tan estresante como lo está valorando".

Para entrenarse en este curso de pensamiento positivo, empiece cada oración con "por lo menos" cuando se esté sintiendo estresado, aconseja el doctor Blue. *Ejemplos*, si trabaja para un jefe gruñón, recuérdese: "Por lo menos tengo trabajo". Si lo que lo estresa es la gotera del grifo de la cocina, dígase: "Por lo menos tengo una casa".

Revalore su papel en la vida. "En la mayoría de los casos el agotamiento por estrés (ya sea resultado del trabajo, el hogar u otro motivo) reside en una disparidad entre su personalidad o expectativas y la realidad de una situación", dice el doctor Rosch. Eso significa que debe hacerse algunas duras preguntas que deberá contestar con sinceridad, sobre la ética de su trabajo, su talento y deseos verdaderos. "Busque el trabajo que vaya de acuerdo con su personalidad y lo más probable es que nunca sufrirá agotamiento a causa del trabajo", dice el doctor Rosch.

Ríase

Parece que la risa es la mejor medicina, por lo menos en lo que se refiere a contrarrestar el estrés. Esto se debe a que la risa, como el ejercicio, hace que el cuerpo produzca endorfinas, el aniquilador natural del dolor físico y emocional que produce el cuerpo.

Las endorfinas producen una sensación de bienestar que lo hace más resistente al estrés. Hay varios beneficios más, para el sistema cardiaco y circulatorio, que es donde el estrés provoca más estragos.

Cuando se siente alicaído necesita hacer un mayor esfuerzo para motivar su sentido del humor de manera regular, sugiere el doctor Steve Allen, Jr., profesor de medicina familiar del Centro de Ciencias de la Salud en el Colegio de Medicina de Syracuse de la Universidad del Estado de Nueva York, e hijo del comediante Steve Allen. El doctor Allen, especialista en risaterapia, sugiere que llegue a imaginar cómo sus cuitas podrían ser utilizadas por los guionistas cómicos de la televisión.

Por ejemplo: "Heme aquí, atrapado en el tráfico el resto de mi vida. Supongo que mis hijos crecerán, se casarán, tendrán hijos y nietos, se olvidarán de mí y se verán atrapados en este mismo embotellamiento de tráfico unos kilómetros más atrás antes de que yo pueda liberarme de esta trampa".

Sopese sus respuestas. "La mayor parte del estrés es resultado de andar "catastrofizando", dice el doctor Allen Elkin, psicólogo y director de programas del Centro de Consejo para el Manejo del Estrés, en la ciudad de Nueva York. Una manera de dejar de hacer esto es valorar la importancia del elemento estresante con una simple escala del 1 al 10. Si pierde el tren, puede darle un 4; si pierde la cartera, déle un 8. Luego piense en situaciones realmente estresantes, un ataque cardiaco, la pérdida de empleo, muerte en la familia y vuelva a evaluar la pérdida del tren o de la cartera. "Después de cierto tiempo reconocerá los momentos en que está siendo catastrofista y las valorará con más equilibrio".

Tome un descanso Zen. "Algo muy efectivo para aliviar el estrés es el método que yo llamo de relajación rápida, que toma de 10 a 20 segundos", dice el doctor Elkin. "Respire profundamente, más profundo que lo normal, y sostenga el aire hasta que note cierta incomodidad. Al mismo tiempo, apriete el pulgar e índice uno contra el otro (como la señal de visto bueno) durante seis o siete segundos. Luego exhale lentamente por la boca, relaje la presión de los dedos y permita que la tensión se escape. Repita estas respiraciones tres veces para extender la relajación. Con cada respiración, suelte hombros y mandíbula y deje que su cuerpo se relaje. Le recomiendo que lleve a cabo esta actividad varias veces al día, sobre todo cuando comience a sentir que el estrés se apodera de usted".

Sumérjase en la bañera. Un baño tibio, no caliente, reduce el estrés porque activa la circulación periférica y relaja los músculos, lo que provoca un efecto calmante. Permanezca en la bañera no más de 15 minutos en agua a una temperatura de 100 a 102 grados farenheit. Este es el tiempo y la temperatura efectivos que lo aliviarán del estrés.

Vaya a la cama. Cuando el sexo es bueno, resulta un buen remedio para aliviar el estrés. El orgasmo es un gran relajante y hasta el sexo no orgásmico da buenos resultados tranquilizantes, dice el doctor Joshua Golden, director del Programa de Sexualidad Humana de la Universidad de California, en Los Angeles. El sexo también ayuda emocionalmente a establecer o reafirmar vínculos significativos y a desarrollar la autoestima.

Consígase una mascota. Investigaciones realizadas por el doctor Alan Beck, profesor de ecología de la Escuela de Medicina Veterinaria de la Universidad de Purdue, en West Lafayette, Indiana, y autor de *Between Pets and People* (Entre mascotas y personas), han mostrado que al acariciar a un animal, la presión sanguínea, el ritmo cardiaco y el *estrés* disminuyen casi inmediatamente. "Creo que una explicación podría ser que es una oportunidad, socialmente aceptada por muchas personas, para mostrar afecto, la gente tiene necesidad de ternura".

"Hasta mirar un pez en una pecera tiene efectos similares. Se deja de fruncir el ceño, la sonrisa se relaja y a veces hasta se entornan ligeramente los párpados, es decir, todas las expresiones faciales que indican tranquilidad y menos estrés".

Estire su cuerpo. "Estirar el cuerpo puede ayudar a hacerlo sentir más armónico y relajado", dice el doctor Dean Ornish, director del Instituto de Investigación de Medicina Preventiva, en Sausalito, California, y autor de *Dr. Dean Ornish's Program for Reversing Heart Disease* (El programa del Dr. Dean Ornish para contrarrestar las enfermedades cardiacas). "Cuando tenga oportunidad, haga algunos ejercicios de estiramiento sencillos durante el día. Así como la mente afecta al cuerpo, el cuerpo puede afectar a la mente", dice el doctor Ornish. Él sugiere que practique los estiramientos mediante movimientos fluidos y lentos. (Use ropa confortable que le permita estirarse fácilmente.)

Presione su cabeza. Ejerza una ligera presión sobre sus sienes con movimientos circulares para dar masaje a los nervios que a su vez relajan los músculos del cuerpo, dice el doctor Emmett Miller, director médico del Centro de Apoyo y Educación de Enfermos de Cáncer, Menlo Park, California.

Llore. Es una de las respuestas más efectivas al estrés y sigue funcionando tan bien como la vez en que Adán y Eva se deshicieron en llanto ante el estrés de comprar una nueva casa. No sólo llorar, gritar y otras explosiones emocionales pueden aliviar la frustración y estrés, sugiere el doctor Miller; pero elija sabiamente en dónde hacerlo. El automóvil puede ser una buena opción.

Estrías

P uesto que la vida es una serie de intercambios, la razón establece que a cada evento de alegría corresponde una contraparte. Experimente el milagro de dar a luz y deberá pagarlo de algún modo, sin contar la colegiatura de la universidad de Junior.

Las estrías son la marca de la maternidad al igual que "Hallmark" es la de las tarjetas de felicitaciones, pero aún así, no es necesario que las sobrelleve toda la vida. Esta maldición cosmética (particularmente molesta en la estación del bikini) tan sólo es un recordatorio inofensivo de que el cuerpo humano no se hizo de Play-Doh (masa para

Cuándo sirve el Retín-A y cuándo no

El Retín-A, que puede comprar sólo con prescripción médica ha atraído mucha atención para contrarrestar las molestas estrías, pero hay ciertas limitantes.

"El mejor momento para usarlo es cuando las estrías son nuevas, cuando están rosadas y duelen un poco", dice el doctor Melvin, L. Eson, director médico del Centro Dermatológico, en Nashville, Tennessee, y el investigador que estableció la relación entre el Retin-A y las estrías. "Si espera a que las estrías se vuelvan blancas, las posibilidades de éxito se reducen de un 80 a un 10 por ciento".

Eso significa que este medicamento *debe* usarse entre las 6 y 12 semanas *después* de que han salido las estrías, no más de tres meses después de haber tenido el bebé o haber perdido mucho peso. El Retin-A *no puede* usarse durante el embarazo o amamantamiento.

Al igual que cuando se usa para las arrugas, el medicamento produce un poco de irritación cutánea inicial y la piel puede despellejarse e irritarse en la zona de aplicación. Funciona porque estimula la "producción" de colágeno, la sustancia proteica fundamental de la piel. El Retín-A realiza esencialmente una labor de reparación, pero necesita esperar a que la irritación y despellejamiento desaparezcan antes de ver los beneficios. Si un médico le prescribe este medicamento, asegúrese de seguir las instrucciones cuidadosamente.

jugar). Y mientras el embarazo es el mayor responsable de las estrías, a cualquiera le pueden surgir. La pubertad, obesidad y hasta la pérdida de peso son causas comunes. Siempre que el cuerpo sufre cambios físicos drásticos, una sustancia proteica, llamada colágeno, puede desaparecer de las fibras elásticas de la piel que es cuando las susodichas estrías comienzan a aparecer.

"En realidad son cicatrices", dice Stephen M. Purcell, director del Departamento de Dermatología del Colegio de Medicina Osteopática de Filadelfia y profesor de la Escuela de Medicina de la Universidad Hahnemann, en Filadelfia. De modo que, ¿qué puede hacer al respecto?

Si desea tomar la ruta de la prescripción médica, existe el tretinón, un derivado de la vitamina A de aplicación cutánea que aparece etiquetado como Retín-A y es mejor conocido por su eficacia para borrar arrugas. Pero en algunas personas los remedios caseros que no requieren de prescripción pueden brindarles resultados positivos.

Unteles mantequilla. "Aunque no hay prueba científica que respalde este remedio, muchos de mis pacientes dicen que untar mantequilla de cacao ayuda a reducir o a eliminar las estrías, particularmente a las personas de piel morena", dice el doctor Purcell.

Cúrese con las manos. "Sabemos que dar masaje a cicatrices después de la cirugía es bueno, ya que estimula el flujo sanguíneo y ayuda a distribuir el colágeno de manera más uniforme, lo que redunda en una cicatriz menos notoria. De manera que lo mismo podría funcionar para las estrías", dice el doctor Purcell. "Eso mismo puede explicar lo de la mantequilla de cacao". En otras palabras, quizá sea el masaje más que la mantequilla lo que borra las estrías.

Extracción dental

¿**A**lguna vez se ha preguntado por qué esos molares que con frecuencia son extraídos se llaman "muelas del juicio"? Permita que se las saquen y pronto cuestionará qué hubo de juicioso en esa decisión. De hecho, permita que le saquen cualquier diente y notará que el proceso de cicatrización es bastante doloroso, así como su parte de tontería física. Sólo mírese en el espejo y podrá ver sus mejillas tan inflamadas como las de esas ardillas tipo **A** que se preparan para el invierno. He aquí cómo desconectar el dolor de una extracción.

Cure con las manos. Según algunos médicos, existen "puntos de presión" en el cuerpo a los que puede dar masaje para ayudar a aliviar el dolor. "Frótese el lóbulo de la oreja o la zona de la mano, entre el índice y el pulgar, del mismo lado del dolor, para encontrar alivio", dice el doctor Wistar Paist, dentista de Allentown, Pensilvania. "Con la otra mano dé un masaje suave de unos 10 minutos. Deberá sentir alivio en unos 15 a 20 minutos. Si la extracción fue del lado derecho, frótese el lóbulo o la mano derecha; si el dolor es del lado izquierdo, frótese el lado izquierdo". También puede adormecer la zona con un pedazo de hielo en lugar de frotarse; el procedimiento es el mismo.

Tome vitamina C. Tomar 1500 miligramos de vitamina C diariamente (500 miligramos en cada comida) puede aliviar mucho la molestia de las extracciones, dice el investigador, doctor Robert Halberstein, profesor del Departamento de Epidemiolo-

gía y de Salud Pública de la Universidad de Miami, en Coral Gables, Florida. Recomienda que tome estas dosis *antes* y *después* del trabajo dental.

"Descubrimos que las personas que tomaron 1500 miligramos de vitamina **C** diariamente, esto es, una tableta de 500 miligramos en cada comida, durante un par de días *antes* de la extracción y durante la semana siguiente, tuvieron un proceso de curación significativamente más rápido que los que no tomaron suplementos", dice el doctor Halberstein. "La vitamina **C** acelera el proceso de curación porque juega un papel importante en la fabricación de colágeno, un material proteico fundamental para la formación del tejido de cicatrización".

Nota: un punto más a favor de la vitamina **C** es que si toma la fórmula de 1500 miligramos diarios, puede reducir *siete* veces la posibilidad de padecer la dolorosa inflamación del "alvéolo seco", que se presenta en una de cada veinte extracciones.

Enfríe y luego caliente. "El tiempo es un factor importante que se debe considerar para aminorar el dolor de una extracción. Durante las primeras 24 horas que siguen a la extracción coloque una bolsa de hielo envuelta en una toalla sobre el rostro, a la altura de donde se hizo la extracción, para prevenir la inflamación, aplique 20 minutos, descanse otros 20 con el fin de disminuir la inflamación y el dolor", dice el doctor Nabil Abaza, profesor de medicina dental y de cirugía oral y maxilofacial del Colegio Médico de los Hospitales Pensilvania, Campus Clínico Principal en Filadelfia. "Después de 24 horas comience a hacer gárgaras suavemente con agua salada tibia. El calor alivia y el agua salada previene infecciones y remueve las partículas de comida".

Trague los calmantes de dolor. Olvídese de colocar la aspirina directamente en el alvéolo dental para encontrar alivio. "Está bien tragar la aspirina para el dolor,

---

Aminore el sangrado de la extracción con una bolsa de té

Una bolsa de té frío de cualquier clase que contenga tanino, como el verde, negro u oolong, puede detener el sangrado que con frecuencia sigue a la extracción.

"Sólo tome una bolsita de té, remójela y exprímale casi toda el agua", dice el dentista Wistar Paist, de Allentown, Pensilvania. "Coloque la bolsa de té fría sobre la zona donde le hicieron la extracción y muerda suavemente. El tanino promueve la coagulación que debe llevarse a cabo para detener el sangrado".

pero colocarla sobre la encía provoca una irritación terrible a los tejidos", dice el doctor Paist. Si es sensible a la aspirina, pruebe con el ibuprofén (Advil) o el acetaminofén (Tylenol, anacin-3).

No espere demasiado para pedir ayuda. Entre más haga esperar la extracción de un diente que le está provocando dolor, más durará el dolor de la extracción. "No espere hasta que no pueda soportar el dolor para visitar al dentista, porque pagará con más dolor e infección", dice el doctor Abaza. "Entre más rápido se deshaga del diente dañado, más fácil será su extracción y menos dolor tendrá en la recuperación".

Eyaculación prematura

Para los hombres que experimentan la eyaculación prematura, hacer el amor puede ser una mala noticia. Sin embargo hay buenas noticias. La eyaculación prematura, el problema sexual más común entre los hombres, también tiene una curación fácil.

"Con el tratamiento correcto, la posibilidad de curar esta disfunción es cerca del 100 por ciento", dice el doctor Sheldon Burman, fundador y director del Instituto de Disfunciones Sexuales Masculinas, en Chicago, el centro de tratamiento para problemas sexuales masculinos más grande del país. Más buenas noticias: el tratamiento adecuado no suele causar dolor, es económico y relativamente sencillo.

La eyaculación prematura es fácil de identificar. Es cuando un hombre alcanza el orgasmo demasiado pronto. "Si su esposa y usted creen que es demasiado rápido, entonces usted es un eyaculador prematuro", dice el doctor Burman. He aquí cómo retardar la eyaculación para tener experiencias sexuales más satisfactorias.

La práctica hace al maestro. "Si usted es un eyaculador prematuro, lo más fácil es tener relaciones sexuales con más frecuencia", aconseja el doctor J. Francois Eid, director de la Unidad de Disfunciones Eréctiles de El Hospital de Nueva York-Centro Médico Cornell, en la ciudad de Nueva York. "Es más probable que eyacule prematuramente si ha pasado un largo periodo entre sus sesiones sexuales. Además, la mayoría de los hombres han descubierto que la práctica les ayuda a desenvolverse mejor. Aprenden más sobre su cuerpo y sus limitaciones".

Ejercítese. Hay una técnica que consiste en estimular el pene y detenerse antes de eyacular, luego estimular de nuevo, detenerse y repetir este procedimiento hasta que aprenda a controlar las eyaculaciones, recomienda el psicólogo de Oakland, California, Bernie Zilbergeld, autor de *The New Male Sexuality* (La nueva sexualidad masculina).

Los ejercicios Kegel. Ese mismo fortificante muscular pélvico que llevan a cabo las mujeres para detener la orina después de parir puede ayudar al hombre a retardar la eyaculación, informa el doctor Zilbergeld. Para realizar los ejercicios Kegel, simplemente contraiga los glúteos un segundo, como si estuviera tratando de retener el movimiento intestinal. Repita 15 veces seguidas hasta hacer de 60 a 75 contracciones dos veces al día. El propósito de estos movimientos es fortalecer los músculos pélvicos, de manera que pueda contraerlos y relajarlos, según se vaya acercando al orgasmo, para retardar la eyaculación (algunos hombres aguantan más cuando contraen los músculos, mientras que otros lo logran relajándolos).

Realice sus ejercicios de pesas después. Si bien el ejercicio es parte de una vida saludable que puede prevenir la eyaculación prematura, no es bueno hacer ejercicio antes de mantener relaciones sexuales, advierte el doctor Burman. "Cuando hace ejercicio, el cuerpo dirige la sangre al grupo muscular ejercitado. Por ejemplo, si trabaja los bíceps, el torrente sanguíneo se concentrará en los brazos y se alejará del pene. De modo que deje el ejercicio para otro momento".

Cambie la posición. "Los hombres se excitan más fácilmente cuando están encima, en la posición de "misionero", de manera que quizás sea mejor que ella esté encima, dice el doctor Burman. "Cuando la mujer está arriba, usted puede controlar sus movimientos al guiar sus caderas. De esa manera, si está demasiado excitado, puede guiarla para que disminuya sus movimientos o se detenga".

Cuide su dieta. Con frecuencia la eyaculación prematura se debe a cambios físicos corporales. Los hombres de más de 30 años comienzan a tener este tipo de problemas a pesar de que su vida sexual funcionaba bien antes.

"Con frecuencia el problema se debe a una inadecuada irrigación sanguínea al pene", explica el doctor Burman. Cuando la grasa o el colesterol bloquea parcialmente las arterias del pene, resulta difícil mantener la erección. "Cuando esto ocurre, el cerebro da la orden de eyacular pronto para no perder la erección, con lo que se desarrolla un patrón de eyaculación prematura", dice el doctor Burman.

Él le recomienda que lleve a cabo un estilo saludable de vida con el fin de mantener una buena salud arterial. "Su potencia se prolongará si come alimentos con bajo contenido de grasa y una dieta baja en colesterol, si hace ejercicio regularmente, no fuma y controla el estrés", dice el doctor Burman.

Falta de peso

¿**D**ice que le gustaría tener algunos kilitos de más?

No hay duda de que la mayoría de las personas desearían lo contrario, pero la falta de peso puede ser igual de desfavorable para su apariencia y salud.

"Subir de peso puede implicar tanto esfuerzo como bajarlo, especialmente si lo que le preocupa es su salud", dice el doctor George Blackburn, jefe del Laboratorio de Nutrición/Metabolismo del Hospital New England Deaconess, en Boston. "Después de todo, subir unos cuatro kilos más harán muy poco por su salud y apariencia si estos son de grasa. Lo que se desea es aumentar masa muscular, y para eso necesita llevar a cabo el tipo de dieta y plan de ejercicio adecuados".

Pero antes de que se decida a subir algunos kilos asegúrese de que realmente le beneficiará ese aumento. ¿Quién dice que está muy flaca? ¿Su marido? ¿Su madre? ¿Una amiga preocupada? ¿El espejo? No todos los que piensan que tienen que aumentar de peso lo necesitan en verdad.

Si se siente con energía todo el día, duerme bien y despierta sintiéndose de maravilla; si tiene la suficiente fuerza física para cargar valijas, niños o nietos, entonces la ligereza de peso no es un problema, sugiere el doctor Blackburn. Usted sólo es una persona naturalmente delgada.

Por otro lado, si se siente débil, falto de energía o si le gustaría hacerse de más músculos y fuerza, turgencia y buen ver, algo más de peso puede favorecerle. Esto es lo que los expertos recomiendan.

Desarrolle músculo, no grasa. "Probablemente la mejor opción para subir de peso es iniciar un programa de pesas", dice el doctor Adam Drewnowski, director del Programa de Nutrición Humana de la Universidad de Michigan, en Ann Arbor. "Si hace más ejercicio, particularmente a través de un programa de resistencia, su cuerpo necesitará más alimento y usted comerá más. Mediante este tipo de entrenamiento el peso que gana es de *músculo* y no de grasa".

La meta: de 100 a 200 calorías adicionales por día. Eso es lo que su cuerpo requiere diariamente para constituir y sostener el tejido muscular que desarrollará con el ejercicio, explica el doctor Blackburn.

Cuándo ver al doctor

Una cosa es que tenga constitución delgada por naturaleza y desee subir de peso y otra que pierda peso repentinamente.

"Cuando se pierde peso sin desearlo algo anda mal", dice la doctora Maryl Winningham, psicóloga en ejercicio y enfermera diplomada, especializada en el cuidado de pacientes de cáncer del Colegio de Enfermería de la Universidad de Utah, en Salt Lake City. Puede ser señal de una gama amplia de problemas que pueden ir del cáncer a la depresión, de manera que no tarde en consultar al médico.

Asimismo, no suponga, automáticamente, que se pierde peso con la edad. "No todos pierden peso al envejecer, aunque sí tienden a perder tejido muscular", explica la doctora Winningham. De manera que consulte al médico si ha perdido cuatro kilos sin haber hecho dieta.

Ciertos medicamentos prescritos pueden alterar el apetito y ocasionar pérdida de peso, pero tiene que ver al médico antes de abandonar cualquier tratamiento. También consulte al doctor si está delgado y padece mucho de catarros, gripes, o infecciones y si le falta energía, aconseja la doctora Winningham. Estar por debajo de su peso puede debilitar su sistema inmunológico.

Tenga paciencia. Otorgue a su programa de desarrollo muscular tiempo. "Deberá trabajar consistentemente de 6 a 12 meses para percibir una gran diferencia, pero la notará en la turgencia y fuerza", dice el doctor Larry Houk especialista en tratamiento de enfermedades reumáticas y director del Centro de Recuperación Artrítica, en Cincinnati.

Pase de largo malteadas y helados. Quizá crea que esta es la gran oportunidad de atiborrarse de cosas engordantes. "Pero la calidad es tan importante como la cantidad en una dieta para subir de peso", dice el doctor Blackburn. El exceso de grasa en la dieta provoca un exceso de grasa en el cuerpo y, a largo plazo, problemas serios de salud, como enfermedades cardiacas. De manera que sus calorías adicionales deben provenir de alimentos sanos con bajo contenido de grasa: productos de granos como pan, pasta y cereales; lácteos con bajo contenido de grasa, como leche descremada, yogur y queso cottage; y proteínas, como pollo (sin el pellejo), pescado y carnes magras. (Si su médico le ha asignado una dieta por razones médicas, asegúrese de consultar con él cualquier cambio).

Cuidado con los aminoácidos. En los estantes de las tiendas de salud encontrará muchos productos con proteínas y aminoácidos que dan a entender que puede ponerse como la figura musculosa que aparece en la etiqueta. Muchos médicos no recomiendan su consumo. No se ha probado que funcionen y demasiada proteína puede perjudicar a los riñones, advierte el doctor Blackburn.

Fatiga

T odos padecemos fatiga de vez en vez, generalmente como resultado de haber permanecido bajo demasiada presión física o mental. La prescripción típica es reposo y más relajación. Sin embargo, si ya tuvo su dosis de reposo y relajación necesaria y *aún* se siente agotado, es tiempo de que comience a averiguar por qué.

Por supuesto que alguien que se siente eternamente exhausto debe visitar al médico, pero para la sensación típica de cansancio he aquí algunas maneras de ponerse en sus marcas, listo y fuera.

Añada un poco de estrés a su vida. No es de sorprender que demasiado estrés lo tire, pero si no hay el suficiente en su vida puede sentirse cansado debido al aburrimiento y a la falta de motivación. "Es como la tensión o estrés de una cuerda de violín", dice el doctor Paul J. Rosch, profesor de medicina y psiquiatría del Colegio Médico de Nueva York, en Vallhalla, y presidente del Instituto Americano de Estrés, en Yonkers. "Si la tensa demasiado, la cuerda reventará. Si la deja demasiado holgada, obtendrá un sonido sordo y rasposo. La tensión justa produce un tono hermoso. De manera similar, necesitamos encontrar la cantidad necesaria de estrés que nos permita hacer música hermosa en nuestras vidas".

La clave es añadir el tipo de estrés que le cree retos, no que lo agobie. "Le sugiero que se haga voluntario", dice el experto en salud del consumidor, el doctor John Renner, profesor de medicina familiar de la Universidad de Missouri, en Kansas City. El único estrés adicional es su compromiso para llegar a tiempo a la realización de un trabajo, pero tiene el reto de trabajar con personas y obtener resultados.

Pero evite a los portadores de estrés. "Algunas personas son Typhoid Marys de estrés y el solo hecho de tenerlas cerca puede fatigarlo", dice la doctora María

Simonson, profesora emérita y directora del Programa de Salud, Peso y Estrés de las Instituciones Médicas Johns Hopkins, en Baltimore, "Tienden a ser personas insensibles, quejumbrosas y 'echaculpas'. Lo mejor que puede hacer es alejarse de ellas".

Cierre la boca para respirar mejor. Una causa poco considerada de fatiga es la mala respiración. Las personas que respiran de manera poco profunda y rápida se cansan con facilidad, porque su cuerpo no recibe la cantidad de oxígeno necesaria. El problema se debe con frecuencia a que respiran con la boca, dice el doctor Robert Fried, director de la Clínica de Biorretroalimentación y del Instituto para Terapia Emotiva Racional en la ciudad de Nueva York, y autor de *The Psychology and Physicology of Breathing in Behavioral Medicine* (La psicología y fisiología de la respiración en la medicina del comportamiento).

Remedie la situación respirando lenta y uniformemente por la nariz. Expanda el abdomen y mantenga el pecho fijo a cada respiración, de esa manera estará usando todo el diafragma.

Déle una oportunidad a la paz interior. La meditación es una excelente manera de contrarrestar la fatiga y todos pueden practicarla. Comience escuchando un poco de música suave, recostado en el sofá y diciéndose lo relajado que se siente, dice la doctora Simonson. "Concéntrese en la suavidad de la música y respire profundamente. Con cada exhalación repita una palabra, frase o plegaria que ponga en paz

---

Cuándo ver al doctor

Cuando esa sensación de cansancio, de estar exhausto no desaparece, no importa lo que haga, es buena idea consultar al doctor.

La fatiga puede ser una señal de alarma de enfermedades serias que incluyen la diabetes, mal en los pulmones y anemia, dice el doctor Rick Ricer, profesor de medicina clínica del Colegio de Medicina de la Universidad del Estado de Ohio, en Columbus.

En algunos casos, la fatiga puede ser síntoma de hepatitis, mononucleosis, enfermedad de la tiroides o cáncer, dicen los médicos. Un patrón de fatiga extrema puede ser señal del síndrome de fatiga crónica, que es más debilitante que la fatiga normal y que requiere la diagnosis y el tratamiento médico.

De modo que visite al doctor si no puede sacudirse esa sensación de decaimiento.

sus sentimientos. (Muchas personas repiten la palabra *paz.*) Al hacerlo, imagínese en una playa... Imagine la brisa, las olas y las gaviotas". Si su médico no ha descubierto una explicación razonable para su fatiga, la doctora Simonson le recomienda que medite dos veces al día unos 20 minutos cada vez.

Haga su mundo de colores. "Si vive en una casa oscura, esto le fatigará", dice el doctor Rick Ricer, profesor de medicina clínica del Colegio de Medicina de la Universidad del Estado de Ohio, en Columbus. Añada algo de color y luz a su vida, sugiere. Los estudios muestran que usar rojo o estar rodeado de rojo imprime energía. Se ha descubierto que el color verde evoca paz y serenidad, en tanto que el café ayuda a inducir sentimientos de calidez y camaradería.

Use la cabeza para ejercitar el cuerpo. Los estudios muestran que al hacer ejercicio, independientemente de la práctica diaria que haya elegido, su cuerpo está mejor preparado para tratar los factores tensionantes emocionales y físicos cotidianos, dice el doctor Ralph Wharton, profesor de psiquiatría de la Universidad de Columbia en la ciudad de Nueva York. "Sólo asegúrese de practicar regularmente esa actividad un mínimo de tres veces a la semana unos 30 minutos cada vez".

Si el ejercicio le causa dolor, por supuesto que primero debe visitar al médico. E independientemente de lo que practique, correr, caminar, aerobics, hágalo paulatinamente y con calma. Si hace regularmente ejercicio, inicie con prácticas ligeras hasta que empiece a adquirir más energía.

No sea un deportista trasnochador. Tenga cuidado al hacer deporte en la noche, ya se trate de la práctica ligera de un ejercicio o de un entrenamiento intensivo. La mayoría de los expertos están de acuerdo en que hacer ejercicio después de las 7 p.m. puede ocasionar desorden en los hábitos de sueño, lo que se traduce en fatiga a la mañana siguiente.

Elimine el cigarro. El cigarro es un ladrón de oxígeno que puede causarle fatiga. Pero los médicos le advierten que no debe esperar una corriente inmediata de energía al dejar de fumar. La nicotina es un estimulante, por lo que eliminar el tabaco puede ocasionar una fatiga temporal.

Pierda peso... pero no muy rápido. Es cierto, andar cargando exceso de peso puede cansarlo más rápido, pero no trate de perder mucho demasiado pronto. Las dietas drásticas pueden hacer que su energía baje en picada. Esto se debe a que las dietas muy bajas en calorías se concentran en un solo tipo de alimento, como la toronja, por ejemplo, y no le proporcionan todos los nutrientes que necesita para tener la energía necesaria.

Restringir demasiado el consumo de calorías es muy estresante para el cuerpo, dice el doctor Manfred Kroger, profesor de ciencias de la alimentación en la Universidad del Estado de Pensilvania, en University Park. "Y uno de los muchos síntomas de este tipo de estrés es la fatiga".

Una dieta responsable debe incluir 1,200 calorías o más diarias, para las mujeres, y, por lo menos unas 1,500 calorías diarias para los hombres.

Apague la televisión. Claro, la televisión le ayuda a despabilarse después de un día pesado de problemas, pero quizá esté excediendo esta terapia. La televisión es notoria por llevar a un estado de letargo al vidente. En lugar de estar viéndola, busque algo mentalmente más estimulante, como leer, recomienda el doctor Ricer. "Eso le dará más energía".

Fatiga del conductor

Quienquiera que haya dicho que "en el camino está la mitad de la diversión", sin duda pasó más tiempo pensando en frases ingeniosas que viajando en su automóvil. El hecho es que, largas horas detrás del volante pueden ser absolutamente aburridas y el aburrimiento en sí puede ser peligroso.

"Una persona tiene más tendencia a adormecerse y dormirse en una situación monótona y aburrida", explica el doctor Saúl Rothenberg, director de Servicios para Desórdenes del Sueño del Centro de Investigaciones del Centro Médico de Rush-St. Luke's-Presbyterian, en Chicago. "Manejar puede ser *muy* aburrido y monótono". No es de sorprender que los expertos crean que adormecerse al volante es la segunda causa, después del alcohol, de los accidentes fatales de tráfico.

Si bien la vasta mayoría de los viajeros que realizan grandes trayectos no se quedan dormidos al volante, muchos (viajeros abonados incluso) son víctimas de la fatiga del conductor, que es casi tan peligrosa como la somnolencia. Los síntomas incluyen ojos vidriosos o mirada fija, lentitud en la velocidad de reacción, olvido, deficiente observación del camino y una tendencia a irse hacia un lado. Pero hay métodos para permanecer con la mirada bien abierta y tener un viaje seguro.

Vigile cómo (y qué) come. Lo único que puede arrebatarle la energía y el estado de alerta más rápido que no comer es comer mucho.

"Manejar con el estómago lleno no es buena idea, porque provoca el sueño que sigue a la comida", dice el doctor Rothenberg. "Para mantener el estado de alerta, lo mejor es comer ligero".

Fije su cronómetro personal para el café

Hasta que Detroit no introduzca un auto con cafetera integrada, tendrá que hacer paradas periódicas para tomar su estimulante bebida de cafeína. Sin embargo, lo que quizá no sepa, es que el café puede trabajar a su favor o en su contra.

El café, en efecto, lo mantiene alerta. Los efectos de la cafeína funcionan minutos después de haberla bebido y pueden durar de 3 a 15 horas, lo que puede mantenerlo despierto tarde cuando lo que desea es dormir, dice el doctor Timothy Roehrs, director de investigaciones del Centro de Investigación y Desórdenes del Sueño del Hospital Henry Ford, en Detroit.

Por eso, una buena regla ante la sensibilidad a la cafeína es beber la última taza unas cuatro horas antes de irse a dormir, para que no le espante el sueño. Si el café no le agrada, dos bebidas de cola o tazas de té proporcionan el mismo efecto que una taza de café. Pero esté advertido de que éstas, a su vez, tienen el mismo efecto persistente.

Los alimentos con bajo contenido en proteínas de grasa son la mejor elección para evitar la somnolencia, dicen algunos expertos. Las fuentes de comida con bajo contenido de grasa son las carnes magras, el pollo, pescado, yogur y queso cottage. Los carbohidratos que debe evitar son las papas, maíz, pan y especialmente antojitos y golosinas.

Mantenga la temperatura interior del auto fresca. "Un auto con temperatura caliente puede provocar el adormecimiento, de modo que trate de tener el carro tan fresco como sea posible", dice el doctor Rothenberg. "El frío vigoriza, especialmente cuando está cansado, de modo que abra la ventana o encienda el aire acondicionado".

Duerma bien. Muchas personas se fatigan en las travesías largas sencillamente porque no durmieron lo suficiente la noche anterior. Estaban demasiado ocupados empacando y haciendo otros preparativos para la partida. "Si sabe que pasará largas horas manejando, lo más simple es irse a dormir una o dos horas antes de lo normal", dice el doctor Timothy Roehrs, director de investigaciones en el Centro de Investigaciones y Desórdenes del Sueño del Hospital Henry Ford, en Detroit.

Ajuste su reloj biológico antes de partir. Lo más efectivo para los viajes largos es ajustar su reloj biológico para que esté alerta en momentos en los que normalmente duerme. Por ejemplo, si piensa manejar en la noche, váyase a la cama una hora más tarde cada noche y levántese una hora más tarde durante tres o cuatro días consecutivos una semana antes de la partida, aconseja la doctora María Simonson, profesora emérita y directora del Programa de Salud, Peso y Estrés de las Instituciones Médicas Johns Hopkins, en Baltimore. Si quiere partir antes de que cante el gallo, duérmase una hora más temprano todas las noches durante una semana antes de partir.

Si todo lo anterior falla, oríllese. "Si descubre que está al borde del sueño, deténgase en un lugar seguro (como en una parada de descanso) y tome una siesta de 20 a 30 minutos", aconseja Deborah Freund, especialista en transporte de la Administración Federal de Caminos, en Washington, D.C., y administradora de un proyecto de estudio a largo plazo sobre fatiga del conductor. Asegúrese de brindarse el tiempo suficiente para despertarse completamente antes de tomar de nuevo el volante.

Fatiga visual

L a fatiga visual puede presentársele a cualquiera. De hecho, por lo regular, le ocurre a todos, especialmente si tiene más de 40 años. Si usa una computadora, ve la televisión, maneja un auto o vive en una ciudad con aire contaminado, es muy probable que padezca fatiga visual por lo menos ocasionalmente.

Uno sabe que empieza a tener este malestar cuando imágenes, normalmente claras (como las palabras de la pantalla de la computadora o las impresas en papel) se ven borrosas. Sus ojos le empiezan a arder tanto que sólo desea cerrarlos un momento, pues precisamente esa es *una* de las cosas que debe hacer, pero hay otros métodos que le ayudarán a aliviar la fatiga visual.

Tome descansos. "Cuando use la computadora o lleve a cabo labores que requieren ver de cerca y que posteriormente le provocan fatiga a sus ojos, tome descansos cada hora de unos dos minutos", sugiere el doctor Eric Donnenfeld, profesor asociado de oftalmología del Hospital de la Universidad de North Shore/Colegio de Medicina de Cornell en Manhasset, Nueva York. "Sólo cierre los ojos y no haga nada durante un par de minutos".

Deje de leer y vuelva a enfocar. "Cuando lea, deje de hacerlo cada 30 minutos más o menos y enfoque algo que se encuentre a lo lejos", añade el doctor Merrill M.

Afine su centro de trabajo

Si usa mucho la computadora, probablemente haya descubierto lo importante que es reducir el brillo de la pantalla de la computadora para disminuir la fatiga visual. "Lo importante no es tanto la intensidad de la luz que rodea, sino más bien su posición", dice el doctor Merrill M. Knopf, oftalmólogo de Long Beach, California y funcionario de la Asociación de Oftalmología de California. "La fuente de luz debe estar lo bastante cerca de usted de modo que resulte cómoda, pero que esté lo bastante lejos para que no brille en la pantalla o en sus ojos". Por supuesto que el uso de una pantalla antirreflejante es útil.

Aquí presentamos unos consejos poco conocidos del doctor R. Anthony Hutchinson, optometrista de Encinitas, California y autor de *Computer Eye Stress: How to Avoid It, How to Alleviate It* (Cansancio visual provocado por la computadora: cómo evitarlo, cómo aliviarlo), para ayudarle a prevenir la fatiga visual que ocasionan las pantallas.

- Ajuste el monitor de su computadora de modo que las letras de la pantalla brillen por lo menos cinco veces más que el fondo.
- Al comprar un monitor, elija el que tenga letras verdes o ambar, porque son más claras para los ojos. El tamaño de la pantalla no tiene importancia, pero sí el tamaño de las letras. Las mayúsculas deben medir por lo menos un octavo de pulgada.
- Evite la luz fluorescente del techo cuando use la computadora, porque parpadea e interactúa con el parpadeo de la pantalla, provocándole fatiga visual. (Aunque no puede ver la fluctuación de la luz, el tubo fluorescente parpadea unas 60 veces por segundo.)

Knopf, oftalmólogo de Long Beach, California y funcionario de la Asociación de Oftalmología de California. Hay un músculo en sus ojos que se contrae cuando ve de cerca, explica el doctor Knopf. Al volver a enfocar libera los espasmos de ese músculo. Si necesita mirar algo, pegue una hoja de periódico en la pared de enfrente y trate de leer los encabezados más grandes.

Descanse con té. El té de eufrasia tibio es un bálsamo amable para los ojos fatigados. "Tome una toalla y mójela en una infusión de eufrasia", dice Meir Schneider, director del Centro de Autocuración, en San Francisco y autor de *Self Healing: My Life and Vision* (Autocuración: Mi vida y visión). "Recuéstese, coloque la toalla tibia sobre los ojos cerrados y déjela así de unos 10 a 15 minutos. Con esto desaparecerá la fatiga de sus ojos".

Tenga cuidado de que no entren gotas de té a sus ojos y asegúrese de que el té no esté demasiado caliente cuando moje la toalla. Nota: el té de eufrasia no es un té verdadero, sino una mezcla de ingredientes herbales que se vende a granel en la mayoría de las tiendas naturistas específicamente para la fatiga visual.

Pestañee. "Sus ojos tienen su propio masajista: los párpados. Por momentos, parpadee conscientemente, no fuerce los ojos entrecerrándolos", recomienda Meir Schneider. "Así limpia sus ojos y les da un pequeño masaje".

Use lentes. Muchos casos de fatiga visual se deben a la vanidad, dice el doctor Donnenfeld. "Obviamente, se le van a fatigar los ojos si los fuerza demasiado, de modo que use lentes si los necesita". Si ve bien de lejos, pero no de cerca, los lentes para leer que venden en las farmacias, en ocasiones bastan para curar la fatiga visual.

Ejercite sus ojos. Párese a metro y medio de una pared llana y haga que alguien arroje una pelota de tenis contra la pared y usted trate de cogerla cuando rebote. También, coloque el pulgar a un brazo de distancia, muévalo en círculos y en equis, acercándolo y alejándolo, cada vez más, siga todos estos movimientos con la vista. Ambos ejercicios ayudan a contrarrestar el daño de la fatiga visual y mejoran la conexión cerebro-nervio-músculo de su visión, dice el doctor Don Teig, optometrista y especialista en visión del deporte, en Ridgefield, Connecticut.

Fiebre

Para obtener °F:	multiplicar °C por 1.8 + 32 al resultado.
Para obtener °C:	restar 32 a los °F y dividir entre 1.8.

C uando tiene la frente tan caliente como para poder freír un huevo, su cuerpo se sacude como una gelatina y sus dientes castañetean, es difícil creer que la fiebre sea su amiga.

Pero lo es.

La fiebre no es una enfermedad, es un *síntoma* de una infección que, por lo regular, ocasionan el resfriado o la gripe. Cuando tiene un resfriado, por ejemplo, su sistema inmunológico está enviando una señal al cerebro de que se necesita más calor corporal, con el fin de atacar a las células infecciosas, de modo que la temperatura del cuerpo sube.

Existen algunos procedimientos probados que pueden ayudar a bajar la fiebre para que se sienta mejor. Esto es lo que los médicos recomiendan.

Si es leve, no haga nada. Algunos médicos creen que la fiebre leve (bajo 100 grados farenheit en adultos [37.7 °C]) no debe tratarse.

"Si toma antipiréticos como aspirina o acetaminofén (Tylenol) baja la fiebre, pero existe alguna evidencia de que la actividad inmunológica se ve suprimida", señala la doctora Donna McCarthy, profesora de enfermería de la Universidad de Wisconsin-Madison.

No sea estoico, tómese algo. Por otro lado, no existe una buena prueba de que el no tratar la fiebre le ayude a recuperarse, opina el doctor Thomas Rosenthal, profesor de medicina familiar de la Universidad del Estado de Nueva York, en Buffalo.

Herramientas para tomar la temperatura

Como el inventar mejores trampas para ratones, inventar mejores termómetros constituye un gran reto; pero existen en definitiva algunas variedades interesantes. Aquí tiene una relación de lo viejo y lo nuevo.

- **Sólo para niños.** Los termómetros rectales con el bulbo en un extremo son para niños que aún no pueden sostener el instrumento en la boca. Coloque al bebé en su regazo boca abajo, sostenga las nalgas e inserte el termómetro lubricado, dos centímetros dentro del recto. Manténgalo así un minuto o dos. Las temperaturas rectales registran un grado más que la temperatura normal del cuerpo. Después de usarlo, lave el termómetro a conciencia con agua fría jabonosa.

- **Recomendado para adultos.** El termómetro de vidrio estándar lleno de mercurio plateado o alcohol rojo se sigue recomendando para tomar la temperatura, dice la doctora Donna McCarthy, profesora de enfermería de la Universidad de Wisconsin-Madison. "Coloque el termómetro en el espacio lateral de la lengua, no debajo de ella", explica la doctora McCarthy. "Este sitio asegura un registro más exacto, porque está más cerca de la arteria en donde se origina el calor". La manera correcta de usarlo es sacudir el termómetro hasta que el mercurio esté por debajo de los 96 grados farenheit (35.5 °C), colóquelo en la boca y déjelo así tres minutos.

- **"Tiras" lectoras de temperatura.** Estas tiras cambian de colores conforme

"Deje que su comodidad lo guíe", dice el doctor Rosenthal. "Si tiene dolor de cabeza o muscular, tome una aspirina o acetaminofén. Ambos son igual de efectivos y deben hacerle efecto en media hora. (A los niños debe dárseles solamente dosis infantiles de acetaminofén. Los pediatras no aconsejan la aspirina, porque está vinculada al síndrome de Reye, una enfermedad neurológica potencialmente mortal.)

Dése un masaje y baje las luces. Si prefiere la vía no medicamentosa haga que le den un masaje al tiempo que escucha música suave, esto le proporcionará alivio, dice la doctora McCarthy.

Lo mejor es un baño tibio. "La vieja recomendación de sumergir a la persona con fiebre en un baño de agua fría es anacrónica", dice el doctor Rosenthal. "Un baño frío hace que la temperatura del cuerpo descienda demasiado rápido. Le darán es-

su temperatura sube, de modo que no es de extrañar que a los niños les agrade usarlas frente a un espejo. Si bien las tiras para la frente no son muy sensibles, puede distinguirse entre una temperatura de entre 100 y 102 grados farenheit (37.7 y 38.8 °C) al ver los colores, informa el doctor Herbert Patrick, profesor de medicina y director médico del Departamento de Cuidados Respiratorios del Colegio Médico Jefferson, de la Universidad Thomas Jefferson, en Filadelfia. Las tiras orales son más confiables, pero deben permanecer en la boca dos minutos completos.

- **Termómetros electrónicos.** Es sobre todo para el uso de consultorios médicos. Un termómetro electrónico consiste en una sonda de acero con un recubrimiento desechable. Está unido a una terminal conectada a un monitor que registra la lectura de la temperatura es tan sólo 15 segundos. Son todavía más rápidos los modelos adaptados que pueden insertarse en los oídos. ¿La desventaja? El costo. Valen más de 100 dólares.
- **Termómetros digitales.** Estas sondas baratas de plástico, en forma de paleta que contienen un diminuto chip de computadora que recibe una señal eléctrica. En un minuto, un sonido lo alerta para que vea la temperatura que se lee en la ventanilla. No tiene que sacudirlo después de usarlo, pero debe lavar la punta y tener una batería a la mano. Los encuentra en la mayoría de las farmacias.

Cuándo ver al doctor

Es un mito que las temperaturas altas puedan ponerle a 'hervir el cerebro', asegura el doctor Thomas Rosenthal, profesor de medicina familiar de la Universidad del Estado de Nueva York, en Buffalo. "La mayoría de los adultos pueden soportar cinco puntos por encima de la temperatura normal del cuerpo". El peligro cerebral no ocurre sino hasta cuando la temperatura alcanza los 107 grados farenheit, lo cual ocurre muy rara vez. Sin embargo, tienen menos posibilidad de montar una defensa inmunológica. Para ellos, la fiebre puede ser más agotante para el corazón y, por lo tanto, más peligrosa. Con esto en mente, establezca contacto con su doctor inmediatamente si:

- la fiebre es de más de 103 °F (39.4 °C) en el adulto.
- la fiebre es de 101 °F (38.3 °C) en una persona mayor de 60 años.
- la fiebre es de 102 °F (38.8 °C) en un niño (o si el niño tiene vómito, convulsiones o dolor de cabeza).
- un bebé menor de tres meses presenta cualquier tipo de fiebre.
- se tiene una enfermedad crónica como diabetes, males cardiacos o pulmonares y presenta cualquier temperatura.
- la fiebre permanece más de tres días.
- la fiebre va acompañada de erupciones, fuerte dolor de cabeza, cuello rígido (tortícolis), confusión, dolor de espalda o dolor al orinar.

calofríos, lo que eleva la temperatura aún más, porque el movimiento rápido del cuerpo genera mayor movimiento corporal". Por esa misma razón, debe evitar las fricciones de alcohol, que también hacen descender la temperatura corporal demasiado rápido.

Llénelo. Con la fiebre, su sistema bombea de más y pierde el doble o el triple del consumo normal de agua sin siquiera percatarse de ello, dice el doctor Rosenthal. Si bebe más líquidos suda más y así elimina el calor.

No realice actividades físicas fuertes. Tanto la fiebre como el ejercicio desencadenan la producción calorífica de su cuerpo y aceleran el ritmo cardiaco. También, si no puede perder el calor adicional con la rapidez suficiente, puede sufrir agotamiento por calor. "El 'trabajo' que implica la fiebre es suficiente como para saltarse el ejercicio de ese día", dice el doctor Herbert Keating, jefe de medicina del Centro Médico de la Administración de Veteranos, en Des Moines, Iowa.

Fiebre del heno

N o se discute que los pensamientos de mancebos y damiselas se vuelvan hacia el amor cuando llega la primavera, pero si usted es de los que padecen la fiebre del heno durante esta estación festiva, entonces la libido no es la única parte suya que se ve acelerada.

La nariz le escurre o se le tapa; los ojos le pican y le lloran; siente la garganta irritada, y hasta le puede dar urticaria cuando las abejas andan efectuando la polinización.

¡Ah, la primavera!... o mejor ¡Achuuuu la primavera!..., pero la verdad es que es un golpe bajo para los alérgicos. Aunque *no* es sólo la estación, pues esta fiebre también golpea en el otoño, cuando la ambrosía y otras plantas están floreciendo y desperdigan por doquier su polen, y su sistema respiratorio, por desgracia, es uno de los lugares donde aterriza. Y si bien unos cuantos estornudos y un poco de congestión puede ser un precio pequeño que pague por gozar las maravillas de la labor de la Madre Naturaleza, aquí le decimos cómo librarse por completo de esa sinusitis y gozar del aire libre.

Aléjese del melón. La fiebre del heno aumenta la propensión a que ciertos alimentos le provoquen alergia. Los investigadores han notado que muchas personas parecen tener reacciones de tipo alérgico después de comer ciertos alimentos, lo que se llama acción cruzada. Por ejemplo, la alergia a la ambrosía con frecuencia provoca efectos cruzados con el melón gota de miel, melón chino y la sandía. Y aquellos alérgicos al polen del abedul a veces reaccionan contra las cerezas, manzanas, peras, duraznos, zanahorias y papas. Los tés herbales también pueden ocasionar una reacción adversa en algunas personas.

La ingestión de estos alimentos no ocasiona la fiebre del heno, pero produce síntomas molestos como "picazón en la garganta, inflamación de los labios y la lengua", explica el doctor Robert Bush, jefe de alergias del Hospital de la Administración de Veteranos William S. Middleton, en Madison, Wisconsin, y profesor de medicina de la Universidad de Wisconsin-Madison. "Por supuesto que lo mejor es evitar los alimentos que le ocasionen los malestares mencionados o incluso reacciones más severas como problemas para respirar y tragar".

Haga de los antihistamínicos una rutina. Un error común es tomarse un antihistamínico, sentirse bien y luego volver a tomar el siguiente cuando las molestias empeoran de verdad. Es como subirse a la montaña rusa. Se siente bien un día y mal el siguiente, dice el alergólogo, doctor William W. Storms, profesor de medicina de la Escuela de Medicina de la Universidad de Colorado, en Denver. De modo que si tiene el consentimiento del médico para seguir un tratamiento de antihistamínico, es importante que tome los medicamentos todos los días, como preventivo, durante la temporada de alergias.

Gradúe el consumo de antihistamínicos. Para mayor alivio, tome el antihistamínico 30 minutos antes de salir, sugiere el doctor Gerald Klein, director del Grupo Médico de Alergias e Inmunología, en Vista, California. Si cierto antihistamínico lo adormece, compre uno de menor dosis y tómelo antes de dormir tres días consecutivos. (La fórmula de los antihistamínicos varía en concentración, revise el paquete y compare las dosis.) Durante los siguientes días, aumente gradualmente la dosis y también empiece a tomar una tableta por la mañana además de la dosis nocturna. "De esta manera ayudará a que su cuerpo desarrolle gradualmente una tolerancia contra los efectos colaterales, y que no le dé sueño", explica el doctor Klein. (El también le sugiere que consulte con su médico el uso de antihistamínicos no sedantes que requieren de prescripción médica.)

No sea un pájaro tempranero. La presencia de polen tiende a ser más alta entre las cinco y las diez de la mañana, de modo que evitar las actividades en el exterior en la mañana puede ayudar a reducir los episodios de alergia. Eso significa cambiar la sesión de ejercicio y otro tipo de actividades a la tarde, cuando la presencia del polen alcanza su nivel más bajo, aconseja el doctor Klein. (También puede consultar el comportamiento de los vientos y las lecturas de polen de ese día en el periódico, y en algunas estaciones de radio y televisión.)

No abuse de los aerosoles nasales. A pesar de la tentación, no use los aerosoles nasales que se compran sin receta médica más de tres días seguidos. Después de ese periodo pueden incrementar la congestión, y hasta provocarle una adicción. "Lo que sucede con el uso continuo de estos productos es que el tejido de la nariz se irrita e inflama, por lo que se siente aún más congestionado", explica el doctor Charles H. Banov, profesor de medicina y de microbiología/inmunología de la Universidad Médica de South Carolina, en Charleston, y antiguo presidente del Colegio Americano de Alergia e Inmunología. "De modo que necesita cada vez más medicina para que el tejido vuelva a encogerse".

Una alternativa segura, y que no provoca adicción, para aliviar la congestión nasal es inhalar agua salada, dice el doctor Banov. Coloque una cucharadita de sal en medio litro de agua, además de una pizca de bicarbonato de sodio y mezcle hasta que ambos polvos se disuelvan. Luego coloque unas gotas en una cuchara pequeña y aspire con una fosa nasal a la vez.

Ponga a funcionar el aire acondicionado. Mantenga cerradas las ventanas de su casa y automóvil y use el aire acondicionado durante los meses de primavera, verano y otoño, aconseja el doctor H. James Wedner, jefe de alergia e inmunología de la Escuela de Medicina de la Universidad de Washington, en St. Louis. "Si no desea el aire frío, por lo menos encienda el ventilador, que filtrará el polen". También, "durante la época de polen, debe limpiar el filtro del aire acondicionado aproximadamente una vez al mes".

Use la secadora de ropa. "No seque la ropa al sol, porque puede pescar polen", dice el doctor Klein. Mejor use la secadora o cuélguela a secar adentro para que no se le pegue el polen.

Lávese la cabellera. Si estuvo fuera buena parte del día, lave su cabello para evitar inhalar el polen que caiga sobre su almohada, sugiere el doctor Robert Scanlon, profesor y director de la Clínica para Alergias del Centro Médico de la Universidad de Georgetown, en Washington, D.C. Si no es posible tomar una ducha todas las noches, por lo menos lávese bien el rostro, manos y ojos.

Fisuras anales

Cuando se trata de dolor, vergüenza e inconvenientes, estas dolorosas rasgaduras en la piel sensible del ano se convierten en verdaderas espinas en el trasero. Las fisuras, por lo general, son producidas por la salida de heces fecales grandes y duras, de modo que son un recordatorio de que necesita incluir más fibra en su dieta, es decir, comer alimentos que contengan trigo entero con un renovado gusto para poder defecar heces más tersas. Enseguida le diremos cómo puede evitar las fisuras anales.

Coma mucha fibra. Quizá el salvado de avena no es tan fácil de ingerir como un jugoso y grueso filete, pero una dieta alta en fibra es la mejor manera de suavizar

Cuándo ver al doctor

Si ha probado todas estas medidas y aún tiene fisuras anales, o si ve que sus heces fecales tienen sangre o siente que sangra cuando trata de pasar el excremento, vea a su médico lo antes posible. Si bien el sangrado puede ser causado por hemorroides o por el paso de heces demasiado duras, también puede ser un aviso de cáncer en el colon u otro problema serio. Sin embargo, necesita que lo examine un médico para saber la causa.

las heces fecales. Además de cereales también debe comer mucha fruta y vegetales, todo lo cual tiene un alto índice de fibra natural. "Las frutas, vegetales y granos enteros son el mejor remedio y la mejor medida preventiva para las fisuras", dice el doctor J. Byron Gathright Jr., director del Departamento de Cirugía del Colon y Recto de la Clínica Ochsner en Nueva Orleáns, y presidente de la Sociedad Americana de Cirujanos de Colon y Recto.

Beba mucha agua. Ingerir seis a ocho vasos de agua diarios aumenta el volumen dentro de su cuerpo y suaviza las heces, declara el doctor Gathright. Además, el agua ayuda a reducir las incomodidades estomacales que se pueden tener al comenzar una dieta alta en fibra.

Pruebe las cremas vitaminadas que venden en el mostrador. Para calmar el dolor y ayudar a sanar las fisuras, pruebe los ungüentos que contienen vitamina A y D, sugiere el doctor Marvin M. Schuster, jefe del Departamento de Enfermedades Digestivas del Centro Médico Francis Scott y profesor de medicina y psiquiatría en la Escuela de Medicina en Baltimore. Las cremas con hidrocortisona que se encuentran en las farmacias también son útiles, añade el doctor Gathright.

Haga más amables sus visitas al excusado. También puede proteger el canal anal lubricándolo antes de cada defecación. Si introduce un poco de jalea de petrolato dentro del área de un centímetro y medio del recto, ayudará a que las heces pasen sin causar mayor daño, aconseja el doctor Edmund Leff, proctólogo, en Phoenix y Scottsdale, Arizona.

Use pañuelos desechables para limpiarse. El papel higiénico no es en realidad lo mejor para limpiarse. Use pañuelos faciales untados con un poco de loción

Quizá un rocío pueda ayudarle

Como cualquiera que haya padecido fisuras anales podrá contarle, limpiarse con papel seco no es ninguna gloria. Para facilitar la higiene personal de su trasero sensible, existe el ClenZone. Este pequeño utensilio de limpieza se coloca en la llave de agua de su baño de modo que sólo tiene que rociarse con el pequeño chorro de agua que sale hacia el área anal. No necesita papel higiénico salvo para secarse el agua.

"Se trata de un pequeño aparato que ofrece un agradable medio para limpiarse después de cada visita al baño", afirma el doctor John A. Flatley, cirujano especialista en colon y recto e instructor clínico en la Escuela de Medicina de la Universidad de Missouri en Kansas City. Puede emplearse en caso de que tenga fisuras o hemorroides y puede obtenerlo a través de Hepp Industries, 687 Kildare Crescent, Seaford, NY 11783.

humectante para aminorar la fricción en la zona fisurada de su área anal, recomienda el doctor Leff.

Use talco. Después de bañarse o ir al excusado, aplíquese talco. Esto le ayudará a mantener el área seca, lo que ayuda a reducir la fricción a lo largo del día, dice el doctor Schuster.

Flatulencia

Teóricamente, la flatulencia debe dejarnos tranquilos. Se trata sólo de un exceso de gas intestinal en el estómago o el intestino. El famoso acompañante de la flatulencia es, por supuesto, el aroma del que querrá culpar a alguien más. El problema es que cuando busca a su alrededor a quién culpar, todos han *desaparecido*.

El olor de los flatos, de hecho, proviene de una serie de gases que constituyen menos del uno por ciento del gas intestinal. Desafortunadamente los humanos se convier-

Hágase amigo de estos ofensores... poco a poco

¿**A**dora los frijoles? ¿El brócoli? ¿Dar una mordida a la primera mazorca de maíz del verano? Todos estos alimentos ricos en fibra pueden ocasionarle problemas de gas, pero también los alimentos menos fibrosos y engordadores, como la crema, helado y pastitas. Si es usted un gourmet gaseoso, registre su reacción a estos alimentos reconocidos como grandes ofensores.

alubias	helado
avena	leche helada
berenjena	leche
brócoli	lentejas
calabaza	maíz
cebolla	manzanas
cereales y pan de trigo	nabo
chabacanos	pan blanco
chícharos secos	papas
ciruelas y jugo de ciruela	pasas
cítricos	pastitas
col	pepinos
colecitas de Bruselas	peras
coliflor	plátanos
crema	rábanos
duraznos	rutabaga
frijoles al horno	sorbitol y mannitol
frijoles secos	(edulcorantes artifiales)
galletas saladas	tomate
germen de trigo	

ten definitivamente en sabuesos de raza cuando se trata de percibir el gas intestinal. El hombre puede detectar este olor en cantidades tan pequeñas como una parte en un millón.

La flatulencia puede ser dolorosamente vergonzosa, así como dolorosa en sí, y esto ocurre con frecuencia. De ocho a veinte episodios de eliminación de gas al día es normal, y hay ocasiones en que puede tener más. Si es una persona sedentaria, tiene malestares premenstruales, dificultad para digerir carbohidratos o simplemente acaba de empezar una dieta rica en fibra, un mal viento puede estar volando hacia usted. La dificultad para digerir leche o productos lácteos también puede ocasionarle un problema de gases (consulte la página 327 para más información sobre intolerancia lactosa.)

Enseguida presentamos las recomendaciones de los expertos para tratar estos gases.

Use una silla mecedora. Pruebe mecerse en una mecedora. Se ha descubierto que alivia la acumulación de gases en mujeres que acaban de dar a luz mediante ce-

Varios métodos para minimizar el gas de los frijoles

Tras todos estos problemas ¿para qué molestarse en comer frijoles? Porque tienen un alto contenido de fibra, poca grasa y son extremadamente versátiles: puede cocinarlos en distintas recetas y son ¡absolutamente deliciosos!

Existe una serie de métodos para minimizar los problemas de flatulencia después de comer frijoles. El doctor Bruce Yaffe, gastroenterólogo afiliado al hospital Lenox Hill, en la ciudad de Nueva York, recomienda que coma pequeñas porciones a la vez, y que no los mezcle con otros alimentos que lo inflen en la misma comida o receta. Aquí hay otros métodos para reducir el impacto de los frijoles.

- Empiece por comer legumbres más suaves, como chícharos secos, alubias y lentejas, y gradualmente introduzca distintos tipos de frijoles. Entre los más ligeros están los frijoles Anasazi, que son más dulces, harinosos y excelentes para cocinar al horno. Puede encontrarlos en la mayoría de las tiendas naturistas.
- Los frijoles ocasionan menos problemas si los remoja de cuatro a cinco horas o toda la noche, luego los escurre, enjuaga y los cocina en agua fresca. Asegúrese de que queden bien cocidos.
- Pruebe los frijoles de lata para sus recetas (tiene la seguridad de que están bien cocinados).
- El tan saludable frijol de soya puede ser un paquete de poderoso detonador intestinal. De modo que mejor goce los beneficios de los derivados de la soya, como el tofu o requesón de soya, en lugar de este fuerte generador de gases. La mayoría de los azúcares de difícil digestión se lavan con el suero en el procesamiento.

sárea, informa la doctora Helen Ptak, directora de investigaciones del Colegio de Salud y Ciencias Humanas de la Universidad del Sur de Mississippi, en Hattiesburg. "Pero sirve para todas las personas también", añade. Mecerse estimula el sistema nervioso y puede ejercer una ligera presión sobre el abdomen, lo que facilita el paso de gases. "Pero no basta con mecerse, debe colocar los pies en el piso y dejarse caer con cierto vigor", dice la doctora Ptak.

Cumpla con el ritual del té. Las infusiones de menta, hierbabuena, anís y alcaravea contienen aceites que asientan el estómago, según el doctor William J. Keller, profesor y jefe de la División de Química Medicinal y Farmacéutica de la Escuela de Farmacéutica de la Universidad de Louisiana, en Monroe, y secretario de la Sociedad Americana de Farmacognocia. "El té herbal es una buena forma de ingerir estos aceites". Además saben bien. Los tés de menta y hierbabuena se encuentran en la sección de tés de los supermercados. Para el anís y la alcaravea necesitará visitar un almacén naturista.

Señale al culpable. "Una verdura de la ensalada puede ser la responsable de una desproporcionada porción de malestar", opina el doctor Bruce Yaffe, gastroenterólogo afiliado al Hospital Lenox Hill, en la ciudad de Nueva York. Todos queremos ingerir más fibra en nuestras dietas, pero algunos de esos alimentos ricos en fibras son grandes promotores de gases. Para saber cuál de estos infla sus problemas, "comience con una ensalada simple de lechuga y tomate", sugiere el doctor Yaffe. Después de cierto tiempo, comida tras comida, añada más verduras, una a la vez. De ese modo puede saber cuál de ellas es la que le sienta mal.

"A algunas personas les molestan las cebollas, el ajo o los pimientos, pero no los frijoles", señala el doctor W. Steven Pray, profesor de la Escuela de Farmacología de la Universidad del Estado del Suroeste de Oklahoma, en Weatherford. "Todos somos distintos".

Recuerde las dos "Pes". Piense en la postura y la posición. Si tiene problema con la flatulencia y acostumbra comer recostado, sería mejor que lo hiciera sentado a la mesa. "Cuando come o bebe recostado", explica el doctor Pray, "el gas de su estómago no puede escapar". Estar sentado en mala postura también puede darle problemas, de modo que vigile este aspecto.

Respire el aire, no lo trague. "Coma despacio, mastique perfectamente y no trague aire", recomienda el doctor Yaffe. ¿El motivo? "Al tragar aire sólo empeora las cosas". Mascar chicle, chupar caramelos y tener dentaduras que no ajustan bien pueden ocasionar que trague aire en exceso, indica el doctor Yaffe. Para evitar tragar tanto aire que se convierte en gases, elimine las bebidas gaseosas, la cerveza, y sume otro motivo para no fumar.

Seque ese goteo. "Lo más importante que he descubierto en mi carrera médica", informa el doctor Yaffe, "es que el escurrimiento posnasal con frecuencia lleva a tragar aire y a incrementar la producción de gases. Las personas que tienen mucosidad en la parte posterior de sus gargantas, siempre están tragando (ver consejos sobre escurrimiento posnasal en la página 272).

Échele porras al Beano. Beano, un producto introducido en 1990, permite que las personas que padecen demasiada flatulencia vuelvan a congraciarse con los frijoles. La enzima alimenticia del Beano descompone los azúcares indigestibles que contienen los vegetales y legumbres que producen gas. "A mí han llegado pacientes con lágrimas en los ojos después de haber probado Beano", narra el doctor Pray. "Pueden comer alimentos que no probaban hacía veinte años". Tome de tres a ocho gotas de este medicamento con el primer bocado de alimento (sobre todo frijoles) y se sentirá cómodo después.

Pruebe el simeticón para encontrar alivio. Para un malestar persistente o exceso de flatulencia hay una variedad de medicamentos que venden sin receta médica y que contienen simeticón, como Gas-X, Mylicon Gas y Phazyme-95. El simeticón es un agente antiespumante que "alivia los síntomas de inflamación, presión y sensación de estar lleno que provoca el gas", dice el doctor Pray.

Flebitis

E s un dolor en la pierna, o en las piernas. Así es como empieza, al menos. Y cuando el dolor no desaparece, probablemente quiera coger el teléfono y llamar al médico.

Bueno, eso es exactamente lo que tiene que hacer, porque todos los que padezcan los signos de advertencia de la flebitis necesitan saber, tan pronto como sea posible, qué tipo de flebitis tiene. Y eso sólo un médico se lo puede decir.

La flebitis (el nombre completo es *tromboflebitis*) es una inflamación o coágulo en la vena, por lo regular, de las piernas. Existen dos tipos de flebitis. La tromboflebitis profunda es la variedad más riesgosa. Afecta las venas más profundas y puede ser fatal, si un coágulo se desplaza de las venas a los pulmones. De modo que los médicos recomiendan la acción inmediata en caso de que el examen revele señales de alerta en torno a una flebitis profunda.

Cuándo ver al doctor

Si se le ha diagnosticado flebitis superficial, asegúrese de llamar al doctor si hay un incremento repentino de dolor o inflamación, si nota protuberancias o tiene fiebre, sugiere el doctor Robert Ginsburg, director de la Unidad para Intervención Cardiovascular de la Universidad del Hospital de Denver y profesor de medicina de la Universidad de Colorado, en Boulder.

El aumento de dolor o inflamación puede ser señal de una tromboflebitis profunda que requiere atención médica inmediata. Aunque raro, un coágulo sanguíneo puede desprenderse y llegar a los pulmones. El tratamiento de emergencia puede incluir hospitalización, medicación con anticoagulantes y prescripciones médicas que previenen la formación de coágulos.

Puesto que la fiebre puede ser una señal de infección, también debe ver al médico si desarrolla una temperatura más alta de la normal. La infección se puede aliviar, la mayoría de las veces, prontamente con antibióticos, pero necesitará un diagnóstico y prescripción médica.

Sin embargo, el problema más frecuente es la tromboflebitis superficial, lo que significa que el bloqueo está en alguna de las venas cerca de la superficie de la piel de la pierna. Es doloroso, sí, pero no peligroso. Esté preparado para llamar al médico de nuevo si ve señales de empeoramiento; pero mientras tanto, hay muchas cosas que puede hacer para aliviar el dolor y reducir la preocupación asociada al problema.

Estos consejos sólo son para las personas a las que se les diagnosticó flebitis superficial y siempre bajo el cuidado de su médico. Si usted pertenece a este grupo, esto es lo que puede hacer para disminuir la posibilidad de otra recaída con dolor, irritación, sensibilidad y comezón en las piernas.

Eleve las piernas. "La flebitis superficial se puede tratar elevando la pierna y aplicando calor húmedo", sugiere el doctor Michael D. Dake, jefe de radiología interventiva y cardiovascular del Hospital de la Universidad de Stanford, en Stanford, California. Mantenga las piernas elevadas de 15 a 30 centímetros sobre el nivel del corazón y aplique un cojín térmico a la zona afectada. De hecho, es recomendable dejar la pierna elevada toda la noche. Puede elevar el pie de su cama varios centímetros, colocando bloques de madera.

Presione. Cualquier tipo de ejercicio, pero en especial caminar le ayudará a estar un paso más allá de la flebitis. La actividad muscular presiona las venas, lo que ayuda a vaciarlas. El movimiento de la caminata ayuda esencialmente a prevenir el estancamiento de la sangre en las venas, dice el doctor Robert Ginsburg, director de la Unidad para Intervención Cardiovascular del Hospital de la Universidad de Denver y profesor de medicina de la Universidad de Colorado, en Boulder.

Tome aspirina. Además de reducir el dolor y aliviar la inflamación, la aspirina tiene propiedades que diluyen la sangre, de modo que puede reducir la flebitis al prevenir rápidamente la formación de coágulos. Para mejores resultados tome aspirina cuando vaya a pasar periodos prolongados en cama, reposo o viaje, pues son los momentos en los que la circulación se estanca más. Y si tiene propensión a la flebitis, su doctor puede recomendarle aspirina antes de someterse a cualquier tipo de cirugía.

Suspenda la píldora. "Si tiene antecedentes de flebitis o coágulos sanguíneos no debe usar píldoras anticonceptivas", dice el doctor Jess R. Young, director del Departamento de Medicina Vascular de la Fundación Clínica Cleveland, en Cleveland. (La posibilidad de riesgo de una tromboflebitis *profunda* en usuarias de anticonceptivos orales se estima tres o cuatro veces mayor que en las que no consumen estos productos.)

No fume. Otra razón más para dejar el cigarro, que puede ocasionarle recurrencia de flebitis en una condición circulatoria más complicada llamada enfermedad de Buerger.

Considere el zinc. Si su problema es la comezón, aplique compresas con óxido de zinc sobre la zona que provoca molestias, recomienda el doctor Young. El óxido de zinc se vende en la mayoría de las farmacias y no requiere receta médica.

El masaje puede ser peligroso

Si tiene flebitis, puede sentirse tentado a darse un masaje para aliviar un ataque de dolor, pero esto no es recomendable a no ser que tenga *permiso explícito* del médico, dice el doctor Robert Ginsburg, director de la Unidad para Intervención Cardiovascular del Hospital de la Universidad de Denver y profesor de medicina de la Universidad de Colorado, en Boulder.

El masaje puede ser peligroso tanto para la flebitis superficial como profunda, porque se puede liberar el coágulo sanguíneo y ocasionar un ataque al corazón. De modo que no se cure con las manos sin la bendición de su médico.

Dé soporte a la flebitis. Muchos pacientes de flebitis han descubierto que les alivia usar medias elásticas (del tipo que se usan para tratar las venas varicosas). La regla número uno: si estas medias le proporcionan alivio úselas. Sin embargo, se trata de una medida que no *previene* la recurrencia de flebitis, si ya la ha padecido.

Haga cómodo su viaje aéreo. "En los aviones uno tiende a permanecer confinado en el asiento más que en los viajes en auto. De modo que si ha tenido flebitis, este es un caso en el que debe ponerse unas medias elásticas antes de abordar. También camine por el pasillo cada media hora, más o menos, después de despegar", aconseja el doctor Young.

Fumador pasivo

E s un tema candente. Ahora se sabe que fumar causa o contribuye a una serie de males de salud que van del asma y arrugas faciales al cáncer y las enfermedades cardiacas. Y lo que realmente exaspera a la gente es el humo de las otras personas, ya que las investigaciones muestran que no se tiene que ser un fumador para sufrir el daño que provoca la inhalación de humo.

De hecho, respirar el humo del cigarro de otros, o ser un fumador pasivo, con frecuencia produce daños a la salud tan malos y hasta *peores* que los efectos de aspirar humo directamente del cigarro. Cuando está cerca de un fumador, inhala el humo de la punta ardiente del cigarro, que contiene una concentración mayor de químicos tóxicos que provocan cáncer; es decir, más de lo que inhala un fumador al aspirar el humo del filtro del cigarro. La Academia Nacional de Ciencias y el Inspector General de Sanidad de Estados Unidos han concluido que los no fumadores también corren el riesgo de cáncer de pulmón, enfermedades cardiacas y otros problemas que causa el cigarro. Lo anterior ha tenido como resultado restricciones y prohibiciones para fumar en muchos edificios públicos y lugares de trabajo.

Pero, ¿qué puede hacer? Según el doctor Jack E. Henningfield, jefe de la Rama de Farmacología Clínica del Centro de Investigación sobre la Adicción en el Instituto Nacional sobre Abuso de Drogas, en Baltimore, "Sólo hay una respuesta: aléjese de los fumadores".

A veces es más fácil decirlo que hacerlo. Cierto, los fumadores pasivos se han vuelto más activos en su posición en contra de los fumadores, pero puede que aún se

encuentre demasiado cerca para su comodidad de un cuarto lleno de humo. De ser
así, he aquí cómo puede limitar la exposición cuando esté cerca de fumadores.

Designe un "cuarto de fumar" en casa. Si vive con un fumador, establezca
una zona exterior o un cuarto apartado de la casa para fumar. El área preferida será
la mejor ventilada y que no sea un lugar central de encuentro como la cocina o sala,
sugiere Joan Belson, enfermera diplomada y especialista en tratamientos para dejar
de fumar, de Newton, Masachusetts. Si el fumador mantiene la puerta cerrada y las
ventanas abiertas al fumar, se eliminará parte de la contaminación del aire interior
que usted y los miembros de su familia normalmente inhalarían. (Lo mejor es que en
la casa no se fume, pida a los fumadores que salgan.)

Hable. Franca, pero cortésmente pida al fumador que deje de fumar. Se trata de
una respuesta más directa y apropiada que agitar la mano y gruñir, es decir, señales
todas de que el humo lo está molestando. Con estas señas lo único que logra, por lo
regular, es hacer que el fumador se plante y siga fumando. "Las personas tienen más
resistencia a cambiar cuando los otros no son completamente francos", dice el psicólogo, doctor Barry Lubetkin, director del Instituto para Terapia del Comportamiento de la ciudad de Nueva York. "Si alguien sólo dispersa el humo con la mano, pero

Qué hacer cuando alguien fuma en público

La mejor manera es *pedir* a un fumador que se abstenga de fumar en un sitio
público para que apague su cigarro y evite prenderlo otra vez. Enseguida
presentamos algunas sugerencias de lo que puede decir del doctor Barri Lubetkin, psicólogo y director del Instituto de Terapia del Comportamiento, en la ciudad de Nueva York.

- "Realmente le agradecería si pudiera dirigir el humo de su cigarro hacia otro
  lado".
- "Sé que quiere fumar, y está bien, pero ¿podría por favor cambiar de mano su
  cigarro?"
- "Nos marcharemos en cinco minutos. Apreciaría mucho que pudiera apagar
  su cigarrillo hasta entonces".

Si no tiene suerte con ninguna de estas peticiones corteses, lance la artillería pesada: "Lo siento, su cigarrillo me está causando problemas para respirar,
debo pedirle que lo apague".

no dice nada, le da oportunidad al fumador de desentenderse de la responsabilidad de su acto". Pero si lo confronta con cortesía, le estará señalando la responsabilidad de su acto, y es más probable que deje de fumar en su presencia.

Deje que el dinero hable. Dé su preferencia a restaurantes y otros sitios públicos en donde se controle o haya eliminado completamente la presencia de fumadores. El capítulo de su localidad de **GASP** (por sus siglas en inglés, *Group Against Smoking Pollution* (Grupo contra la contaminación del humo de cigarro) y otros grupos antifumadores, por lo regular, tienen una lista de estos sitios. También puede llamar a un restaurante antes de asistir. Explique que no quiere estar expuesto al humo del cigarro y pida una mesa para no fumadores. Si el encargado le dice que no hay secciones especiales, no estará de más informarle que no piensa gastar ahí su dinero sino hasta que cambien esta política.

Si se encuentra en un restaurante en donde el humo del cigarro de alguien lo está molestando, menciónelo al mesero o encargado. "Si los clientes no reclaman, los restauranteros pensarán que no hay necesidad de secciones para no fumadores", dice Regina Carlson, directora ejecutiva de **GASP**, en Summit, Nueva Jersey.

Furúnculos

Recordará que al Faraón no le convencía mucho la idea de otorgar a Moisés y compañía su libertad. A pesar de que un montón de plagas fueron lanzadas sobre Egipto, el Faraón no dejaba que esta gente se fuera. (Si no lo recuerda, puede rentar *Los diez mandamientos* en video y revivirlo con Yul Brynner y Charlton Heston.) Pero cuando el Faraón vio que entre las plagas estaban los furúnculos, lo que dijo fue: "¡*Basta*!" y Moisés pudo cruzar la frontera.

Los furúnculos son producidos por bacterias que se introducen por fisuras microscópicas en la piel e infectan una glándula sebácea bloqueada o un folículo capilar. El absceso ocurre cuando los glóbulos blancos, enviados para matar a los invasores producen pus. Suena feo, pero a pesar de que los furúnculos son a veces dolorosos y desagradables, es raro que lleguen a ser peligrosos.

Humedad y calor. "Una compresa caliente es la mejor manera de tratar un furúnculo, pero debe mantenerla muy húmeda y muy caliente", dice el doctor John

F. Romano, dermatólogo y profesor de medicina en El Hospital de Nueva York-Centro Médico Cornell, en la ciudad de Nueva York. No basta con exprimir una toalla y colocarla sobre el furúnculo. Debe dejar la compresa unos 10 ó 15 minutos, pero debe humedecerla cada cinco minutos para asegurarse de que el furúnculo se mantenga húmedo y caliente". El doctor Romano sugiere que lleve a cabo esta tarea cuatro o cinco veces al día para hacer que el furúnculo forme "cabeza" y pueda drenarse y sanar.

Mate los estafilococos. Si tiene tendencia a desarrollar furúnculos, podrá disminuir su aparición si limpia su piel con un jabón antiséptico como Betadine, aconseja el doctor Adrian Connolly, dermatólogo y profesor asistente de medicina de la Universidad de Medicina y Odontología de Nueva Jersey, en Newark.

No juegue con los quistes. Cuando los quistes se infectan, por lo regular, tienen una manera desagradable de convertirse en furúnculos, de modo que déjelos en paz, o acuda a un médico para que se los extraiga.

Mejor dúchese. Cuando un furúnculo se está drenando, debe mantener limpia la piel que lo rodea por lo que es mejor tomar duchas que baños de tina, esto reduce la posibilidad de que la infección se extienda a otras partes del cuerpo. Después de curarse un furúnculo, lave sus manos bien antes de preparar alimentos, porque las bacterias de los estafilococos pueden causar intoxicación alimentaria.

Cuándo ver al doctor

Puede tratar en casa la mayoría de los furúnculos pequeños, aquellos que midan menos de un centímetro y medio, pero si son más grandes o no desaparecen con los remedios caseros, necesitará la atención de un médico.

Nunca deberá exprimir un furúnculo grande, o de cualquier tamaño, si se encuentra en zonas delicadas, es decir, rostro, axilas, ingles o el pecho de una mujer que está amamantando.

Asegúrese de consultar a su médico si nota rayas rojas que salen del furúnculo o si tiene fiebre, escalofríos o inflamación en otras partes del cuerpo. También requerirá la atención del médico si el furúnculo es demasiado sensible o está bajo una capa gruesa de piel, como ocurre con algunos que aparecen en la espalda. Si es diabético, deberá consultar siempre a su doctor, pues podrá necesitar antibióticos que sólo se obtienen con prescripción médica.

Diríjase a la cocina. Colocar pedazos de pan remojado en leche tibia sobre la afección es un viejo remedio popular que algunas personas han encontrado muy efectivo, apunta el doctor Varro E. Tyler, profesor de farmacognosia en la Universidad Purdue, en West Lafayette, Indiana, y autor del libro *The Honest Herbal* (El Herbario Honesto).

Más remedios. Otros remedios caseros incluyen "compresas" de rebanadas calientes de tomate o cebolla cruda, ajo machacado o hojas exteriores de col. Corte estos vegetales y presiónelos directamente sobre el furúnculo y observe por sí mismo el buen resultado que dan. Otro remedio de la cocina: coloque una bolsita caliente de té negro sobre el furúnculo unos 15 minutos varias veces al día.

Garganta irritada

Siente como si alguien estuviera sosteniendo un fósforo encendido en la parte posterior de su garganta. Esa sensación cruda y abrasiva parece radiar hacia toda su cabeza. Y sabe lo que eso significa: por lo menos unos días de incomodidad en lo que su garganta vuelve al curso normal.

Una garganta irritada suele ser síntoma temprano de gripes y resfriados, pero también puede deberse a otras razones que van de las infecciones virales y bacterianas al aire seco, fumar, exposición a irritantes o demasiados gritos en el juego de futbol.

La persistencia y recurrencia de la garganta irritada, o la presencia de fiebre requieren de tratamiento médico; pero muchas gargantas irritadas se pueden aliviar en cuestión de una semana con los remedios simples que le proporcionamos a continuación.

Chupe pastillas para la garganta. "Sencillamente recomiendo las pastillas de vitamina C sin azúcar como **N'Ice**", dice el doctor Michael Benninger, director del Departamento de Otolaringología del Hospital Henry Ford, en Detroit, y director del comité de Desórdenes del Habla, Voz y Deglución de la Academia Americana de Otolaringología. Si quiere una pastilla con una acción adormecedora del dolor, busque productos que contengan benzocaína, como Cepacol o Chloraseptic, añade el doctor Arthur Jacknowitx, farmacéutico, profesor y director de farmacología clínica de la Escuela de Farmacología de la Universidad de West Virginia, en Morgatown. Pero no dependa de estas pastillas por más de dos o tres días, advierte el doctor Benninger. "Si bien alivian el dolor, no hacen nada para abordar la causa real del dolor, se trate de una infección o de un abuso de sus cuerdas vocales".

Pruebe las tabletas de gluconato de zinc. Algunas personas meten las manos al fuego por este remedio y un estudio del Instituto Bioquímico de la Fundación Clayton de la Universidad de Texas, en Austin, probaron la efectividad de estos paliativos de la garganta irritada y de otros síntomas del resfrío.

Cuándo ver al doctor

Ante la primera señal de garganta irritada, la mayoría de los doctores sospechan del estreptococo, una forma muy dolorosa de irritación que ocasiona esa bacteria. Es una condición seria, pues de no tratarse puede degenerar en fiebre reumática y otras enfermedades cardiacas reumáticas.

"Si se trata de estreptococos el dolor es severo y hay malestar al tragar", dice el doctor Michael Benninger, director del Departamento de Otolaringología del Hospital Henry Ford, en Detroit, y director del comité de Desórdenes del Habla, Voz y Deglución de la Academia Americana de Otolaringología. Puede determinar si los niños pequeños están padeciendo este mal cuando "al tragar tuercen la cara, lloran y babean", dice el doctor Benninger. Por lo regular, un niño que sufre de estreptococos también tiene fiebre.

De manera que si sospecha que su hijo está sufriendo una infección de estreptococos, asegúrese de ver al médico lo más pronto posible, él le recetará antibióticos que, por lo regular, curan este mal rápidamente.

Asimismo, haga que el médico revise su garganta si el mal va acompañado de lo siguiente.

- Problemas para respirar, tragar o abrir la boca.
- Dolor en las coyunturas.
- Dolor de oídos.
- Erupciones.
- Fiebre de más de 101 grados farenheit.
- Sangre en flemas o saliva.
- Una protuberancia persistente en la garganta.
- Ronquera que dura más de dos semanas.

"El chiste es dejar que el zinc se disuelva en la garganta durante un tiempo", dice Donald Davis, el investigador principal. "No se trague la tableta". No debe usar estas pastillas por más de siete días, añade, porque las dosis grandes de zinc pueden interferir con la habilidad del cuerpo de absorber otros minerales.

Beba algo confortante. Pruebe el té descafeinado o té herbal con miel, sugiere el doctor Benninger. "Varios de los cantantes que atiendo se valen de este recurso y parece funcionarles bien. No sé por qué, pero les alivia".

Haga gárgaras. Si bien las gárgaras no matarán a los gérmenes que le están irritando la garganta, sí la humedecerán y aliviarán temporalmente, dice el doctor Benninger. Hay varias sustancias en el mercado con las que puede hacer gárgaras, como Listerine, pero el agua salada funciona igual de bien y es un recurso más económico, añade.

Mezcle una cucharadita de sal (¡Cuidado, si exagera la cantidad resecará la garganta!) en medio litro de agua tibia (nunca caliente). Inicie con una profunda aspiración. Vierta un poco de agua salada en la boca. Eche la cabeza hacia atrás y deje que salgan lentamente las burbujas de aire que provocan el efecto de las gárgaras. Si hace ruido, está bien. Haga gárgaras tan seguido como guste.

Éntrele al ajo. "Cuando la garganta irritada se debe a una infección viral en oposición a una bacteriana, comer ajo puede acarrear un rápido alivio", sugiere el doctor Yu-Yan Yeh, profesor de nutrición de la Universidad del Estado de Pensilvania, en University Park, e investigador de las propiedades curativas del ajo. "Se ha observado que el ajo contrarresta la acción de virus y hongos".

Tome un coctel de tomate o una mezcla de jugos de verduras con dos dientes de ajo y un poco de salsa Worcestershire. Mézclelo en la licuadora y beba. "O, simplemente, añada ajo a sus platillos preferidos. No tiene importancia si el ajo es fresco o en polvo", añade.

Evite el humo del tabaco. "Para evitar una garganta irritada en el futuro, no se exponga usted, o sus niños, al humo del cigarro", aconseja el doctor Benninger. Los fumadores tienen más propensión que los no fumadores a padecer una irritación crónica de garganta. Y sus hijos tienen más infecciones de garganta que la progenie de los no fumadores.

Mantenga el aire interior fresco y húmedo. Durante los meses fríos del invierno la resequedad extrema de la calefacción puede ocasionar casos recurrentes de irritación de garganta leve, especialmente por la mañana y sobre todo si una nariz congestionada lo está haciendo respirar por la boca, explica el doctor Benninger. "Un humidificador en el calefactor servirá siempre y cuando funcione adecuadamente, ya que la mayoría de las personas no mantienen la casa lo bastante húmeda. El aire interior debe tener de un 35 a un 40 por ciento de humedad relativa. Si el humidificador del calefactor no se da a basto, mantenga otro humidificador en la recámara y otro cerca de la puerta de la alcoba por la noche".

Si mantiene la temperatura de su casa fresca, —entre los 65 y 68 grados farenheit— reducirá la necesidad de añadir humedad y también aliviará la inflamación.

Cambie su cepillo de dientes. "La recurrencia de irritación en la garganta puede rastrearse a bacterias en el cepillo de dientes", señala el doctor Richard T. Glass, director del Departamento de Patología Oral del Colegio de Odontología y Medicina de la Universidad de Oklahoma, en Oklahoma City.

Si está teniendo problemas crónicos, el doctor Glass le sugiere que cambie su cepillo de dientes por uno nuevo cada dos semanas. "Asimismo, es una buena idea que arroje el cepillo al principio de una enfermedad, cuando empiece a sentirse mejor, dos o tres días después, y finalmente cuando esté completamente recuperado".

Gingivitis

Pareciera como si los alrededor de 300 tipos de bacterias que alberga nuestra boca tuvieran un sentido del humor sarcástico. Nos peleamos con ellas a punta de uña y dientes para prevenir las caries y, justo cuando pensamos que nos estamos cepillando y lavando bien los dientes, las bacterias se van a otra zona: las encías. Al envejecer, unas encías mal cuidadas comienzan a cobrárselas, cuando cumplimos 35 y el dentista menciona encías enfermas.

La primera y más tratable de estas enfermedades es la gingivitis, la formación de una placa de bacterias que hace que las encías se irriten, inflamen y sangren con facilidad. Aunque este tipo de mal no es doloroso, el no tratarlo puede llevar a una periodontitis, una condición que puede llevar a la pérdida de los dientes.

Cepillarse los dientes después de cada comida y limpiarse con hilo dental constituyen dos de las acciones indispensables para tener encías sanas, pero más allá de lo básico, he aquí otros métodos para alejar a la gingivitis.

Use palillos para dientes. "Una de las maneras más sencilla y efectiva de prevenir la gingivitis, sobre todo para aquellos que no usan el hilo dental regularmente, es limpiarse con un palillo de madera suave que puede encontrarse en la mayoría de las

Cuándo ver al doctor

¿Qué pasa si hace caso omiso de sus encías irritadas y sangrantes que son señal de gingivitis? Corre el riesgo de enfermedades periodentales más serias y la posible pérdida de los dientes.

Estas son algunas señales de que su gingivitis está en serias condiciones:

- Tiene mal aliento que no desaparece en 24 horas.
- Los dientes se le ven más largos como resultado del encogimiento de las encías.
- Siente la mordida mal alineada, porque sus dientes empalman de manera diferente.
- Sus placas dentales ya no ajustan igual.
- Hay bolsas de pus entre los dientes y las encías.
- Siente los dientes flojos, se le caen o se le rompen cerca del borde de la encía.

También debe ver al dentista si sus encías continúan inflamadas e irritadas a pesar de observar una correcta higiene dental.

farmacias", dice el doctor David Garber, profesor de periodoncia y prostodoncia en el Colegio Médico de Georgia, en Augusta. Estos palillos tienen puntas redondeadas y están diseñados para poder caber entre los dientes, de modo que puede alcanzar las zonas en donde la placa bacteriana causa el mayor daño, dice el doctor Garber. Dos marcas populares de este producto son Sanodent y Stim-U-Dent.

Opte por lo eléctrico. "Varios estudios muestran que se elimina más placa bacteriana con un cepillo eléctrico que con un cepillo manual", dice el doctor Paul Caputo, dentista de Palm Harbor, Florida. El cepillo eléctrico Interplak elimina 80 por ciento más de placa que un cepillo manual. Otros doctores recomiendan el modelo Rotodent, pero sólo puede comprarse con prescripción médica. Pregunte a su dentista.

Use el chorro de agua. Otro artículo útil que ayuda a detener las primeras manifestaciones de gingivitis es el Water Pik, o algo similar. Sólo dirija el potente chorro de agua del Water Pik hacia el espacio interdental y la línea de las encías. El chorro lava las bacterias que usted desecha cuando se enjuaga la boca.

Añada músculo a su boca. Al igual que los huesos del resto del cuerpo se encogen y quiebran, lo mismo puede suceder a las mandíbulas y dientes, lo que lo hace más sensible a la gingivitis y a otros problemas dentales. "El calcio parece ayudar a las personas que padecen gingivitis", dice el doctor Caputo. "Fortalece huesos y dientes". Dos vasos de leche descremada diarios le proporcionarán alrededor del 90 por ciento de la cantidad dietética recomendada de calcio.

Lea las etiquetas de los enjuagues bucales. Uno a favor de la publicidad. "Las investigaciones muestran que hacer gárgaras con Listerine en verdad detiene la formación de la placa bacteriana y reduce la gingivitis", dice el doctor Garber. Los estudios de otros médicos muestran que el Viadent y algunos otros enjuagues también pueden ayudar a reducir la gingivitis. Al comprar este tipo de productos, fíjese que en la etiqueta vengan los ingredientes activos que ayudan a reducir la placa: cetilpiridinio clorado o domifén bromado.

Ataque el sarro. Hay muchas pastas dentales especialmente formuladas para controlar el sarro, que incluyen a Crest, Colgate y Pepsodent. Es importante, porque cuando el sarro se endurece se convierte en la placa que ocasiona la gingivitis. "En verdad son más efectivas que otras marcas que no son antisarro", añade el doctor Garber.

Tómese tiempo para cepillarse. Claro, cepillarse y limpiarse los dientes con hilo dental es el mejor método para prevenir la gingivitis, pero no crea que un cepillado de 30 segundos le garantizará unas encías fabulosas. Tiene más oportunidad de remover toda la placa, si se cepilla por lo menos cinco minutos dos o tres veces al día.

No se le olviden las encías. No sea demasiado literal al llevar a la práctica la expresión "cepillarse los *dientes*". Por lo regular, es en la línea de la encía en donde se acumula y endurece el sarro que causa la gingivitis, dice el doctor Vincent Cali,

Revise su cepillado

Existe una manera simple para valorar qué tan bien se está cepillando los dientes y cuidándose contra la gingivitis.

La mayoría de los dentistas pueden proporcionar a sus pacientes tabletas reveladoras. "Cepíllese los dientes, tome una tableta y mastíquela, haga buches de agua y luego enjuague", explica el doctor David Garber, profesor de periodoncia y prostodoncia en el Colegio Médico de Georgia, en Augusta. "Las tabletas pintan de color las zonas que aún tienen placa bacteriana y que, por lo tanto, necesitan mayor atención". Modifique su cepillado de modo que en adelante cubra estas áreas. De esta manera avanzará un largo trecho en la prevención de la gingivitis y la pérdida de los dientes.

dentista de la ciudad de Nueva York y autor del libro *The New, Lower Cost Way to End Gum Trouble without Surgery* (La manera nueva y barata de terminar con el problema de encías sin cirugía). El doctor Cali le sugiere que se cepille sosteniendo el cepillo a 45 grados de sus dientes, de modo que la mitad del cepillo limpie las encías y la otra mitad los dientes.

Dé masaje a sus encías. Además de un cepillado prolongado y sistemático, un masaje diario mejora la circulación sanguínea. Eso puede ayudarle a que sus encías se vuelvan más resistentes a la gingivitis y a otras enfermedades, dice el dentista Richard Shepard, de Durango, Colorado. Agarre una parte de su encía con el pulgar y el índice (este último en la zona exterior) y frote la encía, asegurándose de cubrir toda el área de arriba y abajo. Unos cuantos minutos de este masaje diario, debe ayudarle a detener la gingivitis.

Cepíllese la lengua. "La lengua alberga una gran cantidad de bactèrias que provocan la formación de placa, de modo que cepíllesela cuando se lave los dientes", aconseja el doctor Garber.

Pruebe un Proxabrush. Este cepillo especialmente diseñado y que puede encontrar en la mayoría de las farmacias, tiene la forma de un pequeño cepillo para botellas que tiene como fin llegar hasta los sitios que son difíciles de alcanzar, entre sus dientes, coronas o puentes. No es un sustituto de su cepillo del diario, sino una ayuda adicional para atacar la placa escondida, explica el dentista Roger P. Levin, presidente de la Academia General de Odontología de Maryland. Puede pedirlo a la farmacia de su localidad.

Sane más rápidamente con vitamina C. Si bien no le curará la gingivitis disminuye el sangrado de encías y acelera su curación. "Yo recomiendo a mis pacientes que tomen vitamina C", dice el doctor Caputo. Las naranjas y otro tipo de cítricos (así como las bebidas de cítricos), son los mejores proveedores de vitamina C, y también hay excelentes fuentes vegetales, como el brócoli, las colecitas de bruselas, la coliflor y los tomates. También puede complementar su dieta con 500 miligramos de vitamina C diariamente.

Glaucoma

P ara aquél que tiene los ojos dañados por el glaucoma, ve el mundo como a través de un largo túnel.

El glaucoma crónico, el tipo más común, se ha llamado "el ladrón de la vista". Lentamente y sin dolor, se comienza a acumular fluido dentro del globo del ojo ejerciendo una presión excesiva. Los nervios delicados dentro del ojo (nervios que transmiten las señales visuales al cerebro) son dañados por la presión. Conforme el daño del nervio continúa, la visión se deteriora al grado de que literalmente se está viendo a través de un túnel. Desafortunadamente, a no ser que se alivie la presión, el que padece glaucoma puede perder la visión completamente.

Si usted padece de este mal, su médico probablemente ya le recetó gotas para disminuir la presión del ojo.

Una vez que se esté medicando, necesita exámenes médicos rutinarios dos o tres veces al año para asegurarse de que el mal se ha detenido. Es la mejor manera de proteger su vista. Pero entre tanto esto es lo que los médicos le aconsejan.

No economice las gotas. "Para controlar el glaucoma deberá aplicarse los medicamentos todos los días que le queden de vida, de modo que cumpla con los horarios", dice el doctor Kevin Greenidge, director del centro de servicios de glaucoma del Hospital Metropolitano y miembro de servicios para el glaucoma del Dispensario para Ojos y Oídos de Nueva York, ambos en la ciudad de Nueva York. Si su médico le ha prescrito usar las gotas dos veces al día, eso significa cada doce horas, dice el doctor Greenidge. Cuatro veces al día significa cada seis horas. Y no se vaya a poner el doble si se le pasó una dosis, advierte. Cuando las dosis son demasiado grandes, el medicamento puede causar visión borrosa u otros efectos colaterales.

Cierre el drenaje. Puede aumentar la efectividad de sus gotas medicadas si tira del párpado inferior, coloca las gotas y luego presiona el dedo contra el conducto lagrimal en la esquina interior del ojo, recomienda el doctor Jack Holladay, profesor de oftalmología de la Escuela Médica de la Universidad de Texas, en Houston. "Al cerrar el drenaje evita que la medicina escape por la nariz y, a la larga, pase al flujo

Cuándo ver al doctor

Si tiene un repentino dolor en el ojo, esto puede ser señal de una forma de glaucoma aguda que puede llevarlo a la ceguera. El glaucoma *agudo* puede ocurrir cuando el canal de drenaje del globo del ojo se obstruye de manera repentina y la presión del fluido dentro del ojo se eleva rápidamente, explica el doctor Kevin Greenidge, director del Centro de servicios para el Glaucoma del Hospital Metropolitano y miembro de Servicios para el glaucoma del Dispensario para Ojos y Oídos de Nueva York, ambos en la ciudad de Nueva York.

Junto con el dolor, puede ver borroso y halos de arcoiris alrededor de las luces. Unas personas también padecen náusea y vómito.

Puede aliviar esta condición prontamente, pero debe acudir al hospital tan pronto como sea posible. Si padece de presbicia, un examen regular de la vista puede anunciar la propensión hacia este mal.

sanguíneo, en donde puede ocasionar efectos colaterales", dice el doctor Holladay. Luego cierre los ojos unos dos minutos. Esto permite que el medicamento sea completamente absorbido.

Evite las gotas con cortisona. La cortisona interfiere con el flujo de fluido en el globo ocular. Como resultado, puede incrementar la presión en el ojo, según el doctor George Spaeth, director de servicios para el glaucoma del Hospital Wills para Ojos y profesor de oftalmología en el Colegio Médico de la Universidad Thomas Jefferson, ambos en Filadelfia.

Elija sus medicamentos con cuidado. "Si padece presbicia, consulte a su médico antes de usar productos como Contac", dice el doctor Spaeth. En algunas personas que padecen presbicia, la zona del ojo por la que los líquidos se drenan puede resultar demasiado angosta, explica. Los descongestionantes y antihistamínicos dilatan la pupila, estrechando el canal de drenaje todavía más. De modo que corre riesgo de desarrollar una acumulación de presión peligrosa si toma estos medicamentos.

Déle a la bicicleta. "Nuestros estudios muestran que cuando las personas que estaban en riesgo de contraer glaucoma anduvieron en bicicleta media hora tres veces a la semana durante diez semanas, redujeron la presión en los ojos", dice Linn Goldberg, profesor de medicina y director de las Clínicas de Medicina General y del Laboratorio de desempeño Humano en la Universidad de Ciencias de la Salud de Oregon, en Portland. De hecho, el estudio mostró que esta rutina de bicicleta fue tan efectiva como los medicamentos para el glaucoma. "La presión alta en los ojos es para el glaucoma lo que la presión alta es para una enfermedad cardiaca", dice el doctor Goldberg. "Si puede controlar la presión, puede prevenir algunos aspectos de la enfermedad"; pero no porque haga bicicleta podrá desechar sus gotas, advierte el doctor Goldberg. Cualquier modificación al tratamiento requiere de la aprobación de su médico.

No deje que se le meta nada al ojo. El glaucoma *traumático*, se presenta en el 10 por ciento de las personas que se han dañado el sistema de drenaje del ojo, dice el doctor Greenidge. Para evitar tales daños, cuídese de los minimisiles. "Todos aquellos que se dediquen a la carpintería, herrería o trabajo con metales, cortar madera, jugar deportes de raqueta y cualquier situación en la que puedan salir volando partículas que se le metan a los ojos, deben usar visores de protección".

Tome vitamina C. Existe la evidencia de que dosis muy elevadas de vitamina C alivian la presión del ojo y también mejoran el campo visual, dice Jay Cohen, profesor

Realice este examen de la vista

Sólo el examen de la vista de un oftalmólogo puede diagnosticarle un glaucoma temprano, pero debe estar atento a modificaciones en la visión, como la vista borrosa o "desvanecida", dice el doctor George Spaeth, director de servicios para el glaucoma del Hospital Wills para Ojos y profesor de oftalmología en el Colegio Médico de la Universidad Thomas Jefferson, ambos en Filadelfia, quien desarrolló la siguiente autoprueba para ayudarle a detectar señales de aviso entre sus revisiones regulares.

Siéntese a 30 centímetros de una televisión de pantalla grande en un canal sin transmisión que sólo tenga "nieve", manchas borrosas o rayas. Cierre el ojo izquierdo y mire al centro de la pantalla con el ojo derecho. ¿Hay partes de la pantalla que no vea, vea deslavadas o poco nítidas? Preste particular atención a la parte superior izquierda de la pantalla. De tener problemas para ver esta zona, la pérdida de su visión puede deberse al glaucoma. Cambie de ojo y ahora revise el lado derecho de la pantalla para determinar si ha perdido visión en ese ojo. Si este rápido examen le revela pérdida en la visión, no pierda tiempo y consulte a un oftalmólogo enseguida.

del Colegio de Optometría de la Universidad de Nueva York, en la ciudad de Nueva York. Sin embargo, la cantidad de vitamina C que hay que tomar es demasiado grande para el uso práctico. "Parece que la vitamina C ayuda de alguna manera a drenar el líquido", dice el doctor Cohen.

El doctor Cohen receta a sus pacientes de glaucoma 1000 miligramos de vitamina C diarios. "Esa cantidad no hace daño y puede ayudar"; pero antes de iniciar una terapia de vitamina C, consulte a su médico.

Gota

C onocida antiguamente como "enfermedad de reyes" porque casi siempre afectaba a los pudientes, esta forma de artritis se extiende con igualdad de oportunidades: provoca un dolor "*real*" en tobillos, rodillas y otras articulaciones.

Se es candidato a la gota cuando los riñones pierden parte de su habilidad para desechar el exceso de un producto colateral llamado ácido úrico. Cuando el ácido úrico se cristaliza, se aloja en las coyunturas ocasionando dolor. "Piense en lo que sucede cuando le pone demasiada azúcar a un vaso de té helado", dice el doctor Jeffrey R. Lisse, director de la División de Reumatología de la Rama Médica de la Universidad de Texas, en Galveston. "Parte del azúcar se disolverá hasta un punto, el resto se sedimentará en forma de cristales".

Cuando eso ocurre, la coyuntura se calienta, inflama y se vuelve muy sensible y el dolor llega a ser tan agudo que lo puede despertar del sueño más profundo. "La gota se presenta esporádicamente, pero pega duro y con frecuencia a mitad de la noche", explica el doctor Paul Caldron, reumatólogo e investigador del Arthritis Center, Ltd., en Phoenix. "Se trata de un dolor tan intenso, que el peso de las sábanas se vuelve intolerable".

Este gran dolor puede durar horas o días y desaparecer tan repentinamente como llegó, abandonándolo completamente hasta el próximo episodio. Si ya ha vivido esta desagradable experiencia, he aquí cómo puede evitar un futuro ataque de estos cristales.

Pierda peso, pero no demasiado rápido. La mayoría de los enfermos de gota tienen problemas de sobrepeso, por lo regular de un 15 a un 30 por ciento más de su peso ideal. Entre mayor sea su volumen, más alto será su nivel de ácido úrico, y, por lo

Alimentos qué evitar

La mejor manera de controlar la presencia de purina en el organismo es evitar alimentos con alto contenido de purina, como los que aparecen enseguida, que contienen de 100 a 1,000 miligramos por ración de 100 gramos:

anchoas	extractos de carne
arenque	hígado
asado de res	mejillones
asado de puerco	mollejas
aves	riñones
carne molida	salsas a base de caldo de carne
consomé	sardinas
corazón	sesos

Los siguientes alimentos deben limitarse a no más de una porción diaria, ya que contienen a 9 a 100 miligramos por ración de 100 gramos.

espárragos	champiñones
frijoles	avena
lentejas	chícharos
embutidos	espinacas

tanto, más frecuentes y dolorosos los ataques de gota. Pero pierda peso paulatinamente, pues una dieta exagerada puede hacer que suba el nivel del ácido úrico.

Controle la presión sanguínea. Los enfermos de gota que además padecen de hipertensión, tienen el doble de qué preocuparse. Eso se debe a que algunos medicamentos para la presión incrementan el nivel del ácido úrico, explica el doctor Branton Lachmaan, profesor de farmacología de la escuela de farmacología de la Universidad del Sur de California, en Los Angeles. Su consejo es que trate de controlar la presión sanguínea por medios naturales, disminuyendo el consumo de sodio, haciendo ejercicio regularmente, reduciendo el sobrepeso y controlando el estrés.

Viva sin hígado. Los alimentos ricos en una sustancia llamada purina contribuyen al aumento del nivel de ácido úrico. "No puede evitar la purina, ya que se encuentra en la mayoría de los alimentos", dice el doctor Caldron. "Pero ayuda el evitar comer carne roja, sobre todo las vísceras, así como cierto tipo de pescados y algunos vegetales de hojas verde oscuro, como las espinacas".

Evite el alcohol. El alcohol es doblemente malo para aquellos que padecen gota, porque incrementa la producción de ácido úrico, dice el reumatólogo, doctor John G. Fort, profesor de medicina del Hospital Universitario Thomas Jefferson, en Filadelfia. La cerveza es especialmente mala, porque tiene un mayor nivel de purina que el vino y otros licores.

En cambio, beba mucha agua. Ayude a sus riñones a que laven al exceso de ácido úrico bebiendo bastante agua. (Sobre todo si se toma en cuenta que la deshidratación puede detonar un ataque.) "Un desalojo urinario eficiente ciertamente puede ayudar", dice el doctor Caldron. Para acelerar este desalojo, el doctor Robert H. Davis, profesor de fisiología del Colegio de Medicina Podiátrica de Pensilvania, en Filadelfia, recomienda no menos de cinco vasos diarios.

Déle un nuevo impulso a su vida sexual. Orinar no es el único método para deshacerse del ácido úrico. Un estudio mostró que entre los hombres la actividad sexual frecuente reduce el nivel de ácido úrico. El estudio sugiere que más sexo se traduce en menos gota, por lo menos en lo que a los hombres se refiere.

Cuide sus pies. Lastímese el dedo gordo del pie y aumentará el riesgo de un ataque de gota, dice los investigadores. Cuando esté en casa use zapatos que lo protejan de posibles accidentes.

Goteo posnasal

Siempre hay una cierta cantidad de moco que escurre sin esfuerzo por la garganta. Pero, ¿qué pasa cuando este goteo normal se convierte en una tortura china, ese constante goteo aterrador conocido como escurrimiento posnasal? Patea, bufa, se aclara la garganta, traga, ronca. En pocas palabras, sufre.

Algunas causas del goteo posnasal son bien conocidas, como las gripes y las alergias. Otras no tanto, como el envejecimiento. El moco se vuelve más sólido y más obstrusivo. No importan las causas, ¿cuáles son las curas?

Humedezca sus fosas nasales. "Quiere mantener esa mucosidad tan delgada como sea posible, dice el doctor Alexander C. Chester, profesor de medicina del Centro Médico de la Universidad de Georgetown, en Washington, D.C. Dése baños

Escurrimiento posnasal: ¿una reacción de los intestinos?

Todos hemos visto una llave de agua que gotea hacia el desagüe; pero, ¿cómo visualiza un goteo que en lugar de bajar sube? En ocasiones el escurrimiento posnasal puede venir del estómago.

"He visto a muchas personas que se someten a una serie de cirugías para aliviarse de la descarga posnasal, pero siguen sufriendo el problema", dice el doctor Mark Loury, profesor adjunto del departamento de Otolaringología/Cirugía de Cabeza y Cuello del Hospital Johns Hopkins, en Baltimore. "Esto se debe a que muchas veces las secreciones no vienen de arriba de la boca sino de abajo".

Gracias al escurrimiento de una válvula que separa el esófago del estómago, la saliva, alimento y enzimas digestivas pueden subir hacia la garganta y llegar a la parte posterior de la boca, una condición que recibe el nombre de reflujo gastroesofagal. Puede vomitar un poco o por lo menos tener un sabor agrio en la boca cuando se trata de un caso severo.

Es más frecuente que un paciente sufra de una tos seca sin producto, de ronquera y una sensación de goteo en la zona de la garganta. "Como tienen la impresión de un escurrimiento que proviene de la nariz, muchas personas piensan que se trata de goteo posnasal", explica el doctor Loury.

La comida grasosa, el alcohol y la cafeína motivan el reflujo, al igual que una comida abundante. Cuando tenga esta sensación tome Tums, aconseja el doctor Loury. Si toma un antiácido unos 30 minutos después de comer y otro antes de ir a la cama, aliviará estos síntomas.

---

de vapor nasales en la ducha caliente o en el sauna, beba mucha agua y humedezca el aire, de esta manera aligerará la carga de su nariz y garganta, sugiere.

Irrigue su nariz con un poco de sal y bicarbonato. Los aerosoles o las gotas salinas le ayudarán a lavar el exceso de secreciones nasales, dice el doctor Galien D. Marshall, Jr., profesor y director de la División de Inmunología Clínica y Alergia de la Escuela de Medicina de la Universidad de Texas, en Houston. En una taza de agua, disuelva un cuarto de cucharadita de sal de mesa y un cuarto de cucharadita de bicarbonato de sodio. Aplique con un gotero más o menos la mitad de la solución en la nariz, aconseja.

Déle a su garganta un enjuague salino. Una vez que haya limpiado su nariz, haga gárgaras con el remanente de la solución salina. "Lo que aliviará la aspereza de su garganta y le ayudará a eliminar la sensación de escurrimiento", dice el doctor Marshall.

Eleve la cabeza por las noches. Si nota la sensación de secreciones en la garganta por la noche, trate de elevar un poco la cabeza, colocando algunos bloques bajo las patas de la cabecera de su cama (sólo tenga cuidado de que la cama quede bien asentada sobre el piso). De esta manera las secreciones no se atascarán en su garganta y cualquier contenido estomacal que esté subiendo por la garganta regresará a su sitio, dice el doctor Mark Loury, profesor adjunto del Departamento de Otolaringología/Cirugía de Cabeza y Cuello del Hospital de la Universidad Johns Hopkins, en Baltimore.

Opte por un medicamento. Los jarabes para la tos que venden en las farmacias sin receta médica como Robitussin y Vicks Formula 44 también adelgazan la mucosidad, explica el doctor Horst R. Konrad, director de la División de Otolaringología/Cirugía de Cabeza y Cuello de la Escuela de Medicina de la Universidad del Sur de Illinois, en Springfield. Estas preparaciones le ayudarán, por lo menos, a que la mucosidad se deslice más fácilmente por la garganta.

Gripe

¿Siente un principio de dolor de cabeza que le hará reventar el cerebro, los músculos adoloridos, fatiga hasta los huesos, tiene vómito y una fiebre que lo hace sudar y sacudirse? Todas estas pistas son señal de que la gripe lo ha atrapado. Si ya tuvo este mal, se sentirá tentado a inyectarse contra la gripe antes de que la temporada empiece (una inyección puede prevenir o disminuir la severidad de la gripe), pero si ya le dio, la mayor parte de la acción recuperatoria se lleva a cabo en el frente hogareño. He aquí algo que puede hacer para aliviar su gripe.

Por todos los medios aliéntese. Necesita vitaminas y minerales para montar una defensa efectiva contra el bicho de la gripe, dice el doctor Herbert Patrick, profesor de medicina y director médico del Departamento de Cuidados Respiratorios del Colegio Médico Jefferson de la Universidad Thomas Jefferson, en Filadelfia. Cuide que sus comidas estén bien balanceadas, o por lo menos pruebe alguna fruta blanda como puré de plátano o de manzana.

Beba sus nutrientes. "Cuando se tiene gripe, es una buena idea beber los nutrientes, especialmente si no tiene antojo de alimentos sólidos", dice el doctor Frederick Ruben, profesor de medicina de la Universidad de Pittsburgh y vocero de la Asociación Americana del Pulmón. Acompañe sus comidas con jugos ricos en vitamina C, o tome un tazón o dos de caldo. Entre más líquidos beba, dice el doctor Ruben, hidrata más sus tejidos y fluye más la mucosidad.

Cuidado con los remedios antigripales. La combinación de remedios líquidos para el resfrío/gripe pueden contener hasta 80 grados de prueba de alcohol. "Que es lo mismo que tiene un trago de licor", dice el doctor Ruben. El alcohol deprime el sistema inmunológico y también seca las membranas mucosas, de modo que evítelos mientras tenga gripe.

Deseche su viejo cepillo de dientes. El virus continúa viviendo en las cerdas húmedas del cepillo de dientes, así que puede estarse reinfectando una y otra vez, advierte el doctor Patrick. Cambie su cepillo por uno nuevo tres días después del inicio de la gripe.

Evite las multitudes. Hay una temporada en la que se es más propenso a ser atacado por este bicho viral, informa el doctor Patrick. "Pasar cierto tiempo en oficinas, centros comerciales, teatros o cualquier otro lugar donde acude mucha gente, en-

Cuándo ver al doctor

Si tiene más de 65 años o un mal crónico, cardiaco o pulmonar, inyéctese contra la gripe antes de que inicie la temporada. La misma precaución se aconseja a los residentes de las casas de reposo y al personal médico. De este modo previene en su totalidad o disminuye la severidad de la enfermedad.

Si le da gripe consulte inmediatamente al médico si tiene:

- Ronquera
- Dolor de pecho
- Dificultad para respirar

Lo mismo deberá hacer si tiene vómito por más de un día o fuerte dolor en el abdomen. El vómito prolongado puede deshidratarlo, algo especialmente riesgoso para niños pequeños y gente anciana. El dolor abdominal puede ser señal de otro problema, como apendicitis.

tre diciembre y febrero aumenta las probabilidades de que termine en cama con un ataque de gripe, especialmente si su resistencia está baja".

Considere posponer ese vuelo. Hace más de una década, los investigadores de la división de Alaska para el Control y Prevención de Enfermedades (**CDC** por sus siglas en inglés), en Atlanta, rastrearon un ataque generalizado de gripe hasta llegar a un solo infectado, el pasajero de un avión. Debido a un problema en el sistema de ventilación, el aire de la cabina recirculó con el virus gripal, mientras el avión esperaba para despegar. El resultado fue que 38 de 54 personas del vuelo descendieron a tierra con gripe. No ha habido estudios de seguimiento, "pero un avión tiene espacios estrechos y aire que circula por todos lados, lo que puede crear una situación de alto riesgo exponerse a virus que están en el aire", dice Nancy Arden, jefa de la División Epidemiológica de Influenza del **CDC**. Si tiene una enfermedad crónica (como diabetes, males cardiacos o pulmonares) un ataque de gripe puede ser serio. Reduzca el riesgo de exposición evitando viajes largos en la temporada pico de la gripe, de diciembre a febrero.

Acuérdese de lavarse las manos. "El jabón común mata el virus de la gripe, pero a fin de reducir las posibilidades de infección, lávese las manos a lo largo del día, no sólo antes de las comidas y después de ir al baño", dice la doctora Carole Heilman, jefa de la Rama de Enfermedades Respiratorias del Instituto Nacional de Alergias y Enfermedades Infecciosas, en Bethesda, Maryland. Cuando un miembro de la familia esté enfermo, puede usar un aerosol desinfectante para el lavabo y superficies. Lave con agua caliente jabonosa las toallas, teléfonos y platos.

Busque la bondad del vapor. Humedecer un cuarto puede ayudar a vencer a la gripe, dice el doctor Patrick. El vapor de un humidificador humedece las membranas mucosas de la nariz y garganta, de modo que los gérmenes se atrapan y expelen con mayor facilidad.

Si usa un humidificador ultrasónico asegúrese de enjuagarlo diariamente, para prevenir la aparición de hongos y moho en el recipiente del agua, dice el doctor Patrick. (Además, debe poner a funcionar la máquina, por lo menos una vez a la semana, con una solución de agua caliente y blanqueador, siguiendo las instrucciones del aparato). Es mejor usar un humidificador de vapor caliente que humedece y mata el crecimiento microbiano en el agua.

Respire hondo y medite. Las técnicas de relajación lo pueden proteger de la gripe y de otras infecciones, según los resultados de un estudio de la Escuela de Medicina de la Universidad de Pittsburgh, que involucró el uso de autohipnosis y relajación. No es necesario que se autohipnotice para recibir los beneficios de una terapia de relajación: respire hondo, estírese, medite o haga yoga.

No haga ejercicio. Una vez que le dio la gripe, métase a la cama y cancele el deporte del día. "Hay evidencia de que el esfuerzo físico puede deprimir su sistema inmunológico y retardar su recuperación", dice David Nieman, investigador de la salud en la Universidad Appalachian State, en Boone, Carolina del Norte. En cuanto desaparezcan los síntomas, lo que por lo regular toma una semana, espere dos semanas más antes de regresar a su rutina de ejercicio.

Hemorragia nasal

Independientemente de la causa, y hay como una docena, desde alergias hasta demasiado aerosol nasal, una hemorragia nasal puede ser una experiencia alarmante. En la mayoría de los casos lo que se ve más dañado que la nariz es el orgullo, ya que esta hemorragia es más una molestia que cualquier otra cosa. De hecho, es raro que se pierda más de una cucharada de sangre en cada hemorragia, pero aquí le decimos cómo parar ese flujo rápido.

Suénese la nariz con cuidado. Sonar la nariz suavemente puede ayudar a eliminar coágulos que estén evitando que los vasos sanguíneos se sellen, dice la doctora Louis D. Lowry, profesora de otolaringología del Hospital de la Universidad Thomas Jefferson, en Filadelfia.

Haga como si fuera a saltar en una alberca. "Apriete la nariz entre el índice y el pulgar como lo hace cuando va a echar un brinco a la alberca", recomienda el doctor Leonard Rappaport, profesor de pediatría de la Escuela Médica de Harvard y médico asociado al Hospital del Niño, en Boston. "Sosténgala así unos cinco minutos, respirando por la boca. Cuando se suelte continúe la respiración por la nariz y no se suene".

Párese erguido. Siéntese derecho, porque recostarse o echar la cabeza hacia atrás ocasiona que trague sangre, dice el doctor Alvin Katz, otolaringólogo y cirujano director del Hospital de Manhattan de Ojos, Oídos, Nariz y Garganta, en la ciudad de Nueva York.

Humedezca el ambiente. Un cuarto caliente puede secar las membranas mucosas de la nariz y hacerlas más susceptibles a una hemorragia. Si humedece los al-

Cuándo ver al doctor

Si después de haberse sonado los coágulos y de aplicarse presión, la hemorragia no se detiene o aminora, después de 10 minutos, o si el flujo de sangre es severo, probablemente necesite una atención de emergencia que lo ayude a detener la hemorragia, dice el doctor John A. Henderson, profesor clínico adjunto de cirugía/otolaringología de la Escuela de Medicina de la Universidad de California, en San Diego.

Si siente que la sangre le corre por la parte posterior de la garganta una vez que se ha tapado las fosas nasales, necesita pronta atención médica. Significa que está perdiendo sangre, aunque no esté saliendo por el frente, advierte el doctor Henderson.

rededores, sobre todo en los meses de invierno, ayuda a mantener la humedad en su hogar y las membranas de su nariz, sugiere el doctor Paul Edelson, jefe de enfermedades pediátricas infecciosas de El Hospital de Nueva York-Centro Médico Cornell, en la ciudad de Nueva York.

Tómese sus vitaminas. Si tiene propensión a que le sangre la nariz, considere el incremento de su ingestión de hierro y vitamina **C**. El hierro ayuda a su cuerpo a reemplazar rápidamente el suministro sanguíneo, indica el doctor Gilbert Levitt, otolaringólogo del Grupo de la Cooperativa de Salud de Puget Sound, en Redmond, Washington.

La vitamina **C**, junto con el complejo **B**, son necesarios para la formación de colágeno y el libre flujo de mucosidad para crear una cubierta protectora húmeda del seno frontal y nariz, añade el doctor John A. Henderson, profesor clínico adjunto de cirugía/otolaringología de la Escuela de Medicina de la Universidad de California, en San Diego.

Hemorroides

E s bastante fácil verse una abultada vena varicosa en la pierna. Pero cuando se desarrolla en un sitio donde el sol no brilla, es más probable que la sienta a que la vea. Una hemorroide es justo eso: una vena varicosa en el ano o recto que puede ocasionar un gran malestar, comezón, ardor y, ocasionalmente, dolorosas punzadas.

Las hemorroides llegan a sangrar al paso de heces fecales gruesas y duras. El primer síntoma puede traducirse en un grito de alarma al ver sus excreciones acompañadas de un hilo o gotas de brillante sangre roja en el papel del baño. (El sangrado, por lo regular, se detiene sólo después de unos minutos.)

Si el médico le diagnostica hemorroides, probablemente ya sepa su causa. La mayoría de las veces se deben a la constipación o al enorme esfuerzo que realiza a la hora de ir al baño. Al igual que las venas de las sienes, que se le "saltan" al levantar algo pesado, las venas del ano "saltan" cuando "puja" durante mucho tiempo sobre el excusado.

Es cierto que las hemorroides vuelven a encogerse cuando se libran de la presión, pero la tensión diaria hace que continuamente salten (o se prolapsen); sangren y duelan. Sin embargo, aquí hay unos métodos para aliviar el malestar y ayudar a sanar esa molestia oculta.

Limpie con cuidado. Si bien es importante que su trasero esté limpio, tallar vigorosamente puede agravarle las hemorroides, dice el doctor Max M. Ali, director y presidente de Hemorrhoid Clinics of América, en Oak Park, Michigan. Límpiese primero con papel de baño húmedo y luego absorba suavemente el exceso de humedad con papel de baño seco. También haga la prueba con el rocío de agua de una botella de plástico y dése una "ducha" suave a su trasero. Luego seque cuidadosamente con papel de baño. Evite usar papeles perfumados o de color, porque contienen químicos que irritan el tejido sensible de la piel. Si tiene que usar jabón, cuide que no sea perfumado, se recomienda algo como Ivory.

Use petrolato u óxido de zinc. En los estudios estos artículos económicos, que encuentra en las farmacias, funcionaron tan bien como las cremas más caras. Puede probar uno de los dos o ambos para reducir el dolor y la inflamación de las hemorroides. Después de limpiarse, embarre un poco de jalea de petrolato o pasta de óxido de zinc en una mota de algodón y aplíquese en la zona anal.

Dése baños de asiento. "De entre los remedios para aliviar el malestar de las hemorroides, los baños de asiento son lo mejor, según mi opinión", dice el doctor Lester Rosen, director de la Unión de Estándares Nacionales de la Sociedad Americana de Cirujanos de Colon y Recto y profesor de cirugía de la Escuela de Medicina de la Universidad de Hahnemann, en Filadelfia.

"El agua tibia relaja el esfínter anal", explica el doctor Rosen. El músculo relajado deja de oprimir las protrusiones sensibles.

Llene la bañera con unos diez centímetros de agua tibia (no caliente). No le ponga nada al agua, ni sales de Epsom, burbujas o aceite para baño, dice el doctor Rosen. Siéntese en la tina unos 15 minutos más o menos.

Haga caso a los llamados de la naturaleza. "Trate de ponerse a tono con los reflejos de su estómago/intestino (que deberían presentarse dos veces al día unos 20 minutos después del desayuno y la cena)", dice el doctor Sidney E. Wanderman, autor de *The Hemorrhoid Book* (El libro de las hemorroides) y antiguo instructor clínico de cirugía de la escuela de medicina Mount Sinai, de la ciudad de Nueva York. El reflejo es señal de que las heces han descendido al colon y están listas para ser evacuadas. Planee el día para darse tiempo cuando la urgencia lo asalte, sugiere el doctor Wanderman. "Padecerá menos retención intestinal si obedece los dictados de la naturaleza".

Muévase. "En verdad funciona", afirma el doctor Rosen. Ejercicios como caminar, correr, andar en bicicleta y nadar, hacen que la comida se mueva más rápidamente por el intestino. Así ayuda a prevenir la constipación y las hemorroides. "Una musculatura en buen estado y un abdomen firme también le permiten responder con decisión a los llamados de la naturaleza", señala el doctor Wanderman.

Si no hace, mejor levántese. Si quiere hacer, ¿debe sentarse y esperar? Algunas personas piensan que tener un buen material de lectura a la mano hace de su experiencia excretora algo entretenido y relajante (hasta grata). "Personalmente creo que si se sienta en el excusado y lee un artículo de revista entero, está pasando demasiado tiempo en el baño y lo más probable es que esté constipado", opina el doctor Rosen. "Unos minutos deben bastar para evacuar".

Coma alimentos que combatan las hemorroides. Incluya en su dieta alimentos con alto contenido de fibra para suavizar las heces y facilitar su paso por las zonas sensibles. Coma avena, germen de trigo o cebada, sugiere la dietista Patricia H.

Cuándo ver al doctor

Lo mejor es no suponer que el sangrado que acompañó la excreción de sus heces fecales se debe a hemorroides hasta que el doctor verifique que, efectivamente, ese es el caso, ya que los pólipos intestinales, las fisuras anales y hasta el cáncer de colon presentan sangrado rectal.

"Todos, hasta los pacientes a los que se les ha diagnosticado hemorroides, deben realizarse exámenes periódicos de cáncer intestinal y deben ver al médico si hay un cambio en sus hábitos intestinales", dice el doctor Max M. Ali, director y presidente de Hemorrhoid Clinics of America, en Oak Park, Michigan.

Harper, de North Huntingdon, Pensilvania. Coma varias veces al día frutas y vegetales. Además, si come frijoles, aumentará la posibilidad de que sus hemorroides se conviertan en un lejano recuerdo.

Si su problema es la masticación, obtenga su fibra del puré de manzana mezclado con salvado de avena, avena caliente o el cereal de arroz, el puré de zanahorias o de camote y de sopas cremosas de vegetales o frijoles, sugiere la dietista Harper.

Tome agua. De igual importancia es ingerir muchos líquidos. Beba por lo menos de 6 a 8 vasos de agua diarios, sugiere Harper. Puesto que algunas fibras absorben fluidos entre más agua beba más ayudará a mantener sus heces suaves.

Heridas por punción

No hay nada mejor que la sensación de andar descalzo y a sus anchas, pero cuando uno de esos pies sueltos y libres se encuentra con un objeto filoso, sus pensamientos de libertad podrán desvanecerse con rapidez. Un pequeño hoyo en la piel con frecuencia es fuente de grandes preocupaciones, sin mencionar el dolor.

Una herida de las grandes ligas requiere tratamiento de emergencia, o por lo menos de la presencia de un médico, pero si la herida es menor como para ser curada en casa, he aquí como.

Cuándo ver al doctor

Si bien las cortadas y raspones menores pueden tratarse en casa, algunas heridas necesitan la atención urgente de un médico, advierte el doctor Birt Harvey, profesor de pediatría de la Escuela de Medicina de la Universidad de Stanford, California.

Si una cortada sangra copiosamente de color rojo brillante, esto es señal de que se ha cortado una arteria. Aplique presión para controlar la hemorragia y acuda a urgencias o a su médico.

También necesitará la ayuda de un médico para limpiar la herida si ve que contiene suciedad que no puede lavar. Asimismo, puede requerir de puntadas, si las orillas de la herida no se alcanzan a unir.

Asegúrese también de ver al doctor si nota que al sanar, la herida está irritada o presenta pus. Esto puede ser señal de una infección.

Irríguela inmediatamente. "Aunque esté sangrando, lo primero que debe hacer es lavar la herida profusamente con jabón y agua. Su mayor preocupación no debe ser el sangrado, sino el riesgo de una infección, de manera que es esencial que limpie la herida tan rápido como sea posible", dice el doctor Arthur Jacknowitz, profesor y director de farmacia clínica de la Escuela de Farmacéutica de la Universidad de Virginia, en Morgantown. "Si no tiene jabón, sólo use agua. Entre más rápido pueda enjuagar con agua la herida, más rápido limpiará la suciedad y reducirá el riesgo de una infección posterior".

Limpie con una toalla. El doctor Birt Harvey, profesor de pediatría de la Escuela de Medicina de la Universidad de Stanford, en Stanford, California, ha encontrado que limpiar con una toalla limpia húmeda es bastante efectivo. "Olvídese de toda la publicidad de productos especiales antisépticos. La mejor manera de limpiar una herida por punción es restregándola con una toalla limpia enjabonada. De esta manera elimina mejor las bacterias y la suciedad".

Deje que sangre (por lo menos unos minutos). Si no hay agua a la mano, deje que la sangre elimine las bacterias. "Las personas se preocupan ante la visión de la sangre y creen que lo más importante es controlar el sangrado, pero de hecho, es recomendable que la herida sangre un poco", dice el doctor Harvey. "La sangre lava la herida de bacterias". Después de unos minutos, por supuesto, el sangrado

¿Está al día su vacuna antitétanos?

El tétanos tiene una reputación atemorizante y es verdad que esta bacteria puede ser mortal. Si lo vacunaron contra el tétanos en los últimos cinco años no tiene de qué preocuparse, dice el doctor Birt Harvey, profesor de pediatría de la Escuela de Medicina de la Universidad de Stanford, en Stanford, California.

Pero, ¿qué hay de la historia de que contraerá el tétanos si se para sobre un clavo oxidado?

"La gente suele preocuparse por el óxido, pero el problema real es que el clavo ha estado en la tierra", dice el doctor Harvey. Un clavo que ha estado en la tierra ha estado expuesto a bacterias que pueden ser portadoras de tétanos.

Si se raspa o sufre una herida por punción y no recuerda si le reforzaron la vacuna contra el tétanos, por lo menos hace cinco años, los médicos aconsejan que lo haga dentro de las próximas 24 horas.

---

debe controlarse oprimiendo la punción. (Recuerde que si el sangrado es mayor o no cesa, debe llamar al médico enseguida y aplicar presión firme mientras espera.)

Cure con calor. "Si nota que hay irritación alrededor de la punción, remojar en agua caliente ayuda a aumentar el flujo sanguíneo", dice el doctor Harvey, atrae más glóbulos blancos, los encargados de matar las bacterias, explica. "Remoje el área 15 minutos cuatro veces al día en agua caliente".

De ser posible, no cubra la punción. "Si no tiene que cubrir la herida con una venda, no lo haga", aconseja el doctor Harvey. "Es mejor dejarla secar al aire para que forme costra. Esa costra actúa como una venda natural, pero si la herida está en una zona que constantemente se está lastimando, entonces sí cubra con una venda".

Herpes genital

L a vía por la que algunas personas se contagian de herpes simple no es muy compleja. Sólo entre en contacto piel a piel con una herida de alguien que tiene el virus y probablemente termine infectado.

El herpes simple tipo 1, que por lo regular se transmite a través de los besos, se manifiesta en heridas en manos y boca. El herpes simple 2, o genital, se contagia a través de un contacto más íntimo, como sexo oral o genital.

Se estima que unas 500,000 personas al año se contagian de herpes genital por mantener relaciones sexuales con alguien que lo tiene. Puede ser que ni siquiera lo sepa, tres de cada cuatro personas ignoran que tienen el mal, pero una vez que lo adquieren los acompañará por siempre, en estado callado o latente, acentuado por manifestaciones ocasionales. Las primeras de éstas tienden a ser las más severas. Durante uno de estos brotes, los genitales se cubren de ulceraciones dolorosas, una sensación desagradable que no lo pone en estado de ánimo para hacer el amor (lo que no está mal, ya que puede infectar a otros cuando estas heridas aparecen).

Su médico le recetará aciclovir, el único medio "probado" para controlar las manifestaciones del herpes. Todos los pacientes que sufran los primeros episodios de este mal deben ser tratados con este medicamento. Pero si sus ulceraciones son especialmente sensibles y molestas, puede encontrar cierto alivio con las siguientes medidas.

Tome una aspirina. "Algo que puede hacer una vez que padece de herpes genital, es tomar aspirina", dice el doctor Lawrence R. Stanberry, investigador del herpes y profesor de pediatría de la División de Enfermedades Infecciosas del Colegio de Medicina de la Universidad de Cincinnati. "La aspirina funciona porque es a la vez calmante y desinflamatoria. Con frecuencia, el dolor que causa el herpes se debe a que las terminaciones nerviosas de los genitales están infectadas o inflamadas".

No use ungüentos. Al padecer herpes puede sentirse inclinado a echarse todo lo que encuentre en el botiquín de medicamentos, pero el agua y un jabón suave bastan para mantener la superficie limpia, dice el doctor Stanberry.

De hecho, la jalea de petrolato y los ungüentos con antibióticos pueden tapar la entrada a la ventilación necesaria para la curación, advierte el doctor Stephen L. Sacks, profesor de medicina de la Universidad de British Columbia, en Vancouver, y fundador y director de la Clínica del Herpes de la universidad. *Nunca* use una crema con cortisona, ya que inhibe su sistema inmunológico y, de hecho, estimula el crecimiento del virus.

Use una loción "deshidratante". "Usted no querrá usar algo pegajoso, pero los varones han encontrado que la loción de calamina o el óxido de zinc pueden acelerar la curación al secar las lesiones", dice el doctor Stanberry. Sin embargo, no aconseja el mismo tratamiento para el herpes vaginal, ya que los agentes deshidratantes no deben usarse cerca de las membranas mucosas.

Use la secadora para el cabello. Secarse con la toalla después del baño puede ser doloroso, cuando la tela de la toalla toca las heridas sensibles. Una manera no dolorosa de mantener las lesiones secas es secar el área genital con la secadora para el cabello en temperatura media o baja, aconseja el doctor Sacks. De hecho, el aire le brindará alivio y ayudará a secar la zona enferma con más eficiencia y menos irritación que la toalla.

¡No se toque! Aunque la enfermedad se llama herpes genital, es posible contagiar el virus a otras partes del cuerpo si se toca una herida abierta y luego los dedos tienen contacto con boca, ojos o cualquier otra herida en la piel. Por eso es importante no tocarse las heridas sobre todo durante uno de los primeros episodios de la enfermedad, dice Charlie Ebel, director de publicaciones de la Asociación Americana de Salud Social, con oficinas centrales en el Research Triangle Park, North Carolina. Si piensa que podría rascarse por la noche, cubra la zona con un material que permita la ventilación, como la gasa.

No tenga contactos sexuales durante un brote de herpes. Además de contagiar la enfermedad a otros, mantener relaciones sexuales durante un brote de herpes puede empeorar *su* condición. "Puede incrementar el número de sus lesiones", advierte el doctor Stanberry. "Durante las erupciones de herpes, las parejas deben adoptar métodos para estar cerca que no incluyan el sexo genital".

Controle su estrés. "La mejor manera de evitar los brotes de herpes es mantenerse en la mejor condición física y mental posible", dice el doctor Stanberry. Los médicos concuerdan en que el herpes ataca cuando la resistencia es baja o cuando se está bajo una gran tensión. De modo que comer bien, hacer ejercicio con regularidad y mantener el estrés bajo control son las mejores líneas de defensa.

Siéntase cómodo con ropa interior de algodón. Otra manera de ventilarse es usar ropa interior holgada de algodón, aconseja Judith M. Hurst, enfermera diplomada del Hospital Toledo y consejera médica voluntaria de Toledo **HELP**, un grupo de apoyo para enfermos con herpes. "Evite las telas sintéticas, porque no dejan que la piel respire fácilmente", aconseja. Ella prefiere la ropa blanca de algodón, porque no tiene tintes que pueden resultar irritantes.

Herpes labial

E l herpes labial (conocido también como herpes febril o catarral) es un huésped indeseable. Puede que no se le aparezca en meses ni en años... hasta que de repente, un día se le presenta, por lo regular, en el *peor* momento posible. Su estancia puede ser molesta o definitivamente dolorosa, y, por supuesto, nunca agradable. Una vez que lo ha albergado, permanecerá mucho más tiempo que un fin de semana. De hecho, una vez que lo ha invadido el virus del herpes simple, que es el que ocasiona las úlceras bucales, ya no se deshará permanentemente de él.

Es el virus lo que le provoca úlceras, por lo regular en el borde de los labios, en la nariz, el interior de las mejillas o en los dedos. La úlcera puede supurar y formar una costra amarilla. También puede picarle o darle comezón. Por lo regular permanece en el sitio una semana o diez días; pero aquí le decimos cómo aliviar el dolor de las úlceras y hacer que éstas desaparezcan rápido.

Protéjase del sol. La luz solar desencadena uno de cada cuatro casos de herpes labial. Nuevas investigaciones muestran que el uso de un filtro protector con Factor de Protección Solar 15 (FPS) en los labios y otras áreas susceptibles, antes de salir, puede ser todo lo que necesite para prevenir los casos recurrentes. En sus estudios, los investigadores de los Institutos Nacionales de Salud en Bethesda, Maryland y del Hospital de la Universidad de California, en Los Angeles, encontraron que los pacientes con propensión al herpes labial que usaron la loción protectora antes de exponerse a los rayos ultravioleta recibieron una protección *total*, en tanto que los que no lo hicieron obtuvieron su número usual de úlceras.

Cambie su cepillo de dientes. Su cepillo de dientes puede albergar al virus del herpes durante días, de modo que se vuelve a infectar una y otra vez después de que la úlcera se cura. Así que deséchelo tan pronto como detecte que empieza a aparecer una úlcera, aconseja el doctor Richard T. Glass, director del Departamento de Patología Oral de los Colegios de Odontología y Medicina de la Universidad de Oklahoma, en la ciudad de Oklahoma. Use el cepillo nuevo hasta que la úlcera haya sanado completamente y entonces cámbielo también por otro nuevo.

Alívielo con leche. Una compresa de leche *entera* sobre la úlcera puede dar alivio y acelerar el proceso de curación, dice el doctor Jerome Z. Litt, profesor de dermatología de la Escuela de Medicina de la Universidad Case Western Reserve, en Cleveland. Deje la leche a temperatura ambiente unos 10 a 15 minutos antes de colocar la compresa sobre su piel. Asegúrese de enjuagarse después, porque la leche adquiere un olor ácido. *Nota*: sólo funciona la leche entera con sus proteínas adicionales; la leche de otros tipos, no tiene el mismo efecto curativo.

Vigile su dieta. El virus del herpes simple necesita el aminoácido arginina para su metabolismo. De modo que si tiene tendencia a esta enfermedad, reduzca el consumo de alimentos ricos en arginina, como el chocolate, la cola, los chícharos, cereales, cacahuates, gelatina, almendras y cerveza, aconseja la doctora D'Anne Kleinsmith, dermatóloga cosmética del Hospital William Beaumont, cerca de Detroit, y miembro de la Academia Americana de dermatología. Por supuesto, si se le presenta el mal, debe de *eliminar* el consumo de estos alimentos totalmente.

Vénzalo con lisina. A las personas que sufren de herpes labial más de tres veces al año se les aconseja que incluyan en su dieta unos suplementos de 2,000 a 3,000 miligramos diarios de lisina, un aminoácido que contrarresta la arginina, dice el doctor Mark A. McCune, jefe de dermatología del Hospital Humana en Overland Park, Kansas. Puede encontrar la lisina en la mayoría de las tiendas de salud y en algunas farmacias.

Pruebe el método directo. Si se aplica un producto con óxido de zinc que no requiere receta médica o hielo directamente sobre la úlcera puede acelerar su desaparición. Colóquese una gasa remojada en solución astringente Domeboro sobre la úlcera para que se seque más rápido. "El agua de hamamelis también puede servir para este fin, pero duele y quizá no sea tan efectiva", añade la doctora Kleinsmith.

Herpes zoster

¿**R**ecuerda la viruela que le dio cuando niño? Quizá prefiera mejor no hacerlo. Esa comezón enloquecedora y las manchas rojas de la piel... ¡Por favor, no otra vez!

Sin embargo, la gente que padece herpes zoster no suele olvidarla. Si tiene herpes zoster, significa que el mismo virus que lo convirtió en un rompecabezas gigante de puntos ha encontrado su camino al sistema nervioso. En algunas personas el virus yace dormido en un nervio durante décadas y sólo se reactiva cuando el sistema inmunológico se debilita con la edad, la enfermedad o una falta de control del estrés.

Con una erupción de herpes zoster vuelve a padecer la comezón junto con un severo dolor con ardor y una erupción de pústulas sobre el nervio de la zona afectada del cuerpo (y a veces en el rostro, nuca o piernas).

Por supuesto que muchas cosas pueden ocasionar erupción acompañado de dolor y comezón, de manera que no puede estar seguro de que se trata de herpes zoster si no ve a un médico que se lo asegure. Pero si eso es lo que tiene, he aquí cómo tratarlo.

Ayúdese con removedor de barniz de uñas. Un tratamiento casero que realmente funciona es moler dos tabletas de aspirina (cuide que no sea Tylenol ni otro calmante) y mezclar con dos cucharadas de acetona. Revuelva la solución y aplíquela a la zona afectada con una mota limpia de algodón, aconseja el doctor Robert B. King, profesor de neurocirugía en el Centro de Ciencias de la Salud de la Universidad del Estado de Nueva York en el Colegio Syracuse de Medicina. Evite una posible abrasión no aplicando la solución a los dobleces de piel que no puedan secarse. Tras unos cinco minutos sentirá un alivio que podrá durar varias horas.

La acetona remueve las células de piel muerta, el residuo jabonoso y aceite, en tanto que la aspirina desensibiliza las terminaciones nerviosas afectadas. Sin embargo, no use esta mezcla si es alérgico a la aspirina, pues puede causarle una reacción alérgica. Asimismo, no aplique la solución cerca de los ojos.

Trate la supuración con Domeboro. "Cuando la erupción supura, aplique compresas de la solución astringente Domeboro, un medicamento que se vende sin receta médica, que viene en presentación de tabletas o polvo y que ayuda a secar las lesiones", recomienda el doctor David Feingold, director del Departamento de Dermato-

Cuándo ver al doctor

Cuando el herpes zoster afecta la frente, rostro o cualquier área que esté cercana a los ojos debe tratarse con un médico, ya que hay riesgo de que afecte la córnea, dice el doctor Leon Robb, director del Grupo Robb para Tratamiento del Dolor, en Los Angeles. Asimismo, hay peligro de parálisis facial temporal.

Como el herpes zoster es resultado de un virus, los doctores suelen tratarlo con un medicamento antiviral como el aciclovir (Zovirax) que obstaculiza la reproducción del virus. Las drogas con esteroides pueden ayudar y algunos médicos las recetan para evitar el dolor.

También debe ver al médico si el dolor es más severo de lo que puede soportar. Aunque este padecimiento implica dolor, una situación exagerada puede ser indicio de un significativo daño a los nervios.

Los médicos pueden inyectar un medicamento que bloquee los nervios para brindar alivio temporal si el paciente sufre demasiado. En algunos casos se implanta un artefacto eléctrico para enmascarar el dolor en aquellos pacientes en los que el mal es crónico, dice el doctor Robb.

logía de la Escuela de Medicina de la Universidad de Tufts, en Boston. Encuentra este producto en cualquier farmacia. Siguiendo las instrucciones del paquete, disuelva su contenido en medio litro de agua y aplique la solución a la zona afectada con una gasa. El doctor Feingold recomienda que deje la gasa unos 20 minutos y repita la aplicación varias veces al día.

O calme con calamina. Otro agente que seca de manera efectiva, que detiene la supuración y el dolor, es la loción de calamina. "Puede aplicarla directamente o mezclada con un poco de alcohol", dice el doctor Bruce Thiers, profesor de dermatología de la Universidad Médica de South Carolina, en Charleston. "Pero asegúrese que sea calamina, no caladryl, que tiene antihistamínicos que pueden provocarle una reacción alérgica".

Revitalice su sistema inmunológico con vitaminas. Ya que un sistema inmunológico débil probablemente fue la causa de que el herpes zoster lo invadiera, tendrá una recuperación más rápida si fortalece su cuerpo con vitaminas. Además de los medicamentos prescritos, el doctor John G. McConahy, dermatólogo de New Castle, Pensilvania, con frecuencia aconseja a sus pacientes que restituyan la estructura dañada del nervio con 200 miligramos de vitamina C cinco veces al día ante la

Cúrese con picante, pero no abuse

Zostrix, una crema que se compra en farmacias sin receta médica, es un remedio efectivo para tratar el residuo de dolor que queda después de un ataque de herpes zoster.

Este medicamento está hecho con capsaicina, una sustancia que se extrae de los chiles y que indirectamente evita que los "mensajes de dolor" lleguen a las células nerviosas.

Pero la capsaicina es la sustancia picante de los chiles, por lo que al aplicarse la crema puede sentir ardor, de modo que si añade esto al dolor abrasivo del herpes, el efecto será más malo que bueno, *sobre todo* si tiene pústulas. Debe usar Zostrix sólo para aliviar el dolor una vez que todas las pústulas hayan desaparecido.

primera señal del herpes. También les sugiere que tomen un amplio espectro de suplementos multivitamínicos y de minerales que contengan zinc junto con vitaminas del complejo **B.**

Pruebe la lisina. Algunos estudios muestran que el aminoácido lisina, que puede encontrar en la mayoría de las tiendas de salud y farmacias, ayuda a inhibir la extensión del herpes zoster. Aunque no se han llevado a cabo pruebas específicas en los pacientes con este mal, el doctor Leon Robb, director del Grupo Robb para el Tratamiento del Dolor, en Los Angeles, dice que consumirla no hace mal y sí puede hacer bien.

Protéjase contra una segunda infección. Cualquier lesión se puede infectar, lo que sólo le ocasionaría más problemas. Si tiene lesiones y ampollas abiertas, lleve a cabo acciones que lo prevengan contra segundas infecciones. "Quizá lo más sencillo sea aplicar un ungüento bactericida, como bacitracín, sobre las lesiones", dice el doctor Feingold. "El agua oxigenada también sirve". Sin embargo tenga cuidado de no aplicar un exceso de estos productos, ya que las lesiones sanan mejor cuando están secas.

Adormezca sus nervios. Con frecuencia el dolor del herpes zoster continúa a pesar de que las pústulas han sanado. Puede "confundir" a sus terminaciones nerviosas y aliviar el dolor si aplica hielo a la zona adolorida. Frote la piel vigorosamente con una bolsa de hielo, aconseja el doctor Robb.

Hinchazón

O jos, nariz, dedos. Casi cualquier parte del cuerpo se puede hinchar. Las causas pueden ser diversas y las sensaciones que acompañan a la hinchazón pueden ser de dolor, comezón o molestia. Si bien existen remedios generales para aliviarla, algunas partes del cuerpo requieren tratamiento especial.

La hinchazón con frecuencia acompaña a lesiones, por ejemplo, cuando el fluido que normalmente fluye por los vasos sanguíneos se filtra a los tejidos circundantes. Esto puede suceder cuando los vasos sanguíneos se ven lesionados por un golpe, una rasgadura de músculo o ligamento o una fractura.

La hinchazón también puede ocurrir lentamente, sin la presencia de una lesión, cuando la sangre se estanca en brazos o piernas. A través de un proceso llamado efusión, el fluido se filtra de los vasos sanguíneos a los tejidos. Es el tipo de hinchazón que se presenta cuando nota que las manos se le hinchan al caminar o sus pies necesitan calzar un número más grande de zapatos después de haber permanecido de pie mucho tiempo. (Este tipo de hinchazón se debe a que las venas varicosas impiden el regreso de la sangre al corazón por la vía venosa.)

Las ronchas y piquetes que provocan los mosquitos y otro tipo de parásitos que se alimentan de sangre son otro ejemplo de hinchazón. Lo mismo la nariz cuando presenta congestión o escurrimiento nasal y los ojos cuando pican y dan comezón, es decir, dos síntomas característicos de la fiebre del heno.

"Entre más se hincha una parte del cuerpo, más lenta se hará la circulación sanguínea y el proceso de curación tardará más", dice Clayton Holmes, entrenador atlético y profesor de terapia física del Centro de Ciencias de la Salud de la Universidad de Texas, en San Antonio. Para lesiones más serias, será conveniente que consulte al médico y siga sus recomendaciones. Pero aquí le ofrecemos unos métodos para aliviar la hinchazón.

Pruebe los antihistamínicos. Estos medicamentos ayudan a contrarrestar la hinchazón que provocan los piquetes de insectos y diversos tipos de reacciones alérgicas, dice el doctor Thomas Platts-Mills, director de la División de Inmunología Clínica y Alergias del Centro de Ciencias de la Salud de la Universidad de Virginia, en

Cuándo ver al doctor

Muchas lesiones que provocan hinchazón requieren la pronta atención de un médico. Esto se debe a que rasgaduras en ligamentos y músculos, fracturas o daño en los cartílagos pueden estarse escondiendo bajo esa hinchazón.

Si cree que tiene una fractura de tobillo, pie o pierna, no trate de quitarse el zapato. Deje que el doctor lo haga. Se requieren distintos tratamientos de primeros auxilios para las distintas fracturas, pero en términos generales evite mover el miembro hasta que el médico lo trate.

Asimismo, si la hinchazón es el resultado de una picadura de insecto y está acompañada de reacciones severas, como opresión en el pecho, mareo o desmayo, busque ayuda médica inmediata. Puede tratarse de señales de un choque anafiláctico potencialmente mortal.

Charlottesville. Los antihistamínicos se encuentran en algunos medicamentos líquidos, pero el doctor Platts-Mills recomienda que tome las tabletas que se mastican, pues su efecto es más rápido. "Tome la dosis que sugiere el paquete en cuanto haya recibido el piquete". (De esa manera la droga circulará por su sistema más pronto.) Ingiera el antihistamínico según los intervalos recomendados durante el tiempo que dure la hinchazón. *Nota:* los antihistamínicos no le servirán para una hinchazón provocada por una lesión.

Descanso, hielo, compresión y elevación. Estos son los cuatro métodos probados por los primeros auxilios para aliviar la hinchazón en tobillos, rodillas y codos. "Entre más rápido se aplique este tratamiento mejor", dice Holmes.

Si quiere reducir la hinchazón de una pierna, por ejemplo, atienda la parte lastimada en ese orden. Humedezca una venda elástica de unos diez centímetros con agua helada y envuelva con firmeza el tobillo o rodilla lastimado, proporcionando compresión. Después llene unas bolsas de un litro de tamaño con hielo picado y acomódelas para que rodeen la zona lastimada y continúe el vendaje de modo que sostenga las bolsas en el sitio deseado. Aplique este tratamiento frío no más de 20 minutos, luego retire el hielo y vuelva a vendar la lesión. Espere una hora y vuelva a repetir el tratamiento de hielo.

Al llevarlo a cabo cuide que la parte lastimada quede por encima del nivel del corazón. Inmovilice la zona dañada. Si se trata de un tobillo o rodilla, evite andar saltando. Pida ayuda cuando necesite caminar o use muletas.

No se quede quieto. Quedarse inmóvil durante largos periodos de tiempo puede provocarle hinchazón. Esto se debe a que cerca de un litro de sangre se estanca en las piernas y pies y el fluido puede filtrarse de los vasos sanguíneos y pasar al tejido. Eso no sólo hace que sus piernas se sientan como plomo sino también aumenta su tamaño. Por eso camine en el sitio donde espera, eleve las rodillas y apunte hacia abajo con las puntas de los pies. De esta manera ayuda a que sus músculos envíen la sangre hacia arriba. Si tiene que quedarse quieto mantenga las rodillas ligeramente flexionadas. No las tensione, recomiendan los expertos.

Siga activo después del ejercicio. Si interrumpe repentinamente su sesión de ejercicio, la sangre puede estancarse en las piernas ocasionándole hinchazón y a veces también una baja en la presión. En lugar de detenerse abruptamente después de correr o nadar, enfríese con una actividad ligera unos diez minutos más o menos. De esta manera hace que el torrente sanguíneo siga circulando, pero a un paso más

Cómo sacarse un anillo atorado

Un anillo puede ser el símbolo de la alianza matrimonial, pero puede representar un peligro real cuando no lo puede sacar debido a la hinchazón del dedo. Como puede cortarle la circulación sanguínea al igual que un torniquete, tiene que hacer salir esa banda de oro lo más pronto posible.

Si se le ha hinchado el nudillo del dedo y está demasiado crecido para sacar el anillo, pruebe la técnica del hilo dental (de preferencia encerado) que utilizan los especialistas en curaciones de emergencia y que recomienda el doctor John C. Johnson, antiguo presidente del Colegio Americano de Médicos de Emergencia y director de Servicios Médicos de Emergencia en el Hospital Porter Memorial, en Valparaiso, Indiana.

Tome un pedazo grande de hilo dental (unos 60 ó 90 centímetros bastarán). Comenzando por la punta del dedo, haga correr el hilo dental en espirales hasta el anillo. Las espirales deben guardar una separación de 3 milímetros aproximadamente. Al llegar al anillo pase la punta del hilo por debajo del anillo y tire hacia la palma de la mano. Levante la punta del hilo por encima del anillo y jale hacia la punta del dedo. Conforme se vaya desenredando el hilo irá facilitando el paso del anillo por el dedo.

Puede facilitar aún más el proceso si unta jalea de petrolato al dedo ya envuelto con el hilo antes de empezar a tirar del anillo.

lento, sugiere el doctor John Duncan, director del Departamento de Psicología del Ejercicio del Instituto Cooper para la Investigación Aeróbica, en Dallas. Este lento enfriamiento es especialmente importante para la gente que toma medicamentos para el corazón como los bloqueadores beta.

Doble y bombee. Girar los brazos al tiempo que camina es un método efectivo para soltarse, pero la fuerza centrífuga que crea hace que la sangre se le estanque y se le hinchen las manos. "Trate de doblar los brazos 90 grados en relación a los codos y úselos como pistones", sugiere el doctor Duncan. "Levántelos más de lo que normalmente haría y balancee con la cadencia del caminar". Al hacerlo mantenga las manos abiertas y sueltas. Aunque puede ocasionalmente empuñar las manos para exprimir el fluido, el mantenerlas todo el tiempo empuñadas interfiere el flujo del fluido a través del brazo, lo que ocasionará que éste se hinche.

No se aferre al manubrio de la bicicleta. ¿Se le hinchan los brazos cuando anda en bicicleta? A no ser que esté recorriendo un terreno lleno de baches y piedras no tiene por qué tomar con tanta fuerza el manubrio de la bicicleta, tanto que corte la circulación de sus brazos. Pero eso es exactamente lo que algunas personas hacen aun sobre las bicicletas estacionarias, dice el doctor Duncan. "Una persona sana puede no notarlo, pero alguien que tiene problemas de circulación notará esta hinchazón". De manera que suelte las manos, sugiere, y cambie de la posición superior a la inferior del manubrio de vez en vez; o, simplemente, mueva las manos. Los guantes acolchonados también pueden ayudar.

Hiperactividad

Comente que su niño *no* se queda quieto ni pone atención y la mayoría de las personas le dirán que tiene un típico chico norteamericano de sangre caliente. Diga que al parecer Junior *no puede* quedarse quieto y le diagnosticarán la condición psiquiátrica más común de la infancia.

El Déficit de Atención por un Desorden de Hiperactividad (**DADH**), mejor conocida como hiperactividad, con o sin el clásico comportamiento de actividad afecta a dos millones de niños de Estados Unidos, la mayoría de ellos varones. A pesar de que el **DADH** es tan común, los científicos apenas están comenzando a saber de él un poco más. Durante años la opinión popular era que estos chicos increíblemente impulsivos eran sólo unos chicos malcriados y su educación (o la falta de ella) era el motivo.

"Ahora sabemos que el **DADH** no es culpa de los padres, sino el resultado de una cantidad insuficiente de uno o más de los químicos del sistema nervioso responsable de la concentración y atención", explica la doctora Ellen Gellerstedt, profesora de pediatría de la Escuela de Medicina y Odontología de la Universidad de Rochester, en Rochester, Nueva York, especialista en desarrollo y comportamiento pediátrico. "No es que estos niños sean estúpidos o malcriados. *Saben* las reglas, pero son tan impulsivos que actúan antes de pensar".

Criar a un niño hiperactivo no es tarea fácil, pero eso no significa que sea una causa perdida. "Los síntomas siempre aparecen antes de los siete años, de modo que educar a un chico hiperactivo es un verdadero reto", dice la doctora Gellerstedt. "Lo que parece ser una discapacidad en la escuela, con frecuencia resulta una cualidad en la edad adulta. Estos niños llegan a convertirse en adultos con una increíble cantidad de energía, por lo regular son muy creativos y con frecuencia ven las cosas de manera distinta de los demás".

Algunas medicinas que puede prescribirle el médico, como Ritalin, pueden ayudar al niño a reducir el exceso de actividad y a concentrar la atención; pero existen otros métodos para ayudar a su hijo si le han diagnosticado hiperactividad.

Haga todo paso a paso. "Los niños hiperactivos necesitan una cantidad extrema de estructura y organización. Cuando esto se da, con frecuencia se tranquilizan y funcionan mucho mejor", dice el doctor Ben J. Williams, psicólogo infantil y ex director del Programa de Evaluación de la Hiperactividad en el Colegio de Medicina de Baylor en el Hospital Infantil de Texas, en Houston.

"Para lograrlo, sugiero a los padres que dividan cada actividad en un proceso de seis o siete pasos, ya sea que se trate de levantarse, comer, ver la televisión, hacer la tarea, casi *cualquier* aspecto de la vida del niño puede formar parte de este método. No basta decir: Prepárate para ir a la escuela. Tiene que ser: Primero sal de la cama. Luego ve al baño y lávate los dientes. Después lávate la cara, etcétera". Este proceso de regimentación puede parecer que se reelabora lo obvio, pero el doctor Williams opina que es necesario para un niño hiperactivo que fácilmente dispersa su atención en uno o dos minutos.

Haga un calendario de progresos. Otro buen método para dar a los niños hiperactivos una estructura, es llevar un calendario o cuadro en donde se registre lo que se espera de ellos: "Un sistema de puntos funciona bien en estos casos. Al cumplir sus obligaciones el niño gana puntos que se traducen en privilegios especiales, como comprarle un helado o ir al cine", dice el doctor Williams. "Debe apoyar esta estructura con un castigo lógico: como retirarle ciertos privilegios, por ejemplo, en lugar

¿Qué hay de la dieta?

Aunque los estudios no han mostrado que ciertos alimentos e ingredientes (como el azúcar) provoquen la hiperactividad, la relación con la dieta se ha explorado con frecuencia y se ha debatido aún más. Aunque la mayoría de los doctores dicen que no existe evidencia médica sólida que muestre el papel que tiene la dieta en la hiperactividad, muchos padres de niños hiperactivos piensan lo contrario.

Uno de ellos es Jane Hersey, madre de una niña hiperactiva y directora nacional de la Asociación Feingold de Estados Unidos, un grupo que está en Alexandria, Virginia, que piensa que los aditivos químicos de la comida y hasta algunas frutas y vegetales comunes desencadenan ciertas reacciones en personas sensibles a los químicos, incluyendo la hiperactividad. "Muchos padres me dicen que ven cambios drásticos casi enseguida cuando cambian la dieta de sus hijos", dicen la señora Hersey. "Mi hija mejoró su comportamiento rápida y drásticamente una vez que comenzó la dieta Feingold".

La dieta Feingold, invención de un connotado alergólogo y pediatra, el difunto doctor Ben Feingold, ayuda a los padres a que descubran si su hijo es sensible a los químicos de los alimentos. La Asociación Feingold tiene una lista de alimentos que no contienen colorantes, saborizantes artificiales o los conservadores **BHA, BHT** y **TBHQ.** Si ve una mejoría en el niño al consumir esta selección de marcas de alimentos probablemente se debe a que es químicamente sensible a ciertas sustancias y, por lo tanto, debe guardar esta dieta, dice la señora Hersey. "Además de los aditivos que hay en los alimentos, un gran número de frutas y vegetales comunes parecen tener compuestos que también provocan reacciones", indica la señora Hersey. Entre ellos se hallan las moras, cerezas, duraznos, manzanas, uvas, chabacanos y tomates.

de darle nalgadas cuando no cumple con alguna de sus obligaciones. Lo mejor es registrar todo en el calendario para que no haya argumentos posteriormente".

Sea un papá "loro". "Ya que los niños actúan impulsivamente, debe estar preparado para recordarle a su hijo un millón de veces lo que se supone que debería estar haciendo", advierte la doctora Gellerstedt. "Y no sólo por un día o dos, sino siempre. Es muy importante que los padres se disciplinen para recordar al niño una y otra vez que tiene que lavarse los dientes, apagar la televisión, aun cuando parezca perfectamente obvio".

Involúcrelos en actividades adecuadas. "Los chicos hiperactivos tienden a estar por arriba del término medio en actividades que implican el movimiento de los grandes músculos, pero no son tan buenos en deportes que requieren de una coordinación mano-ojo. De modo que se desempeñarán bien en la natación o jugando futbol soccer, pero probablemente se frustrarán si juegan en la pequeña liga de beisbol", dice el doctor Williams.

"Fuera de los deportes es bueno que su niño hiperactivo participe en tareas que tengan una buena dosis de relación padre/hijo, como el grupo de niños exploradores o el Programa de la Guía India de la **YMCA**. Busque que el niño se siente al lado o al frente del líder para que tenga contacto visual y se involucre con él".

Organice sesiones familiares de debate. La rivalidad hermanal es un problema frecuente en familias con niños hiperactivos, sobre todo cuando el hermano hiperactivo atormenta a su hermano menor. "Una de las mejores maneras de tratar este problema fuera del asesoramiento profesional, es tener reuniones de familia regulares en donde se discutan los sentimientos de todo tipo", indica el doctor Williams. "Así permite a los hermanos menores decir lo que sienten para que la familia proponga soluciones". Es mejor "hablar" que "actuar" o ser hiperactivo.

También resulta útil porque muchos niños hiperactivos tienen problemas para identificarse con los modelos de papeles. Escuchar hablar al padre sobre cómo lidia con el estrés cotidiano, por ejemplo, puede enseñar a un niño hiperactivo importantes lecciones". De hecho, una de las mejores cosas que se puede hacer por un niño con este problema es que el padre del mismo sexo le brinde mucho tiempo de calidad", añade el doctor Williams.

Fíjele responsabilidades desde una edad temprana. Para canalizar la atención del niño, muchos expertos sugieren que le delegue tareas del hogar para estimular la responsabilidad. "Puede incorporar estas actividades a un sistema de puntos a partir del segundo grado", dice el doctor Williams. "Le recomiendo un procedimiento en el que el niño tenga cuatro tareas al día que estén vinculadas a su mesada y a privilegios especiales. Otorgue una mesada base independiente y la oportunidad de ganar más dinero en relación a lo que haga respecto a sus calificaciones, comportamiento, tareas y otras responsabilidades. Por lo regular estos niños resultan trabajadores excelentes porque tienen mucha energía".

Hipertensión

U na mala dieta, la falta de ejercicio, un fuerte programa de entrenamiento y hasta actividades innocuas, como hablar en público, pueden hacer que le suba la presión. Pero cuando sube y allí se queda, entonces sí hay de qué preocuparse. De todos los factores de riesgo cardiaco, la hipertensión sigue siendo el síntoma que predice con mayor exactitud el padecimiento cardiovascular pasando los 65 años.

Las personas hipertensas necesitan estar bajo el cuidado de un médico, no sólo para un monitoreo regular, sino para tener un control de sus medicamentos. La buena noticia es que muchos de los 60 millones de norteamericanos con hipertensión pueden hacer algo al respecto sin medicinas. Si usted pertenece al grupo, sin duda su médico le habrá mencionado la importancia del ejercicio sistemático, de no fumar, de controlar los estados de tensión y angustia, de cambiar su dieta y de limitar el consumo de alcohol, sal y grasa, pero aquí le presentamos unas actividades menos conocidas que pueden ayudarle a bajar la presión una o dos marcas y a borrar significativamente el riesgo de una falla cardiaca, un infarto o una enfermedad del riñón.

Coma apio. El apio y su aceite se han usado en la medicina popular oriental durante siglos para tratar la presión alta y los problemas de circulación y ahora el Occidente puede saber por qué. Los investigadores de la Universidad de Chicago encontraron que un componente de este vegetal ayuda a bajar la presión sanguínea al relajar los músculos que colindan con las arterias. Esto permite que los músculos que regulan la presión sanguínea se dilaten.

Lo mejor es que no le llevará mucho reconocer los beneficios. Si comen el equivalente de sólo cuatro tallos de apio al día, las ratas pueden disminuir su presión en promedio un 13 por ciento, informa el doctor William Elliot, profesor del Departamento de Medicina Preventiva del Centro Médico Presbiteriano de Rush-St. Luke, en Chicago.

Coma ajo. La razón no se sabe a ciencia cierta, pero el ajo es otro de los preventivos de la hipertensión. "Sabemos que el ajo puede bajar la presión sanguínea, pero aún estamos tratando de saber exactamente por qué", dice el doctor Yu-Yan Yeh, profesor de nutrición de la Universidad del Estado de Pensilvania, en University

Park e investigador sobre las propiedades curativas del ajo. "Si come tan sólo un diente diario, ya sea crudo o cocido, al parecer obtendrá efectos benéficos".

Nota: Estudios en animales muestran que el ajo también baja los niveles de colesterol y triglicéridos, otros factores que tienen influencia en las enfermedades cardiacas. Coma ajo fresco o en cápsulas, en cualquier forma tiene efectos benéficos.

Tenga una mascota. "Sabemos que cuando la gente acaricia a sus mascotas, casi siempre ocurre un pequeño, pero significativo descenso en la presión sanguínea", dice el doctor Alan Beck, coautor de *Between Pets and People* (Entre mascotas y personas) y profesor de ecología en la Escuela de Medicina Veterinaria de la Universidad de Purdue en West Lafayette, Indiana. "Incluso con sólo mirar al animal, por ejemplo, un pez en la pecera, proporciona un consistente descenso de la presión sanguínea. Al parecer estar rodeado de animales tranquiliza y ayuda a aliviar el estrés".

Hable bajo. Según algunos estudios, hablar fuerte y rápido puede subir significativamente la presión durante una conversación normal, de modo que si participa en un intercambio alterado, la presión puede subirle aún más, dice el doctor Aron Siegman, profesor de psicología y director del Programa de Medicina del Comportamiento en la Universidad de Maryland, Baltimore County, en Catonsville.

La hipertensión debida a estados de enojo crónico representa un factor serio de riesgo en enfermedades coronarias, advierte el doctor Siegman. "Al enojarse eleva

Tratamiento de apoyo en casa

Quizá lo mejor que puede usted hacer si le han diagnosticado hipertensión, es invertir en su propio equipo de medición. Una lectura diaria de su presión sanguínea puede indicarle si su medicamento y los remedios caseros que ha practicado le están funcionando.

Pero incluso si llega a notar una mejora, no deje de tomar las medicinas que le recetó el médico sin su consentimiento, aconseja el doctor David Spodick, director de cardiología clínica del Hospital St. Vincent de la Escuela Médica de la Universidad de Massachusetts, en Worcester.

Será más fácil que recuerde tomarse la medicina si la integra a una rutina, como tomarla inmediatamente antes del desayuno o después de sacar a caminar a su perro por la mañana.

la voz y aumenta la presión sanguínea, se altera más y sube aún más la voz en una espiral ascendente que convierte el enojo en ira". La buena noticia es que hablar bajo y tranquilamente, aun en eventos enojosos, elimina totalmente la alta presión cardiovascular.

No mienta. Además de "hablar suavemente" hable la verdad. Se ha descubierto que mentir incrementa la presión, porque requiere de un mayor funcionamiento cerebral. Entre más mentiras diga, más tenso se pondrá (y por tanto, su presión subirá), dice el doctor David Robertson, director del Centro de Investigaciones Clínicas de la Escuela de Medicina de la Universidad de Vanderbilt, en Nashville, Tennessee.

Haga ejercicios aeróbicos, no isométricos. Si bien el ejercicio sistemático es una de las mejores maneras de contrarrestar la hipertensión, debe saber elegir bien. Debe evitar los ejercicios isométricos, en los que contrae y sostiene la contracción, como el levantamiento de pesas, dice el doctor David Spodick, director de cardiología clínica del Hospital de St. Vincent en la Escuela Médica de la Universidad de Massachusetts, en Worcester. El levantar pesas hace que la presión sanguínea suba temporalmente como cohete, sobre todo si retiene el aliento al levantar el peso (que es lo que la mayoría hace).

Ríase. La risa es la mejor medicina, o por lo menos es tan buena como una terapia de relajación, el ejercicio y otros métodos para combatir el estrés, dice el doctor Steve Allen Jr., hijo del famoso comediante y profesor de medicina familiar del Centro de Ciencias de la Salud de la Universidad del Estado de Nueva York en el Colegio de Medicina de Syracuse.

"Al reír, desciende la producción de adrenalina y cortisona", explica el doctor Allen, que se ha especializado en terapia de la risa. La adrenalina y la cortisona son dos compuestos hormonales que tienen efectos adversos para la presión sanguínea. "Mi prescripción es que el paciente haga algo tonto por lo menos dos veces al día o más si es necesario".

En tanto que la risa puede ayudar a todo el mundo, el doctor Allen hace notar que las personas hipertensas que están particularmente enojadas, frustradas o descontentas, con frecuencia son las más beneficiadas con la terapia de la risa. "La risa es uno de esos métodos tanto económicos como efectivos", dice el doctor Allen.

Hiperventilación

L a respiración rápida y poco profunda es una respuesta típica a una situación conocida como "luchar o huir". En la época en la que los humanos se encontraban regularmente con tigres dientes de sable, y otros encuentros de vida o muerte todos los días, esa respiración rápida probablemente los ayudó a sobrevivir. Así se obtiene más oxígeno y se saca más bióxido de carbono. Y cuando uno tiene que correr para salvar la vida eso es lo que se requiere para la huida precipitada.

Pero hoy en día los encuentros con dientes de sable son poco frecuentes y la respiración rápida y superficial, por lo regular, es innecesaria para sobrevivir. De hecho, su inutilidad se manifiesta en el término moderno de *hiperventilación*.

Quienquiera que sufre de ansiedad (y somos *todos*) sufre de hiperventilación. Cuando se está asustado, se respira rápido y profundo, aunque no se esté necesitando más oxígeno. Esto hace que se exhale una gran cantidad de bióxido de carbono. Además de este respirar pesado, puede experimentar un dolor de pecho, vértigo, adormecimiento o frío en los dedos, rostro o pies, un exceso de bostezos o suspiros, eructos y/o fatiga.

La cura "clásica" es respirar dentro de una bolsa de papel para que aspire algo del bióxido de carbono que desecha al estar hiperventilado. Pero es un método ineficiente para contrarrestar el problema, según el doctor David H. Barlow, director del Centro de Desórdenes de Estrés y Ansiedad de la Universidad del Estado de Nueva York, en Albany. Además de las bolsas de papel, hay otros métodos para evitar futuros ataques y quitar el impacto (y preocupación) de la hiperventilación.

Tómele el tiempo a su respiración. No trate de compensar de más la hiperventilación con aspiraciones exageradas de aire. La mejor manera de volver a la respiración normal es disminuyendo paulatinamente el ritmo hasta que respire una vez cada seis segundos. De hecho, si tiene tendencia a la hiperventilación, una buena idea es practicar esta técnica dos veces al día en sesiones de 10 minutos, aconseja el doctor Gabe Mirkin, profesor de pediatría de la Escuela de Medicina de la Universidad de Georgetown, en Washington, D.C., y especialista en medicina del deporte en el Instituto de Medicina del Deporte, en Silver Spring, Maryland.

Cuándo ver al doctor

Aunque es poco común, la hiperventilación puede estar vinculada a enfermedades del pulmón, pulmonía o a infecciones sanguíneas, dicen los médicos. Asimismo, en ciertos casos, puede ser señal de un ataque cardiaco, ya que la hiperventilación y el arresto cardiaco tienen síntomas similares. Si su médico ha descartado estas causas, puede que su hiperventilación sea parte de un ataque de angustia, por lo que quizá lo correcto sea consultar a un profesional de la salud mental.

Haga yoga. Puede aprender muchas técnicas de respiración en una clase de yoga que le ayuden a prevenir la hiperventilación o a disminuir su ritmo una vez que se ha presentado. El doctor Barlow le sugiere que practique esta técnica yoga en su casa. Recuéstese sobre la espalda con un libro colocado sobre el abdomen. Trate de elevar el libro en cada inhalación. Una vez que haya aprendido a "respirar con el abdomen" en esta posición, está listo para hacerlo de pie. Practique durante 10 minutos diariamente sentado sobre una silla confortable. Con la práctica no deberá tardar mucho en respirar con el estómago siempre y en cualquier parte, hasta a la mitad de una sesión estresante con la mesa directiva de la empresa.

Camine unos kilómetros. Cualquier ejercicio disminuye la ansiedad y ayuda, sobre todo a las personas que tienen el ritmo cardiaco acelerado, a controlar mejor su respiración.

Otra razón para abandonar los vicios. La cafeína y nicotina son dos estimulantes y detonadores potenciales de la hiperventilación, recuerda el doctor Barlow. No olvide que, además del café, otras fuentes de cafeína son el té, la cola y el chocolate.

Hipo

Hipócrates decía que estornudar traería el alivio. Platón juraba que la respuesta estaba en aguantar la respiración o en hacer gárgaras. Durante siglos, los cerebros más grandes del mundo han ponderado largo y tendido en torno a la cura de este sorprendente contratiempo médico.

Lo que parece una verdadera pérdida de tiempo cerebral. ¡Vamos, sólo se trata del *hipo*!

¿Por qué tanto escándalo? Quizá porque casi todos tenemos "el remedio", el infalible, el mejor de todos, para curar el hipo. Y muchos de ellos funcionan. "Si alguien le sugiere algo y el hipo desaparece, se da por sentado que es un remedio, de modo que casi cualquier cosa puede considerarse un remedio", dice el doctor John Renner, experto en salud del consumidor y profesor de medicina familiar de la Universidad de Missouri, en Kansas City. "El motivo es que el hipo desaparece por sí solo después de unos minutos. Es cuestión de que pase el tiempo necesario y, en la mayoría de los casos, el hipo se curará solo. Pero en este momento habrá personas que le juren que usar medias u oler perfume le quitará el hipo".

La *causa* del hipo es simple. Por lo regular hay algo que detona contracciones (¡hic!) involuntarias del diafragma. Puede que haya tragado aire al comer demasiado rápido, al tomar una ducha o cuando de pronto se excitó. También puede darle hipo cuando ingiere alimentos irritantes (por lo regular, son los mismos que le producen gases, como ciertos vegetales o frijoles) o por comer algo frío y caliente al mismo tiempo. De las bebidas alcoholizadas y gaseosas se tiene otro tanto qué decir. En breve, casi cualquier cosa le puede provocar hipo, dice el doctor James Lewis, vicepresidente de desarrollo médico en Glaxo Pharmaceuticals, en Research Triangle Park, en North Carolina, y autoridad en causas y curas para el hipo.

Pero independientemente de la causa, aquí tiene la cura rápida:

Oídos sordos. Taparse los oídos con los dedos unos 20 segundos puede detener el hipo, dice el doctor Dev Mehta, gastroenterólogo del Hospital de la Universidad Hahnemann en Filadelfia. Este remedio, según informa la revista médica *Lancet*, se sustenta en la teoría de que al introducir los dedos en los oídos, hace tem-

Cuándo ver al doctor

El hipo persistente que dura varios días sin mejorar puede ser señal de un problema médico serio que requiere atención profesional.

"Si el hipo le dura tres o cuatro días, consulte a su médico", dice el doctor John Renner, experto en salud del consumidor y profesor de medicina familiar de la Universidad de Missouri, en Kansas City. "Puede ser un desorden gastrointestinal, un problema en el sistema nervioso o algún tipo de infección".

Por supuesto que los ataques de hipo de varios días son bastante inusuales. Pero según el doctor Renner, si le da hipo con *mucha frecuencia*, debe poner al tanto a su médico. "Podría ser algo más que el simple espasmo muscular característico del hipo común", dice.

poralmente cortocircuito con el nervio vago, que es el que controla el hipo. Eso, a su vez, interrumpe el ciclo.

Beba jugo de piña... o casi cualquier otra cosa. "Se trata de un remedio del folklore cultural, pero lo practicamos en mi casa cuando alguien tiene hipo y funciona perfectamente", dice el doctor Renner. "Se considera que es el contenido ácido del jugo de piña lo que funciona, pero la verdad es que beber cualquier líquido tiene el mismo efecto. Beber requiere tragar bastante y esta acción es probablemente el mejor remedio para el hipo", dice.

Respire dentro de una bolsa de papel. Si tragar no es lo que le asienta, pruebe este método de profesionales. "Lo primero que hacemos cuando alguien llega al hospital con hipo, es hacerlo respirar dentro de una bolsa de papel", dice el doctor Mehta. "No sabemos a ciencia cierta por qué funciona, pero creemos que respirar más bióxido de carbono afecta el diafragma de alguna manera que interrumpe el hipo".

Actúe como niño malcriado. "Sacar la lengua es otro remedio", añade el doctor Renner. "Estimula la glotis, la entrada de aire a los pulmones". Una glotis cerrada ocasiona hipo.

Frote el paladar con un hisopo de algodón. Le hará cosquillas, pero el doctor Lewis dice que esta es otra manera de estimular la glotis, sin verse tan infantil.

Aguante la respiración. Este antiquísimo remedio de verdad funciona, dice el doctor Bahman Jabbari, jefe de neurofisiología del Departamento de Neurología del

Cuando el alcohol tiene la culpa, pruebe este remedio de cantinero

Si hay algún profesional que sepa más de hipo que los médicos, son los cantineros. Después de todo, el alcohol es una de sus principales causas. De modo que, ¿cuál es su cura secreta?

"Le dices al cliente que tienes un remedio infalible para curar el hipo, pero es necesario que siga las instrucciones sin chistar", dice Tony Liott, experimentado cantinero de Palm Beach Florida. "Tomas un vaso de agua, le metes una cuchara de metal y le dices que beba el contenido de una sola vez sin detenerse".

¿Para qué es la cuchara?

"Supongo que les hace olvidar el hipo", dice Liott, "No sé que otro propósito pueda tener, pero nunca me ha fallado".

Centro Médico Walter Reed, en Washington D.C. "Probablemente funciona bajo el mismo principio que la bolsa de papel".

Tírese la lengua. Una teoría dice que cuando toca el paladar con el dedo, un hisopo de algodón o cualquier otra cosa, estimula el nervio y detiene las contracciones del diafragma. Desde luego, la reacción de "arquear" también puede provocarle vómito, de modo que aquí tiene otro método: ¡Dé un suave tirón a la lengua! Así provoca el mismo reflejo sin tener la desagradable sensación de vómito.

"Exprima" el hipo. Siéntese en una silla o en el piso y encoja las piernas hacia el pecho al tiempo que se inclina hacia el frente, aconseja el doctor Lewis.

Ponga su garganta a trabajar. Cuando traga mucho o demasiado rápido, esa acción puede terminar con el hipo. Así que, ¿qué es lo que debería tragar? "Un enorme vaso de agua helada siempre me funciona", dice el doctor Jabbari. "Beber vinagre es otra opción popular", dice el doctor Renner, "porque al beber se tiene que tragar mucho. Otro tanto puede decirse del pan seco y de las galletas saladas". El doctor Lewis también sugiere que chupe rebanadas de limón remojadas en amargo de angostura, es tan desagradable al paladar, que lo hará descender ¡pronto!

Trague azúcar. Esto es especialmente bueno para los niños que tienen hipo. "Ya que difícilmente un niño chupará limones amargos o beberá vinagre, le sugiero que ponga un poco de azúcar en la parte anterior de la lengua para que la trague", dice el doctor Mehta. *Buenas noticias*: es igual de efectivo para los adultos.

Hongos en las uñas

No duelen. No atentarán contra su salud. Y la probabilidad es que nadie más notará que tiene hongos en las uñas, por lo menos en las primeras etapas. Sin embargo, una condición prolongada se caracterizará por unas uñas gruesas, amarillas y de aspecto irregular en pies y manos.

Esta no es una situación que se pueda pasar por alto. "Los hongos inician en el borde superior de la uña y se extienden hacia la raíz. Una vez que la raíz está infectada, hay poco que hacer, como no sea desprender la uña y destruirla", dice el podiatra de Houston, doctor William Van Pelt, antiguo presidente de la Academia Americana de Medicina Deportiva Podiátrica.

Los hongos de la uña con frecuencia se deben a una deficiencia del sistema inmunológico, pero se agravan con la humedad, de modo que mantener las manos y los pies limpios y secos es la mejor prevención. He aquí los mejores métodos de llevar a cabo esto antes de que esta molesta plaga se apodere de sus dedos.

Use una secadora de cabello. Sus pies pasan todo el día en un medio húmedo y tibio, es decir, los zapatos. Para secarse bien los dedos de los pies antes de ponerse los calcetines y zapatos, use el aire frío de una secadora de cabello. Luego seque encima, abajo y entre los dedos después del baño, sugiere el podiatra, doctor James Graham, de la Clínica Mayo, en Rochester, Minnesota.

Use un desodorante. El sudor empeora la situación, ya que crea un medio tibio y húmedo, perfecto para la propagación de los hongos. "Una de las mejores maneras de impedir la presencia del sudor es usar un desodorante sin perfume en los pies", dice el doctor Van Pelt. "Puede usar uno de bolita mágica o en aerosol, pero la clave es que sea sin aroma, porque los perfumes pueden resultar irritantes para algunas personas".

Corte las uñas. Las uñas largas hacen la función de palancas. Cuando una de ellas se engancha en algo, al jalar se levanta la uña y eso invita a que los hongos penetren. Córtese las uñas de modo que no sobresalgan más allá del borde del dedo, sugiere el doctor Lowell Goldsmith, profesor y director del Departamento de Dermatología de la Escuela de Medicina y Odontología de la Universidad de Rochester, en Rochester, Nueva York.

Pero no se corte las cutículas, advierte el doctor Graham. "Al dañar las cutículas está eliminando una barrera protectora de las uñas y deja la entrada libre a hongos y bacterias". Use un palillo de madera de naranjo en lugar de una lima de metal para limpiar la suciedad debajo de las uñas. "Al tratar de extraer la suciedad de las puntas de las uñas, puede enterrarla más y abrir el espacio a los hongos", dice el doctor Graham.

Retire el tejido muerto. Los hongos con frecuencia se pegan a la piel muerta y de ahí se extienden hacia otras áreas. "Con agua, jabón y un cepillo suave puede despegar estos desechos", dice el doctor Richard L. Dobson, profesor de dermatología de la Universidad Médica de South Carolina, en Charleston.

Lávese las manos. La infección de hongos puede extenderse de los pies a las manos, por lo que debe lavárselas después de haber revisado sus pies, aconseja el doctor Graham.

Use calzado que deje respirar a sus pies. "Los materiales de fabricación humana como el vinilo y el charol (que de hecho no es piel natural) no permiten la respiración, de modo que le aconsejo que use zapatos de materiales naturales como piel y lona", dice el doctor Van Pelt. También es buena idea no usar los mismos zapatos dos días seguidos, añade el doctor Graham. De esta manera cada par se secará completamente antes de volverlo a usar.

Los calcetines deben ser de telas mixtas, de preferencia acrílico y lana, de esta manera se contrarresta la humedad y se mantiene su suavidad. Si siente los calcetines húmedos a lo largo del día, cámbielos frecuentemente. Y para un mejor secado, rocíe dentro de sus calcetines un talco medicado antihongos, pero evite usar maicena. Además de que forma una costra, "podría fomentar la producción de bacterias y complicar el problema", dice el doctor Graham.

Huesos rotos

D esde que Sir Isaac Newton descubrió por qué las manzanas caen hacia *abajo* y no hacia *arriba*, hemos conocido las duras verdades de la gravedad —y una de las más duras es que cuando uno se cae, se puede romper un hueso. Con 206 huesos en el cuerpo, hay una gran probabilidad de que lo anterior ocurra.

Si está reponiéndose de una fractura, hay cosas que puede hacer para acelerar su recuperación y hacerse la vida más cómoda.

No fume. Fumar puede retardar la curación de los huesos, hasta cinco meses más para fracturas graves y menos para daños menores, declara el doctor George Cierny III, cirujano ortopedista de Atlanta. El doctor Cierny ha mostrado experimentalmente que la nicotina y otras sustancias del humo del cigarro reducen la cantidad de oxígeno que llega al tejido óseo, provocando con ello un retraso en la curación. De modo que si es un fumador, espere un tiempo mayor al promedio para sanar.

Vigile sus bebidas. Todavía se desconoce el efecto que el alcohol y la cafeína pueden tener en la curación, pero los investigadores saben que algunas personas que consumen bebidas que contienen estas dos sustancias tienen más propensión a sufrir fracturas. Esto se debe a que la cafeína y el alcohol afectan el tejido óseo e interfieren con la absorción de calcio, que es lo que hace huesos más fuertes.

Cuándo ver al doctor

L o más importante que debe saber sobre los huesos rotos es que requieren de ayuda médica *inmediata*. Aunque sólo sospeche que se trata de una fractura debe ir con el doctor para que la revise. De otro modo puede dañarse todavía más el hueso roto. También existe el peligro de una infección si retrasa la curación.

Alivie esa comezón con gravedad

¿**L**o está molestando la comezón? No trate de rascarse con una regla, gancho u otro utensilio, sólo se hará pequeñas cortadas que incrementarán la comezón.

"En lugar de eso, sólo eleve el área fracturada de modo que quede por encima del nivel de su corazón", sugiere el doctor Philip Sanfilippo, podiatra de San Francisco que se ha especializado en el tratamiento de lesiones debidas al deporte. "Al hacer esto disminuye el flujo de sangre al área y reduce la inflamación. Con frecuencia eso basta para acabar con la comezón".

"En nuestro estudio hubo un aumento en el riesgo de fractura entre las personas que bebían más de cuatro tazas de café al día o dos vasos de alcohol, vino, cerveza o cocteles," informa el doctor Graham A. Colditz, investigador de la Escuela Médica de Harvard, en Boston.

Descanso, hielo, compresión y elevación. La mayoría de los expertos en primero auxilios, sugieren una buena helada, aun después de haber recibido tratamiento médico. El descanso, hielo, compresión y elevación constituyen el mejor medio para acelerar la curación y evitar daños posteriores. Si tiene una fractura ligera que está protegida con un enyesado suave o de aire, su médico le puede permitir que se lo quite de vez en vez para aplicarse hielo directamente.

"Coloque una bolsa de vegetales congelados sobre la fractura unos 20 minutos, luego descanse 10, sugiere el doctor Steven Subotnick, podiatra del deporte en Hayward, California y autor de *Sports and Exercise Injuries* (Lesiones en el deporte y en el ejercicio). "Pero asegúrese de cubrir con una toalla la bolsa para evitar que el hielo lo queme". Por otro lado, como debe evitar hacer presión sobre el área, asegúrese de que la compresa se aplique ligeramente.

Si no puede quitarse el enyesado aplique el hielo encima de éste, así enfriará el área interior.

Impotencia

S í, sí, le sucede a *todos* los hombres. Claro, claro, es parte de ser hombre como la manzana de Adán o el negarse a pedir instrucciones; pero cuando el mismo símbolo de la hombría lo deja colgado, no se sorprenda si se siente avergonzado o humillado. A muchos hombres les pasa. Y muchos temen que su vida sexual comience a formar parte de los recuerdos, todo porque no pudieron mantener una erección.

Pero antes de que empiece a tapiar su recámara, comprenda que ser impotente no significa que así se quedará toda la vida. Ya sea que haya sido víctima de uno de estos episodios o que piense que tiene un problema a largo plazo, he aquí cómo remediarlo y lograr erecciones sanas una vez más.

Trate de hacerlo de pie. Si su problema es mantener la erección, entonces esto puede que se deba a una insuficiencia en el flujo sanguíneo. Es algo normal en el proceso de envejecimiento y una enorme razón por la que uno de cada cuatro hombres mayores de 65 años es impotente por lo menos ocasionalmente.

"Algunas posiciones sexuales pueden ayudar a los hombres que sufren de escaso flujo sanguíneo", dice el doctor J. Francois Eid, director de la Unidad de Disfunción Eréctil de El Hospital de Nueva York-Centro Médico Cornell. "Trate de tener sexo de pie, ya que esta posición puede ayudar a los hombres que padecen este problema". Si esta posición no le acomoda, trate de tener relaciones de lado o por atrás de su compañera, le aconseja el doctor Eid.

Discútalo. "La impotencia se presenta con frecuencia cuando el hombre guarda sentimientos negativos: enojo, angustia, frustración, irritación o agravio, dice el doctor Alvin Baraff, director del Centro del Hombre en Washington, D.C., y autor de *Men Talk: How Men Really Feel About Women, Sex, Relationships and Themselves* (Los hombres hablan: qué sienten los hombres realmente hacia las mujeres, el sexo, las relaciones y ellos mismos). Alvin Baraff invita a los hombres a que hablen más, sobre todo a sus parejas.

"El problema es que los hombres no se sienten bien expresando sus sentimientos y ni siquiera se dan cuenta de que los sentimientos tengan algo que ver con su impoten-

¿Serán sus medicamentos los culpables?

Los medicamentos que se usan para tratar condiciones como la hipertensión, la ansiedad y depresión, pueden ocasionarle impotencia y también dificultar su tratamiento.

"Muchos medicamentos ampliamente recetados, el Valium incluido, pueden ocasionar impotencia", dice el doctor Sheldon Burman, fundador y director del Instituto de Disfunción Sexual del Hombre, en Chicago, el centro de tratamiento más grande del país para problemas sexuales masculinos. Si bien no debe dejar de tomar sus medicamentos sólo porque teme a la impotencia, sí consulte con su médico la posibilidad de cambiar la prescripción o terapia.

"En ocasiones se puede tratar la depresión, ansiedad y la presión alta sin medicamentos, de modo que pregunte a su médico si es posible que le dé un tratamiento sin medicamento", sugiere el doctor Burman. También pregunte a su médico por otras medicinas que no inhiban su capacidad para tener una erección.

cia", explica el doctor Baraff. "Guardar sentimientos negativos hacia la pareja es con frecuencia el motivo de la impotencia. Un buen inicio es hablar sobre la impotencia en sí, cómo se sienten acerca de ello y por qué se imaginan que les está pasando".

Coma poca grasa. Así como una dieta alta en grasa y colesterol causa estragos en su corazón, lo mismo puede hacerle a su pene. "A causa de una mala dieta y una vida sedentaria, se puede formar una placa en las paredes de las arterias de su pene, lo que reduce el flujo sanguíneo y le provoca impotencia", dice el doctor Mark H. Cline, psicólogo e investigador del Centro de Salud Masculina, en Dallas.

La buena noticia es que al adoptar un estilo de vida sano puede invertir esta situación, añade el doctor Sheldon Burman, fundador y director del Instituto de Disfunción Sexual del Hombre, en Chicago, el centro de tratamiento más grande del país para problemas sexuales masculinos. "Pierda peso si es necesario, haga ejercicio regularmente, controle su nivel de colesterol y de triglicéridos y el torrente sanguíneo en las arterias de su pene incrementará para que usted obtenga mejores erecciones".

Deje la cafeína. Aunque una taza o dos de café al día no hace daño, ser un fuerte bebedor de café puede ocasionarle serios problemas. "La cafeína libera adrenalina en el cuerpo y algo de lo que esta sustancia hace es cerrar el flujo arterial al pene", dice el doctor Cline. El problema es que los efectos de la cafeína pueden durar 12 horas

Cuando las erecciones no terminan

Aunque algunos pueden no considerarlo un problema, ocasionalmente habrá quienes tengan que vérselas con una erección que simplemente no cesa. Por lo regular esto sucede entre hombres que usan auxiliares prescritos por el médico para lograr erecciones.

"La erección puede durar horas y después de un rato puede causar dolor en verdad", dice el doctor Sheldon Burman, fundador y director del Instituto de Disfunción Sexual del Hombre, en Chicago, el centro de tratamiento más grande del país para problemas sexuales masculinos. La respuesta es tomar un par de tabletas de Sudafed, un medicamento para la sinusitis y la fiebre del heno que se vende sin receta médica. "El Sudafed tiene una sustancia del tipo de la adrenalina que debe ayudar a terminar con su erección rápidamente", explica el doctor Burman.

"Recomendamos a los pacientes que hagan diez sentadillas, tomen una ducha fría y luego coloquen una bolsa de hielo (envuelta en una toalla) sobre el pene. Si después de tres horas el paciente sigue con la erección y tiene aspecto de no cesar, deberá buscar ayuda médica de inmediato. Su pene peligra de continuar en ese estado por más tiempo".

o más después de haberla ingerido. De modo que si tiene problemas de erección y bebe mucho café, quizá debería evitarlo o tomar café descafeinado, sugiere el doctor Cline. El té cafeinado, la cola y el chocolate son otras fuentes de cafeína que debe evitar.

No fume. Si fuma deje de hacerlo. "Dejar de fumar es de las medidas más importantes que debe llevar a cabo para evitar un caso temprano de impotencia o para ayudar a contrarrestarla", señala el doctor Burman. Fumar es dañino porque altera la circulación y el flujo sanguíneo y contribuye al endurecimiento de las arterias y, entre menos sangre llegue al pene, más difícil resultará tener una erección.

Evite a los fumadores ávidos. Para aquellos que no fuman, una medida inteligente es permanecer lejos de los que sí lo hacen. "El humo de otros, lo que respira de la gente que fuma, puede resultar aun peor", afirma el doctor Cline. Eso se debe a que el humo que le llega del vecino no pasa a través de un filtro antes de llegar a sus pulmones.

No haga ejercicio antes de tener sexo. Una buena dieta y la práctica regular de ejercicio es parte de un estilo de vida saludable que puede prevenir o remediar la impotencia, siempre y cuando no se ponga a tener sexo después de su sesión de ejercicio. "Siempre que hace ejercicio, el flujo sanguíneo se dirige al grupo de músculos que está usando y, por lo tanto no a su pene", dice el doctor Burman. Esta desviación sanguínea puede impedirle tener o mantener una erección.

Sáltese la hora feliz. *No* necesita beber. El consumo en cantidad de alcohol también puede producirle impotencia, porque es un depresor del sistema nervioso, inhibe los reflejos y excitación. Puede estar bebiendo para "relajarse", pero relajarse demasiado puede afectar negativamente su comportamiento sexual.

Incontinencia urinaria

E s un problema sobre el que existe cierta reticencia a mencionar, hasta a los doctores, lo que resulta muy desafortunado, porque casi todos los que pierden el control temporal de la vejiga pueden mejorar o curarse, concuerdan los expertos.

"La mayoría de las personas que padecen incontinencia pueden recuperarse, incluyendo a las personas mayores", dice la doctora Catherine DuBeau, instructora de medicina de la Escuela de Medicina de Harvard y miembro de la División de Gerontología y del Centro de Continencia del Hospital de la Mujer de Brigham, ambos en Boston.

Antes que nada, la doctora DuBeau señala que "es importante hacerse una evaluación médica para determinar de qué tipo de incontinencia se trata y su causa". Durante las evaluaciones su médico puede sugerir los tratamientos que le funcionen mejor. Si bien en ocasiones son necesarios medicamentos y cirugía, hay otros métodos que los médicos recomiendan, éstos son algunos.

Siga un horario. Siga el reloj para determinar sus visitas al baño. La mayoría de las personas comienzan por ir cada hora, más o menos, durante unos días; luego, si pueden aguantarlo, aumentan a dos horas. De llegar a asaltarle la urgencia entre tiempos, deténgase y relájese, luego camine lentamente al baño. La meta es ir cada tres o cuatro horas durante el día, dice la doctora DuBeau. "Lo que en cierto sentido está haciendo es tratar de volver a entrenar a su cerebro para que controle la vejiga de manera que ésta no se contraiga a menos que ya esté en el baño". Las personas que siguen este programa diurno son menos propensas a sentir urgencias repentinas por la noche, dice la doctora, porque se ha entrenado la vejiga a seguir un horario regular.

Aprenda el "apretón" de Kegel. Estos ejercicios fortalecen los músculos del piso pélvico que se contraen y relajan para controlar la apertura y cierre de la vejiga. Cuando son débiles, la orina llega a salirse al estornudar, reírse, contraer el abdomen, levantar algo pesado o, simplemente, pararse de la silla, explica la doctora Katherine F. Jeter, directora de Ayuda a Personas Incontinentes (**HIP** por sus siglas en inglés) en Union, South Carolina y profesora de urología de la Universidad Médica de South Carolina, en Charleston.

Este problema, llamado incontinencia por estrés, con frecuencia mejora con los ejercicios Kegel, dice la doctora Jeter. "La práctica regular de estos ejercicios fortalece los músculos pélvicos y, en algunos casos, le permiten volver a adquirir el control de su vejiga".

Primero identifique los músculos que estará ejercitando. Sin tensar los músculos de piernas, nalgas o abdomen, imagine que está tratando de contener un movimiento de evacuación intestinal apretando el anillo de músculos del ano. Haga este ejercicio sólo hasta que haya identificado la parte posterior de los músculos pélvicos.

Enseguida, cuando esté pasando la orina, trate de detener el flujo y luego vuelva a soltar. Esto le ayudará a identificar la parte frontal del piso de la pelvis.

Ahora ya está listo para el ejercicio completo. Comenzando de atrás para delante contraiga y apriete los músculos contando lentamente hasta cuatro, luego libere y relaje haciendo una nueva cuenta de cuatro. Repita durante dos minutos por lo menos tres veces al día de manera que acabale un total aproximado de 40 a 50 repeticiones.

Si está haciendo el ejercicio Kegel bien, espere mejoras en unas semanas o meses, dice la doctora Jeter. Si no está seguro de estarlo haciendo correctamente, consulte a su médico o enfermera.

Para las personas que tienen incontinencia por estrés resulta útil hacer una contracción Kegel antes de toser, reír, jalar una silla o recoger algo pesado. La contracción muscular ayuda a prevenir accidentes de orina.

Pierda algo de peso. "La obesidad parece dificultar el control de la vejiga. Hemos recibido cartas de personas que han perdido peso y han mejorado el control de su vejiga", dice Cheryle B. Gartley, presidenta de la Fundación Simon para la Continencia en Evanston, Illinois y editora del libro *Managing Incontinence* (Cómo manejar la incontinencia).

No se sacuda mucho. Los ejercicios que implican rebote no *causan* incontinencia por estrés, pero a las personas que ya padecen ese problema pueden provocarles escurrimiento, explica Gartley. Los ejercicios Kegel pueden ayudar a muchos a resolver este problema. No evite la actividad física, aconseja, pero opte por aquella que no implique sacudidas. Gartley suele recomendar nadar o andar en bicicleta.

Cuide su intestino. Si tiene problemas de estreñimiento adopte las medidas necesarias para poner sus intestinos en movimiento. La constipación puede alterar el control de la vejiga, dice la doctora DuBeau.

Al ir al baño, vacíe su vejiga por completo. Permanezca en el excusado hasta sentir la vejiga vacía. Si aún siente orina dentro, párese, siéntese de nuevo e inclínese hacia adelante ligeramente sobre las rodillas.

Revise sus medicamentos. "Hay una serie de medicinas que pueden contribuir a la incontinencia urinaria", dice la doctora DuBeau. "Pedimos a las personas que hagan una lista de los medicamentos que toman, incluyendo aquellos que no necesitan prescripción médica. Una de las primeras cosas que hacemos es revisar la lista. Los antihistamínicos, antidepresivos y hasta los calmantes comunes, como ibuprofén (Advil) pueden ocasionar problemas. Es muy importante que su médico sepa qué medicamentos está tomando".

Registre su dieta. El café, la leche, el azúcar, el jarabe de miel, la miel, las bebidas alcohólicas, los jugos de cítricos, ciertas frutas, los tomates y los productos a base de tomate y la comida muy condimentada están asociados a la incontinencia en algunas personas, dice la doctora Jeter. Para saber si su incontinencia se debe al consumo de ciertos alimentos, trate de eliminar una bebida o alimento durante una semana más o menos. Si nota una mejora esto es señal de que debe dejar de consumirlo.

Infecciones de hongos

S
e necesita muy poco para que la normalmente dócil *Candida albicans*, un hongo que vive en la vagina de las mujeres, se convierta en un terrible problema. A Cándida la pueden motivar muchas cosas: el embarazo, uso de espermaticidas o píldoras anticonceptivas o el consumo de antibióticos. Y si se hace una pequeña herida en las paredes de la vagina al introducir el tampón, eso también puede detonar la forma más común de vaginitis.

Las infecciones de hongos no son peligrosas, pero pueden ocasionar dolor y ser bochornosas. Los síntomas más comunes incluyen una molesta comezón y ardor que llegan a ser enloquecedores. Con frecuencia hay una secreción blanca, parecida al queso cottage, que a veces va acompañada de un olor a fermentación o a pescado. He aquí cómo aplacar esos hongos.

Vigile el consumo de azúcar. El azúcar puede ser la causa de una infección crónica de hongos, una razón por la que las mujeres que comen demasiados dulces son particularmente propensas. "Evite el dulce, los pasteles y tartas, y todo lo que tenga que ver con azúcar blanca refinada en polvo", dice el doctor Jack Galloway, profesor de obstetricia y ginecología de la Escuela de Medicina de la Universidad del Sur de California, en Los Angeles. Si tiene que complacer su gusto por el dulce, elija el azúcar morena o la miel, que necesitan más tiempo para ser digeridas. De esta manera tendrá menos cantidad de azúcar circulándole por la sangre, que es lo que puede detonar la infección de hongos.

Revise el resto de su dieta. Tome nota de la conexión que existe entre las infecciones de hongos y las comidas fermentables. "Evite alimentos como pan, hongos y bebidas alcohólicas", dice Susan Doughty, enfermera diplomada, de De Mujer a Mujer, una clínica en Yarmouth, Maine. Ella explica que las pacientes con infecciones crónicas de hongos que evitan estos alimentos durante tres o seis meses suelen notar una mejoría significativa.

Vea una mejora. Coma muchos alimentos que tengan alto contenido de vitamina C, como papas, cítricos y brócoli, dice el doctor Galloway. La vitamina C fortalece el sistema inmunológico. "Si sus defensas están bajas, es una candidata idónea para una infección de hongos".

Termine las infecciones de hongos en la lavandería

Quizá las mejores armas para tratar una infección de hongos se encuentran en la lavandería, pero tiene que usar una táctica especial para conquistar a la *Candida albicans*, que puede sobrevivir los ciclos regulares de lavado y secado. Esto es lo básico.

Remoje. Remoje las pantaletas en agua unos 30 minutos o más antes de lavar.

Talle. Después de remojar, talle la entrepierna de las pantaletas con detergente inodoro antes de ponerlas a lavar en la máquina, aconseja la especialista en cándida, la doctora Marjorie Crandall, de los Servicios de Consultoría de Hongos, en Torrance, California.

Enjuague dos veces. Asegúrese de enjuagar bien las pantaletas, ya que los residuos de jabón y detergentes pueden intensificar la vaginitis, anota el doctor John Willems, profesor clínico adjunto de obstetricia/ginecología de la Universidad de California, en San Diego, e investigador de la Clínica y Fundación para la Investigación Scripps, en La Jolla.

Caliente. Los estudios han mostrado que la cándida, sensible al calor, muere al planchar las pantaletas.

Use ropa holgada. "La ropa apretada no permite la buena circulación de aire a la zona de la vagina. De manera que no use tejidos que se adhieran al cuerpo como el poliéster, Lycra spandex, cuero u otros materiales que no "respiran". "Los hongos adoran la humedad, la oscuridad y el calor", explica el doctor John Willems, profesor clínico adjunto de obstetricia/ginecología de la Universidad de California, en San Diego, e investigador de la Clínica y Fundación para la Investigación Scripps, en La Jolla.

Si tiene que usar ropa entallada o Lycra, sólo hágalo durante unas horas y luego cambie a ropa holgada de algodón u otras fibras naturales. Evite las pantimedias siempre que pueda, porque restringen mucho la zona vaginal, sugiere el doctor Willems.

Cámbiese la ropa mojada rápido. ¿Se la pasa todo el día con el traje de baño húmedo? Está portando el medio idóneo para el cultivo de hongos, advierte el doctor Galloway. De manera que una vez que esté fuera de la alberca, póngase prendas secas.

¿Es otra infección de hongos?

Y a consultó a su médico por una infección de hongos anterior y ahora, al parecer, vuelve a tener los mismos síntomas. Quizá pueda ahorrar el tiempo y el gasto de una nueva visita al doctor si va a la farmacia y compra una tira de papel **pH** o papel tornasol.

Humedezca el papel con una poca de la descarga vaginal. (Esta descarga *debe* estar húmeda para que reaccione el papel.) "Si tiene una infección de hongos el **pH** debe estar entre 4 y 4.5 o menos", explica la doctora Ellen Yankauskas, directora del Centro de la Mujer para la Salud Familiar, en Atascadero, California. "Con otro tipo de vaginitis el **pH** tiende a ser más alto".

Si la prueba del papel tornasol confirma sus sospechas, continúe el tratamiento con una crema vaginal antihongos que puede comprar en la farmacia sin receta médica. Pero si no obtiene resultados después de tres días la doctora Yankauskas le aconseja que definitivamente consulte al médico.

Alíviese con yogur. La mayoría de los expertos señalan que el yogur es el curador natural de las infecciones de hongos (aunque no debe usarse para otros tipos de vaginitis). Los lactobacilos del yogur luchan contra la cándida, dice la doctora Eileen Hilton, especialista en enfermedades infecciosas del Centro Médico Judío de Long Island, en New Hyde Park, Nueva York, quien ha estudiado el efecto del yogur sobre las infecciones de hongos. Si bien algunos expertos recomiendan que aplique yogur a la zona vaginal, una manera más sencilla es, simplemente, comer por lo menos media taza de yogur con lactobacilos vivos todos los días para prevenir y tratar la infección. (Casi todo el yogur tiene cultivos vivos.)

"Si no le gusta el sabor del yogur, puede tomar su dosis de las mismas bacterias útiles de leche que contenga lactobacilos vivos", sugiere la doctora Ellen Yankauskas, directora del Centro de la Mujer para la Salud Familiar, en Atascadero, California. Este tipo de leche se vende bajo el nombre de leche con cultivos, leche con acidófilos o leche kefir.

Tome baños de asiento. Debe evitar las duchas frecuentes, ya que pueden resultar muy irritantes para quienes padecen infecciones de hongos, pero existe una solución de limpieza fácil para la zona vaginal. Llene la bañera con agua tibia hasta la altura de la cadera, luego añada media taza de sal (la necesaria para que el agua sepa salada) y media taza de vinagre. Siéntese en la bañera unos 20 minutos.

Medíquese sin receta médica. "La mejor manera de tratar esta infección es con una crema vaginal antihongos que venden en las farmacias sin receta médica", informa la doctora Yankauskas. Estas cremas las encuentra en la mayoría de las farmacias. Sólo siga las instrucciones del paquete.

Dé una buena tallada con agua caliente a los aplicadores. Si usa una crema antihongos, probablemente tenga que volver a usar el aplicador. "Lave los aplicadores con agua caliente jabonosa", recomienda el doctor Galloway.

Cuidado con las fruslerías para el baño. Evite los baños de burbujas, los tampones perfumados, el papel de baño de colores y otros productos que contengan tintes, perfumes o demás químicos que irriten el tejido de la vagina, dice el doctor Willems. Su mejor apuesta es el papel de baño blanco.

Infecciones del tracto urinario

Su vejiga y tracto urinario suelen hacer un gran trabajo para eliminar todas las impurezas del torrente sanguíneo, pero a veces la vejiga y sus tubos de salida se infectan haciendo de la salida de orina una experiencia lenta, dolorosa y molesta.

Aunque los hombres no son inmunes, las mujeres tienen una mayor tendencia a pescar infecciones del tracto urinario (**UTIs** por sus siglas en inglés). La mitad de las mujeres las pescan alguna vez en su vida y una de cada cinco presenta varios episodios. Por lo regular, la causa son las bacterias que entran por la vagina y van hacia la uretra, el tubo que lleva la orina de los riñones. Una vez ahí comienza a quemar, arder y a provocar un malestar general, especialmente al momento de orinar. Este es el conjunto de consejos que dan los médicos para que su tracto urinario vuelva a la normalidad.

Llénese de líquidos. "Lo mejor que puede hacer es beber líquidos para lavar las bacterias que provocan la inflamación", dice el doctor Elliot L. Cohen, profesor ad-

Cuándo ver al doctor

¿**D**ebe ver al médico si padece una infección del tracto urinario? Esté al tanto de estos cuatro síntomas mayores.

- Sangre en la orina.
- Dolor en la parte inferior de la espalda o costado.
- Fiebre.
- Náusea o vómito.

Por lo regular, los antibióticos que le receta el médico curan la infección y terminan con los síntomas, pero los urólogos advierten que un pequeño número puede desarrollar serios problemas en los riñones. De manera que vea al médico o urólogo inmediatamente, si presenta cualquiera de los síntomas anteriores.

junto de urología clínica del Hospital Mount Sinai, en la ciudad de Nueva York. Entre más bebidas no alcoholizadas consuma más orinará y más rápido desechará las bacterias del sistema.

Aumente su consumo de vitamina C. "Unos 1000 miligramos de vitamina C al día acidifican la orina lo bastante como para interferir con el desarrollo bacteriano", dice el doctor Richard J. Macchia, profesor y director del Centro de Ciencias de la Salud del Departamento de Urología de la Universidad del Estado de Nueva York, en Brooklyn. Él recomienda la vitamina C especialmente en casos recurrentes de UTIs, pero le aconseja que consulte primero a su médico si es que está tomando antibióticos prescritos para una infección en la vejiga, ya que algunos de ellos no funcionan cuando la orina es demasiado ácida.

Use toallas en lugar de tampones. "Aconsejo a las pacientes que padecen infecciones crónicas durante la menstruación que usen toallas en lugar de tampones", dice el doctor Joseph Corriere, director de la División de Urología del Centro de Ciencias de la Salud de la Universidad de Texas, en Houston. Por esa misma razón, advierte que algunas mujeres deberían reconsiderar el uso del diafragma.

Al limpiarse hágalo de adelante hacia atrás. Limpiarse de adelante hacia atrás es un consejo que se da con frecuencia para prevenir la presencia de UTIs (y de otras infecciones y problemas), dice el doctor Jack W. McAninch, jefe de urolo-

La verdad sobre la cura con jugo de arándano

La vieja leyenda de que el jugo de arándano es bueno para curar las infecciones del tracto urinario (**UTIs** por sus siglas en inglés) sólo es excedida por el viejo mito del caldo de pollo de mamá para la cura de resfriados. De manera que hasta el momento este es el último informe en torno al jugo de arándano.

Investigadores de la Universidad de Tufts, en Medford, Massachusetts, han encontrado que el jugo de arándano en efecto ayuda a la cura de UTIs, pero no porque sea demasiado ácido para el medio ambiente de las bacterias (como muchos creen). El verdadero motivo es que evita que las bacterias se anclen a las paredes de la vejiga y al beber el jugo éste ayuda a lavarlas de la uretra.

Algunos expertos creen que *cualquier* jugo podría tener el mismo impacto, pero quizá el arándano tiene una ventaja más, porque contiene ácido quinólico y vitamina **C**, sustancias que han mostrado tener un impacto sobre la infección.

Si no tiene una infección, el jugo de arándano puede ser un buen preventivo. "Recomiendo que tome aproximadamente unos cien gramos de arándano al día", dice el doctor Varro E. Tyler, profesor de farmacognosia de la Universidad de Purdue en West Lafayette, Indiana. "¿Y si ya tiene UTIs? Tome de cuatrocientos a mil doscientos gramos diarios".

gía del Hospital General San Francisco. "Es un consejo común para las mujeres que padecen infecciones recurrentes".

Deje que su libido descanse. "Nadie sabe con seguridad por qué algunas mujeres son más susceptibles a recaídas, pero la manipulación vaginal de cierto tipo, el sexo, uso de diafragmas, los tampones, siempre parecen preceder este mal", opina el doctor Corriere.

Insolación

U sted lleva consigo su propio aparato de aire acondicionado que la mayor parte del tiempo funciona de maravilla. Todo ese líquido no contaminante que se evapora de su piel (mejor conocido como el buen sudor) enfría su cuerpo sin echar a perder la capa de ozono ni un ápice. El problema es que cuando pasa demasiado tiempo al sol y no el suficiente bebiendo para reemplazar los fluidos que pierde al sudar está en peligro de sufrir una insolación.

Como la deshidratación es, por lo general, la causa, el primer síntoma de la insolación es una sed extrema. Pero existen otros indicios: pérdida del apetito, dolor de cabeza, fatiga, mareo, náusea y hasta vómito. Asimismo, observe si se le acelera el ritmo cardiaco o tiene problemas para concentrarse después de haber estado mucho tiempo bajo el sol. Lo primero que debe hacer cuando comience a sentir *cualquiera* de estos síntomas es descansar en una agradable sombra o, mejor aún, guarecerse en el interior de algún sitio. Luego siga estas tácticas que le ayudarán a vencer el calor.

Cuándo ver al médico

Si alguien tiene problemas para caminar, mantenerse de pie, responder coherentemente preguntas o permanecer consciente después de una larga exposición solar, los expertos sugieren que lleve a esa persona al médico lo más pronto posible. Todos esos son síntomas de un ataque de insolación, una condición potencialmente mortal en la que los riñones se cierran y el cuerpo entra en "shock".

Si sospecha que una persona tiene un ataque de insolación, pida ayuda de emergencia. Si tiene que esperar a que llegue un auto o una ambulancia, refresque a la persona tan rápido como sea posible, envolviéndola en toallas húmedas y llevándola a un cuarto con aire acondicionado o sumergiéndola en agua fría poco profunda.

Beba, pero no alcohol

¿**Q**uiere celebrar el verano con una cerveza fría y diversión bajo el sol? Bueno, toda esa cerveza podría llevarlo hacia un gran caso de insolación, dicen los expertos.

La cerveza, como todas las bebidas alcohólicas, puede promover la insolación, porque acelera la deshidratación, dice Danny Wheat, entrenador principal del equipo profesional de beisbol Texas Rangers (este equipo juega con frecuencia en condiciones de más de 100 grados farenheit en Arlington, Texas.) Puesto que la cerveza es un diurético que hace que orine demasiado, no debe tomarla ni siquiera *antes* de salir al sol. Wheat hace mucho énfasis a sus jugadores acerca de que "la noche antes del juego limiten su consumo de alcohol".

En lugar de cerveza, beba agua, jugo de frutas y bebidas para deportistas, como Gatorade. Si tiene síntomas de insolación, fórmulas rehidratantes para niños, como Pedialyte y otras, también son efectivas. (Los Texas Rangers las dan a sus jugadores en climas extremadamente calurosos, dice Wheat.)

Llene el tanque de líquidos hasta el tope. "La clave es permanecer adecuadamente hidratado", dice el doctor Peter Raven, profesor de fisiología del Colegio de Medicina Osteopática de Texas, en Fort Worth, y antiguo presidente del Colegio Americano de Medicina del Deporte. Eso significa beber suficientes fluidos hasta sentirse lleno, antes de volver a salir, particularmente si va a realizar actividades extenuantes. La mayoría de los expertos recomiendan que beba por lo menos un vaso grande de agua antes de salir. De hecho es aún mejor que beba, por lo menos, tres vasos grandes de agua (o la cantidad suficiente que lo haga orinar). "Lo ideal es que beba un vaso más de agua cada 10 ó 15 minutos *mientras* esté afuera", añade el doctor Raven.

"Le sugiero que lleve una botella de agua consigo, de modo que pueda tomar tragos frecuentemente".

No se quite la camisa. Andar con el torso desnudo lo hace más susceptible a la insolación. "Está más expuesto a la radiación de calor cuando va descubierto", dice el doctor Lanny Nalder, director del Centro de Investigaciones sobre el Comportamiento Humano de la Universidad del Estado de Utah, en Logan. "En cuanto comienza a transpirar, la camisa es un artículo refrescante cuando el viento pasa a través de ella".

Coma mucha fruta y vegetales. "Tienen un contenido importante de agua y un buen equilibrio de sales", dice el doctor Richard Keller, médico de emergencias del Centro Médico St. Therese, en Waukegan, Illinois. Otro punto a favor: también sustituyen las vitaminas y minerales que perdió en el sudor.

Olvídese de las tabletas de sal. Aunque la deshidratación también puede ser el resultado de la falta de sal, no crea que le está haciendo un favor a su cuerpo tomando tabletas de sal. "Obtiene el resultado opuesto", advierte el doctor W. Larry Kenney, profesor adjunto de fisiología aplicada del Laboratorio para las Investigaciones sobre el Comportamiento Humano de la Universidad del Estado de Pensilvania, en University Park. "Una mayor cantidad de sal en el estómago retiene ahí más tiempo los líquidos, por lo que no hay la cantidad que se necesita para sudar".

Pésese. Antes de salir, pésese y vuelva a hacerlo cuando regrese. "Toda esa pérdida de peso es pérdida de agua, de modo que tiene que beber toda esa cantidad para reponerla", dice el doctor Raven. Tenga en mente que medio kilo equivale aproximadamente a dos vasos de agua.

Insomnio

¿**S**e imagina que tiene problemas de insomnio? Compadezca a la pobre señora Sócrates. Parece que el señor Sócrates, el famoso filósofo, tenía tanto problema para cerrar los ojos que la mantenía despierta toda la noche, *todas* las noches exponiéndole sus puntos de vista en torno a la naturaleza del universo. Esto es, hasta que una noche ella hizo lo mismo vaciándole el contenido de la bacinica (la vieja versión griega de un inodoro) sobre la cabeza.

Eso, no cabe duda, condujo a nuevas discusiones filosóficas.

¿Por qué le contamos esto? Porque si padece la maldición del insomnio, puede sentirse consolado de saber que por lo menos está bien acompañado. Comparte este mal (junto con el último programa de la televisión) con unos 120 millones de norteamericanos más, entre los que se encuentran bastantes personas de éxito, que no pueden dormir porque su cabeza sigue activa bastante tiempo después de que su cuerpo no da una.

Si usted se encuentra entre ellos, no pierda el sueño por perder el sueño. Esto es lo que puede hacer para asegurarse un buen descanso.

Huela una poca de lavanda. Muchas personas no duermen porque no pueden relajarse. Se ha visto que ciertos aromas tienen la cualidad de inducir una profunda sensación de relajación, que ayuda a algunas personas a obtener el sueño que necesitan. "La fragancia de lavanda, por ejemplo, es muy efectiva para provocar un mayor estado de relajamiento", dice el doctor Alan R. Hirsch, psiquiatra y neurólogo que dirige la Fundación de Investigaciones y Tratamiento de Olores y Sabores, en Chicago. "Otros aromas que funcionan muy bien, para bajar el nivel del estrés, incluyen los platillos condimentados con especias de manzana y otros postres horneados, así como el aroma salitroso del mar".

Use sábanas de lino. Los investigadores de la Universidad de Milán, en Italia, han informado que las personas que duermen en sábanas de lino lo hacen más rápido y se levantan de mejor humor que los que usan telas de algodón o de otro tipo. Se cree que esto se debe a que las sábanas de lino brindan una sensación diferente al tacto y dispersan mejor el calor corporal.

Use una manta eléctrica (con control de tiempo). "Una manta eléctrica lo ayuda a dormir porque relaja los músculos y aumenta la temperatura del cerebro, dos factores que producen sueño", afirma el psiquiatra, doctor Henry Lahmeyer, profesor de psiquiatría y ciencias del comportamiento de la Escuela Médica de la Universidad del Noroeste y codirector del Programa del Sueño del Hospital Memorial del Noroeste, ambos en Chicago. "Pero si usa la manta toda la noche, probablemente se despierte muy temprano por la mañana, de modo que prográmela con el control de tiempo para que se apague en cuanto usted se duerma.

Diga no al alcohol para dormir. "El alcohol ayuda a algunas personas a conciliar el sueño, pero ese efecto se desvanece rápidamente. Con frecuencia quienes beben antes de dormir se levantan a mitad de la noche y no pueden volver a dormir", señala Alex Clerk, director de la Clínica de Desórdenes del Sueño de la Universidad de Stanford, en Stanford, California. "Aun si no despierta, los estudios muestran que el alcohol fragmenta el sueño, por lo que no se obtiene un buen descanso. Además, después de ingerir sistemáticamente alcohol como somnífero, el cuerpo desarrolla una tolerancia que hace que beba más y termine por tener una dependencia del alcohol".

Programe su baño. "Un baño tibio una hora o dos antes de dormir aumenta los estados profundos del sueño", añade el doctor Lahmeyer, quien especula que el efecto calentador del baño, como el de la fiebre, echa a andar los mecanismos adormecedores del cerebro. "Pero la hora es muy importante", señala el doctor Lahmeyer, "si toma el baño justo antes de dormir resultará estimulante en lugar de adormecedor".

Pinte su insomnio de colores

Si ya probó todo y todavía tiene insomnio, quizá debería repintar su alcoba. ¿Por qué? Porque los estudiosos del comportamiento dicen que el color puede influir inconscientemente en el estado de ánimo, el comportamiento y hasta los patrones del sueño.

De ser así, aquí tiene algunas claves que puede llevar a la práctica para decorar un super dormitorio.

El *verde* evoca paz, serenidad y ayuda a aminorar el ritmo cardiaco. "El verde es reconfortante para la mayoría de las personas y ayuda a reducir la tensión", dice el experto en colores Carlton Wagner, director del Instituto Wagner para las Investigaciones del Color, en Santa Bárbara, California.

También puede elegir *azul*, ya que provoca la secreción de hormonas tranquilizadoras en el cerebro. "El azul motiva la fantasía y el soñar despierto", dice Wagner.

El *violeta* y otros tonos púrpuras calman los nervios y hacen más lenta la respuesta muscular.

El *rosa* tiene un efecto calmante, sobre todo para las personas irritables y explosivas. Pero no gustan los mismos tonos a ambos sexos. "Los hombres prefieren los rosas con base amarilla, como el chabacano o el durazno; en tanto que las mujeres prefieren los rosas con base azul, como el chicle bomba".

Tenga un pasatiempo. "La tensión puede causar insomnio", dice el doctor Clerk. "Si tiene un pasatiempo o cualquier actividad que lo distraiga de sus problemas habrá encontrado una excelente manera de superar los problemas de sueño relacionados con el estrés".

Pruebe con una máquina de "ruido blanco". "Compre una máquina de ruido blanco en Sears o en cualquier otro almacén de departamentos. La máquina emite un sonido que ayuda a dormir", añade el doctor Lahmeyer.

Coma un tentempié a mitad de la noche. Si tiene problemas para cerrar los ojos, abra el refrigerador. "Un tentempié ligero, rico en proteína y azúcar, hace que los neurotransmisores del cerebro agilicen el sueño", dice el doctor Lahmeyer. "El mejor bocadillo para estos casos es un plato de cereal con leche o un vaso de leche con galletas". Pero los médicos aconsejan que no abuse de este recurso, porque comer de más le alterará el sueño.

No se presione. Un error común es suponer que necesita el sueño que está perdiendo. "Todos necesitamos dormir, pero no la misma cantidad", dice el doctor Ernest Hartmann, director del Centro de Desórdenes del Sueño del Hospital Newton-Wellesley, en Boston. "Mucho depende de su personalidad y de su tipo de vida". Las personas ocupadas tienden a dormir menos y con el envejecimiento parece necesitarse menos sueño. Aquellos arriba de los 50 años duermen en promedio 6 horas por noche.

Intolerancia a la lactosa

¿**S**e atreve a comer lácteos? Para los que padecen intolerancia a la lactosa eso puede ser como una apuesta. Si usted se halla entre ellos, cerca del 70 por ciento de la población mundial tiene algunos, si bien menores, síntomas de intolerancia a la lactosa, entonces probablemente sepa que comer cualquier cosa que venga de la vaca Elsa puede ser una experiencia muy estrujante. Quizá se siente algo lleno después de una bola de helado o un vaso de leche, o quizá su estómago resuena tanto que puede alcanzar un registro en la escala de Richter. Otros síntomas incluyen la diarrea, flatulencia, retortijones y malestares similares.

"La intolerancia a la lactosa varía de persona a persona, de modo que no hay una regla que pueda aplicarse", explica el doctor Dennis A. Savaiano, nutriólogo y decano adjunto del Colegio de Ecología Humana de la Universidad de Minnesota, en St. Paul. "Puede establecer sus límites si experimenta con diferentes cantidades de productos lácteos".

Ya sea que tenga una intolerancia severa hacia la lactosa o una simple molestia, esto se debe a que su intestino delgado no produce suficiente lact*asa*, la enzima que se necesita para digerir la lact*osa*, el azúcar natural que tiene la leche.

Sin embargo, hay formas de seguir comiendo lácteos sin tener que depender de todos esos sustitutos de la leche. Estas son:

Tome cocoa. Estudios recientes sugieren que la cocoa puede reducir los síntomas de la intolerancia a la lactosa, uno de los motivos por el que las personas intolerantes a la lactosa no tienen reacciones severas cuando beben leche con chocolate. "Sospecho que la cocoa ayuda a detener el proceso de vaciado del estómago, lo

Pruebe estas alternativas para ingerir calcio

La mejor razón por la que debe consumir lácteos es el calcio, esencial para construir huesos fuertes y prevenir enfermedades como la osteoporosis, pero esa es casi la única razón.

Después de todo, la leche entera, quesos y helados tienen un alto índice de grasa y como son producto de la vaca, *todos* los lácteos contiene colesterol.

Pero, ¿qué hay del calcio? Bueno, no es necesario que coma lácteos para consumirlo. En muchas culturas (la china y la esquimal, por ejemplo) sus habitantes rara vez (si no es que nunca) toman leche y los bajos índices de osteoporosis son sorprendentes. ¿Cómo obtener el calcio que necesita sin comer lácteos?

Cómase sus verduras. Los vegetales de hojas verdes como las espinacas son ricos en calcio, dice el doctor Manfred Kroger, profesor de ciencias de la alimentación de la Universidad del Estado de Pensilvania, en University Park. "Además obtendrá un mayor beneficio de los vegetales si los come con jugo de naranja. Esto se debe a que el cuerpo absorbe mejor el calcio cuando hay condiciones ácidas en el intestino". El doctor Kroger le recomienda que tome tres vasos de jugo de naranja diarios para tener una acidez intestinal óptima.

Váyase de pesca. Las sardinas, anchoas y otros pescados de esqueleto suave y comestible son una mina de calcio. "Los esquimales nunca tienen osteoporosis porque se comen el esqueleto del pescado", explica el doctor Kroger. Las espinas suaves de las sardinas y anchoas son fáciles de digerir, a diferencia de los huesos de otros pescados. Además este alimento es rico en ácidos grasos omega-3, que ayudan a incrementar el colesterol "bueno".

Tome antiácidos... de vez en cuando. Los Tums y otros antiácidos son ricos en calcio, pero no los convierta en su fuente principal, ya que el uso excesivo puede interferir con la acidez natural del estómago.

que reduce el paso de la lactosa al colon", añade el doctor Savaiano. "Si tiene que beber leche, lo más fácil es que la revuelva con chocolate", pero use cocoa en polvo, que no tiene grasa, en lugar de jarabe de chocolate, que tiene un alto contenido de grasa.

Ponga unas enzimas a su leche. No tiene que beber necesariamente leche con chocolate. Simplemente añada tabletas de enzimas como Lactaid, que se vende en la mayoría de las farmacias y tiendas de salud. "Aunque tenga una severa intolerancia a la lactosa, puede disfrutar de la leche sin ninguno de sus síntomas", dice el doctor Manfred Kroger, profesor de ciencias de la alimentación de la Universidad del Estado de Pensilvania, en University Park. "Simplemente vierta un poco de polvo Lactaid en un vaso de leche la noche anterior y a la mañana siguiente, la mitad de la lactosa habrá desaparecido, eso bastará para prevenir los síntomas. Además, la leche le sabrá más dulce, porque la lactosa, que no es dulce, se habrá convertido en glucosa, que sí lo es".

Tome los lácteos con sus comidas. "Algunas personas han encontrado que sus síntomas desaparecen si toman productos lácteos con las comidas", señala el doctor Theodore Bayless, director de gastroenterología clínica del Hospital Johns Hopkins, en Baltimore. Esto se debe a que uno de los factores clave de la intolerancia a la lactosa es el ritmo con el que el estómago se va vaciando. "Si se hace más lento este proceso, puede reducir o prevenir síntomas", comenta el doctor Savaiano. "Una comida completa retarda más el vaciado del estómago". Sin embargo, no es aconsejable que coma demasiados lácteos en una sola comida.

Consuma lácteos fermentados. Los productos fermentados como el yogur, el suero de leche y el queso duro no sólo tienen un alto contenido de calcio (la *principal* razón por la que debe consumir lácteos), sino que además no causan la misma reacción que la leche a quienes tienen intolerancia a la lactosa. Por ejemplo, los organismos que hacen el yogur también producen lactasa para digerir la lactosa, por lo que a la mayoría de las personas con intolerancia a la leche no le sucede lo mismo con el yogur, explica el doctor Naresh Jain, gastroenterólogo de Niagara Falls, en Nueva York. Pero, una nota de advertencia: el yogur helado le producirá la misma reacción que el helado o la leche helada, porque pierde las bacterias "útiles" al ser congelado.

El suero de leche también es "bastante tolerable", añade el doctor Jain (contiene *menos* grasa y colesterol que dos por ciento de leche).

Los quesos duros ricos en calcio tiene menos lactosa que la leche. "Los quesos suizos y Cheddar contienen muy poca cantidad de lactosa, por lo que usted tendrá una menor propensión a que le causen malestar", afirma el doctor Seymour Sabesin, gastroenterólogo y director de la Sección de Enfermedades Digestivas del Centro Médico Presbiteriano de San Lucas, en Chicago.

Jaqueca

La vida con frecuencia resulta un dolor en el cuello, ¿cierto? y la tensión continúa subiendo, ¿cierto? Por lógica, entonces, se desprende que los dolores de cuello que le provoca la vida no tienen sino un sitio a donde ir: hacia arriba, a ese espacio, ya de por sí frágil, entre sus orejas.

Eso es una jaqueca. Y usted sabe lo que *eso* significa, ya que estos dolores afectan casi a cualquiera. De hecho, los norteamericanos gastan más de 400 millones de dólares al año en calmantes para la jaqueca que venden sin receta médica, informa el doctor Seymour Diamond, director ejecutivo de la Fundación Nacional para la Jaqueca y director de la Clínica Diamond para la Jaqueca, en Chicago. Ahora bien, antes de que gaste otro billete en pastillas que le quiten el dolor, aquí le decimos cómo aliviarse con métodos libres de medicamentos.

Póngase hielo. Cuando tenga dolor de cabeza use hielo, es una de las maneras más rápidas y efectivas de alivio. "De hecho, cuando la jaqueca consiste en una serie de leves pulsaciones, cerca del 80 por ciento de las personas pueden desterrarla mediante este método", dice el doctor Fred Sheftell, director del Centro de Nueva Inglaterra para la Jaqueca, en Stamford, Connecticut y coautor de *Headache Relief* (Alivie la jaqueca). Le recomienda que coloque un paquete de hielo envuelto en una toalla, o una bolsa de verduras congeladas o, sobre todo, un producto llamado "cojín de hielo" (lo puede comprar en la mayoría de las farmacias) en la frente o sobre la cabeza cuando note el primer indicio de dolor.

Aplíquese calor. Cuando los músculos del cuello se tensan y el flujo sanguíneo disminuye, el resultado es una jaqueca debida a la tensión. El calor ayuda a que los músculos se relajen y a que incremente la irrigación de sangre. "Aplicar calor en la nuca es una excelente manera de aliviar la presión que acompaña a los dolores de cabeza tensionales", señala el doctor Glen Solomon, especialista en dolores de cabeza de la Fundación Clínica Cleveland, en Cleveland, y profesor de medicina de la Universidad del Estado de Ohio, en Columbus. El doctor Solomon le recomienda una almohadilla térmica, una ducha caliente (vuelva su nuca hacia el chorro de agua) o un baño caliente.

Tranquilícese. "Quizá lo más sencillo para aliviar la jaqueca sea recostarse en un cuarto oscuro y tranquilo", añade el doctor Solomon. "Cualquier movimiento puede agravar el dolor, de modo que obtendrá mucho bien de todo lo que pueda hacer para evitar que los músculos del cuello se tensen". ¿Por qué un cuarto oscuro y sin ruido? Porque las jaquecas, aun las más leves, lo vuelven más sensible a la luz y al ruido. "De hecho, la mayoría de las personas parecen preferir el silencio total a la música suave y tranquila", explica el doctor Solomon.

Dése un masaje en el cuero cabelludo. Para calmar el dolor de cabeza frótese el cuero cabelludo con las yemas de los dedos como cuando se lava el cabello. Otra técnica es colocar un cepillo de cerdas naturales a la altura de la sien, justo arriba de la ceja, y moverlo en círculos lentamente hasta la nuca. Este masaje le ayudará a liberarse de la tensión y le traerá alivio.

Amortigüe la luz. Con frecuencia las jaquecas se deben a que la vista se fatiga después de ver demasiada televisión o haber pasado largo tiempo frente a una pantalla de computadora. Si somete su vista a un gran esfuerzo durante el día, practique este consejo del doctor Sheftell: "Cada dos horas quítese los anteojos o lentes de contacto y coloque las palmas de las manos sobre los ojos para bloquear totalmente la luz. Abra los ojos en la oscuridad unos 30 segundos". Antes de separar las manos, cierre los ojos. Luego quite las manos y lentamente abra los ojos.

Diríjase al gimnasio. Aunque no es aconsejable hacer ejercicio una vez que se tiene jaqueca, "muchas personas han descubierto que las evitan o disminuyen su se-

Cómo volar sin que le duela la cabeza

Un viaje aéreo puede llevarlo a nuevas alturas en lo que a jaquecas se refiere. En estos casos el dolor se debe con frecuencia a las horas que se pasa uno sentado en una posición incómoda que tensiona los músculos del cuello. Pero he aquí cómo evitarlo.

"Personalmente uso uno de esos cojines inflables siempre que viajo", dice el doctor Seymour Diamond, director ejecutivo de la Fundación Nacional para la Jaqueca y director de la Clínica Diamond para la Jaqueca, en Chicago. "Son magníficos para protegerlo contra el dolor de cabeza que le provoca estar sentado en un incómodo asiento de avión. Además, sólo cuestan como 10 dólares".

veridad, con la práctica de un programa regular de ejercicio", dice el doctor Diamond. Eso se debe a que el ejercicio es excelente para reducir la tensión. (Sin embargo, si usted siente que el ejercicio le provoca dolor de cabeza, será mejor que vea al médico.)

Pruebe la presión. "Aminore su jaqueca presionando ciertos puntos de acupresión", aconseja el doctor Sheftell. "Oprima el área interdigital entre el pulgar y el índice. Otra zona es la pequeña cresta entre el cuello y la nuca (aproximadamente en paralelo con los lóbulos de las orejas)".

Si no siente alivio tras 10 ó 15 minutos, oprima otras partes del cuerpo: el empeine del pie, la zona entre el dedo gordo del pie y el segundo dedo, la parte exterior de la espinilla, justo debajo de la rodilla o su tendón de Aquiles.

Ejercite el cuello. El doctor Sheftell sugiere que inicie cada día con diez giros de cuello en cada dirección. "Suelte los músculos del cuello y permita que la barba toque el pecho. Después, gire la cabeza soltando los músculos del cuello". Tenga cuidado de hacer estos ejercicios despacio, pues si los realiza de manera muy vigorosa puede tensionarse aún más.

Ejercítese más. "Hoy no, tengo jaqueca", debería ser "¡Claro! ¡hoy sí, tengo jaqueca!". Investigaciones realizadas por la Escuela de Medicina de la Universidad del Sur de Illinois muestran que las mujeres pueden aliviarse total o parcialmente del dolor de cabeza mediante el contacto sexual. (Lo sentimos, chicos, pero los investigadores no tienen datos sobre cómo esto los afecta a ustedes.)

Duerma sobre la espalda. "La jaqueca puede deberse a haber dormido en una mala posición, que puede incluir dormir boca abajo, porque los músculos del cuello se contraen", dice el doctor Diamond. "Dormir boca arriba es lo mejor que puede hacer, pero muchos de mis pacientes, que tienen un sueño intranquilo, han encontrado alivio con un cojín Walpin (el nombre del inventor), que tiene un hoyo en el centro para relajar el cuello". El Wal-Pil-O, un cojín de tamaño estándar, diseñado para aliviar la tensión muscular del cuello, puede encontrarse en algunas farmacias y en los almacenes de aparatos quirúrgicos y ortopédicos.

Mire hacia arriba. Pudiera ser que la causa de su dolor de cabeza esté, literalmente, sobre su cabeza. Eso se debe a que la iluminación fluorescente, la elección más común de iluminación en la mayoría de las oficinas (y cada vez más común también en los hogares), parece estar siempre encendida, pero en realidad parpadea unas 60 veces por segundo. Este parpadeo constante, aunque no se nota, fatiga el cerebro y provoca jaquecas, explica el doctor Robert A. Baron, psicólogo industrial y profesor del Instituto Politécnico Rensselaer, en Troy, Nueva York, quien ha realizado una extensa investigación sobre cómo la luz afecta el estado de ánimo y la salud. Si usted piensa que los focos de luz fluorescente pueden estarle ocasionando dolores de ca-

Cuándo la cafeína puede aliviar una jaqueca

Tomar la aspirina con una taza de café o té brinda más alivio que la aspirina sola. De hecho, la cafeína incrementa aproximadamente un tercio los poderes calmantes de la aspirina, da a conocer una investigación publicada en la revista médica *Archives of Internal Medicine* (Archivos de Medicina Interna).

"La cafeína puede ser muy útil, porque constriñe los vasos sanguíneos", dice el doctor Fred Sheftell, director del Centro Nueva Inglaterra para el Dolor de Cabeza, en Stamford, Connecticut, y coautor de *Headache Relief* (Alivie la jaqueca). "De hecho, la mayoría de los productos con aspirina contienen una importante cantidad de cafeína". Pero el doctor Sheftell le recomienda que limite la dosis de cafeína a unos 200 miligramos diarios, el contenido de dos tazas (no tarros) de café. Y trate de no tomar más de dos tabletas de aspirina al día.

Si usted bebe café entre semana, y nota que el fin de semana, que no lo bebe, tiene dolor de cabeza, "esto puede deberse a que un solo día sin café basta para provocarle una jaqueca debida a la falta de cafeína", advierte el doctor Glen Solomon, especialista en dolores de cabeza de la Fundación Clínica Cleveland, en Cleveland, y profesor de medicina de la Universidad del Estado de Ohio, en Columbus.

beza, cambie a una lámpara de mesa con un foco incandescente un par de días. Si nota una gran diferencia sustituya la iluminación fluorescente por incandescente.

Cuide su postura. La postura tiene un papel clave en el padecimiento de jaqueca. "Es el mismo tipo de problema que la postura en el dormir", añade el doctor Diamond, quien le recomienda que evite andar con la cabeza inclinada o hacia un lado, ya que los músculos se contraen cuando adopta esas posiciones. "Evite inclinar o empujar la cabeza en una sola dirección", repite el doctor.

Evite las jaquecas por la altitud. Si va de vacaciones a la cima de las montañas Rocallosas o a los Andes del Perú, corre riesgo de sufrir jaqueca debido a la altitud. *Evítela* tomando de 3,000 a 5,000 miligramos de vitamina C un día antes de partir y uno todos los días que dure su estancia, aconseja el doctor Seymour Solomon, director de la Unidad de Jaquecas del Centro Médico Montefiore y profesor de neurología del Colegio de Medicina Albert Einstein de la Universidad de Yeshiva, ambos en el Bronx, en la ciudad de Nueva York. También, tome dos tabletas de aspirina diarias iniciando el día de su partida.

Juanetes

U n juanete es un crecimiento excesivo del hueso que hace que el dedo gordo del pie sobresalga por encima del perfil del pie. Muchas personas culpan al calzado, pero en realidad los juanetes son un problema hereditario, ya que los miembros de una familia tienden hacia una estructura ósea similar. Aunado al crecimiento excesivo hay dolor, en vista de que el juanete tiene que soportar la presión del cuero de sus zapatos.

Los juanetes son diez veces más comunes en las mujeres que en los hombres y por el tipo de corte del zapato femenino, el dolor es peor. La primer señal es un crecimiento de la base del dedo gordo, resultado de haber llevado durante años un calzado demasiado apretado que provocó presión. En ocasiones, entre algunas personas, este crecimiento obliga al dedo gordo a desviarse hacia el siguiente dedo. Como los zapatos de tacón alto hacen que la punta del pie se deslice hacia adelante, cada vez que usa este tipo de calzado está sometiendo a su juanete a una presión tan dolorosa que hasta puede dificultarle el caminar.

La única manera de eliminar los juanetes es mediante cirugía, pero si no le agrada la idea del escalpelo, aquí describimos unos remedios caseros que lo ayudarán a mantenerse un paso adelante del dolor.

Use zapatos deportivos. "Yo recomiendo a todos los pacientes que padecen juanetes que usen zapatos deportivos lo más frecuentemente posible", dice Robert Diamond, podiatra de Pensilvania, afiliado al Centro Hospitalario Muhlenberg en Bethlehem y al Hospital Osteopático de Allentown. "El calzado deportivo tiene una punta más ancha, algo importantísimo para las personas que padecen juanetes. Además, como están fabricados con materiales más suaves, no ejercen demasiada presión". (El calzado para caminar puede funcionar igual de bien y quizá lo prefiera por su apariencia, añade Terry Spilken, podiatra y miembro de la facultad del Colegio de Medicina Podiátrica de Nueva York, en Nueva York.)

Use calor. "Si aplica un cojín térmico a los juanetes regularmente, aumentará el flujo de sangre y así ayudará a combatir la inflamación", aconseja el doctor Spilken.

¿Propenso a los juanetes?

Aquellos que tienen pie plano o el arco poco marcado son los más propensos a desarrollar juanetes, dice Terry Spilken, podiatra y miembro de la facultad del Colegio de Medicina Podiátrica de Nueva York. "Esto se debe a que las personas con pie plano tienden a realizar un movimiento de pronación que se traduce en un giro interno del pie que ejerce especial presión sobre el área donde los juanetes tienden a desarrollarse".

La respuesta: si usted tiene el pie muy plano o una tendencia a la pronación, el uso de aparatos ortopédicos prescritos por un podiatra le evitarán el movimiento de pronación y, por lo tanto, el desarrollo de juanetes. Dicho tratamiento debe tener un costo entre los 200 y 400 dólares.

Dése masaje. Un masaje sistemático de movimientos perpendiculares también ayuda a aliviar el dolor del juanete, afirma el doctor Spilken. El masaje debe ser en sentido transversal al pie, "ofrece más alivio que si hace los movimientos a lo *largo* del pie".

Alivie la presión. Existen varios productos que venden en farmacias y tiendas que eliminan la presión ejercida sobre el juanete y alivian el dolor. Una almohadilla tipo honda "jala" el dedo gordo, separándolo del dedo de al lado. "De este modo elimina la presión. También existen separadores que se colocan entre el dedo gordo y el segundo. No enderezan el dedo en sí, pero ayudan a eliminar parte de la presión", dice el doctor Diamond. Aunque las amohadillas de tela de molesquina se usan frecuentemente para aliviar este mal, el doctor Diamond las considera menos efectivas que las almohadillas tipo honda y los separadores.

Ande descalzo o use sandalias. Los verdaderos culpables son los zapatos que rozan sus dedos, de modo que si quiere prevenir o aliviar el dolor que provocan los juanetes, así como evitar que su condición empeore, ande descalzo tanto como le sea posible. Cuando esté en casa (o en cualquier sitio que se lo permita), camine descalzo. Si no puede, use sandalias o zapatos de frente abierto siempre que pueda.

Asegúrese de que le quedan bien los zapatos. Cuando tenga que usar zapatos, asegúrese de que le queden lo mejor posible. Para saber si esto es así, debe cerciorarse de que la punta de su dedo más largo del pie quede a una distancia del ancho de un dedo de su mano de la punta del zapato, explica el doctor Spilken. "A lo ancho,

¿Cuándo es necesaria la cirugía?

La cirugía de juanetes implica un procedimiento quirúrgico simple que no requiere de internarse en el hospital y que elimina por siempre el molesto juanete. La recuperación toma, por lo general, cuatro semanas, pero probablemente necesite sólo unos cuantos días de reposo y cierta inmovilidad a causa de que debe mantener el pie elevado.

"No existen reglas específicas para determinar quién necesita cirugía, sin embargo, si el juanete le duele o está deformando sus dedos, por lo regular, se recomienda la cirugía", dice el podiatra de Pensilvania, doctor Robert Diamond, afiliado al Centro Hospitalario Muhlenberg, en Bethlehem y al Hospital Osteopático de Allentown.

La mayoría de los expertos están de acuerdo en que si los juanetes interfieren con su estilo de vida, le provocan dolor y le evitan hacer cosas que le gustaría realizar, entonces *debe* operarse.

el zapato debe ser lo bastante amplio para permitir que quepa un dedo de la mano entre el interior del zapato y el costado del pie. Al frente, el zapato no debe presionar ni el dedo gordo ni el dedo meñique del pie".

Si es poseedor de calzado que no pasa esta prueba, acuda al zapatero que, por un precio razonable, podrá estirárselo.

Remoje sus pies sin sal. Un buen baño caliente de pies con sales Epsom es el remedio casero más popular para los juanetes; pero quizá no necesite sales. "Basta con remojar los pies en agua caliente para reducir la inflamación y aliviar el dolor", asegura el doctor Spilken.

Labios partidos

C omo si descender por una y otra chimenea con una cintura de un metro veinte centímetros de diámetro no fuera bastante impresionante, lo que es realmente asombroso de Santa Claus es cómo se las arregla para sonreír ale-
gremente todo el invierno. Después de todo, cuando alguno de nosotros tratamos de
dibujar una sonrisa durante la época navideña, lo que realmente hacemos es dejarla
estampada: cortesía de los labios partidos.

A diferencia del resto de la piel, la de los labios carece de los aceites naturales
necesarios para protegerla de los vientos secos del invierno y la baja humedad de la
calefacción de los interiores. Además, los labios se queman fácilmente con los rayos
solares (que son doblemente malos cuando se reflejan en la nieve), porque no contienen melanina, el pigmento que contiene el resto de la piel y que es el que hace que
surjan las pecas y que la piel se broncee. Pero aquí le decimos cómo dar un beso de
despedida a los labios partidos y sonreír sin quedarse petrificado durante los meses
secos de invierno.

Cuándo ver al doctor

Si sus labios partidos no responden al tratamiento, debe hacer que un dermatólogo se los revise. La persistencia de este mal puede indicar una sobreexposición crónica al sol y anunciar una actividad premaligna o maligna, dice el doctor
Nelson Lee Novick, profesor de dermatología de la Escuela de Medicina Mount
Sinai, en la ciudad de Nueva York. En esos casos puede ser necesaria una biopsia
de los labios.

Si tiene lesiones en las comisuras de la boca que no le sanan, es posible que
se trate de una infección. La lesión se puede extender a los labios o a las mejillas,
por lo que debe tratarla un dermatólogo para prevenir complicaciones serias.

¿Olvidó su crema para labios? ¡Intente esto!

Atribúyalo a que metemos la nariz en todo tipo de novedades, pero he aquí uno de los remedios más inusitados y efectivos de entre lo que hemos olfateado. Cuando no lleve consigo su crema para labios pruebe esto.

"Coloque el dedo por uno de los costados de su nariz y luego páselo sobre los labios", sugiere el dermatólogo, doctor Joseph Bark, ex director del Departamento de Dermatología del Hospital St. Joseph, en Lexington, Kentucky. Al pasarse el dedo por la piel de la nariz, señala, "recoge un poco del aceite que se produce naturalmente, mismo que los labios están requiriendo".

No los humedezca con la lengua. En vista de que los labios partidos se deben a un problema de resequedad, la respuesta obvia es sencillamente lamerlo para humedecerlos, ¿cierto?

Falso: "Es lo peor que se puede hacer", afirma el doctor Ronald Sherman, dermatólogo y miembro del personal de atención del Centro Médico Mount Sinai, en la ciudad de Nueva York. "Así sólo logra que los labios se partan *más*. Al evaporarse la humedad que deja en sus labios al lamerlos, se evapora también parte de la humedad que ya tenían". Otro de los problemas es que los lamedores de labios tienden a mordisquearlos y destruyen la capa de piel que los protege.

Dé de beber a sus células secas. Beber más líquidos durante el invierno es una manera fácil y natural de evitar que sus labios se partan. "Recomiendo beber varios vasos de agua cada par de horas", dice la doctora Diana Bihova, profesora de dermatología del Centro Médico de la Universidad de Nueva York en la ciudad de Nueva York. "Conforme envejece, la capacidad de sus células para retener la humedad se reduce, de modo que el problema de resequedad puede, de hecho, aumentar cada invierno. Otra manera de ayudar a contrarrestar la resequedad de los labios en el invierno es usar un humidificador de aire en su casa y oficina".

Tome vitamina B. "Deficiencias nutricionales, como la falta de vitamina del complejo **B** y de hierro, pueden influir en los labios partidos y en la formación de lesiones en las comisuras de la boca", dice el doctor Nelson Lee Novick, profesor adjunto de dermatología clínica de la Escuela de Medicina de Mount Sinai en la ciudad de Nueva York. "De modo que asegúrese estar bien protegido por ese lado, tomando un suplemento de multivitaminas y minerales".

Use crema para labios con frecuencia. "Debe untarse crema para labios cada una o dos horas tanto para prevenir que se le partan los labios como para curarlos una vez que se le han partido", aconseja el doctor John F. Romano, dermatólogo y profesor de medicina de El Hospital de Nueva York-Centro Médico Cornell en la ciudad de Nueva York.

Puede usar jalea de petrolato, pero si se decide por un producto comercial específicamente fabricado para labios partidos, "asegúrese de usar uno que contenga un factor de protección solar (FPS) de por lo menos 15", añade el doctor Nicholas J. Jowe, profesor de dermatología de la Escuela de Medicina de la Universidad de California, Los Angeles, y director de la Fundación de California para Investigaciones de la Piel, en Santa Mónica.

Vigile su pasta dental. La alergia y sensibilidad hacia ciertos saborizantes de las pastas, dulces, gomas de mascar y enjuagues bucales pueden provocar que se les partan los labios a algunas personas, declara el doctor Thomas Goodman, profesor de dermatología del Centro de Ciencias de la Salud de la Universidad de Tennessee, en Memphis. "Los productos con sabor a canela y algunas pastas dentales antisarro pueden resultar especialmente irritantes, por lo que aconsejo a mis pacientes que las eviten".

Laringitis

P uede haber perdido la voz, pero no todo está perdido. La laringitis es la manera áspera que tiene la naturaleza de decir... bueno, *señalar*, que sus cuerdas vocales necesitan un descanso.

A veces una ronquera extrema es resultado de un resfrío o infección, por lo que su voz regresará cuando el resfrío se haya ido. Sin embargo, por lo regular, la laringitis es más bien una lesión que se debe al uso excesivo de las cuerdas vocales. Quizá dio demasiadas notas altas en la ducha o echó porras muy entusiastamente a su equipo favorito. Ya se trate de infección o abuso, aquí le decimos cómo frenar esa ronquera para que vuelva a tener el rápido comando de su voz.

No haga gárgaras. Unas buenas gárgaras parecen ser el remedio obvio, pero en realidad le harán más mal que bien. "Al hacer gárgaras, no alcanza la laringe, que es

Cuándo ver al doctor

Si su pérdida de voz va acompañada de un dolor tan severo que tiene problemas para tragar, necesita ver al médico inmediatamente, dice el doctor George T. Simpson II, director del Departamento de Otolaringología de la Escuela de Medicina y Ciencias Biomédicas de la Universidad del Estado de Nueva York, en Buffalo. Puede ser el resultado de una inflamación en la parte superior de la laringe que puede estar bloqueando la entrada de aire, una situación de peligro mortal que requiere de cuidado médico inmediato.

También debe ver al médico si tose sangre o escucha zumbidos severos o cualquier tipo de "sonidos" al respirar. Asimismo, si no mejora su laringitis en cinco días de reposo para la voz (y no tiene resfrío ni alguna otra infección) debe ver al doctor.

---

donde se encuentra el tejido irritado o inflamado", explica el doctor Robert J. Feder, otolaringólogo de Los Angeles que enseña canto en la Escuela de Música de la Universidad del Sur de California. "Lo más importante es que, al hacer ruido con las gárgaras, la vibración puede lastimar las cuerdas vocales ya de por sí inflamadas".

No hable. Y tampoco susurre. Es un hecho bien sabido que debe evitarse hablar durante una laringitis, pues la acción tensa las cuerdas vocales prolongando o empeorando la enfermedad; pero es un hecho poco conocido que susurrar puede ser tan malo, si no es que aún peor. "El susurro hace que golpee las cuerdas vocales tan fuerte como si se estuviera gritando", explica el doctor George T. Simpson II, director del Departamento de Otolaringología de la Escuela de Medicina y Ciencias Biomédicas de la Universidad del Estado de Nueva York, en Buffalo.

Tome agua. Si ingiere por lo menos ocho vasos de agua al día, y de preferencia diez, asegura humedad a su laringe, un paso clave para curar la laringitis. El agua debe estar tibia o a la temperatura del ambiente interior, ni muy caliente ni muy fría. Y no añada ni sal ni alcohol. (Olvídese de los ponches calientes, resecan demasiado.) Si el agua no es de sus bebidas favoritas, el doctor Feder dice que también puede beber jugo y té tibio con miel. *Nota:* beba aún *más* si va a volar, ya que el aire que se respira en los aviones reseca mucho.

Evite la aspirina. Si ha perdido la voz porque gritó demasiado, probablemente ha roto un vaso capilar, de modo que no tome aspirina, aconseja el doctor Laurence

Levine, profesor de otolaringología de la Escuela de Medicina de la Universidad de Washington, en St. Louis. La aspirina hace más lento el proceso de coagulación y retarda la curación.

Elija bien las pastillas para la tos. Evite los productos de menta o mentolados que son muy resecantes, aconseja el doctor Feder. Mejor elija las pastillas suaves de miel, o con sabor a frutas, pero tenga en mente que las pastillas para la tos son básicamente un dulce, no tienen efecto curativo.

Vaporícese. Coloque la cabeza sobre un recipiente con agua hirviente durante cinco minutos, dos o cuatro veces al día, para restaurar la humedad de su garganta y acelerar la curación. Si tiene un humidificador de aire frío puede obtener el mismo resultado, añade el doctor Scott Kessler, otolaringólogo de la ciudad de Nueva York que se ha especializado en la medicina del canto y ha sido médico de varios cantantes de la Opera Metropolitana y de la City Opera y en Broadway.

Mal aliento

A pesar de lavarse regularmente los dientes, limpiarlos con hilo dental, incluso con mentas, y enjuages bucales y otros refrescantes del aliento, ¿se le presentan momentos en los que la horrenda halitosis hace que aquellos que están cerca lleguen a considerar oportunidades de hacer carrera en alguna de las estaciones climatológicas del Círculo Artico?

Si su pareja o colegas comienzan a considerar que su boca sea declarada "Zona de pantanos peligrosa", no lo tome *muy* a pecho. Después de todo, el mal aliento le pega casi a todo el mundo en algún momento y, desafortunadamente, a bastantes de los que nos rodean también. "Son tantas las causas del mal aliento, de hecho docenas, que en ocasiones es muy difícil señalar una en particular", asegura el doctor Joseph Tonzetich, profesor de biología oral en la Universidad de British Columbia, en Vancouver, Canadá.

El hecho es que casi todo lo que introducimos a la boca, desde antihistamínicos y otras medicinas hasta comida y bebidas, puede producir mal aliento. El estrés, los problemas de sinusitis, heridas en la boca, hablar y hasta las hormonas pueden intensificar el mal aliento; pero despreocúpese, enseguida le explicaremos cómo decirle adiós a la desagradable halitosis.

Coma una naranja. Algunos casos de mal aliento, particularmente aquellos que ocasionan la ansiedad y la ingestión de medicamentos, se deben a una sequedad excesiva de la boca, dice el doctor Tonzetich. "Los cítricos y otros alimentos con alto contenido de ácido cítrico son muy buenos para estimular la saliva. El ácido también ayuda a eliminar la actividad de algunas enzimas que producen olor, en tanto que el gusto agrio de limones, naranjas y toronjas ayuda a refrescar la boca".

Irríguese los dientes. "Probablemente la mejor manera de controlar el mal aliento es usar un irrigador como el *Water Pik* para limpiar sus dientes", opina el doctor Fred G. Fedok, profesor asistente de otolaringología y cirugía de cabeza y cuello del Hospital de la Universidad Estatal de Pensilvania, en Hershey. "Con un *Water Pik* ayuda a remover los restos de comida y otros desechos que provocan bastante mal olor".

Use una solución de bicarbonato de sodio. "Puede aumentar la eficacia del *Water Pik,* usando una solución de bicarbonato de sodio para limpiar sus dientes. "Cepíllese los dientes con bicarbonato de sodio y luego enjuáguelos con agua o con el *Water Pik*", dice el doctor Fedok. "O lo que *realmente* recomiendo es hacer una mezcla de bicarbonato de sodio con agua tibia y vaciarla en el *Water Pik* para irrigar su boca y dientes".

Cuándo ver al doctor

Si el mal aliento continúa a pesar de sus mejores esfuerzos por remediarlo, el problema va más allá de haber comido demasiadas cebollas. Puede ser la señal de una seria condición de salud.

El mal aliento puede presentarse si tiene alguna úlcera bucal, enfermedades de dientes o encías, infecciones en los senos nasales o amígdalas o cualquier otro problema en las cavidades orales o nasales. También es común después de una cirugía dental.

Pero también puede ser señal de problemas gastrointestinales, de tensión, tuberculosis, sífilis, deshidratación, deficiencia de zinc y hasta cáncer.

De modo que es sensato hacerse una revisión de vez en cuando. Coloque las manos sobre su nariz y boca, exhale como si fuera a inflar un globo y huela su aliento. Si está mal, podrá decirlo inmediatamente por el olor.

Un consejo: Si ha intentado todo para eliminar el mal aliento y no obtiene resultados, consulte a su dentista o médico, aconseja el doctor Roger P. Levin, presidente de la Academia Maryland de Odontología General.

Según el doctor Fedok, el bicarbonato de sodio es un gran remedio para el mal aliento, porque cambia el pH de la boca y la hace un medio menos propicio para muchas bacterias. Además, el bicarbonato de sodio es especialmente útil para los que tienen mal aliento a causa de la gingivitis.

Cepíllese la lengua. "Quizá el remedio más pasado por alto para eliminar el mal aliento sea cepillarse la superficie posterior de la lengua cuando se lava los dientes", opina el doctor Tonzetich. "Aunque son diversas las causas del mal aliento, por lo regular, el olor surge de la superficie de la lengua". Eso se debe a que la lengua está cubierta por una especie de vellosidad microscópica que atrapa y alberga placas y comida, indica el doctor Eric Shapira, profesor y conferencista de la Escuela de Odontología del Pacífico, en San Francisco. Una cepillada suave diaria (que incluya la parte posterior de la lengua) libera estas partículas olorosas.

O déle una limpiada. ¿No tiene el cepillo a la mano? No se preocupe. "Sólo tiene que tomar un pañuelo o un pedazo de gasa para darle a su lengua una buena frotada", aconseja el doctor David S. Halpern, dentista de Columbia, Maryland, y vocero de la Academia de Odontología General. "Hasta una limpiada rápida sirve para remover la capa de residuos de la lengua que puede causarle mal aliento".

Limpie sus senos nasales. Puesto que el mal aliento puede ser causado por un sinnúmero de problemas en los senos nasales, algunas personas obtienen alivio lavando el área interna de la nariz donde drenan los senos, dice el doctor Fedok. Si desea ponerlo en práctica, use una jeringuilla, como las que se utilizan para limpiarse los oídos, con una solución salina. (Puede encontrar ambas cosas en una farmacia.) "Tendrá que llenar la jeringuilla repetidas veces. Rocíe la solución salina en cada fosa nasal, permitiendo que el líquido escurra por la otra fosa y la boca. Requerirá más o menos medio litro de solución para lavar sus senos nasales", indica el doctor Fedok.

Use el enjuague bucal adecuado. Casi cualquier tipo de enjuague bucal podrá disfrazar temporalmente el mal aliento (por lo regular unos 20 minutos), pero para eliminar el mal olor con la eficiencia de un Rambo enojado, elija un enjuague bucal que contenga zinc. El zinc tiene la propiedad de inhibir la producción de los compuestos de azufre que causan el mal aliento, dice el doctor Tonzetich. "Además, los enjuagues de zinc no tienen el sabor metálico de los productos orales que contienen cobre".

Desayune. Si no desayuna puede apostar que tendrá mal aliento *toda* la mañana, advierte el doctor Tonzetich. "Y, por lo regular, así ocurrirá hasta que coma", agrega. "Muchas de las personas que no desayunan tienen mal aliento por lo menos hasta la comida".

Termine con un vaso de agua. Ya sea que coma un bocadillo o participe del festín más suculento, un vaso de agua mineral es la bebida ideal después de comer. "Un buche de agua es un gran remedio para deshacerse de los olores provocados por la comida y bebida", afirma el doctor Halpern. Esto se recomienda especialmente después de haber ingerido café, té, refrescos o alcohol, ya que pueden dejar residuos que se pegan a la placa de la boca y causan mal aliento.

Asiente su estómago. La indigestión o los problemas estomacales ocasionan que eructe y expulse olores gaseosos desagradables, añade el doctor Halpern. Para aliviar este problema tome antiácidos que le ayuden a asentar el estómago.

Ni siquiera toque el ajo. Por supuesto, todos sabemos que *comer* ajo provoca un aliento que puede llegar a parar un reloj; pero manipularlo al cocinar también causa mal olor, señala el doctor Ronald S. Bogdasarian, otorrinolaringólogo y profesor asistente de la Escuela de Medicina de la Universidad de Michigan, en Ann Arbor, quien ha realizado investigaciones sobre las causas y métodos curativos del mal aliento. Esto se debe a que las sustancias aromáticas del ajo parecen entrar al cuerpo a través de los poros y llegar al torrente sanguíneo para ser liberadas en los pulmones antes de ser exhaladas.

Mastique estas hierbas. Además de ser refrescantes de aliento instantáneos, el perejil y la gaulteria también liberan sustancias aromáticas agradables a los pulmones. El resultado es que refrescarán su aliento unas 24 horas después, indica el doctor Bogdasarian.

Cuide su dieta. Algunas investigaciones señalan que una dieta rica en grasas contribuye al mal aliento. La teoría es que ciertas grasas, particularmente las de los quesos, mantequilla, leche entera y carnes grasosas, pueden contener ciertas sustancias aromáticas que metabolizamos y exhalamos, informa el doctor Bogdasarian. Si ya ha eliminado otras causas del mal aliento, intente reemplazar la carne y los productos lácteos por más carbohidratos, frutas, vegetales y granos enteros.

Conozca sus medicamentos. Muchas recetas y medicamentos que no requieren prescripción médica, contribuyen al mal aliento, porque "secan" la boca. Eso se debe a que la saliva, al ser ligeramente ácida, por lo general, suprime las bacterias. Hay medicamentos que secan la saliva y cuando esto sucede las bacterias que tiene en la boca comienzan a reproducirse como conejos en primavera. Los antihistamínicos, descongestionantes, calmantes, diuréticos y algunas medicinas para el corazón, encabezan la lista de medicinas que secan la boca. Si está tomando alguna de estas drogas, asegúrese de *incrementar* su ingestión de agua. Si masca chicle o chupa dulces, provocará la producción de saliva.

Mal olor corporal

C uando nuestros antepasados caminaban en cuatro patas, cuando no existían discos de Johnny Mathis o románticas cenas a la luz de las velas, la mayoría de los hombres y mujeres alcanzaban un olor maduro y natural que no pudo sino enloquecer a sus compañeros de cena.

Cómo cambian los tiempos. Actualmente, el mismo olor corporal puede dejarlo más solo que al viejo tío Fuchi antes de su baño del mes. Por supuesto que los departamentos encargados de que usted huela bien en farmacias y supermercados están abarrotados de filas de desodorantes que matan el olor que ocasionan las bacterias, o bien, lo enmascaran.

Pero a muchas personas les irritan los desodorantes y antitranspirantes. "Las sales de aluminio y otros agentes antitranspirantes pueden ser demasiado fuertes para la sensibilidad de las glándulas de las axilas", dice el doctor William Epstein, profesor de dermatología de la Escuela de Medicina de la Universidad de California, en San Francisco. Afortunadamente para usted (y para los que lo rodean), existen otros medios para eliminar el olor corporal sin desodorantes. Enseguida le presentamos los más efectivos:

El zinc. Algunas de las personas que tienen problemas de olor pueden remediarlo sencillamente, si ingieren más zinc, afirma el doctor Morton Scribner, dermatólogo en Arcadia, California. El doctor Scribner sugiere que aumente su consumo con un suplemento de 25 a 50 miligramos de zinc, o coma alimentos ricos en este elemento, como ostras, carne magra de res, cangrejo o germen de trigo.

Bicarbonato de sodio. "El bicarbonato de sodio, conocido también como polvo para hornear, mata el olor que provocan las bacterias y absorbe la humedad", dice el doctor Arthur Jacknowitz, profesor y director de farmacéutica clínica en la Escuela de Farmacéutica de la Universidad de Virginia, en Morgantown. "Muchas personas han descubierto que el polvo para hornear es tan efectivo como el desodorante". Lo único que tiene que hacer es rociar una cantidad generosa en el agua de la bañera y remojarse en ella, o mezclarlo con un poco de talco y aplicarlo directamente a las axilas.

Lávese como los médicos. Para matar las bacterias, los cirujanos se lavan con jabón antibacteriano antes de una operación. Estos jabones son "excelentes para las

Cuándo ver al doctor

Cuando los desodorantes no funcionan y la limpieza parece una pérdida de tiempo, quizá tenga un problema de olor corporal que requiere de toda la artillería, es decir, de la experiencia de su médico.

"Si ya probó todo y nada parece ayudar, entonces debe consultar a un dermatólogo que se especialice en problemas de olor corporal", aconseja el doctor George Preti, investigador del Centro de los Sentidos Químicos Monell, en Filadelfia. "Quizá sea síntoma de una condición que requiere ciertos antibióticos que maten las bacterias o el doctor puede prescribirle el uso de un jabón específico".

personas que tienen problemas de olor corporal o tendencia a irritarse con los desodorantes", señala el doctor John F. Romano, dermatólogo y profesor de medicina en El Hospital de Nueva York-Centro Médico Cornell en la ciudad de Nueva York. Los puede encontrar en la mayoría de las farmacias. "Sólo pregunte al farmacéutico por un jabón quirúrgico, lávese y mate las bacterias que ocasionan el mal olor". Este jabón es muy efectivo y lo bastante suave como para poder usarlo en las axilas e ingles, añade el doctor Romano.

El Domeboro. Otro producto que puede adquirir sin prescripción en las farmacias como una alternativa eficaz, es el Domeboro, indica D'Anne Kleinsmith, dermatóloga cosmética del Hospital William Beaumont, cerca de Detroit y miembro de la Academia Americana de Dermatología. El domeboro es un polvo que se mezcla con agua fría o tibia y se aplica a las áreas problemáticas. "Eliminará el olor y la humedad, ya se trate de sus axilas, ingles, pies o el área debajo de los senos".

Rasúrese las axilas. La presencia de vello incrementa el olor del cuerpo, porque es un sitio en el que se acumulan las secreciones, los desechos y bacterias, explica el doctor Jacknowitz. "Si se rasura las axilas reducirá los problemas de olor corporal. Sin embargo, no debe usar antitranspirantes en la piel recién afeitada".

Cuidado con los condimentos. Los extractos de proteínas, los aceites de ciertos alimentos y las especias quedan en las excreciones y secreciones del cuerpo horas después de haberlas ingerido. Estos extractos pueden causar olor. El pescado, comino, curri y ajo encabezan la lista. De modo que si tiene problemas de olor corporal éstos aumentarán si come demasiado de este tipo de alimentos, advierte la doctora Kleinsmith.

Mala memoria

Hmmm, ¿y ahora de qué íbamos a hablar? Ah, sí, de cómo curar esas molestas lagunas mentales. Ya sabe, cuando tiene el nombre o la fecha en la punta de la lengua... o cuando no recuerda dónde estacionó el auto... o dejó las llaves. Tan frustrante como puede ser, un olvido no significa que esté al borde del mal de Alzheimer. (Esta enfermedad se caracteriza por olvidar el año o los nombres de miembros cercanos de la familia.) Todos hemos tenido episodios ocasionales de olvido, de modo que si ya olvidó la última vez en que le ocurrió, aquí le decimos cómo mejorar la memoria.

Póngase en forma. La investigación científica confirma que en un cuerpo sano en verdad hay una mente sana, al menos en cuanto a memoria. Muchos estudios muestran que las personas de más de 40 años que practican un ejercicio aeróbico, por lo menos tres veces a la semana, tienen 20 veces mejor memoria que aquellos que no lo hacen. De modo que si usted pertenece al último grupo, cambie ese hábito sedentario.

"Hacer ejercicio con regularidad mejora el flujo sanguíneo al cerebro", dice el doctor Richard Gordin, profesor de educación física en la Universidad del Estado de Utah, en Logan, "y mejor flujo sanguíneo a menudo significa mejor pensamiento y memoria".

Entrénese viendo televisión. "Recordar nombres y rostros, así como fechas y citas, resulta de lo más difícil. Le recomiendo que vea programas de televisión que le ayuden a mejorar estas habilidades", dice el doctor Douglas Herrmann, investigador del Centro Nacional para Estadísticas de la salud, en Hyattsville, Maryland, y autor de *Super Memory*. (Supermemoria). "Puesto que conocer gente nueva pone a prueba la memoria, trate de recordar el nombre de los concursantes a lo largo de un programa de concursos. Algo como 'La rueda de la fortuna' puede ayudarle a mejorar su vocabulario y a recordar las definiciones".

Escríbalo. Escribir puede ser útil para su memoria, dice el doctor Herrmann. Anote los datos importantes para recordarlos más fácilmente. Muchos expertos en mnemotecnia le sugieren que "haga listas".

Piense en rimas. Vuélvase poeta. "Haga una rima para cosas de poco interés o hechos difíciles de recordar o cuando la información es complicada o altamente detallada", sugiere el doctor Herrmann. "Las rimas brindan la estructura que ayuda a recordar cosas".

Recuerde sus betacarotenos. Si consume por lo menos una porción diaria de alimentos ricos en betacarotenos puede mejorar algunos aspectos de su memoria, la fluidez de palabras y el recuerdo, particularmente si tiene más de sesenta años, según James G. Penland, psicólogo del Centro de Investigación sobre Nutrición Humana del Departamento de Agricultura de Estados Unidos, en North Dakota. Los vegetales verdes (sobre todo los de color oscuro) y las frutas de color naranja son ricos en betacarotenos.

Más que ver, observe. El ver algo proporciona una experiencia momentánea, que puede o no darle la oportunidad de retener detalles. Pero observar significa poner más atención al detalle. Por ejemplo, ¿ha visto un billete de 20 dólares un millón de veces, pero no recuerda de quién es el retrato que aparece en él? Si no sabe que se trata de Andrew Jackson, entonces no es un observador.

"Al notar propiedades especiales o rasgos de artículos de orden común, tendrá una mejor oportunidad de memorizarlos", dice el psicólogo, doctor Robin West, de la Universidad de Florida, en Gainesville, autor de *Memory Fitness over Forty* (Conserve su memoria en forma después de los cuarenta).

Practique juegos mentales. Los juegos de cartas y de mesa como Scrabble constituyen una buena manera para mejorar la memoria, aconseja el doctor Forrest R. Scogin, profesor de psicología de la Universidad de Alabama, en Tuscaloosa. "Pero elija juegos que le gusten, porque puede ser muy frustrante para alguien con problemas de memoria decir 'En cuanto empiece a jugar Scrabble mi memoria mejorará'". El proceso es similar al desarrollo de la condición física a través del ejercicio. No espere grandes resultados demasiado pronto.

Mala postura

C laro, algunos niños actúan como si lo supieran todo, pero, ¿quién sospecharía que saben algo sobre la buena postura? Hasta los bebés que empiezan a caminar mantienen, naturalmente, una postura perfecta, según Bill Connington, director y presidente del Centro Americano para la Técnica Alexander, en la ciudad de Nueva York, en donde se enseña a los asistentes a desarrollar una mayor facilidad, flexibilidad, ligereza y gracia de movimientos en las actividades físicas diarias.

"Los niños usan las coyunturas adecuadamente y tienen un maravilloso sentido de flujo y ligereza que termina a la edad de los cuatro o cinco años", observa Connington. "Luego comienzan a imitar a los de su alrededor", lo que no resulta muy bueno, dice Connington. Sus movimientos se vuelven más rígidos e imitan hábitos como encorvarse sobre el escritorio o la mesa. Estas costumbres pueden durar toda la vida y ocasionar problemas de espalda.

Pero como cualquier hábito, la mala postura se puede modificar. Connington recomienda que sólo estudie e imite a los niños pequeños en su rutina diaria. Con esto en mente, trate de seguir estos consejos para alinear mejor su cuerpo.

Erguido pero no tieso. "En cuanto las personas se percatan de que tienen problemas con su postura, tienden a pensar: 'Ay, tengo que enderezarme'. Entonces echan los hombros y cabeza hacia atrás", dice Connington. "Como esta posición es tan incómoda, en unos cuantos minutos tienden a volver al viejo hábito". Sólo relájese, la buena posición debe ser natural, no tiesa.

Motívese. "Una buena postura es en realidad cuestión de motivación, dice la doctora Christa Farnon, directora asociada de los Servicios de Medicina Ocupacional para SmithKline Beecham, una compañía de farmacéuticos en King of Prusia, Pensilvania. "Por ejemplo, si una adolescente quiere una postura erguida, lo logrará". Cuando se sorprenda encorvada, recuérdese que una mejor postura la hace más atractiva y le ayuda a desarrollar, naturalmente, una imagen de confianza en sí misma.

Tonifique sus músculos superiores. Unos músculos fuertes son esenciales para una buena postura. La doctora Farnon le sugiere que planee un programa de ejercicios de pesas para fortalecer los músculos superiores, con el fin de adquirir más

Ejercicios para una mejor postura

En ocasiones mejorar la postura es simplemente cuestión de ser más flexible y de relajar los músculos. Para mejorar el equilibrio y mejorar la flexibilidad de hombros, cuello y espalda, así como aliviarlos de la tensión, haga estos ejercicios que recomienda Patricia Hammond, instructora de yoga y directora del Centro Sarasota de la Asociación Americana de Yoga, en Sarasota, Florida.

Haga un acto de equilibrio. Pruebe esta simple técnica para mejorar su equilibrio y postura. Colóquese sobre rodillas y manos, respire lentamente y levante el brazo derecho y la pierna izquierda hasta que queden alineados con la espalda y en posición paralela al piso. Sostenga esta posición mirando hacia adelante y aspire, luego regrese a la posición de descanso exhalando. Repita con su brazo izquierdo y pierna derecha. Haga tres repeticiones alternando los lados.

Estírese para una mejor posición. Recuéstese boca arriba con ambos brazos estirados sobre su cabeza descansando sobre el piso. Primero estire la mano derecha, como si quisiera alcanzar algo que está más allá de su cabeza. Al mismo tiempo, tire hacia abajo con el pie derecho, manteniéndolo estirado. Repita con el lado izquierdo. Luego estire su mano izquierda y pie derecho; luego estire la mano derecha y pie izquierdo. Recuerde que debe mantener el pie estirado durante la secuencia de ejercicios.

Pruebe la postura del sol. Una vez que haya aprendido los otros ejercicios y haya adquirido una flexibilidad razonable, haga la prueba con la llamada posición del sol. De pie, erguida, tómese las manos por la espalda, enderece los brazos y sepárelos del cuerpo. Respire profundamente y exhale lentamente, inclinándose al tiempo que estira y separa los brazos del cuerpo. Exhale al inclinarse hacia adelante. Sostenga esta posición un segundo o dos, luego respire lentamente al erguirse. Repita este ejercicio tres veces.

fuerza y protección. La actividad física también le asegura una mejor postura en el futuro: entre más ejercicio haga, sus huesos absorberán mejor el calcio, lo que le ayudará a prevenir la osteoporosis.

Tire los tacones. Los tacones altos son la mayor causa de lordosis en las mujeres, dice la doctora Farnon. "Los tacones alteran el equilibrio, porque desalínean la pelvis, que debe estar alineada con los hombros". Cuide su espalda, use tacones bajos.

Descanse una pierna. "Cuando ha estado de pie durante largo rato, es importante que descanse un pie", sugiere la doctora Margaret Fankhauser, profesora del Departamento de Medicina Física y Rehabilitación de la Universidad del Estado de Michigan, en East Lansing y directora médica de la unidad de rehabilitación del Hospital General Lansing. Cuando se yergue completamente, la parte baja de su espalda tiende a curvarse un poco, explica la doctora Fankhauser, si hace que uno de sus pies repose sobre algo, tiende a corregir esta curvatura. Descanse un pie en la tina mientras se lava los dientes o en la base de un armario abierto mientras cocina. Si está esperando en la fila, coloque un pie en un escalón o plano elevado si existe. Estas técnicas simples le ayudarán a aliviar la presión de su espalda.

Elija cuidadosamente su silla. "Es importante que encuentre una silla que soporte su espalda", dice Deborah Caplan, fisioterapeuta y miembro fundador del Centro Americano para la Técnica Alexander. "Si se sienta hasta atrás de la silla, debe tener un apoyo para las curvaturas normales de su espalda". Busque sillas y cojines que brinden soporte lumbar, puede encontrarlos en farmacias, almacenes de artículos quirúrgicos y en algunas tiendas departamentales.

Manchas dentales

P rácticamente lo único que brilla en los programas de concursos, más que las cajas de regalos, son las sonrisas de los conductores. Pero en tanto que Raúl, René, Kity y el resto de los conductores tienen un equipo de maquillistas que se aseguran de que sus sonrisas sean más blancas que un paisaje del Artico, el resto de las personas comunes sólo nos tenemos a nosotros mismos para mantener nuestros dientes inmaculados.

En ocasiones eso puede ser más difícil que subir el Palo Encebado. Algunas manchas sólo pueden tratarlas un profesional, específicamente aquellas que provocan ciertos antibióticos, fiebres altas o problemas de metabolismo; pero si se trata de un problema cotidiano de dientes manchados, hay remedios cotidianos que pueden mejorarlos.

"Los dientes manchados son producto de muchas cosas que disfrutamos: café, té, cola, cigarro y hasta ciertos alimentos. La sugerencia obvia es dejar de consumirlos, pero eso es más fácil decirlo que hacerlo", explica el doctor Barry Dale, dentista cosmético de Nueva Jersey y profesor del Centro Médico Mount Sinai, en la ciudad de Nueva York. "Hasta lo que no comemos o bebemos puede ocasionar manchas. Los dientes se van haciendo más amarillos como parte natural del proceso de envejecimiento".

Pero parte de las manchas se pueden evitar o eliminar si sigue estos consejos.

Haga buches de agua. Puesto que el café, té o cola, algunas de las bebidas más consumidas, en lo que es nuestra dieta causan la mayor parte de las manchas, los consumidores de cafeína pueden contrarrestar parte de la decoloración si se enjuagan la boca *después* de ingerir estas bebidas. "Idealmente se pueden prevenir muchas de las manchas si se cepillan los dientes después de cada comida o bocadillo", dice el doctor David S. Halpern, dentista de Columbia, Maryland y portavoz de la Academia General de Odontología. "Pero como la mayoría de las personas no lo hacen, yo aconsejo a mis pacientes que hagan enjuagues de agua después de beber café o cualquier bebida que manche, esto también les ayudará a mantener el aliento relativamente fresco".

Los productos blanqueadores limpian más su cartera que sus dientes

¿**E**stá pensando usar uno de esos pulidores de dientes que anuncian en la televisión y que le prometen una sonrisa con dientes aperlados? Si lleva a la práctica su intención y gasta dinero en esos productos le estarán viendo la cara.

"Algunos de estos productos son tan abrasivos que al principio le blanquean los dientes, pero después de un tiempo en realidad se los oscurecen, porque raspan el esmalte blanco y dejan al descubierto la dentina, más oscura", explica el doctor Barry Dale, dentista cosmético de Nueva Jersey y profesor Clínico adjunto del Centro Médico Mount Sinai, en la ciudad de Nueva York. "Lo que sucede es que sus dientes, ligeramente amarillentos, se tornan de un color más oscuro".

Y los dientes oscuros son sólo el principio del problema cuando usa jaleas, pastas o cualquier otro paquete "blanqueador". Las últimas evidencias advierten contra mayores daños. "Algunos estudios sugieren que estos productos pueden potenciar otros agentes que provocan cáncer", dice el doctor Dale. "Esto significa que si usted fuma, por ejemplo, el uso de los blanqueadores puede promover el riesgo de cáncer en la boca".

Coma muchos alimentos duros. "Coma manzanas, apio y otros tipos de comida dura que se frotan contra los dientes y ayudan a despegar los desechos que ocasionan las manchas", añade el doctor Halpern. "He notado que el problema de manchas es más común entre las personas que comen demasiados alimentos pegajosos".

Reserve el agua oxigenada para las heridas, no para los dientes. Cierto, los dentistas usan agua oxigenada para blanquear los dientes manchados, pero eso no significa que lo pueda hacer usted con los productos que venden en la farmacia. "Lo que nosotros usamos es una solución especial del 35 por ciento de agua oxigenada, que es bastante fuerte", explica el doctor Dale. "No existe evidencia de que hacer enjuagues con agua oxigenada al 2 por ciento que venden en la farmacia se blanqueen los dientes".

No se cepille muy duro. La lógica puede sugerir que entre más fuerte se cepille más limpios quedarán sus dientes. Pero la realidad es lo contrario. "Cepillarse los dientes con demasiado vigor puede desgastar el esmalte de los dientes y exponer la capa inferior más oscura, llamada dentina", explica el doctor Dale. *Su consejo:* cepíllese los dientes con firmeza pero no con vigor y sólo use cepillos de cerdas suaves, no medianas ni duras. "Si la mancha no desaparece con el cepillado regular y la pasta dental, no crea que la eliminará cepillándose con más fuerza".

Manchas de vejez

¡A propósito de una reputación manchada! La verdad es que la mayoría de las personas no se ponen de acuerdo en cómo llamar a esas manchas desagradables, pero por otra parte inofensivas, que aparecen en la frente y en el dorso de manos y brazos. Hay quienes piensan que se deben a la edad, error explicable, ya que es muy común que aparezcan *después* de los 55 años y raro que lo hagan antes. Otros las conocen como manchas del hígado.

La aparición de estas manchas puede ser alarmante, ya que tienen el aspecto de manifestaciones tempranas de cáncer de la piel al ojo no entrenado. Sin embargo, no son más que simples "pecas adultas", resultado de exponerse demasiado al sol. (No obstante, si nota que aumentan de tamaño o adquieren algún color "raro", consulte inmediatamente al médico.)

"La causa de la aparición de dichas manchas es el sol", dice la doctora D'Anne Kleinsmith, especialista en dermatología cosmética del Hospital William Beaumont, cerca de Detroit. "No tienen nada que ver con el hígado y poco que ver con el envejecimiento, salvo el hecho de aparecer en personas de edad".

Sin embargo, *son* desagradables. En ocasiones las manchas pueden aparecer abultadas y semejar pequeños lunares, pero lo común es que sean lisas como pecas oscuras. Si usted las ha padecido probablemente habrá notado que surgen, inesperadamente sobre las zonas de la piel expuestas al sol (por lo regular en aquellas áreas que no ha protegido con algún filtro antisolar. A continuación le detallamos lo que puede hacer con las manchas del hígado o de la edad o sencillamente *lentiginas* (su nombre médico).

Utilice *hidroquinona*. Este agente que sirve para aclarar las manchas no es peligroso y se encuentra en los productos Porcelana y Esotérica, que puede obtener sin receta médica. La hidroquinona ayuda a aclarar las manchas al grado de hacerlas prácticamente imperceptibles. El doctor Kleinsmith recomienda que la aplique sobre cada mancha con una mota de algodón.

Sin embargo, no espere resultados en una noche. Los efectos de este tratamiento se ven, por lo regular, después de un mes a dos. Siga las instrucciones del paquete y tra-

El filtro antisolar diario evita las manchas de vejez

La mejor manera de prevenir la aparición de manchas de vejez es usar un filtro antisolar de buena calidad cada vez que salga fuera de casa, aun cuando esté nublado y si ya tiene manchas, el filtro antisolar evitará que se oscurezcan o que aparezcan más.

Sea cual sea el caso, no olvide que el "15" rige.

Use un filtro con factor de protección solar (FPS) por lo menos de 15. Sin protección, la piel normal se pone roja después de estar expuesta media hora al sol, lo que es una señal de sobreexposición. En cambio, con un filtro de FPS de 15 puede permanecer quince veces más o siete horas protegido del sol (aunque no se recomienda).

Aplíquese el filtro antisolar por lo menos 15 minutos antes de salir. De este modo, la piel tendrá tiempo de absorberlo.

te de aplicar el medicamento justo sobre cada mancha, de manera que no aclare el pigmento de la piel no afectada.

Elimine la piel "manchada". La loción Lac-Hydrin Five, es otro medicamento que no necesita receta y contiene ácido láctico. "Este ácido puede mejorar la acción de los agentes blanqueadores al acelerar la eliminación normal de las capas "muertas de la piel", dice el doctor Michael Ramsey, dermatólogo e instructor clínico de dermatología en el Colegio Baylor de Medicina, en Houston. Esto deja al descubierto una nueva capa de piel más clara.

Ayúdese con un limón. "El jugo de limón fresco tiene la acidez necesaria para eliminar, sin causar daño, la capa superficial de la piel, lo que hará desaparecer o aclarará algunas manchas", asegura el doctor Jerome Z. Litt, profesor asistente de dermatología de la Escuela de Medicina de la Universidad Case Western Reserve, en Cleveland. "Aplíquelo con una mota de algodón dos veces al día, sobre las manchas. En seis u ocho semanas deberán empezar a desaparecer".

Y ¿qué tal una fricción con cebolla? Si frota un pedazo de cebolla *morada* sobre las manchas puede obtener el mismo efecto decolorante en vista de que "la cebolla tiene el mismo ácido del jugo de limón fresco que elimina la capa superior de la piel", añade el doctor Litt.

Use aceite de ricino para suavizar asperezas. "Si las superficies de las manchas parecen más ásperas que la piel que las rodea, lo que con frecuencia ocurre, algunas veces, puede obtener buenos resultados si se aplica aceite de ricino dos veces al día con un algodón", recomienda el doctor Ramsey. En las manchas mayores, puede obtener resultados más rápidos si las cubre con una venda con aceite de ricino durante la noche.

Conviértase en un personaje sombreado. "En vista de que la excesiva exposición al sol es lo que provoca estas manchas, evítela", sugiere el doctor Albert M. Kligman, profesor de dermatología en la Escuela de Medicina de la Universidad de Pensilvania, en Filadelfia. "Nunca verá manchas en personas que permanecen en la sombra". El cuidarse de la exposición solar evitará que las manchas, si ya las tiene, se oscurezcan y prevendrá la aparición de otras.

Cúbralas. Si todo lo anterior falla, ocúltelas. "Existen muchos tipos de maquillaje que pueden cubrir las manchas", afirma el doctor Edward Bondi, dermatólogo afiliado al Hospital de la Universidad de Pensilvania en Filadelfia. "Si sus manchas son demasiado oscuras, use un maquillaje espeso, pero si no es así, un maquillaje a base de agua funcionará. Covermark es un producto que se ha utilizado tradicionalmente para ocultar estas manchas". *Nota:* si tiene acné no use maquillajes a base de aceite, ya que pueden empeorar las erupciones.

Manos sudadas

S i le sudan las manos más que a un sospechoso en un interrogatorio policiaco, tiene una condición que los doctores llaman hiperhidrosis, un exceso de sudor en las palmas de las manos. En lenguaje no médico puede llamarle, simplemente, "vergonzoso", pero he aquí cómo poner manos en marcha.

Séquese. "El mejor tratamiento es una corriente eléctrica de baja intensidad llamada iontoforesis", dice el doctor Norman Levine, jefe de dermatología del Centro de Ciencias de la Salud del Colegio de Medicina de la Universidad de Arizona en Tucson. El doctor Levine recomienda un aparato llamado Drionic que administra esta corriente de baja intensidad.

Cómo funciona. El Drionic utiliza una batería de 9 voltios, la carga necesaria para no hacerle daño, pero sí para bloquear el exceso en los ductos del sudor y mantenerlos así durante unas 6 semanas. Para remediar esta condición de las palmas de

---

La solución obvia no es la mejor

¿Por qué no secar esas manos sudorosas con talco? Después de todo parece la solución más económica.

"El talco puede ser el primer remedio que a uno se le ocurre, pero en realidad es lo peor que puede hacer, a no ser que se trate de un caso muy leve", dice el doctor Stephen M. Purcell, director del Departamento de Dermatología del Colegio de Filadelfia de Medicina Osteopática y profesor de la Escuela de Medicina de la Universidad Hahnemann en Filadelfia. "Al absorber la transpiración el talco se mezcla con el sudor y forma una pasta, dejándole con manos pastosas de talco y sudor, en vez de sólo manos sudorosas".

las manos, simplemente coloque su palma encima del aparato unos cuantos minutos. Para más información sobre el Drionic escriba a la General Medical Company, 1935 Armacost Avenue, Los Angeles, CA 90025.

Dé el mismo tratamiento que a sus axilas. Para un caso leve de hiperhidrosis, la solución puede estar en su botiquín médico. "Algunas personas sienten alivio si untan antitranspirante de axilas en la palma de las manos", dice el doctor Stephen M. Purcell, director del Departamento de Dermatología del Colegio de Filadelfia de Medicina Osteopática y profesor de la Escuela de Medicina de la Universidad Hahnemann, en Filadelfia. Pero revise la etiqueta: El antitranspirante que le funcionará para las manos debe contener clorhidrato de aluminio, el ingrediente activo deshidratante.

Controle el estrés. "Un remedio efectivo para la hiperhidrosis es controlar el estrés", dice el doctor Levine. "Realice prácticas de biorretroalimentación o cualquier otra técnica de control del estrés, ya que esta condición se debe, por lo menos parcialmente, al estrés o el nerviosismo".

Manos y pies fríos

A nadie sorprende tener frío cuando el invierno comienza, pero si sólo por abrir el refrigerador o entrar a un cuarto con aire acondicionado siente un frío intenso, es muy probable que tenga el mal de Raynaud.

De hecho, la palabra "mal" es un poco exagerada para esta incómoda molestia. Todos tenemos los pies y manos fríos alguna vez, sobre todo durante la época invernal. La gran diferencia es que la circulación sanguínea de quienes padecen el mal de Raynaud deja de llegar a las puntas de las extremidades ante el más *ligero* cambio de temperatura. Los dedos de pies y manos se les ponen blancos o toman un tinte azuloso conforme se van enfriando. Pueden doler o adormecerse. Cuando se calientan de nuevo se ponen rojos al regresar la sangre y pueden palpitar dolorosamente durante unos minutos o varias horas, según la severidad de la reacción.

El mal de Raynaud puede deberse a un exceso de actividad de los vasos sanguíneos, desórdenes del tejido conectivo o trastornos emocionales. Pero sea cual fuera la causa, esas sensaciones de frío y adormecimiento resultan en verdad incómodas. Aquí le mostramos algunas maneras de darle un ligero impulso a su flujo sanguíneo para hacer que la temperatura de sus extremidades se acerque más a la normal.

Cuándo ver al doctor

El mal de Raynaud no suele ser grave, por lo que no requiere atención médica. Sin embargo, en etapas avanzadas puede debilitar los dedos y dañar la sensación del tacto. En algunos casos estos síntomas pueden ser señal de daño en los nervios u otra enfermedad. De modo que si nota que sus dedos están más débiles o que su condición empeora, asegúrese de buscar ayuda profesional.

Póngalas en movimiento. Puede calentar sus manos con un simple balanceo de brazos, dice el doctor Donald McIntyre, dermatólogo de Rutland, Vermont. Haga como si fuera un lanzador de pelota, pero mantenga los dedos, muñeca y codo derechos al hacer girar el brazo como las aspas de un molino de viento. La velocidad recomendada es de 80 giros por minuto, pero independientemente de esto, *cualquier* velocidad bastará para enviar sangre a esos dedos hormigueantes.

Coma arenque. Los pescados con alto contenido de ácidos grasos omega-3 como el arenque, salmón, anchoas y macarela, ayudan a reducir los espasmos dolorosos de los vasos sanguíneos que provoca la suspensión del flujo sanguíneo. De modo que coma mucho de estos pescados del agua fría para aliviar el mal de Raynaud o cualquier otro problema circulatorio debido al frío o a la tensión emocional. Una ventaja adicional: estos pescados también ayudan a reducir los triglicéridos, un factor que participa en las enfermedades del corazón.

Hierro. Primer dato: la temperatura corporal de una mujer es uno o dos grados más baja que la de un hombre. Segundo dato: las mujeres tienden a tener los pies y manos más fríos (se trate del mal de Raynaud o no). Una de las razones de que la temperatura corporal promedio sea más baja es que muchas mujeres tienen deficiencia de hierro, explica el doctor Henry C. Lukaski, fisiólogo supervisor de investigaciones en el Centro de Investigación de la nutrición Humana del Departamento de Agricultura de Estados Unidos en Grand Forks, Dakota del Norte. La falta de hierro puede alterar el metabolismo de la tiroides, que regula la generación de calor corporal. Las mujeres que saben esto consumen los 18 miligramos de hierro diario recomendado, pero aun así las reservas de hierro se agotan durante la menstruación.

Si el hierro del cuerpo es bajo, un aumento en su consumo se traducirá en mayor calor corporal, es decir, en una buena manera de contraatacar los pies y manos fríos. De modo que busque buenas fuentes de hierro absorbible, como las almejas, el tofu (requesón de soya), la crema de trigo, el pollo, el pescado, la carne roja magra, las

Vístase para tener éxito

No hay secretos sobre la mejor manera de mantenerse caliente en un clima frío. "Esté yo caliente, ríase la gente", reza el dicho, de modo que no se preocupe por el "glamour" y piense en las siguientes prendas:

Use sombrero. Se pierde más calor por la cabeza que por cualquier otra parte del cuerpo, de modo que cúbrase con un sombrero que lo proteja del frío, aconseja el doctor John Abruzzo, director de la División de Reumatología y profesor de medicina de la Universidad Thomas Jefferson, en Filadelfia. La lana es lo óptimo, pero cualquier tipo de material es mejor que nada.

No desprecie lo sintético. La mejor manera de mantenerse caliente es vestir en capas. La capa de ropa más interna debe ser de material sintético o de una mezcla de materiales que permitan alejar el sudor del cuerpo. Los materiales con mezcla de algodón o lana también son buenos, sin embargo, evite las prendas 100 por ciento de algodón u otros hilos que absorban el sudor. Para la siguiente capa de ropa la lana es una buena elección, porque retiene el calor. La capa exterior debe ser de un material resistente al viento y repelente al agua, pero que deje respirar. Además, vigile que estas prendas sean amplias, ya que la ropa apretada corta la circulación.

Prefiera los mitones. Los esquiadores experimentados saben que los mitones son más calientes, porque retienen el calor de toda la mano mejor que los guantes, ya que éstos cubren cada dedo por separado.

Cubra sus pies con mezclas. Los calcetines de puro algodón absorben el sudor y enfrían los pies, de modo que mejor compre calcetines de polipropileno o poliéster, que permiten separar la humedad de la piel.

lentejas y los vegetales verdes (espinacas, acelgas, lechuga, etcétera). Junto con los vegetales y las legumbres, asegúrese de beber mucho jugo de naranja, porque la vitamina C aumenta la habilidad del cuerpo para absorber el tipo de hierro que estos alimentos contienen.

Pies secos. La humedad provoca frío, de modo que trate de mantener las partes friolentas secas. "Los talcos para pies son excelentes para ayudar a mantener los pies secos", señala el doctor Marc A. Brenner, antiguo presidente de la Sociedad

Americana de Dermatología Podiátrica. El doctor Brenner recomienda el uso de manera regular de talco para pies y que se asegure de rociarlo incluso entre los dedos.

Entre en calor con agua caliente. Puede parecer obvio, pero remojar las manos en agua caliente antes de salir al frío ayuda a mantener el flujo sanguíneo en las puntas de los dedos. El doctor Murray Hamlet, director de la División de Planes y Operaciones del Instituto de Investigaciones de Medicina Ambiental del Ejército de Estados Unidos en Natick, Massachusetts, planeó este ejercicio para las tropas en Alaska: Siéntese en un sitio confortable y sumerja las manos de dos a cinco minutos en un recipiente con agua (caliente de la llave) a unos 49° a 51°C (104° a 107°F). Después vaya a un área fría, de preferencia un sitio del exterior, y vuelva a sumergir las manos unos diez minutos en agua caliente (a la misma temperatura que anteriormente). Por último, vuelva a sumergir las manos de dos a cinco minutos en agua caliente en el interior.

El medio ambiente frío normalmente constriñe los vasos sanguíneos periféricos en tanto que la sensación del agua caliente hace que se abran. Cuando sus vasos sanguíneos se abren repetidas veces a pesar del frío, está "entrenando" eficazmente a sus manos para contrarrestar el reflejo de constricción. Después de 50 tratamientos el doctor Hamlet afirma que la mayoría de las personas pueden salir al frío sin que se les suspenda la circulación sanguínea en las manos.

Rechace los cigarrillos y hasta su humo. El humo del cigarro contribuye a tener problemas de circulación porque estrecha los vasos sanguíneos de los dedos de manos y pies y, por lo tanto, ocasiona un menor flujo sanguíneo, según el doctor Jay D. Coffman, jefe de medicina vascular periférica del Hospital de la Universidad de Boston. Estos efectos pueden ser especialmente severos en personas que padecen el mal de Raynaud. De hecho, si ese es su caso, *aléjese* de los fumadores.

Vigile qué y qué tanto bebe. La deshidratación empeora el frío, porque reduce el volumen de sangre, de modo que asegúrese de beber *por lo menos* ocho onzas de agua, sidra, tés herbales o caldo antes y después de salir al exterior. Sin embargo, no tome café u otros productos descafeinados, porque constriñen los vasos sanguíneos y pueden interferir con la circulación. Y olvídese de los ponches calientes, el efecto "calentador" del alcohol es sólo temporal y, de hecho, *baja* la temperatura del cuerpo.

Mareos

Está aturdido y tambaleante y el cuarto gira más rápido que una máquina tragamonedas de Las Vegas. La última vez que tuvo esta sensación, viajaba en la montaña rusa de Coney Island.

Pero, ¿qué quiere decir esa sensación de mareo cuando simplemente se está dando la vuelta en la cama, o sólo está cruzando el cuarto?

La respuesta no es sencilla. Mareo es una de las quejas que con frecuencia escuchan los doctores (ocupa el segundo lugar después del dolor de espalda), y tiene muchas causas. Entre ellas, algunos medicamentos, debilidad, deshidratación y un rango de problemas de salud más serios.

Los médicos distinguen cuidadosamente entre *vértigo*, que implica una sensación giratoria; *desequilibrio,* que es la sensación de perder el equilibrio; y mareo, que puede incluir una sensación de estar flotando, de vértigo o de desequilibrio.

El efecto de carrusel del vértigo indica un problema del oído interno y puede tener numerosas causas que incluyen lesiones en la cabeza, infecciones virales o la enfermedad de Meniere (presión excesiva en el fluido del oído interno). El oído interno envía mensajes al centro de equilibrio del cerebro, y cuando esos mensajes son incorrectos, el cerebro lee "¡LADEATE!" A veces los problemas del oído interno hacen que sienta que pierde el equilibrio cuando se pone de pie o camina.

Si experimenta ocasionalmente mareos y su médico ha descartado cualquier condición de salud seria, aquí hay algunas tácticas que no le harán daño y que pueden ayudar a poner término a la sensación de carrusel.

Enfoque un punto fijo. Si de repente se siente mareado, deténgase y enfoque algo inmóvil, como el marco de una ventana. "Si enfoca un punto fijo a lo lejos, le proporciona al cerebro la información visual sobre el equilibrio lo que le ayudará a que el mareo pase rápidamente", dice el doctor Dennis O'Leary, profesor de otolaringología/cirugía de cuello y cabeza de la Universidad del Sur de California y director del Centro de Equilibrio del Hospital de la Universidad del Sur de California, ambos en Los Angeles. Si siente mareo al viajar en auto o barco, enfoque el horizonte o algo en el paisaje distante.

Levántese lentamente. Muchas personas se marean cuando se levantan de la cama muy rápido, informa la doctora Susan Herdman, profesora adjunta de otolaringología/cirugía de cuello y cabeza de la Universidad Johns Hopkins, en Baltimore. Al levantarse demasiado rápido puede ocurrir una caída temporal de la presión sanguínea y una disminución de la irrigación sanguínea al cerebro. La solución es simple. "No salte de la cama", aconseja la doctora Herdman. "Mejor, siéntese en el borde durante un minuto para que se normalice la presión sanguínea y luego póngase de pie lentamente".

Acuérdese de reponer líquidos durante el verano. Cuando suda excesivamente en el clima caliente o al hacer ejercicio, la presión sanguínea puede disminuir y usted puede perder minerales importantes, dice la doctora Herdman. De modo que trate de beber por lo menos de 8 a 12 vasos de agua durante los días calurosos. Si está haciendo ejercicio, tome agua antes y después de esta actividad.

Respire lenta y regularmente. Si en ocasiones retiene la respiración o respira demasiado rápido (hiperventilación) cuando está bajo presión o haciendo ejercicio, su cuerpo expele más bióxido de carbono que lo normal. El resultado: mareo. Para respirar más lentamente, concéntrese en empujar hacia afuera el estómago cuando inhala y en jalarlo hacia adentro al exhalar. Al hacerlo, mantenga sus hombros quietos. Con una respiración más lenta y profunda, el equilibrio del bióxido de carbono se restablece y el mareo desaparece.

Cuándo ver al doctor

Un mareo de vez en cuando probablemente sea inocuo, pero si se vuelve frecuente y va acompañado de dolores de pecho, aceleración del ritmo cardiaco, visión borrosa o adormecimiento, vea al médico inmediatamente, aconseja el doctor Michael Weintraub, profesor de neurología del Colegio Médico de Nueva York, en Valhalla. "Este tipo de mareo puede ser señal de un ataque cardiaco o de un infarto".

También asegúrese de ver al doctor si experimenta sordera o escucha zumbidos en el oído después de un ataque de mareo. Esto puede ser señal del mal de Meniere, una enfermedad del oído interno, explica el doctor Weintraub. Otros síntomas de este mal son la náusea y el vómito, movimientos espasmódicos de los ojos y una sensación de presión o dolor en uno o ambos oídos.

Consejos de seguridad para personas con propensión al mareo

¿Tiene con frecuencia ataques de mareo? Si es así, puede estar tentado a pasar un buen número de horas seguras y cómodas en su sillón favorito, en lugar de correr el riesgo de experimentar la sensación de desequilibrio. Pero permanecer activo es esencial, porque la actividad frecuente ayuda a "reentrenar a su cerebro" para reducir la respuesta de mareo, según opinión del doctor Dennis O'Leary, profesor de otolaringología/cirugía de cuello y cabeza de la Universidad del Sur de California y director del Centro de Equilibrio del Hospital de la Universidad del Sur de California, ambos en Los Angeles. Con el movimiento continuo, de hecho, algunas personas descubren que su mareo y desequilibrio disminuye drásticamente y hasta llega a desaparecer.

He aquí algunas precauciones que debe tomar mientras está en movimiento.

Evite las alfombras mullidas. Si tiene problemas para guardar el equilibrio, piense en la seguridad cuando amueble su casa. Elija alfombras rasas o pisos de madera, recomienda el doctor O'Leary.

Asegúrese de que sus caminos estén bien alumbrados. Deshágase de juguetes, tapetes sueltos y cualquier otro objeto que pueda hacer que se resbale.

Pida a otra persona que suba a las escaleras. "No se coloque en situaciones en las que pueda perder fácilmente el equilibrio y caerse", dice el doctor O'Leary.

Intente manejar sin marearse. Si conducir un auto lo marea, fije la vista en el auto de adelante y trate de hacer caso omiso de los carros de alrededor, sugiere el doctor O'Leary. También recomienda que evite ver por las ventanas laterales. Como pasajero, tendrá menos propensión a marearse si evita leer en el auto.

Echele un segundo vistazo a sus medicamentos. "El mareo puede ser un efecto colateral desagradable de muchas medicinas comunes, como los antihistamínicos y las drogas para bajar la presión", advierte la doctora Herdman. Asegúrese de consultar a su médico antes de cambiar la dosis o los medicamentos prescritos.

Evite el té helado y la piña colada. La cafeína y el alcohol pueden ocasionar problemas de mareo, añade la doctora Herdman.

Tampoco tome bebidas para no engordar. "En algunas personas, los alimentos a base de aspartame (Nutrasweet) inhiben la asimilación de sustancias que afectan el sistema nervioso central, así como el centro de equilibrio", dice el doctor Michael Weintraub, profesor de neurología del Colegio Médico de Nueva York, en Valhalla. De modo que revise las etiquetas antes de comprar.

Ni nueces saladas ni golosinas. Tanto los alimentos salados como los dulces pueden cambiar la composición del fluido del oído interno y producir mareo a las personas muy susceptibles, dice la doctora Herdman.

Migrañas

Decir que una migraña es una jaqueca es como decir que el Gran Cañón es un hoyo grande. Si bien un dolor de cabeza común puede hacer que la cabeza le dé de vueltas, una migraña lo hace sentir como Linda Blair en *El Exorcista*. Y además del dolor de cabeza con frecuencia va acompañada de náusea y vómito.

Una migraña no empieza con las punzadas del "clásico" dolor de cabeza tensional. Unos 20 minutos antes de que empiece la guerra entre sus oídos, se presentan manchas brillantes, partes ciegas, líneas zigzagueantes, mareo y adormecimiento de una parte del cuerpo. Puede tener sed o sentir ansias por un dulce, sentirse exaltado y lleno de energía o adormecido y deprimido. También hay una hipersensibilidad hacia la luz y el sonido.

La herencia tiene algo que ver y las mujeres son dos veces más propensas que los hombres a sufrir migrañas. Estos megadolores de cabeza, por lo regular, se inician en la pubertad y tienden a disminuir después de los 45 años. (Pero por una extraña razón rara vez se presentan durante el embarazo). Aunque las causas exactas del porqué de la migraña se desconocen, la evidencia sugiere que estos dolores parciales (no afectan todo el cráneo) tienen algo que ver con los vasos sanguíneos de su cabeza. Dentro de los detonadores también se hallan ciertos alimentos, la tensión nerviosa, la luz y hasta perfumes y ciertos olores.

El médico puede recetarle ergotamina para estos dolores de cabeza tan difíciles de lidiar, pero este medicamento puede provocarle inquietantes síntomas secundarios. Por fortuna, los expertos dicen que hay otras maneras de controlar las migrañas.

Duerma: "Por lo regular el mejor tratamiento para la migraña es dormir", dice el doctor Glen Solomon, especialista en dolores de cabeza de la Fundación Clínica de Cleveland, en Cleveland, y profesor de medicina de la Universidad del Estado de Ohio, en Columbus. "El alivio se presenta al dormir, aun si es sólo por un corto tiempo", dice el doctor Solomon, sin embargo, esa siesta puede desencadenar otro tipo de jaqueca. De modo que si además de las migrañas tiene propensión a las jaquecas, lo mejor es dormir a sus horas y evitar las siestas.

No consuma Nutrasweet. El conocido endulzante artificial no es tan dulce para los que padecen migraña. El aspartame (que se vende comercialmente como Nutrasweet) puede provocarle migrañas o hacer que empeoren. "Muchos estudios han detectado el vínculo con Nutrasweet pero no con otros edulcorantes artificiales", informa el doctor Fred Sheftell, director del Centro de Nueva Inglaterra para la Jaqueca en Stamford, Connecticut, y coautor de *Headache Relief* (Alivie la jaqueca). "No hay duda, médicamente, de que muchas personas con propensión a la migraña o a las jaquecas, la pasarán mejor si dejan de consumir Nutrasweet".

Dése tiempo para relajarse, literalmente. "La mayoría de las migrañas se presentan el fin de semana o en vacaciones, y yo creo que se debe a la reducción de tensión", opina el doctor Solomon. "Cuando el cuerpo está tenso, produce adrenalina, sustancia que protege los vasos sanguíneos contra las migrañas. Al relajarse y no tener esta protección de adrenalina, es más susceptible a tener un ataque de migraña. Debe relajarse poco a poco, hacer más gradual la transición. No pare de golpe la ac-

Cuándo ver al doctor

Una jaqueca duele; una migraña es todavía peor; pero en cualquiera de los dos casos la consulta médica de emergencia es, generalmente, innecesaria. Sin embargo, debe buscar al médico inmediatamente si el dolor de cabeza va acompañado de convulsiones, fiebre, confusión mental severa y una disminución de agudeza mental.

Otras señales que exigen la consulta médica es un agudo dolor en el oído o en cualquier otro punto del rostro o la cabeza. Y si tiene jaqueca después de una severa lesión craneal, no dude en llamar al médico o a emergencias. También debe ver al médico si una jaqueca común empeora.

Finalmente, si su hijo se queja con frecuencia de dolor de cabeza, asegúrese de ver al pediatra.

tividad de la semana a las 5 de la tarde del viernes. Practique una técnica de relajación que lo desacelere paulatinamente: ejercicio, música, lo que ayude a relajarlo, en lugar de dejar el trabajo para ir derecho a la cantina".

Ingiera magnesio. Las investigaciones hechas por el doctor K. Michael Welch, neurólogo del Centro de Ciencias de la Salud Henry Ford, en Detroit, sugiere que la mayoría de las migrañas pueden deberse a una falta de magnesio en el cerebro. "El magnesio es un relajante de músculos y puede ayudarle con la migraña", explica Allan Magaziner, médico familiar de Cherry Hill, Nueva Jersey, que se ha especializado en terapia nutricional y medicina preventiva. Buenas fuentes de este mineral son los vegetales de hojas verdes, las frutas y las nueces.

Vigile lo que come. Del 10 al 15 por ciento de las personas asoladas por la migraña son sensibles a la comida, lo que significa que ciertos alimentos o bebidas pueden provocarles una severa migraña, dice el doctor Solomon. "Hay ciertos alimentos que sabemos que ocasionan migraña: el chocolate, el vino rojo y otros más que contengan el aminoácido tiramina. Asimismo, alimentos que hayan sido cocinados con **MSG** (glutamato de monosodio) pueden detonar un ataque de migraña. Aconsejo a mis pacientes que coman lo que deseen, pero que vigilen si ciertos alimentos les ocasionan dolor de cabeza. De ser así, debe evitarlos". (Consulte la lista completa de alimentos ricos en tiramina en el recuadro "Alimentos que causan dolor" en la página 367.)

Tome una aspirina cada tercer día. El sobresaliente Estudio Médico de Salud encontró que la aspirina reduce el riesgo de un ataque cardiaco. Menos conocido es el descubrimiento de que la aspirina también es benéfica para aliviar migrañas. En un estudio de 22,000 personas, propensas a la migrañas tomaron 325 miligramos de aspirina cada tercer día y redujeron el mal un 20 por ciento. "Hasta una dosis diaria de aspirina parece prevenir las migrañas", dice el doctor Seymour Diamond, director ejecutivo de la Fundación Nacional para la Jaqueca y director de la Clínica Diamond para la Jaqueca, en Chicago, pero consulte a su médico antes de iniciar un programa de una aspirina diaria.

Enfríe su cabeza. Tiene la mitad de probabilidades de obtener cierto alivio *dentro de los tres minutos* de haber aplicado un paquete suave de hielo sobre la cabeza, dice el doctor Lawrence Robbins, profesor adjunto de neurología del Colegio Médico Rush y del Colegio de Medicina de la Universidad de Illinois, ambos en Chicago, además tiene su propia clínica para la jaqueca, en Northbrook, Illinois. Esto se debe a que el hielo constriñe los vasos sanguíneos haciendo que vuelvan a su tamaño normal.

Tenga inclinaciones aeróbicas. Hace tiempo que los médicos saben que el ejercicio es una excelente manera de reducir la tensión que con frecuencia origina

Alimentos que causan dolor

Se sabe que ciertos alimentos provocan migraña a algunas personas. Los que encabezan la lista son:

- El alcohol (especialmente los vinos rojos y fortificados).
- Los alimentos que contienen tiramina (un aminoácido): chocolate, quesos añejos, vísceras, vinagre, ketchup, aderezos para ensalada, crema agria, yogur y extractos de levadura.
- Alimentos que contengan **MSG** (glutamato de monosodio).
- Cítricos, cebolla, lácteos, arenque en salmuera, embutidos, salchichas, alubias y mariscos.

las migrañas en algunas personas, pero ahora hay una investigación que sugiere que la salud cardiovascular puede ayudar a reducir este mal, sin importar su causa. Psicólogos de la Universidad Carleton en Otawa, Ontario, informan que la severidad de las migrañas decrecen conforme la salud cardiovascular aumenta. "La práctica sistemática de ejercicio es una excelente idea para todos los que padecen migraña", reconoce el doctor Diamond; pero advierte: "Hacer ejercicio durante un ataque de migraña puede empeorar su estado".

Relájese tan frecuentemente como sea posible. Ya sea que sólo se "imagine" que está en la playa o que de hecho esté en ella, el practicar una actividad *regular* que lo ayude a desacelerarse, relajarse y a manejar el estrés es *esencial* para prevenir las migrañas, dicen *todos* nuestros expertos. Trate de encontrar tiempo todos los días para actividades como escuchar música, leer o practicar yoga.

Cuidado con la píldora. Si usted es una mujer con propensión a las migrañas que toma píldoras anticonceptivas, quizá considere dejarlas. Una de cada tres mujeres con migraña han aumentado estos ataques al tomar anticonceptivos orales.

Tome magarza. La magarza, esa planta de flores blancas, no sólo sirve para bajar la fiebre, también mitiga los ataques de migraña. Investigaciones realizadas por el Hospital de la Universidad de Notingham, Inglaterra, han mostrado que la gente que toma magarza tiene menos migrañas y de menor intensidad. Puede cultivar esta planta, pues se trata de una hierba común, o puede preguntar en la tienda de salud de su localidad si tienen suplementos o polvos de esta planta. *Nota:* no tome magarza si está embarazada o si al tomarla se le inflaman los labios, se le embotan las papilas gustativas o le arde la boca y la lengua.

Mordeduras en las mejillas

Q uizá fue la silla de respaldo alto la culpable, o el atún a la cacerola, o más probablemente un lapso momentáneo de los movimientos de la masticación lo que hizo que el interior de su mejilla conociera el poder devastador de sus molares.

¡Ay! ¡Una mordida en la mejilla! ¡Esa maldición de los comensales disfuncionales! Aquí le decimos cómo calmar el dolor y curar su mejilla interna para que pueda volver a masticar de nuevo.

Lávese la boca. Haga gárgaras de agua con dos por ciento de agua oxigenada, un antiséptico popular que puede adquirir sin receta médica. "Le ayuda a esterilizar la boca para prevenir infecciones", señala el cirujano ortopédico de Las Vegas, el doctor Michael Rask, director de la Academia Americana de Cirujanos Neurológicos y Ortopédicos y del Consejo Americano para Medicina y Cirugía del Boxeo. El doctor Rask sugiere que diluya el agua oxigenada con una cantidad igual de agua y "haga gárgaras no más de una vez al día ni más allá de una semana". Si se *excede* en ello se le pueden irritar las encías y los tejidos internos de la boca.

Use hielo. "No hay gran cosa que pueda hacer por una mordida en la mejilla, salvo aliviar un poco el dolor con hielo", dice la doctora D'Anne Kleinsmith, dermatóloga cosmética del Hospital William Beaumont, cerca de Detroit. "Sugiero que sostenga un pedazo de hielo con la lengua contra la mordida".

Aplique presión. "Si la mordida sangra ligeramente, sostenga un pedazo de gasa o su dedo limpio contra la lesión para detener el sangrado", aconseja el doctor Robert Duresa, dentista de Chicago y miembro del equipo de odontología que atiende al equipo profesional de Hockey de los Chicago Blackhawks. Pero el doctor Duresa advierte que podrá necesitar unas puntadas si el sangrado es severo y continuo.

Tome una tableta de acidófilos. Los acidófilos son una especie de bacteria "útil" que puede luchar contra bacterias "*dañinas*" y ayuda a prevenir la infección, explica el doctor Rask. Él recomienda tomarlas en forma de tabletas masticables o cápsulas. Dos cápsulas al día deben curarle la lesión.

Cepíllese los dientes y todo lo demás. "Lavarse los dientes, incluyendo la lengua, es otra manera de mantener estéril la boca para prevenir la infección", añade el doctor Rask.

Mordeduras de animales

A veces, el mejor amigo del hombre no actúa como tal. De hecho, cuando uno considera que más de un millón de mordeduras al año son provocadas por perros (y la mitad de ellas en niños), se percata de que el "a veces" es más frecuente de lo que se imagina. A eso añada al gatito que está de malas, al pajarito que se le esponjan las plumas, o al hamster que muerde más de lo que puede masticar...

Cuándo ver al doctor

Aunque las pequeñas mordeduras de mascotas pueden tratarse en casa, debe ver al médico inmediatamente si la mordedura es profunda o continúa sangrando, aconseja el Comité Consultivo sobre Inmunización de los Centros para el Control y Prevención de Enfermedades en Atlanta. También vea al médico por cualquier tipo de mordedura de animal, aunque sea de la mascota de la casa, si hay hinchazón, dolor o enrojecimiento alrededor del área lesionada.

A veces el médico le recomendará una inyección contra el tétanos para prevenir la infección, sobre todo si no ha recibido este tipo de vacuna durante los últimos cinco a ocho años.

Son raros los casos en los que hay peligro de rabia por una mordedura de animal, pero como precaución debe ver a un médico inmediatamente, si es mordido por algún animal salvaje, incluyendo una ardilla o mapache. Si no se puede examinar al animal para saber si tenía rabia, el médico le recomendará que se vacune contra la rabia como medida precautoria.

Las mordeduras de animales no deben tomarse a la ligera. Muchas mascotas, sobre todo perros y gatos, tienen bacterias en la saliva que pueden provocar infecciones. Por otro lado, las mordeduras profundas pueden dañar los tejidos. Por estas razones, una mordida que rasga la piel, aun si fue de su mascota, debe revisarla un médico. Pero para las lesiones en las que la mordida es sólo ligeramente peor que el ladrido, he aquí lo que debe hacer.

Lave bien la herida. Una vez que ha controlado el sangrado, presionando firmemente la herida con la mano, limpie perfectamente bien la herida con agua y jabón para quitar la saliva, o cualquier otro contaminante, tan pronto como sea posible, aconseja el doctor George Shambaugh, Jr., profesor emérito de otolaringología y cirugía de cabeza y cuello de la Escuela de Medicina de la Universidad del Noroeste, en Chicago. Continúe el lavado durante cinco minutos.

Cúbrala. Un vendaje suelto protege la herida de infecciones, de modo que cúbrala con una gasa, venda o compresa estéril, añade el doctor Shambaugh.

Tome un calmante para el dolor. Hasta las mordeduras que no rasgan la piel pueden ser dolorosas, de modo que tome una aspirina o acetaminofén para reducir el dolor, dice Peg Parry, enfermera diplomada de emergencias del Centro de Control de Envenenamientos del Hospital Lehigh Valley en Allentown, Pensilvania. No espere a que se hinche. Si es posible, eleve la zona dañada y aplique hielo o una compresa fría. Recuerde: no dé aspirina a los niños, pues existe el peligro del síndrome de Reye.

Mordidas de serpiente

Desde el desafortunado episodio en el Jardín del Edén, las serpientes no han sido consideradas precisamente como las Albert Schweitzers del reino animal. Además de su reputación de "rastreras", la infamia de su mordida ponzoñosa ha llegado a todas partes, incluso hasta a sitios en donde ni siquiera existen serpientes venenosas.

Cierto, hay unas 45,000 mordeduras de serpiente cada año en Estados Unidos, pero menos de un sexto implican serpientes venenosas. "Y un número significativo de los ataques de serpientes venenosas acaban siendo mordidas secas", dice el especialista en medicina silvestre, doctor Kenneth W. Kizer, profesor de medicina de emergencia en la Universidad de California, en Davis. Si tiene una mordida seca, explica el doctor Kizer, significa que la serpiente no depositó veneno en la mordida o que fue tan poco que el daño es realmente menor.

Si bien la persona promedio tiene la misma probabilidad de morir a causa de una mordida de víbora como de ser fulminada por un rayo, los ataques de serpientes no deben tomarse a la ligera, por lo que debe consultar al médico inmediatamente. De ser posible observe bien a la serpiente para poder describirla después, de este modo el doctor tendrá una mejor idea de si era venenosa o no. (Haga lo necesario para identificar a la serpiente sin exponerse ni exponer a otros al peligro.) Si la víbora no era ponzoñosa, probablemente el médico sólo limpie la herida y aplique un ungüento antibiótico para prevenir infecciones. Deberá vigilar la herida durante los siguientes días, el doctor lo prevendrá contra las señales de infección. Entre tanto, he aquí estos consejos que le ayudarán mientras llega al hospital o al consultorio del doctor.

No juegue al paramédico de la televisión. Olvide el viejo consejo de hacer un corte en forma de "X" con un cuchillo sobre la herida y succionar el veneno. "La mayoría de las personas se hacen más mal que bien cuando cortan y succionan", dice el doctor Kizer. "Se puede lastimar seriamente si no sabe lo que está haciendo. Si le va bien, lo más que logrará succionar será un cinco por ciento del veneno de cualquier modo", lo que no salvaría a nadie, a no ser a un niño pequeño.

¿Es venenosa o no?

Aunque no sea un experto en serpientes, puede ser útil identificar las víboras venenosas más comunes.

Los crótalos, como la víbora de cascabel, cabeza de cobre y el mocasín de agua, son responsables de la mayoría de las mordeduras venenosas en Norteamérica. Estos animales tienen la cabeza triangular y unos "hoyuelos" distintivos entre las fosas nasales y los ojos en ambos lados de la cabeza. Los ojos tienen unas pupilas de forma elíptica y también tienen dos colmillos (en caso de que fuera necesario mencionarlo).

La serpiente coral, otro espécimen venenoso, no tiene hoyuelos faciales, pero es fácil de reconocer. Su piel presenta bandas de color blanco y amarillo anilladas que van del rojo al negro. Por lo regular, habita en el sur de Estados Unidos. No todas las variedades son venenosas, pero necesitaría ser especialista para establecer la diferencia. De modo que mejor tenga cuidado.

No se valga del hielo. Remojar la mano o pie mordido en una cubeta de agua helada suele causar más mal que bien, ya que puede helarse el miembro afectado. El veneno de los crótalos sensibiliza demasiado el tejido a la temperatura, lo que puede ocasionar un serio daño y hasta la pérdida de un miembro que de otro modo podría salvarse, dice el doctor Earl Shwartz, director del Departamento de Medicina de Urgencia de la Escuela de Medicina Bowman Gray de la Universidad Wake Forest, en Winston-Salem, North Carolina.

Permanezca tranquilo. "El miedo es el principal elemento contra el que debe luchar ante una mordida de serpiente", advierte el doctor Kizer. "El mejor consejo que puedo dar es permanecer tranquilo". Después de todo, si la mordedura se la hizo una serpiente de Norteamérica, aunque fuera venenosa, el peligro de muerte es muy bajo. El doctor Kizer recomienda que envíe a alguien por ayuda y "se siente en alguna parte". Cuide que la zona herida esté por debajo del nivel del corazón. Si debe moverse, hágalo con lentitud. Si está sólo al recibir la mordida, *no* corra, camine en busca de ayuda. "Entre más rápidos sean sus movimientos, más trabajarán sus músculos", dice el doctor Kizer. Como resultado el veneno pasará más rápidamente al torrente sanguíneo al correr.

Entablille la zona herida. Un entablillado en la zona herida ayuda a evitar las contracciones musculares y, por tanto, que se esparza el veneno con rapidez. "Haga el entablillado con cualquier material rígido y derecho, las ramas de árbol funcionan bien", dice el doctor Kizer. Envuelva una toalla, camiseta o par de calcetines alrededor del entablillado para sostenerlo, pero no lo ate demasiado apretado. No se trata de cortar el flujo sanguíneo a la zona afectada.

Olvídese de los torniquetes. En tiempos pasados algunos practicantes de primeros auxilios creían que debían atar algo alrededor del brazo o pierna mordida para hacer un torniquete que cortara el paso de la sangre. No lo haga, advierte el doctor Kizer. Los torniquetes pueden provocar daños serios y no deben usarse.

Mordidas, piquetes y cortadas marinas

A lgo más pequeño que la zona de piel que cubre un diminuto bikini es el riesgo de un encuentro piel a piel con algún bicho marino.

"Las quemaduras solares siguen siendo el problema más serio y probablemente el más común que enfrenta una persona en la playa", dice el doctor Glenn G. Soppe, médico de San Diego, especialista en mordidas y piquetes de animales acuáticos. Sin embargo, las sombrías profundidades marinas guardan más sorpresas que los contenidos del casillero de Davy Jones.

La mordida de pez debe atenderse según el tratamiento clásico de primeros auxilios para cualquier herida y no presenta un riesgo adicional de infección. (¡No existe algo como una barracuda con rabia!) Pero, ¿qué hay de los piquetes del aguamala y la raya con púa o las cortadas que uno se puede hacer con corales, esponjas o cualquier concha común? Estas molestias náuticas pueden ser tan aterradoras como perder las llaves del auto en la arena, pero por lo regular, tienen un remedio bastante más rápido. He aquí como.

Cuándo ver al doctor

E l daño que ocasionan mordidas, piquetes y cortadas marinas al visitante común es menor. Sin embargo, debe recibir inmediata atención médica si siente náusea, vómito, una intensa inflamación o si tiene problemas para respirar después del incidente, dice el doctor Glenn G. Soppe, médico de San Diego, especialista en piquetes y mordidas acuáticas. Las lesiones provocadas por garfios de pesca también deben ser atendidas por un médico u otras personas capacitadas.

Cárguelo a la tarjeta. Puede quitar los tentáculos del aguamala con una tarjeta de crédito y ni siquiera aparecerá en su estado mensual. Los tentáculos del aguamala que se clavan en la piel inyectan un veneno que, aunque doloroso, resulta, por lo regular, inofensivo (a no ser que nade en el Pacífico sur, donde los piquetes de medusa pueden ser fatales).

"Extráigalos del mismo modo que se hace con un aguijón de abeja, raspando", dice el doctor Soppe. "No lo haga con los dedos porque inyectará más veneno dentro de su piel. Si tiene problemas para extraer los tentáculos, aplique un poco de bicarbonato de sodio o crema de afeitar en la piel para facilitar la extracción".

Lleve a cabo un tratamiento suavizante. Puede ser tan difícil de tragar como un corte de cartílago de res, pero el suavizante de carne ayuda a neutralizar el veneno del aguamala y de otros tipos de seres marinos. "La mayoría de las sustancias venenosas de estos piquetes están formadas de proteína y el suavizante de carne es un degradador de proteína", explica el doctor Arthur Jacknowitz, profesor y director de farmacología clínica de la Escuela de Farmacología de la Universidad de West Virginia, en Morgantown.

Si está nadando en una zona donde abunda el aguamala, lleve consigo un frasco de suavizante Adolph's o McCormick (también puede usarlo para ese asado playero). Prepare una pasta espesa con el suavizante y agua salada y colóquela sobre la herida enseguida para obtener un alivio sustancial", sugiere el doctor Jacknowitz. Elija un suavizante que contenga papaína o bromelia, los ingredientes activos que disuelven el veneno del aguamala (la bromelia puede causar dermatitis a algunas personas. Si la piel se irrita o inflama, no la use más).

Revitalice con vinagre. El vinagre de cocina también es un remedio efectivo para piquetes de aguamala. "Mezcle mitad agua salada, mitad vinagre y aplique sobre el piquete", recomienda el doctor Soppe. A medio litro de agua añada un poco de jugo de limón o amoniaco y aplique sobre la herida. Es otro remedio que funciona.

Purifíquese con agua oxigenada. "Por supuesto que el mejor remedio es una buena defensa. Si no sabe qué es, mejor no lo toque y use zapatos cuando esté caminando en pozas marinas", dice el doctor Soppe. "Pero si se cortó o raspó con un coral o erizo marino, lave la herida a conciencia con agua oxigenada y luego remoje en vinagre diluido".

Despéguelos con cinta adhesiva. Puede extraer las finas astillas de una esponja o coral pegando un pedazo de cinta adhesiva a la zona raspada y luego tirando de ella. Al hacerlo, extrae las pequeñas astillas. Luego enjuague con vinagre, sugiere la doctora Constance L. Rosson, médico general del Hospital Good Samaritan, en Portland, Oregon.

Métase al agua caliente. "El veneno de la raya con púa es susceptible al calor, esto quiere decir que el calor degrada la proteína que causa el dolor. Remoje la zona lesionada en el agua más caliente que pueda soportar sin escaldarse", aconseja el doctor Soppe. El agua caliente del grifo suele alcanzar los 120 grados farenheit, buena temperatura para este tratamiento.

Ya que las púas del pez gato y la raya producen un veneno similar, añade la doctora Rosson, el agua caliente es igualmente efectiva para tratar un encuentro con estas criaturas.

Nariz tapada

N o se necesita mucho para que se le tape la nariz. Con cada aspiración, sujeta sus membranas nasales a los irritantes cotidianos: polen, polvo, caspa de mascotas, partículas de la contaminación ambiental. Todo esto puede taparle la nariz más rápido que lo que avanza su coche a la hora que no hay tráfico. De hecho, casi cualquier sustancia del aire puede tapar una nariz sensible. Y, por supuesto, ya sabe lo que un resfriado puede hacer para taparle las vías nasales. ¿Sabía que todos los días enfrenta a más de 100 gérmenes de gripe diferentes?

Bueno, respire tranquilo o por lo menos más despejadamente. Hay muchos remedios para destapar esa congestión. Estos son los más efectivos.

Huela una cebolla. "En esencia, lo único que le provoca el mentol y otros descongestionantes al untarlos, es una irritación para estimular el descongestionamiento de la nariz", dice el otolaringólogo, doctor Hueston C. King, de Venice, Florida, y profesor visitante del Centro Médico de la Universidad de Texas, en Dallas. "Puede conseguir el mismo efecto si huele una cebolla".

Entrele duro al picante. La cura para el congestionamiento nasal es provocar el escurrimiento. Pocas cosas logran esto con mayor eficiencia que la comida condimentada. "Los alimentos picantes y condimentados desencadenan una respuesta reflejo que hace escurrir la nariz", dice el doctor Gordon Raphael, alergólogo y antiguo investigador del Instituto Nacional de Alergias y Enfermedades Infecciosas, en Bethesda, Maryland. "Coma chiles picantes y la nariz comenzará inmediatamente a escurrirle". De esta manera desbloquea la congestión y elimina los irritantes que le están provocando el malestar, dice el doctor King.

Pruebe el caldo de pollo de mamá. Lo mismo sucede con cualquier líquido que beba de una taza. Al hacerlo, el vapor del líquido ayuda a desbloquear las vías nasales y el flujo mismo diluye la mucosidad de la nariz, facilitando de esta manera la respiración, dice el doctor Varro E. Tyler, profesor de farmacognosia de la Universidad de Purdue, en West Lafayette, Indiana, y autor de *The Honest Herbal* (El herbario honesto). Además del caldo, el té caliente con limón y hasta el agua caliente son excelentes descongestionantes.

Entre a la ducha. Respirar el vapor de la ducha caliente probablemente sea la manera más fácil para deshacerse de la mucosidad y evitar que se endurezca, una de las causas comunes en la congestión, dice el doctor Douglas Holsclaw, profesor de pediatría y director del Centro de Pediatría Pulmonar y Fibrosis Cística del Hospital de la Universidad Hahnemann, en Filadelfia.

Use un humidificador. Un humidificador ayuda, ciertamente, a humedecer el aire, pero puede ser contraproducente si también esparce esporas y gérmenes. "Use agua destilada para asegurarse de que no haya impurezas", aconseja el doctor Alvin

Cuándo ver al doctor

El bloqueo de las vías nasales puede albergar una infección en los senos nasales. "La cuestión no es si el bloqueo producirá una infección, sino más bien cuándo", dice el doctor Gailen D. Marshall, profesor adjunto y director de la División de Inmunología Clínica y Alergias de la Escuela de Medicina de la Universidad de Texas, en Houston. Una vez que la infección se presenta, tendrá que visitar al médico, señala el doctor Marshall.

¿Cuáles son las señales de advertencia de una sinusitis? Antes de que ataque la infección, sentirá que el dolor radia de la nariz a los senos nasales, ya sea bajo los ojos o la frente. Hasta podrá pensar que se trata de una jaqueca. Si los senos permanecen tapados, puede desarrollar fiebre y un desagradable sabor en la boca además de mal aliento.

"Cualquiera de estos tres síntomas pueden llevarlo a la conclusión de que tiene una buena infección nasal", dice el doctor Marshall.

Katz, otolaringólogo y cirujano, director del Hospital de Manhattan para los Ojos, Oídos, Nariz y Garganta, en la ciudad de Nueva York. Limpie la unidad semanalmente, haciendo circular una solución mitad de agua y mitad de vinagre blanco de cocina. La solución debe correr por el aparato de 10 a 15 minutos cerca de una ventana abierta para evitar el persistente olor a vinagre. Luego deseche la solución de vinagre y llene la unidad con agua fresca destilada. Puede obtener el mismo efecto colocando recipientes destapados de agua cerca de estufas y radiadores, pero necesita cambiar el agua con frecuencia.

Use con prudencia los aerosoles descongestionantes. No debe usar un aerosol descongestionante más de dos veces al día durante un máximo de tres a cuatro días seguidos, dice el doctor Gailen D. Marshall, profesor adjunto y director de la División de Inmunología Clínica y Alergias de la Escuela de Medicina de la Universidad de Texas, en Houston. Después descanse el mismo periodo de tiempo del medicamento. Cuando el alivio que proporciona empieza a disminuir, o cuando nota que el efecto es cada vez más breve, "es muy posible que se esté volviendo dependiente del producto, por lo que es hora de parar", dice el doctor Marshall.

Los aerosoles descongestionantes son los medicamentos potencialmente más adictivos que hay en el mercado de las medicinas que no necesitan prescripción médica, advierte el doctor Marshall. "Persona tras persona se ve enganchada inocentemente a ellos".

Además, tienen otros efectos, como dañar las células de las paredes de la nariz, dice el doctor Stephen Goldberger otolaringólogo de la Clínica Grand Forks, en Grand Forks, North Dakota. "Los aerosoles pueden hacer que estas células pierdan sus vellos microscópicos, o cilia, lo que es fundamental para mantener la cantidad normal de mucosidad de la nariz en movimiento".

"Después resulta difícil dejar estos aerosoles, porque la congestión nasal resultante es bastante mala".

Pruebe las soluciones salinas. A diferencia de los aerosoles descongestionantes, puede utilizar una solución salina todo el tiempo que desee, dice el doctor Marshall. Con las soluciones salinas lo único que hace es humedecer las membranas de la nariz, lo que le ayuda a despejar las vías nasales. Además, no necesita comprarla en la farmacia. Disuelva en agua hervida un cuarto de cucharadita de sal de mesa y un cuarto de cucharadita de bicarbonato de sodio en un cuarto de agua. Con un pequeño atomizador o gotero, vierta uno o dos de los contenidos de un gotero de la solución en las fosas nasales tan frecuentemente como sea necesario.

Aunque este remedio alivia, no tiene un efecto perdurable. "Humedecerá su nariz y eliminará aquello que le esté agravando el bloqueo", pero la solución en sí no despeja la congestión.

Una nariz tapada causa estrés al bebé (y a los padres)

Cuando un recién nacido padece de congestión nasal puede resultar bastante irritante tanto para los padres como para el niño. "Un bebé de menos de tres meses es lo que obligatoriamente se conoce como aspirante nasal, es decir, no puede respirar la suficiente cantidad de aire por la boca. De manera que cuando un niño tiene la nariz congestionada se siente sumamente molesto", dice el doctor Douglas Holsclaw, profesor de pediatría y director del Centro de Pediatría Pulmonar y Fibrosis Cística del Hospital de la Universidad Hahnemann, en Filadelfia.

"Muchos padres llegan corriendo a la sala de emergencias de su centro pediátrico porque el bebé no come, no duerme y se la pasa molesto todo el tiempo. Lo que sucede es que tiene la nariz tapada y no puede chupar de la botella o dejarse alimentar porque no puede respirar por la nariz".

Para curar al niño de este malestar, use un irrigador de bulbo o un aspirador nasal para extraer la mayor cantidad de mucosidad posible. Luego llene un gotero con una solución salina. Sostenga al bebé en los brazos de manera que la cabeza quede a un nivel ligeramente inferior que el resto del cuerpo y vierta la solución salina en cada fosa nasal. Estará obteniendo el resultado esperado si la solución salina llega al paladar del bebé, dice el doctor Holsclaw. Inmediatamente después, enderece al bebé. Asegúrese de verter con rapidez la solución en cada fosa nasal para no inundar la nariz del niño.

Trague un poco de alivio. Cualquiera de los descongestionantes orales que venden sin prescripción médica con frecuencia bastan para tratar una congestión nasal. Pero las personas con problemas cardiacos, hipertensión o problemas en el tracto urinario, deben usarlos con precaución, advierte el doctor Marshall. Los descongestionantes orales pueden agravar un ritmo cardiaco irregular y contrarrestar el efecto de los medicamentos para reducir la hipertensión, explica. Las personas que padecen problemas en el tracto urinario pueden presentar problemas al tratar de orinar si toman descongestionantes.

Deje el alcohol en la botella. Las sustancias en bebidas alcohólicas fermentadas pueden taparle la nariz con la misma facilidad con la que nublan su mente. "Casi todos los que tienen resfríos recurrentes o problemas de sinusitis, tienen problemas de congestión cuando beben vino, cerveza y otros licores", dice el doctor Alexander C.

Chester, profesor de medicina del Centro Médico de la Universidad de Georgetown, en Washington, D.C. Pero pueden tolerar el whisky, ginebra y otras bebidas destiladas.

Cuidado con la leche y el trigo. Ciertas personas tienen una alergia a la leche, que no es igual a la intolerancia a la lactosa, que les congestiona los ductos nasales. Si eso le está provocando malestares, obtendrá un alivio evidente en cuanto elimine los productos lácteos, dice el doctor Chester. "Cerca del 10 por ciento de las personas se sienten mucho mejor". Cierta sensibilidad hacia el trigo también puede ocasionar congestión.

Trátelo con zinc. "Al parecer el zinc tiene un efecto específico sobre la nariz", dice el doctor Chester. Los suplementos de zinc se han usado para tratar a las personas cuyo sentido del olfato ha disminuido. El zinc también puede aliviar la sinusitis. Tome un suplemento de 50 miligramos diariamente, sugiere el doctor Chester. Continúe si ve mejoras.

Alíviese con vitamina C. La vitamina C se ha destinado al resfriado común, pero también puede conjurar el mal de las personas que tienen tapada la nariz en general, se deba o no a catarros. "La vitamina C en distintas dosis puede brindar alivio a una nariz congestionada", dice el doctor Chester. Pero no debe de ingerir más de 500 miligramos diarios sin el consentimiento del médico.

Eleve la cabecera del lecho. Yacer boca arriba tiende a ejercer presión sobre el flujo nasal, dice el doctor Chester. Trate de dormir con la cabeza elevada colocando unos libros bajo las patas de la cama o durmiendo sobre más almohadas. "Así ayuda a que la nariz escurra". No se recueste cuando esté congestionado, porque brinda oportunidad a la mucosidad de que se estanquen en la cabeza en lugar de salir, dice el doctor Chester.

Haga ejercicio. "El ejercicio es un descongestionante natural para aquellos que tienen este mal de manera persistente", dice el doctor Chester. Caminar ayuda. Al caminar ayuda a encoger las membranas nasales, además de que respira una buena cantidad de aire fresco.

Náusea

No se tiene que navegar en alta mar para experimentar náusea. La náusea es una enfermedad universal, *todos* la hemos padecido en algún momento u otro; y dependiendo de la sensibilidad de su estómago, su causa puede ser casi *cualquier* cosa. Desde el olor de un zorrillo (bastante raro) hasta una apendicitis.

La manera para terminar con la náusea, por supuesto, es el vómito. Afortunadamente, existen otros remedios que no son tan drásticos.

Pruebe un coctel de Maalox. "Coloque unas cuantas gotas de esencia de menta en Maalox y revuelva en un litro de agua destilada", dice la doctora Christa Farnon, directora asociada de Servicios Médicos Ocupacionales para SmithKline Beechman, una compañía farmacéutica, en King of Prussia, Pensilvania. Tome unos cuantos tragos de esto para aliviar un estómago revuelto y tome el resto más tarde, según sea necesario.

Coma galletas saladas. "En general, cuando alguien tiene una ligera náusea, si come algo simple se sentirá mejor", dice el doctor Robert M. Stern, profesor de psicología de la Universidad del Estado de Pensilvania, en University Park, e investigador de enfermedades del movimiento y náusea para la **NASA**. "Recomiendo que coman alimentos con bajo contenido de grasa, como galletas saladas". Sin embargo, no se exceda. Unas cuantas galletas aliviarán la náusea, pero demasiado de cualquier alimento puede hacerlo sentir peor.

Ejercite su mente. "A veces mantenerse ocupado ayuda", sugiere el doctor Stern. "Cuando caen en la cuenta, la náusea ha pasado". Ocúpese en un juego mental, lea o converse para olvidarse de la náusea.

Tómese un descanso. Los astronautas de los primeros vuelos espaciales tenían pocas quejas en torno a la náusea que provoca el movimiento. La explicación puede ser que se veían forzados a permanecer quietos, porque el área interna de la cápsula era tan pequeña. Trate de no moverse mucho, aunque su estómago esté haciendo piruetas mortales, recomienda el doctor Stern. Lo más importante es tratar de tener la cabeza quieta.

Cuándo ver al doctor

La náusea repetida o prolongada puede ser un síntoma de una amplia gama de condiciones, como catarro y envenamiento por comida hasta desórdenes intestinales y tumores.

"Si tiene náusea y no encuentra el motivo, debe ver al médico", dice el doctor Robert M. Stern. profesor de psicología de la Universidad del Estado de pensilvania, en University Park e investigador de enfermedades del movimiento y náusea de la **NASA**. Y aun si sabe la razón, como náusea por el movimiento de un transporte, ya sea un auto o barco, debe ver al médico si la náusea no desaparece después de un día o dos.

También debe ver al médico si la náusea va acompañada de fiebre, especialmente si ya es una persona mayor, según el doctor Stern.

Diga "paso" a la leche. "La leche y los lácteos son más difíciles de digerir que otros alimentos", dice la doctora Farnon. "Contienen proteínas, grasas y crean mucosidad. Esto significa que son más pesados para el estómago". La doctora Farnon le aconseja que tome líquidos claros, como té o jugos, a temperatura ambiente, jamás fríos, cuando esté tratando de recobrarse de la náusea.

Pruebe la acupresión. Algunas personas encuentran alivio, sobre todo cuando el mal se debe al movimiento, cuando presionan la parte interna y central de la muñeca. Los que practican la acupresión creen que este es el punto que controla situaciones como la náusea y el vómito, dice el doctor William Grant, vicepresidente del Departamento de Medicina Familiar y profesor investigador adjunto del Centro de Ciencias de la Salud de la Universidad del Estado de Nueva York, en Syracuse.

Use una muñequera. Estas muñequeras que ejercen presión en la muñeca se crearon para el mareo en embarcaciones, pero ahora se usan para otro tipo de náusea. Pueden encontrarse en las tiendas de objetos náuticos, en algunos almacenes deportivos y en la mayoría de las oficinas locales de la Asociación Automovilística Americana.

Busque alivio en medicamentos. Algunos medicamentos, que se venden sin receta médica, como el Pepto-Bismol, Maalox y Mylanta, ayudan a aliviar los estómagos nauseados. Los médicos están de acuerdo en que depende del tipo de náusea, pero un estómago irritado se sentirá mejor con un par de cucharadas.

No se olvide de la Dramamina. "Algunas de las personas que padecen náusea pueden obtener alivio con medicamentos fabricados para el mareo que provoca el movimiento, como la Dramamina", dice el doctor Stern. Aunque reconoce que se sabe poco de cómo funciona este producto para aliviar la náusea, sugiere que lo pruebe y lo tenga a la mano si le da buenos resultados.

Beba refrescos de soda sin gas. "Sólo destape un refresco y deje que pierda su efervescencia", dice el doctor Grant. Recomienda el refresco de jengibre, pero cualquier otro funciona. La doctora Farnon sugiere el jarabe de Coca-Cola, que venden en la mayoría de las farmacias, en un vaso con hielo cuando sienta el estómago revuelto.

Náusea en el embarazo

A nadie le gusta saltar de la cama con el albor de la mañana. Sin embargo, en las primeras semanas de embarazo algunas mujeres se familiarizan con las horas de la madrugada. De las semanas 6 a la 13 se desmañanarán a causa de las náuseas matutinas. Es reconfortante saber que esto, también, pasará, sin embargo, para aquellas que van de la cama al baño durante esas algo más de siete semanas de malestar intestinal, esta introducción a la maternidad puede resultar bastante desagradable.

Aunque por la mañana las náuseas se presentan inmediatamente o poco después de levantarse, no siempre es así. Durante el embarazo, el olfato se vuelve muy sensible y ciertos olores pueden ocasionar náusea a cualquier hora del día o de la noche, dicen los médicos. El estrés y la fatiga también pueden provocar este malestar. Aunque no se puede evitar la náusea, sí se puede mitigar, si se controlan los detonadores. He aquí cómo calmar esta náusea.

Empiece el día con algo de sal. "Lo mejor es comer una galleta salada o un bisquet (*biscuit*) por la mañana", dice el doctor John Willems, profesor clínico adjunto de obstetricia/ginecología de la Universidad de California, en San Diego, e investigador de la Fundación Clínica y de Investigación Scripps en La Jolla. "Se sentirá mejor si tiene algo en el estómago. Opte por algún tipo de carbohidrato seco". Una buena elección es un bollo (*bagel*) sin mantequilla, un pedazo de pan ázimo (*matzo*), o un pan tostado.

Coma poquito muchas veces. Si tiene propensión a la náusea matutina, puede disminuir su impacto si come seis comidas "pequeñas" en lugar del desayuno, comida y cena tradicionales, dice el doctor Jack Galloway, profesor clínico de obstetricia y ginecología de la Escuela de Medicina de la Universidad del Sur de California, en Los Angeles.

"La náusea se debe a los altos niveles de estrógeno", dice el doctor Galloway. "Este exceso revuelve el estómago al haber una mayor producción de ácidos estomacales, pero si siempre mantiene algo en el estómago elimina el desasosiego". Una comida abundante tranquiliza inmediatamente el malestar, pero varias horas después, una vez que el estómago haya digerido el alimento, volverá a sentirse mal.

Coma almendras. Tienen un alto contenido del complejo vitamínico **B**, así como grasa y proteína, que es lo que necesitan usted y el bebé. Además ayudan a complementar el requerimiento de las pequeñas comidas, dice Deborah Gowen, enfermera partera certificada del Plan de Salud de la Comunidad de Harvard, en Wellesley, Massachusetts.

Olvídese de los problemas. El estrés empeora la náusea matutina, uno de los motivos por los que muchas mujeres que trabajan sufren de este malestar. "El jefe les grita, las personas que se dirigen a ellas les gritan, llegan a casa y los maridos también les gritan", dice el doctor Galloway. "Se puede entender por qué les da náuseas". Pero independientemente de que le tenga que rendir cuentas a un jefe en la oficina o a un marido gruñón en casa, se recomienda caminar mucho para aliviar el estrés.

Muchos expertos recomiendan que camine para aliviar la náusea matutina y durante todo el embarazo, sobre todo si ha sido una persona sedentaria. "Comience con 10 minutos. Si le duelen las piernas, descanse un día", dice el doctor Galloway. "Aumente hasta caminar 45 minutos cinco días de la semana". El levantamiento de

Cuándo ver al doctor

La náusea matutina suele ser una parte normal del embarazo que no debe causar preocupación, pero los obstetras recomiendan que vea al médico si:

- Está perdiendo peso. Durante el embarazo lo normal es subir de peso aunque no estuviera reteniendo todas sus comidas.
- Se siente deshidratada o no está orinando.
- Vomita *todo*, incluso agua y/o jugo, durante un periodo de 4 a 6 horas.

¿Qué ocasiona la náusea del embarazo?

¿**P**or qué la náusea afecta a tantas mujeres embarazadas?

Los médicos saben que la causa es el estrógeno, una hormona que alcanza sus niveles más altos de producción durante la novena y décima semana de embarazo. Puede resultar difícil de creer cuando está empinada sobre el excusado, pero la náusea es una buena señal. Los estudios muestran que las mujeres que padecen este malestar tienen menos probabilidad de un aborto o parto prematuro. Sin embargo, si bien es una buena señal, no se puede decir lo mismo de la sensación.

pesas ligeras también ayuda a aliviar el estrés, pero tenga cuidado de *no* detener la respiración al hacer los levantamientos.

Alivie la presión con acupresión. Si es cierto que la idea de un masaje diario en todo el cuerpo suena ideal, Wataru Ohashi, fundador del Instituto Ohashi, en la ciudad de Nueva York, le recomienda esta rápida técnica que, según dice, curará o reducirá la náusea matutina.

Pida a su pareja que la ayude. Siéntese o acuéstese sobre un costado. Su compañero, detrás de usted, debe presionar el pulgar contra su espalda siguiendo la acanaladura entre el omóplato izquierdo y la espina dorsal y luego continuar la presión alrededor del perímetro del omóplato hacia el costado. La presión se ejerce a intervalos de cinco o siete segundos a lo largo de dicho espacio y debe resultar reconfortante, si siente dolor en algún sitio, pida a su compañero que sostenga la presión ahí. Realice este masaje tres veces. Repita el procedimiento sobre el lado derecho. "Estimular lo externo puede eliminar el malestar interno", dice Ohashi, quien cree que los puntos involucrados en este masaje afectan el estómago y el sistema hormonal.

Beba mucha agua. Es importante beber una cantidad adicional de líquidos si ha estado vomitando, de modo que beba un vaso de agua, jugo de frutas, refrescos de jengibre o cola sin gas o un caldo claro cada hora más o menos. Si tiene náusea, una taza de té de hojas de frambuesa, manzanilla o limón puede ayudar a tranquilizar su estómago.

"En la farmacia puede comprar una bebida alta en carbohidratos que no necesita receta médica y que le puede ayudar. Se llama Emetrol y calma la zona cerebral que controla la náusea", dice el doctor Galloway. También se recomiendan las bebidas para deportistas como Gatorade, porque reemplazan los electrolitos, sustancias que regulan el balance electroquímico del cuerpo, que se pierde al vomitar.

Confíe en la sabiduría de su cuerpo. "Coma lo que se le antoje, siempre y cuando no sea 'comida chatarra'", dice Gowen. "Si lo único que le apetece es la pasta, cómala. Se obtienen buenos resultados cuando las mujeres escuchan a sus cuerpos". Sólo evite los dulces y otros alimentos con calorías "vacías", que le ocasionen malestar estomacal y provoquen náusea. Los médicos recomiendan que evite la cafeína, los endulzantes artificiales y la comida frita.

Náusea por el movimiento

Independientemente del transporte, auto, barco, avión y hasta la montaña rusa, si sufre de náusea por el movimiento, todos los caminos llevan a la infelicidad. Dolor de cabeza, mareo, sudor frío. A veces lo que comió se mueve más rápido que el vehículo en que está viajando. Se siente con ganas de arrastrarse hasta una roca y morir, pero se negará rotundamente a ser conducido allí en algún vehículo.

"La náusea por el movimiento se debe a un conflicto entre lo que sus ojos y sus otros sentidos le dicen a su cerebro", señala el doctor Robert M. Stern, profesor de psicología de la Universidad del Estado de Pensilvania, en University Park, e investigador de la enfermedad por el movimiento y la náusea para la National Aeronautics and Space Administration (**NASA**). Por ejemplo, si está sentado en el asiento trasero de un automóvil y enfoca la vista sobre el asiento delantero, sus ojos dirán a su cerebro que no se está moviendo, pero una parte de su oído interno le transmitirá algo distinto. Siente los topes en el camino, el sonido del tráfico que pasa; hasta huele el olor del humo; es decir, sus sentidos envían un mensaje a su cerebro de que se *está* moviendo. Es este mensaje revuelto lo que revuelve sus entrañas; pero aquí le decimos cómo remediar el problema.

No se preocupe. "Nadie se ha muerto de la náusea que le provoca el movimiento", dice el doctor Stern. "Es importante mencionar que la ansiedad sólo empeorará su estado, porque provoca algunos cambios corporales desagradables, como la náusea. Si se relaja y cae en la cuenta de que se trata de algo pasajero, se sentirá mucho mejor".

Enfréntelo con el estómago lleno. "El peor error que la gente comete es no comer por miedo a vomitar", añade el doctor Stern. "Eso es lo peor que puede hacer. Cuando no come, la actividad eléctrica del estómago se vuelve inestable y es muy fácil que por cualquier cosa, un olor desagradable, el ver a otro pasajero devolviendo, lo que sea, lo lleve hasta el límite que lo haga vomitar. Ingiera una comida ligera y baja en grasa antes de viajar, porque el estómago se tarda más en digerir la grasa, y usted requiere alimentos que pasen rápido por el estómago. Cuando viaje, le recomiendo que no pase más de dos horas sin comer algo, aunque sea galletas".

Mire por donde va. "Ver por la ventana y seguir el movimiento es de gran ayuda", añade el doctor Stern. "Uno de los motivos por el que los niños se marean en el asiento trasero de los autos es que no pueden seguir el movimiento del viaje, sino sólo ven el respaldo del asiento delantero. Por supuesto que es más fácil seguir el movi-

Control de la náusea en el crucero

Le advirtieron lo que implicaba navegar. Todo ese movimiento, bamboleo, ese ir y venir. Pero usted, tontamente, pensó que estaban hablando de las *olas* y no de sus vísceras. Y ahora está tan verde como el océano y se siente más cerca del piso que el casillero de Davy Jones.

Para mantenerse en forma durante su siguiente crucero, he aquí unos ejercicios que le aliviarán el mareo y otros síntomas de la náusea. "Si los pone en práctica antes del crucero, puede entrenar a su cuerpo y cerebro contra la náusea", dice el doctor Christopher Linstrom, jefe de otología y neurotología y director de entrenamiento de residencia del Dispensario para Ojos y Oídos de Nueva York, en la ciudad de Nueva York. Si los practica durante o después del crucero puede ayudar a reestablecer su sentido del equilibrio".

Según el doctor Linstrom, puesto que la náusea marina con frecuencia está fuertemente relacionada con el mareo, si lo previene, evitará un estómago revuelto.

Puede hacer estos ejercicios a cualquier hora, salvo cuando esté mareado o con náusea. (Sin embargo, no son sustituto de ningún medicamento que su doctor le haya recetado.)

miento en un auto o barco que en el avión, pero independientemente de en qué viaje, se sentirá mejor si puede 'ver' hacia dónde va".

No mueva la cabeza. "Si disminuye los movimientos de cabeza prevendrá o disminuirá los efectos de la náusea", aconseja el doctor Millard Reshke, científico mayor de la función sensoria y director del Laboratorio de Neurosensoría de la **NASA**, en Houston.

No lea. "Leer es lo peor que puede hacer si sufre de náusea por el movimiento en cualquier tipo de transporte, lo que puede incluir el avión", dice el doctor Reshke, experto en este mal. "Especialmente si no se siente bien". (Quizá sea más que una coincidencia el que las líneas aéreas hayan colocado esas lindas bolsitas para vómito justo al lado de las revistas en el compartimiento del asiento delantero.) ¿La razón? El fijar la vista en la página en vez de en el movimiento empeora su condición.

Pero mantenga su mente ocupada. Escuche música, resuelva problemas mentales o lleve a cabo cualquier otra táctica de diversión para que no le gane la náu-

Asienta con la cabeza. Lenta y luego rápidamente, incline la cabeza hacia adelante y luego hacia atrás con los ojos abiertos unas 20 veces. Luego vuelva la cabeza de un lado al otro lentamente, luego rápido, unas 20 veces. Al desaparecer el mareo, repita con los ojos cerrados.

Encójase de hombros. Sentado, encoja los hombros 20 veces. Gire los hombros hacia la derecha, luego hacia la izquierda 20 veces. Ahora inclínese y levante un objeto del piso, vuélvase a sentar. Repita este ejercicio unas 20 veces.

Párese y siéntese. Párese y siéntese unas 20 veces. Primero haga esta rutina con los ojos abiertos, luego repita con los ojos cerrados (abra los ojos si siente que está perdiendo el equilibrio). Ahora arroje una pequeña pelota de una mano a otra a la altura de la vista.

Muévase. Camine por el cuarto con los ojos abiertos, luego ciérrelos, 10 veces. Camine por una pendiente con los ojos abiertos, luego cerrados, unas 20 veces. Repita en un tramo de escaleras. (Tómese del barandal cuando haga el ejercicio con los ojos cerrados.)

sea. "Eso puede incluir el que usted mismo sea el que maneje", dice el doctor Stern. Las personas con propensión a este mal rara vez lo padecen cuando manejan".

Considere ciertos medicamentos. Dos medicinas comunes que se venden sin receta médica, Dramamina y Bonine, son buenas para prevenir la náusea por movimiento, pero le pueden ocasionar sueño. Son más efectivas cuando se toman una o dos horas antes del viaje. Sin embargo, pueden presentar efectos colaterales, de modo que pregunte primero a su médico.

Trate de calmar su estómago con jengibre. Durante generaciones los viajeros en barco y transportes terrestres tomaron raíz de jengibre para curar la náusea. Hoy en día el mismo remedio contra el mareo viene en polvo encapsulado. Algunos viajeros modernos la han encontrado efectiva. ¿Cuánto deberá tomar? Depende de la náusea que tenga, pero "sabrá que ya fue suficiente cuando eructe y sienta el gusto del jengibre", dice Daniel B. Mowrey, psicólogo y psicofarmacólogo, en Lehi, Utah.

Tome la interestatal. Cuando viajan en auto, muchas personas evitan o aminoran el malestar si toman una ruta sin muchas paradas.

Oídos tapados

Lámele oído de nadador, de selva, hongo del oído u *otis externa*, todo es lo mismo, una infección que florece en los canales tibios y húmedos del oído (los tubos exteriores del oído por donde entra el sonido).

Todos tienen bacterias en los canales auditivos y la mayoría del tiempo estas bacterias no presentan problemas, pero cuando se ven inundados de agua e irritados, estas bacterias comienzan a multiplicarse y el resultado es un oído lleno de algo que da comezón, se siente hinchado y sensible.

Este problema no es exclusivo de nadadores. Todo lo que atrape humedad dentro del canal auditivo puede ocasionar esta condición. Las bacterias se asirán a tapones de oídos, aparatos auditivos y el exceso de cerumen para reproducirse. Asimismo, el polvo y la piel reseca pueden agravar el problema y puede ser aún peor si sus canales son estrechos. Si los oídos tapados son un problema recurrente en su caso, he aquí cómo contrarrestar el ataque bacteriano.

Mátelas con una gota. Compre una botellita con gotero en la farmacia y llénela de una mezcla mitad vinagre blanco de cocina con mitad de alcohol puro. Después de nadar o ducharse, ladee la cabeza y vierta suficientes gotas para llenar el canal auditivo. Luego incline la cabeza hacia el otro lado para que el líquido salga. El crecimiento de hongos se ve alterado por la acidez del nuevo medio, explica el doctor Stephen P. Cass, profesor de otolaringología del Instituto para Ojos y Oídos de Pittsburgh.

Si la piel del canal del oído está irritada, use la mitad de vinagre y la mitad de *agua* (en lugar de alcohol) para reducir el ardor, dice la doctora Nancy Sculerati, profesora adjunta de otolaringología y directora de otolaringología pediátrica del Centro Médico de la Universidad de Nueva York, en la ciudad de Nueva York.

Pare oreja en la farmacia. Las gotas antisépticas que venden en la farmacia, como Auro-Dri y Swim Ear, también dificultan la vida de hongos y bacterias. Siga las instrucciones del paquete para el tratamiento.

Detenga el dolor. "Si la hinchazón le causa dolor de oído, tome una aspirina o acetaminofén (Tylenol)", dice la doctora Sculerati; pero no dé aspirina a los niños, porque se incrementa el riesgo del síndrome de Reye, una condición neurológica mortal.

Séquese. Puede secar el medio húmedo y acogedor para las bacterias si drena y seca los oídos después de nadar. Primero ladee la cabeza y tire del oído para enderezar el canal y dejar que salga el agua, dice el doctor Jerome C. Goldstein, vicepresidente ejecutivo de la Academia Americana de Otolaringología/Cirugía de Cabeza y Cuello, en Alexandria, Virginia.

Un consejo para la bañera: mantenga la cabeza fuera del agua

Hasta a las personas que no se mojan más allá de los tobillos se les pueden tapar los oídos. La mayor responsable es la bañera, señala el doctor Robert A. Dobbie, director del Departamento de Otolaringología del Centro de Ciencias de la Salud de la Universidad de Texas, en San Antonio.

"El agua de la bañera está llena de los gérmenes que se desprenden del cuerpo en la que en realidad es una cantidad pequeña de agua". Al sumergirse en ella crea una situación que aumenta la posibilidad de una infección. De manera que al bañarse, mantenga los oídos alejados del agua.

Para secar aún mejor use alcohol para frotar. "Vierta unas gotas en el canal auditivo y deje que escurra hacia adentro", dice el doctor Anthony J. Yonkers, director del Departamento de Otolaringología/Cirugía de Cabeza y Cuello del Centro Médico de la Universidad de Nebraska en Omaha. "Luego incline la cabeza del lado contrario para dejar que salga. El alcohol se mezcla con el agua y la saca al exterior del oído".

Use la secadora para cabello. "Con la secadora para cabello evita que el agua se estanque en el canal auditivo", dice el doctor Robert A. Dobie, director del Departamento de Otolaringología del Centro de Ciencias de la Salud de la Universidad de Texas, en San Antonio. Encienda la secadora en aire tibio o frío y sosténgala a unos cuarenta centímetros de la oreja durante un minuto más o menos.

Use aceite. El jabón y el constante secado elimina el aceite protector del delicado y fino tejido de la piel del oído, lo que puede producir otros problemas. Para evitarlo, "vierta dos o tres gotas de aceite de bebé en los oídos antes de ir al agua", dice el doctor Goldstein. Si el problema de resequedad es muy severo, aplique unas cuantas gotas de aceite para bebé o vegetal con un gotero antes de irse a la cama para reponer el lubricante perdido, aconseja el doctor Dobie.

Pruebe la cura de hidrocortisona. "Cuando el canal auditivo se reseca y da comezón, las personas empiezan a rascarse y a picarlo", dice el doctor Dobie. Para eliminar el escozor sugiere que use una crema de hidrocortisona que puede comprar en la farmacia sin receta médica. Aplique con el dedo la dosis recomendada durante dos semanas. Si la irritación permanece o empeora en ese tiempo, consulte a su médico para que le recete un tratamiento más potente.

Construya un sello de humedad. Los tapones de oídos de masilla de silicón pueden ayudar a las personas propensas a evitar las infecciones de oído, dice la doctora Sculerati. "Con la masilla de silicón haga una bola más grande que la entrada del canal auditivo y oprima contra el mismo de manera que cubra la abertura sin pasar al interior". No use tapones duros cuando el estado de sus oídos sea delicado, porque pueden lastimar la piel y *provocar* una infección, advierte.

Ojeras

L as ojeras pueden revelar un par de "verdades oscuras" sobre su salud personal. Por lo regular, surgen cuando se está exhausto o se está desarrollando una enfermedad o una alergia. Pueden ser también el resultado de estar perdiendo demasiado peso. Pero la decoloración —debida a una congestión de los vasos sanguíneos que rodean sus ojos— son, en sí mismas, inofensivas médicamente. De hecho, en ocasiones ni siquiera son señal de problemas físicos. "Pueden asustarlo, pero quizá lo mejor sea dejar de preocuparse por ellas", dice el doctor Merrill M. Knopf, oftalmólogo de Long Beach, California, y funcionario de la asociación de Oftalmología de California.

Además tienden a ser una cuestión de familia, de modo que tendrá mayor tendencia a desarrollarlas si sus padres o abuelos las tuvieron. Si bien no puede hacer nada sobre el factor hereditario, puede llevar a cabo unas cuantas tácticas para que esos círculos oscuros se vuelvan un poco más claros.

Déles un tratamiento de compresas. "Aplíquese compresas frías. De este modo constriñe los vasos sanguíneos y hace que el tejido se vuelva blanco, lo cual ayuda a desvanecer la "oscuridad" de esa zona de la piel, de modo que no se note tanto", dice el doctor Eric Donnenfeld, profesor de oftalmología del Hospital de la Universidad North Shore/Colegio Médico Cornell en Manhasset, Nueva York. El doctor Donnenfeld aconseja que repita este tratamiento regularmente durante 10 ó 15 minutos o más cuando las ojeras sean particularmente notorias.

Atienda esas alergias. Sobre todo en los niños, la aparición repentina de ojeras significa alergia. "Apartarse del alergeno bastará, por lo regular, para resolver el problema y hacer desaparecer las ojeras", añade el doctor Knopf. Los alergenos más comunes son la caspa que desprenden las mascotas, el polvo de la casa, polen y comida como el trigo, leche y chocolate. Como la detección y eliminación de estos alergenos es un proceso complicado, quizá sea necesario llevar al niño a un alergólogo, si las condiciones persisten.

Cúbralas. Hay muchos cosméticos que cubrirán las ojeras. "Existe un producto llamado Clinique Continuous Cover que oculta las ojeras", informa el doctor Knopf. También un producto que se utiliza para cubrir los ojos morados, Dermablend, resulta muy efectivo para las ojeras.

Ojos enrojecidos

A cabe una farra en las primeras horas de la mañana y la ciudad no será lo único que esté pintada de rojo. No se sorprenda si a la mañana siguiente sus ojos tienen el color rojizo de un mapa de caminos.

Por supuesto que la parranda no es el único medio de tener los ojos enrojecidos por la mañana, los resfriados, alergias y hasta nadar en albercas con agua clorada pueden dar el mismo resultado. Sin embargo, no se alarme, el daño, por lo regular, es menor y temporal. Enseguida le damos unos consejos para que pueda blanquear sus ojos de nuevo.

Aplique compresas frías. Si tiene comezón en los ojos, el color rojo probablemente se deba a una alergia. "Aplicar una toalla fría sobre los ojos calmará el dolor y hará que los vasos sanguíneos se contraigan, si la causa es una alergia", indica el doctor Eric Donnenfeld, profesor de oftalmología del Hospital de la Universidad de la Costa Norte/Colegio Médico de Cornell, en Manhasset, Nueva York. Mantenga la compresa fría sobre sus ojos hasta que la comezón se mitigue. Puede repetir el proceso, todas las veces que crea conveniente, durante el día.

Para los ojos cansados, use compresas tibias. Si sus ojos están enrojecidos, pero no tiene comezón, entonces una compresa tibia es la solución, añade el doctor Donnenfeld. "El calor es lo mejor para los ojos inyectados debido a la fatiga, por haber dormido poco o por un resfriado". Coloque una toalla tibia sobre los ojos cerrados durante unos 10 ó 20 minutos.

Use lágrimas artificiales. Si sus ojos enrojecidos le pican, trate de aliviarlos con lágrimas artificiales sin preservativos, sugiere el doctor Paul Vinger, profesor asistente clínico de oftalmología en la Universidad de Harvard en Cambridge, Massachusetts. El recomienda los paquetes de una sola dosis.

Si usa lentes de contacto, lea las instrucciones. Si usa lentes de contacto y ha notado una mayor irritación que antes, lea las instrucciones de su limpiador de lentes. Si no está usando uno que diga "libre de preservativos", cambie a otra marca que sí lo sea. Los preservativos pueden irritarle los ojos.

Cuidado con las gotas. "Las gotas que le prometen eliminar la irritación de los ojos deben usarse sólo ocasionalmente, pues pueden formar hábito", advierte el doctor Donnenfeld. "Después de usarlas durante cierto tiempo puede desarrollar un efecto de rebote, de modo que si deja de usarlas, sus ojos se enrojecen". Evite usar cualesquiera de estos productos más de cuatro días seguidos y no se los aplique más de una vez al día, aconseja el doctor Donnenfeld.

Cuidado con los alergenos conocidos. Evite todo lo que le haya provocado alergia en el pasado, pues puede estarle irritando los ojos. Asimismo, lávese las manos después de tocar animales, ponerse maquillaje o champú, aconseja el doctor Thomas Platts-Mills, director de la División de Alergias e Inmunología Clínica del Centro de Ciencias de la Salud de la Universidad de Virginia, en Charlottesville.

Ojos morados

Para algunos, un ojo amoratado es un distintivo de honor, un símbolo de principios y de estar dispuesto a luchar por ellos, pero para otros, es una señal de vergüenza, el resultado de haber caminado torpemente contra una puerta, haber retado a un tipo apodado el Tuercas, o haber dado un paseo sobre un bronco que echaba fuego, llamado El Enviudador.

No tiene importancia *cómo* adquirió ese distintivo, enseguida le diremos cómo sanar y esconderlo más aprisa de lo que se tarda en decir "Knockout".

Déle un "Hawaiian punch". "Comer papaya o piña, o mejor aún, un coctel hecho a base de estas dos frutas, puede ayudarle a sanar un ojo morado", asegura el cirujano ortopédico de Las Vegas, el doctor Michael Rask, director de la Academia Americana de Cirujanos Neurológicos y Ortopédicos y del Consejo Americano de Medicina y Cirugía del Boxeo. Según el doctor Rask, "estas frutas contienen una enzima que 'cambia' la estructura molecular de la sangre, de modo que el cuerpo la absorbe más fácilmente". Si tiene un ojo morado, coma papaya tres veces al día para obtener una curación rápida. También puede tomar 600 miligramos de papaya en cápsulas (las encuentra en los establecimientos de salud) cuatro veces al día. Comer mucha piña también puede funcionar, según el doctor Rask, y ambas frutas le proporcionarán una dosis saludable de vitamina C.

Cuándo ver al doctor

Si tiene un ojo morado, lo mejor es consultar a su médico para asegurarse de que su visión no ha sufrido más daño que su ego. "Un ojo morado puede implicar una seria amenaza para su visión. No dé por hecho que es 'cualquier cosa'", dice el cirujano ortopédico de Las Vegas, el doctor Michael Rask, director de la Academia Americana de Cirujanos Neurológicos y Ortopédicos y del Consejo Americano de Medicina y Cirugía del Boxeo.

Necesita ayuda médica urgente si:

- Ve borroso, doble o su visión es defectuosa.
- Siente dolor tanto dentro como alrededor del ojo.
- Está demasiado sensible a la luz.
- Ve manchas en su campo visual.

Compruebe la fuerza de la vitamina C. Están muy bien documentadas las propiedades curativas de la vitamina C, de modo que todos aquellos a quienes les salen moretones con facilidad deberían tener una dieta rica en esta vitamina. Si anda luciendo un ojo morado, tome un suplemento diario e incremente el consumo de alimentos ricos en vitamina C, como brócoli, mango, chile y camote, así como piña y papaya, para acelerar el restablecimiento.

Enfríe su ojo amoratado. ¿Recuerda cuando los tipos rudos solían colocarse un bistec crudo sobre el ojo lastimado? Bueno, no es el bistec lo que proporciona alivio, es el frío de la carne lo que ayuda a disminuir el flujo de sangre y alivia la inflamación; pero puede ahorrarse dinero (así como un buen trozo de carne) si usa cualquier objeto helado. "Recomiendo el uso de una bolsa de verduras congeladas envuelta en una toalla", aconseja el doctor Rodney Basler, dermatólogo y profesor asistente de medicina interna del Centro Médico de la Universidad de Nebraska, en Omaha. "Se amolda mejor a su rostro que un bistec y cuando termine, puede volver a guardar la bolsa en el congelador para usarla en su tratamiento del día siguiente". Mantenga la compresa fría unos 20 minutos o hasta que empiece a sentir la piel adormecida, entonces descanse unos 10 minutos. Puede continuar con esta tarea una y otra vez durante tres días para acabar con la inflamación.

Evite la aspirina. La aspirina es un anticoagulante, es decir, evita que la sangre se coagule. Si toma aspirina, dificultará que el sangrado que ocasiona la decoloración se detenga, dice el doctor Jack Jeffers, oftalmólogo y director de servicios de emergencia y del Centro para la Visión de Deportes del Hospital Wills Eye, en Filadelfia. "De este modo puede terminar con un amoratamiento aún más grande". Si necesita un calmante, es mejor tomar Tylenol o cualquier otro producto con acetaminofén.

Oculte ei daño. Un maquillaje llamado Dermablend, que puede adquirir en cualquier mostrador, es muy efectivo para ocultar marcas de nacimiento y decoloraciones de la piel que provoca el rompimiento de vasos sanguíneos. "El Dermablend seguramente le ayudará a cubrir un ojo amoratado", asegura el doctor Basler.

Ojos resecos

Cada vez que pestañea, una película de lágrimas se extiende sobre sus ojos. Para el ojo llorón, esa película se puede convertir en un baño de ojo cuando ve un clásico melodrama como, digamos, *Old Yeller,* pero si su problema es la resequedad, hasta un tragedión dejará su pañuelo seco.

También pasa algo más cuando tiene los ojos resecos: duelen. Al no tener la capacidad de cubrir la córnea (la superficie clara del frente del ojo) con una capa delgada y protectora de lágrimas, los ojos comienzan a arderle y picarle. Si la situación empeora, siente como si tuviera embebido permanentemente un grano de arena, y, debido a esto, su visión puede volverse ligeramente borrosa o demasiado sensible a la luz.

Las causas son muchas. Medicinas como los descongestionantes, tranquilizantes y antihistamínicos, asi como los medicamentos para la presión sanguínea, pueden provocar resequedad en los ojos. También puede presentarse este problema si es alérgico a los productos para los lentes de contacto. Los vientos de invierno, el aire acondicionado y la calefacción también son culpables potenciales. Los casos crónicos son, con frecuencia, resultado de la menopausia, la artritis reumatoide o el síndrome de Sjögren, una condición glandular que también provoca resequedad en la boca y la vagina. A veces la resequedad en los ojos ocurre sin razón aparente. Pero independientemente de la causa, aquí hay unos métodos para volver a irrigar sus ojos y darse la oportunidad de escurrir una lágrima la próxima vez que escuche un tragedión.

Aceite sus ojos con compresas. "Coloque una compresa tibia sobre sus párpados durante unos 5 a 10 minutos varias veces al día para ayudarles a abrir las glándulas obstruidas", recomienda el doctor Eric Donnenfeld, profesor de oftalmología del Hospital de la Universidad de North Shore/Colegio Médico de Cornell, en Manhasset, Nueva York.

He aquí por qué funcionan. Las lágrimas están hechas de tres componentes: agua, aceite y mucosidad. Las lágrimas artificiales que venden en las farmacias en frascos con goteros, pueden reemplazar el agua, pero no el aceite. Sólo el propio ojo puede hacerlo, de modo que las compresas tibias ayudan a que realicen el trabajo que deben hacer, explica el doctor Donnenfeld.

Una compresa es *especialmente* útil si tiene lagañas al despertarse o en otros momentos del día, dice el doctor Donnenfeld. (Cerca del 50 por ciento de las perso-

La noche es el momento idóneo para un tratamiento

Incluso cuando sus párpados están cerrados, los ojos se le pueden resecar, razón por la cual su doctor probablemente le recomiende el uso, durante la noche, de la combinación de un ungüento sellador de humedad y una "cámara de humedad".

Estos ungüentos más espesos, que venden sin receta médica y que contienen petrolato y aceite mineral, duran más que las gotas, dice el doctor Paul Vinger, profesor de oftalmología de la Universidad de Harvard, en Cambridge, Massachusetts. Para colocarlo, jale el párpado inferior, mire hacia arriba, oprima el envase y ponga un poco de ungüento en el espacio entre el párpado y el ojo. Parpadee para extender el producto. Tenga en mente que los ungüentos pueden nublar su visión durante un rato, de modo que no vaya a utilizarlos antes de manejar.

Su oculista puede proporcionale unos lentes que funcionan como cámaras de humedad durante el sueño, pero un par de anteojos comunes para nadar también pueden funcionar. En un momento dado, dice el doctor Mitchell H. Friedlaender, director de Servicios de la Córnea en la Clínica Scripps y en la Fundación de Investigaciones de La Jolla, California, hasta puede fabricar su propia cámara con un pedazo de envoltura de plástico para comida que puede asegurar con jalea de petrolato alrededor de sus ojos. Al evaporarse las lágrimas el aire dentro de la cámara se vuelve ligeramente más húmedo, evitando que las lágrimas se sigan evaporando al crear una atmósfera húmeda y confortable para el ojo. Para fomentar la humedad, use los ungüentos oculares junto con la cámara de humedad.

nas que padecen resequedad en los ojos tienen lagañas, blefaritis, en la mañana o durante el día.)

Elija las lágrimas artificiales correctas. Las gotas que venden sin receta médica son una mezcla de solución salina y un tipo de sustancia que hace que se forme una película, como el alcohol polivinílico o la celulosa sintética. Esta solución puede ser usada varias veces al día, porque remeda las lágrimas verdaderas y proporciona un bálsamo calmante cuando sus ojos están resecos.

Al elegir una marca, recuerde que las fórmulas más pesadas permanecen en los ojos más tiempo, de modo que deberá usarlas con menos frecuencia. Sin embargo, estas gotas más espesas pueden hacer que su visión se torne borrosa y dejar un residuo viscoso en sus pestañas. Las gotas más ligeras, por su parte, deben aplicarse con más frecuencia. "Debe probar para ver qué gotas le sirven mejor", sugiere el doctor Paul Michelson, oftalmólogo del Instituto de Ojos Mericos, en La Jolla, California.

"Pero sólo use productos comercialmente preparados y libres de preservativos", advierte el doctor Donald Doughman, profesor de oftalmología de la Universidad de Minnesota, en Minneapolis. "Si no dice 'sin preservativos' o 'libres de preservativos' en la etiqueta o caja, no las compre. Los preservativos pueden dañar sus ojos".

Dirija las salidas de calefacción y ventilación lejos de usted. Una corriente de aire caliente o frío puede ser lo que su cuerpo ansíe, pero no es buena para sus ojos. "Cuando conduzca mantenga las rendijas de ventilación dirigidas hacia abajo, en dirección contraria a su rostro", aconseja el doctor Donnenfeld. "En casa haga lo mismo. Mantenga los ductos de ventilación fuera de áreas en donde pase mucho tiempo. Es muy importante si su hogar tiene un sistema de calefacción forzoso, ya que esto puede secarle los ojos muy rápidamente".

Vístase para las laderas. Las grandes llanuras pueden brindarle dos causas de resequedad en los ojos. La brillantez solar los vuelve ultrasensibles y el viento y la baja humedad los reseca. Es por eso que los expertos sugieren el uso de lentes protectores solares o anteojos para sus actividades en el exterior. "Los lentes que cubren totalmente el área de visión son muy útiles, porque protegen los lados de los ojos, que son vulnerables al viento", dice el doctor Donnenfeld. "Pero si tiene los ojos demasiado resecos, lo mejor es usar anteojos para esquiar, ya que crean una cámara húmeda para los ojos".

Descanse pestañeando. El trabajo que requiere una gran concentración de la vista, como la edición de videos, conducir, coser y hasta mirar televisión, puede exacerbar aun los casos leves de resequedad ocular, dice el doctor Michelson. "Las personas que realizan tareas que requieren concentración visual tienden a pestañear menos". Cuando no pestañea con frecuencia, la humedad del ojo se evapora rápidamente. De modo que si realiza este tipo de labores y nota resequedad en sus ojos, descanse la mirada y pestañee cada vez que tenga oportunidad. El pestañeo ayuda a restaurar la película de lágrimas sobre sus ojos.

Humedezca sus alrededores. El aire húmedo ayuda a evitar la resequedad de las membranas mucosas durante el sueño, sobre todo durante el invierno, sugieren los doctores. "Cuando la humedad es baja, sus ojos se secan rápidamente", dice el doctor Donnenfeld. "De ser posible, consígase un humidificador para su recámara y otros sitios en donde pase mucho tiempo". Y, cuando use una secadora de cabello, no la use más de lo necesario.

Para volar, prepare un tratamiento de irrigación. Si sabe que estará en el ambiente seco de una cabina de avión, tenga cuidado de usar lágrimas artificiales y asegúrese de que las salidas de aire sobre su cabeza no apunten hacia sus ojos, dice el doctor Donnenfeld.

Orinar en la cama

Al igual que reprobar el Gran Examen o dejar caer la pelota al final de la novena entrada, orinarse en la cama es una de las experiencias más humillantes de la infancia y algo que muchos niños tienen que sobrellevar, de hecho, más o menos un niño de cada siete.

Pero a diferencia de la clase de matemáticas o de las Pequeñas Ligas, orinarse en la cama, problema conocido médicamente como enuresis, probablemente forma parte de una tradición familiar. Si ambos padres lo padecieron, la probabilidad de que sus vástagos lo padezcan es de tres contra cuatro. Si sólo ocurrió a uno de los padres, entonces las posibilidades son de una en dos.

Por lo regular, la responsable de esto es una vejiga pequeña, problema que superarán la mayoría de los niños. De hecho, los padres no deben preocuparse del asunto hasta que el niño tenga unos cinco años, edad en la que casi todos los niños tienen un control adecuado de su vejiga.

A pesar de que la mayoría de las veces orinarse en la cama no se debe a problemas psicológicos, puede afectar la autoestima del niño, por lo que es importante no humillarlo o castigarlo. De hecho, los médicos dicen que el castigo puede *empeorar* el problema, pues incrementa su angustia. Por el contrario, debe proporcionar a su hijo comprensión. Y he aquí lo que usted puede hacer para ayudar a su niño a tener sueños más secos.

A dormir. Después de la herencia, el mayor culpable de una cama mojada es la falta de sueño. "El no dormir suficiente empeora la situación del niño que padece este problema", señala el doctor Thomas Roth, presidente de la Fundación Nacional del Sueño y director del Centro de Investigaciones y Desórdenes del Sueño del Hospital Henry Ford, en Detroit. "No creo que la siesta sea una buena idea, porque disminuye el sueño nocturno; sin embargo, sí recomiendo que los niños que mojan la cama aumenten sus horas de sueño yéndose a dormir más temprano".

Atienda esas alergias. Otra de las razones por las que los niños se orinan en la cama son las alergias, declara el doctor Marc Weissbluth, director del Centro de Desórdenes del Sueño del Hospital Memorial para Niños, en Chicago, y autor del libro *Healthy Sleep Habits, Happy Child* (Hábitos sanos de dormir: Niño feliz). "Un niño que padezca alergias tiene más dificultades para dormir y menos periodos de sueño profundo". Durante el momento en el que pasan del sueño profundo al ligero, el esfínter que rodea el pasaje urinario se relaja y mojan la cama.

"Si no sabe con seguridad si una alergia es la causa, vea si su niño ronca, respira por la boca o suda", aconseja el doctor Weissbluth. Entonces trate la alergia.

Déle de beber durante el día. Más que evitar que los niños beban líquidos en la noche, algunos expertos recomiendan que les dé más agua durante el día con el fin de "agrandar" la vejiga y así aumentar su capacidad. Algo que puede ser útil es motivar al niño para que aguante las ganas de orinar todo lo que pueda, aconseja el *Journal of Pediatrics* (Revista de Pediatría.)

Premie sus resultados. Un método más sencillo (al menos en cuanto a los niños se refiere) es hacer que el niño lleve un diario y premiarlo con estrellas doradas cada noche seca. Un estudio revela que el 70 por ciento de los niños que realizaron este ejercicio disminuyó el número de noches mojadas y uno de cada cuatro dejó definitivamente de orinarse en la cama.

Colóquele una alarma. "Existe una diversidad de alarmas efectivas e inocuas que detectan la humedad de la cama, se llevan sobre el cuerpo y ayudan a despertar al niño ante la primer señal de orina", dice el doctor Barton D. Schmitt, profesor de pediatría de la Escuela de Medicina de la Universidad de Colorado, en Denver. El sensor de Humedad se coloca en el calzoncillo del niño y tiene un timbre o alarma que se pone cerca del oído. Cuando unas cuantas gotas de orina se liberan, la alarma suena, el niño se despierta y termina de orinar en el baño. Esta práctica logrará, finalmente, que el niño se despierte ante la sensación de una vejiga llena. Una desventaja: la alarma tendrá que usarse durante cuatro o cinco meses antes de obtener los resultados deseados (la asesoría de su médico puede ser útil).

Olor de pies

¿Qué pasa? Ya se lava los pies regularmente en agua caliente jabonosa, se cambia de calcetines por lo menos una vez al día y sus zapatos están tan limpios como para impedir que el grupo de laboratorio de biología busque en su armario muestras de esporas de moho. Y sin embargo, sus pies huelen tan mal que hacen que los que lo rodean aullen como lobos a la luna. De modo que la próxima vez que se quite los zapatos (una vez que usted y los demás recobren la conciencia), pruebe estos remedios para aliviar el aire del problema bastante común del olor a pies.

Tome té. "Remoje sus pies en agua con una infusión de té. El ácido tánico del té elimina el mal olor de pies", dice el doctor Jerome Z. Litt, profesor de dermatología de la Escuela de Medicina de la Universidad Case Western Reserve, en Cleveland. "Haga una infusión con un par de bolsitas de té en medio litro de agua, deje que hierva unos 15 minutos. Luego retire las bolsas y vierta la infusión caliente en un recipiente con dos litros de agua fría. Remoje sus pies 30 minutos diarios durante una semana o diez días, y dejará de tener pies sudorosos y malolientes.

Pruebe un producto contra el acné. Si sus pies huelen en *verdad,* lo que yo llamo el síndrome tóxico del calcetín, examine las plantas de sus pies, dice el doctor Rodeny Basler, dermatólogo y profesor de medicina interna del Centro Médico de la Universidad de Nebraska, en Omaha. Si tiene las plantas de los pies blanquecinas y con pequeñas picaduras, probablemente padezca de un mal conocido como keratólisis. El organismo que provoca este mal es de la misma especie que causa el acné, por lo que puede encontrar alivio en medicamentos que contengan 10 por ciento de peróxido de benzol, como Oxy-10.

Use un desodorante. Puede encontrar desodorantes especiales para los pies, pero hay alternativas más baratas. Puede utilizar un desodorante para axilas, que controle el olor *y* sudor, dice el doctor Stephen Weinberg, podiatra especializado en medicina del deporte del Hospital de Columbus, en Chicago. (Los desodorantes sólo controlan el olor.) Use un desodorante de "bolita mágica", que contenga el ingrediente activo exahidrato clorado de aluminio, por lo menos dos veces al día. Los aerosoles no son tan efectivos, ya que gran parte de su contenido se desperdiga en el aire.

Osteoporosis

A l envejecer, los huesos se desgastan un poco. Esto es normal, pero algunas personas pierden tanto hueso, que sus esqueletos están llenos de zonas débiles. Eso se llama osteoporosis y es la causante de una buena parte de las fracturas de caderas, espinas y brazos. Cuando está en su peor estado, los huesos se vuelven tan frágiles; ¡que se rompen ante el mismo peso del cuerpo!

Todos podemos padecer osteoporosis, pero las mujeres son más propensas que los hombres. Sus huesos son más ligeros y se desgastan rápidamente después de la menopausia porque sus cuerpos producen menos estrógeno. Pero los hombres no son inmunes, especialmente si han bebido mucho, fumado e ingerido medicamentos con esteroides.

Pero sus huesos no tienen por qué romperse bajo el efecto de esta enfermedad. Puede disminuir, detener e inclusive contrarrestar el desgaste de sus huesos. Para las mujeres el método más efectivo es un tratamiento médico a través de una terapia de reemplazo de estrógeno (**TRE**). Pero aun si escoge la **TRE**, existen métodos naturales para ayudarle. (Y no es de sorprender que se trate de los mismos consejos y técnicas para ayudar a *prevenir* la osteoporosis.)

Si quiere permanecer activo y libre del desgaste de huesos, he aquí las tácticas que los doctores recomiendan.

Fortalezca esos huesos. "Sugerimos, como mínimo, que las personas sigan las recomendaciones del Colegio Americano de Medicina del Deporte en torno a practicar 20 minutos de un ejercicio aeróbico por lo menos tres días de la semana", dice la doctora Miriam Nelson, fisióloga especialista en ejercicio e investigadora científica del Centro de Investigación de Nutrición Humana en el Envejecimiento del Departamento de Agricultura de Estados Unidos (**USDA** por sus siglas en inglés) en la Universidad de Tufts, en Boston. El ejercicio estimula la creación de nuevo tejido óseo, explica.

¿Cuál es el mejor ejercicio aeróbico para los huesos? "Aquel que continuará haciendo, porque si no lo practica *toda la vida*, los beneficios que reciban sus huesos desaparecerán", explica la doctora Nelson. En sus estudios la caminata ganó en gustos,

Deje de entrenar para las olimpiadas

Un entrenamiento excesivo que deja a una mujer tan delgada que deja de tener periodos menstruales, también le quita a sus huesos el calcio necesario. "Esto suele ocurrir a las atletas de altura, pero también puede ocurrir a las mujeres que están obsesionadas con permanecer delgadas y que hacen varias horas al día de ejercicio", dice la doctora Christine Wells, profesora de ciencias del ejercicio de la Universidad del Estado de Arizona, en Tempe.

La solución: "Busque la calidad, no la cantidad al ejercitarse. Entrene duro, coma bien y mantenga un peso que normalice sus periodos menstruales", recomienda la doctora Wells.

20 minutos al día tres o cuatro veces a la semana, pero usted puede preferir correr, andar en bicicleta, nadar o clases de danza aeróbica.

Camine en agua. Si ya ha tenido una o dos fracturas, la mejor elección de ejercicio puede ser caminar en agua que le llegue al cuello unos 30 minutos, por lo menos, tres veces a la semana, sugiere el doctor Sydney Lou Bonnick, director de Servicios de Osteoporosis de la Clínica Cooper, en Dallas. El agua le ayudará a soportar el peso del cuerpo y eliminará el estrés de los huesos y coyunturas.

Su "equipo de ejercicio": una silla y el piso. Para completar la caminata en agua, haga unos ejercicios fáciles de estiramiento de músculos en una silla o en el piso, sugiere Mehrsheed Sinaki, fisioterapeuta del Departamento de Medicina Física y de Rehabilitación de la Clínica Mayo, en Rochester, Minnesota. Estos ejercicios incluyen flexiones abdominales, flexión de hombros y extensiones de espalda.

Para las extensiones de espalda, recuéstese en el piso boca abajo con una almohada bajo las caderas y los brazos a los costados. Utilizando sólo los músculos de la espalda, no de los brazos, levante la parte superior de su cuerpo unos cuantos centímetros del piso. Sostenga así mientras se sienta cómodo y descanse. Repita este ejercicio de manera gradual hasta llegar a hacerlo de seis a diez veces al día.

Ingiera calcio. Los médicos están de acuerdo en que debe de tratar de ingerir 1000 miligramos diarios de calcio, aunque no esté en la etapa menopáusica. Sugieren 1200 y 1500 miligramos al día para las mujeres posmenopáusicas que no están bajo **TRE**.

La mayoría de las mujeres consumen mucho menos cantidad. Alcanzar los 1000 miligramos a través de una dieta significa beber un litro de leche descremada diario o comer dos tazas de yogur bajo en grasa o cuatro tazas de queso cottage bajo en grasa.

"Calcule, realistamente, cuánto calcio puede obtener a través de su dieta y complete el faltante con suplementos", dice la doctora Bess Dawson-Hughes, jefa del Laboratorio de Metabolismo de Huesos y Calcio del Centro de Investigación de Nutrición Humana en el Envejecimiento del **USDA**, en Tufts.

Busque la máxima absorción. Reparta los suplementos de calcio a lo largo del día, en lugar de tomar todos a la vez, acompañando sus comidas, sugiere la doctora Dawson-Hughes. La mayoría de los médicos recomiendan carbonato de calcio, una fuente relativamente económica de calcio que se absorbe bien si se ingiere en dosis divididas y con las comidas.

Ingiera bastante vitamina D. Para una protección máxima, tome 400 unidades internacionales de vitamina **D** al día (el doble de la Recomendación Nutricional Diaria), sobre todo si no toma mucho sol, sugiere la doctora Dawson-Hughes. "En Boston les decimos a las personas que necesitan una fuente de vitamina **D** más confiable que el sol, sobre todo en los meses de invierno".

Un vaso de leche contiene unas 100 unidades internacionales de vitamina **D**, de modo que cuatro vasos al día es lo ideal, pero no cuente con otros productos lácteos como el queso, yogur y helado para cumplir con el requerimiento de este nutriente, pues a diferencia de la leche, estos productos no están fortificados con vitamina **D**.

No exceda la dosis recomendada de 400 unidades internacionales, ya que la vitamina **D** puede ser tóxica en grandes cantidades.

Coma bien. Los huesos no están hechos sólo de calcio. Son una amalgama que incluye zinc, boro y cobre, entre otros minerales. "Estos elementos se obtienen a través de una dieta variada y amplia que no incluya alimentos procesados, sino granos enteros, frijoles, frutas frescas y vegetales, pescado, mariscos y carnes magras", añade la doctora Dawson-Hughes.

Si fuma, ya no lo haga. "Fumar acelera el desgaste de los huesos", dice la doctora Dawson-Hughes. Acelera el ritmo con el que el cuerpo metaboliza el estrógeno, cancelando virtualmente los beneficios de la **TRE**. "Además, fumar tiene otros efectos debilitantes en los huesos, porque ocasiona su desgaste en las mujeres posmenopáusicas que no están tomando estrógeno, así como en los hombres".

Vigile sus medicamentos. Algunas medicinas pueden acelerar el desgaste de los huesos, dice el doctor B. Lawrence Riggs, presidente de la Fundación Nacional para la Osteoporosis y profesor de investigación médica en la Clínica Mayo, en Rochester, Minnesota.

Los más comunes son los corticosteroides, que se prescriben para una variedad de enfermedades, como el reuma, alergias, enfermedades respiratorias; L-thyroxina, un medicamento para la tiroides; furosemida, un diurético que se suele usar contra la retención de fluidos, asociada con la hipertensión y los problemas de riñón.

"Platique con su médico acerca de este posible efecto colateral", sugiere el doctor Riggs. "Si está a merced de otros factores de riesgo, su médico probablemente quiera revisar la densidad de sus huesos. De ser baja, alterará la dosis o le suspenderá el medicamento por completo".

Pase de largo el refresco. Las colas y otras bebidas gaseosas adquieren su fuerte sabor del ácido fosfórico, que contiene fósforo, mineral que en cantidades excesivas hace que el cuerpo excrete calcio.

Menos sal. Al igual que el fósforo, demasiada sal hace que su cuerpo excrete calcio. De modo que cuide el salero y revise las etiquetas de los alimentos. Evite los que tengan más de 300 miligramos de sal por porción.

Padrastros

Es una diminuta tirita de piel que se separa de la uña. Y ahí se queda colgando un pedacito de dolor del grosor de la piel a la espera de ser sufrido. El problema es que cuando un padrastro se atora en algo, esta mínima lesión puede causar un dolor increíble.

La mejor manera de evitar los padrastros (que no tienen nada que ver con las uñas) es mantener sus manos bien hidratadas, ya que estos pellejos, generalmente, se presentan cuando la piel que rodea la uña se seca y muere. Morderse las uñas es otra causa común. Aquí mencionamos algunos de los mejores remedios para tratarlos.

Suavice antes de cortar. "Muchas personas cometen el error de cortar el padrastro cuando es duro y seco, por lo que terminan rasgando la piel aún más", dice Trisha Webster, modelo de manos de la Wilhelmina Modeling Agency, en la ciudad de Nueva York, cuyo modus vivendi depende de manos perfectamente arregladas. "De modo que antes de cortar el padrastro, remoje su dedo en un poco de agua, o en una solución de agua y aceite, para suavizarlo". Para hacer la solución, sólo añada dos tapitas de aceite para baño o de aceite de oliva a un recipiente con agua tibia.

Corte y cubra. "Lo mejor que puede hacer con un padrastro es cortar el pequeño pedazo de piel con un par de tijeras para uñas, pero asegúrese de limpiarlas con alcohol antes de usarlas", aconseja la doctora Karen E. Burke, dermatóloga y cirujana dermatóloga, en la ciudad de Nueva York. "Después coloque un ungüento antibacteriano para prevenir una infección y cubra su dedo con una venda".

Remoje. Remojar sus uñas en una mezcla de agua y aceite regularmente es un buen método hidratante para prevenir padrastros. "Yo aconsejo a mis pacientes que mezclen cuatro tapas de aceite para baño, como Alpha Keri, en medio litro de agua tibia y remoje sus uñas de unos 10 a 15 minutos", dice el doctor Rodney Basler, dermatólogo y profesor de medicina interna del Centro Médico de la Universidad de Nebraska, en Omaha.

Envuélvalo. Una buena idea es vendar su dedo tras haber cortado un padrastro, pero si la venda se cae (a causa de la humedad del remojo), envuelva su dedo en un pedazo de plástico autoadherible y asegúrelo con cinta adhesiva, aconseja el doctor Basler. "El plástico mantendrá la humedad toda la noche. Sólo asegúrese de quitarlo en la mañana, ya que no es bueno dejarlo más tiempo".

Palpitaciones cardiacas

No hay nada como un corazón fuera de tiempo para espantarle el aliento.

Algunas irregularidades en el latido cardiaco se consideran inofensivas y, de hecho, autocorrectivas. Puede sentir que su corazón "se saltó" un latido, una condición conocida como latido auricular ectópico (del griego *ektopos*, "mal situado"). O puede ser que más bien se le acelere, una condición llamada taquicardia. A veces este tipo de arritmias pasan rápidamente sin efectos serios.

Pero, y este es el gran "pero", sólo un médico puede establecer con certeza si estas palpitaciones no son de preocupación. "Si tienen cualquier duda sobre lo que le está pasando, lo más seguro es hacerse revisar", dice el doctor Jeremy Rushkin, director del Servicio de Arritmia Cardiaca del Hospital General de Massachusetts y profesor de medicina de la Escuela de Medicina de Harvard, ambos en Boston. Este consejo debe seguirse independientemente de que se sea joven o viejo. (Y aun si se descartan problemas cardiacos serios, el doctor puede recetarle algo para esa arritmia.)

Puede pensar en su corazón como una simple bomba muscular, pero el hecho es que este órgano es muy sensible a muchas de las cosas que ocurren en su cuerpo. Un accidente, el humo del cigarro, los medicamentos (prescritos o no), los disgustos emocionales, la mala alimentación, el alcohol, la cafeína, todo esto puede alterar el patrón perfectamente orquestado de las cargas eléctricas que conducen a un ritmo cardiaco normal.

"Con frecuencia las personas no tienen conciencia de cómo se exponen a un problema de arritmia", dice el doctor Stephen Sinatra, jefe de cardiología y director de educación médica del Hospital Memorial de Manchester, en Manchester, Connecticut, y profesor adjunto de medicina de la Escuela de Medicina de la Universidad de Connecticut, en Farmington. "Es necesario atender una serie de situaciones que pueden estar contribuyendo a este problema". Estos son algunos pasos que debe considerar.

Si fuma, no lo haga más. "Fumar es extremadamente peligroso si tiene arritmia cardiaca", advierte el doctor Rushkin. "Puede contrarrestar el mejor de los cuidados médicos".

Haga sesiones de calentamiento y enfriamiento. Si hace ejercicio, añada por lo menos diez minutos al principio y final de su rutina en los que dé tiempo a su corazón para cambiar el ritmo gradualmente. Y nada de carreras de 50 metros hacia la parada del camión ni repentinos "sprints" por las escaleras, a no ser que haya calentado antes mediante unas vueltas alrededor de la manzana.

"La actividad física repentina es un detonador muy común entre las personas con propensión a la arritmia", explica el doctor Rushkin. El enfriamiento es igualmente importante, sobre todo si ha estado corriendo, andado en bicicleta o haciendo cualquier otro ejercicio que involucre el movimiento de las piernas, añade el doctor Rushkin.

Deje las actividades de vuelo para otra vida. Si nunca ha tenido arritmia, es probable que no la genere ni siquiera efectuando las actividades más temerarias. "Pero si tiene propensión a este mal, le sugerimos que no se someta a circunstancias tensionantes", dice el doctor Rushkin. Eso también va para el estrés que se deriva del trabajo. Un bombero o policía con arritmia probablemente tenga que cambiar su actividad por otra menos peligrosa.

Quédese con los deportes menos competitivos. "Yo tengo la oportunidad de cuidar un número de atletas competidores con propensión a las arritmias cardiacas que sólo suelen tener problemas cuando compiten", dice el doctor Rushkin. "La combinación de la competencia y el estrés físico es un detonador de arritmia mucho más poderoso que cada una de estas circunstancias por separado, lo que no es de sorprender".

Aléjese de los bufés "coma todo lo que pueda". "Atiborrarse", o como lo expresan cortésmente los doctores, "tener una sobrecarga metabólica", puede ocasionar palpitaciones cardiacas a las personas propensas a este mal, señala el doctor Rushkin. De modo que coma ligero.

Cuidado con el alcohol. "Algunas personas que padecen arritmia son extremadamente sensibles al alcohol y, por lo general lo saben, llegan a tener palpitaciones tras beber un solo trago", dice el doctor Rushkin. "Les aconsejamos que tengan mucho cuidado y que moderen el consumo de bebida. De hecho, prefiero que se abstengan por completo".

Diga no al café. El café, té, chocolate y ciertos medicamentos que contienen cafeína, como las pastillas para bajar de peso, pueden exacerbar los problemas de arritmia en algunas personas. "Recomiendo a las personas que tienen un historial médico de arritmias que eviten esta sustancia tanto como sea posible", dice el doctor Rushkin.

Revise su gabinete médico. Varios medicamentos pueden ocasionar problemas al corazón y entre ellos se incluyen algunos que se recetan para corregir la arritmia. El grupo comprende el digital, los bloqueadores beta, los bloqueadores de canales de calcio, todos los medicamentos para contrarrestar la arritmia, los antidepresivos tricíclicos y la dimetidina (Tagamet), un medicamento popular para la úlcera.

"En ocasiones un médico puede saber con anticipación qué medicamento causará problemas, es por eso que la prescripción de estas drogas se da en los hospitales", explica el doctor Rushkin. "Pero algunos efectos pueden ocurrir posterior e inesperadamente". Consulte de inmediato a su médico si no se siente bien.

Cuándo ver al doctor

Un latido saltado o uno de más de vez en cuando, a lo largo del día, no es, por lo regular, motivo de preocupación, dice el doctor Jeremy Rushkin, director del Servicio de Arritmia Cardiaca del Hospital General y profesor de Medicina de la Escuela de Medicina de Harvard, ambos en Boston. "Casi todos hemos vivido esto alguna vez, sobre todo cuando envejecemos".

Pero si siente algo más que esto, como una serie de latidos saltados o si su corazón parece acelerarse sin la menor provocación, debe ver al médico enseguida. También debe consultarlo si tiene síntomas adicionales, como mareo y desfallecimiento.

Tenga cuidado especial con los descongestionantes. Hasta los productos populares que se venden sin receta médica pueden ocasionarle problemas, dice el doctor Dennis Miura, director de arritmias cardiacas y electrofisiología del Colegio de Medicina Albert Einstein de la Universidad de Yeshiva, en la ciudad de Nueva York. "Los descongestionantes y los aerosoles para el asma que contienen efedrina o pseudoefedrina son los ofensores más comunes", afirma. Pueden ocasionar un ritmo cardiaco más acelerado y violento, y en algunas circunstancias, pueden exacerbar arritmias serias. Si ya tiene tendencia a este mal, no use estos medicamentos sin la autorización de su médico.

Respire con calma y a fondo. Si tiende a retener el aliento, como hacen algunas personas cuando están asustadas, tensas o que están esforzándose en alguna actividad física, o si su respiración es rápida y superficial, puede alterar el ritmo natural de su corazón, dice el doctor Robert Fried, director de la Clínica Biofeedback del Instituto de Terapia Emotiva Racional, en la ciudad de Nueva York y autor de *Psychology and Physiology of Breathing in Behavioral Medicine* (Psicología y fisiología de la respiración en la medicina del comportamiento). De modo que preste atención a su respiración. Permítase exhalar completamente y luego relaje su estómago y dé tiempo a sus pulmones para que vuelvan a llenarse de aire antes de volver a exhalar.

Busque la tranquilidad. "Estoy convencido de que el estrés es un factor poderoso que puede desatar o aumentar la tendencia a la arritmia", dice el doctor Rushkin. "Por supuesto que yo recomendaría cualquier programa o actividad que reduzca el estrés. Las personas simplemente necesitan encontrar lo que resulte mejor para ellas". La meditación, yoga, biorretroalimentación, música, la oración, todas estas actividades pueden aliviar la tensión.

Coma pescado. Estudios preliminares de investigadores en Australia sugieren que los ácidos grasos omega-3, que tienen los pescados como el salmón y la macarela, ayudan a reducir las arritmias. Los investigadores creen que estas grasas pueden alterar la composición de las células del músculo cardiaco, haciéndolas menos propensas a irregularidades rítmicas.

Paperas

Gracias a la inmunización, que se recomienda a los 15 meses de edad, son pocos los niños a los que, bajo cuidado médico regular, les dan paperas. Y si las llegan a padecer, hay poco de qué preocuparse. Pero como las paperas pueden, en ocasiones, llevar a problemas más severos, es importante que vacune a su hijo como se recomienda.

Cuándo ver al doctor

Apenas si el 15 por ciento de los niños que padecen paperas llegan a desarrollar meningitis, un mal que puede requerir de hospitalización, diagnósticos adicionales y otros tratamientos. La meningitis puede afectar a los oídos y ocasionar otros problemas serios.

Los niños deben ver al doctor si hay fiebre, inflamación, somnolencia, severo dolor de cabeza, vómito o señales de delirio. Aun si cree que reconoce la inflamación de mejillas típica de las paperas, es importante que sepa si se trata en efecto de este mal o si tiene otro tipo de enfermedad infantil, como inflamación séptica de la garganta o meningitis, explica el doctor Edgar O. Ledbetter, antiguo director del Departamento de Pediatría de la Universidad Tecnológica de Texas, en Lubbock.

Pero, ¿qué hacer si es usted quien tiene fiebre, dolor de cabeza, dolor en los músculos del cuello y mejillas inflamadas? Consulte al médico, sugiere el doctor Ledbetter. Las paperas en los adultos pueden ocasionar complicaciones. A los hombres se les pueden inflamar los testículos, lo que en raros casos ocasiona infertilidad. A mujeres jóvenes las paperas pueden ocasionarles dolor abdominal, señal de inflamación en los ovarios. Si hay embarazo pueden provocar un aborto espontáneo.

Este virus puede ocasionar una fiebre moderada, dolor en los músculos del cuello y dolor de cabeza. Hay por lo general, dolor al tragar e inflamación de las glándulas salivales, lo que hace que las mejillas se hinchen. Debe ver al médico para confirmar si su niño tiene paperas o no. (Sin embargo, la presencia de paperas en los adultos puede ser una cuestión más seria y requiere de cuidado médico.)

Si su niño llegara a ser de los pocos desafortunados a los que les da paperas, he aquí cómo reducir el malestar y cómo cuidarlo para que pronto recupere la salud.

Evite la ingestión de bebidas ácidas. "La limonada, jugo de naranja y otras bebidas ácidas aumentan el flujo de saliva", advierte el doctor Henry M. Feder. Jr., profesor de medicina familiar y pediátrica del Centro de Salud de la Universidad de Connecticut, en Farmington. "Entre más saliva fluya, más le dolerá". Es mejor que el niño sólo beba fluidos no ácidos como agua o leche.

También déle una dieta blanda. "Los alimentos condimentados provocan contracciones en las glándulas salivales y aumentan el malestar, de modo que su hijo apreciará una dieta blanda", aconseja el doctor Edgar O. Ledbetter, antiguo director del Departamento de Pediatría de la Universidad Tecnológica de Texas, en Lubbock. "Por supuesto que la mayoría de los niños se dan cuenta de esto en cuanto toman algo condimentado", ya que los condimentos provocan casi instantáneamente mayor dolor.

Aplique calor. Puede ayudar a su niño a que se sienta mejor si le aplica calor local sobre las glándulas salivales inflamadas, indica el doctor Ledbetter. Una almohadilla térmica y hasta un baño caliente funcionarán.

Pelos enterrados

S i tiene algunos pelos de la barba enterrados, la afeitada matutina puede convertirse en agonía pura. Esta dolorosa condición, que los médicos llaman *pseudofolliculitis barbae,* ocurre porque al afeitarse el pelo de la barba se tensa y lo corta en ángulo. Cuando la afilada punta se entierra, irrita, inflama y lastima la piel. Este problema afecta sobre todo a los hombres con cabello grueso y rizado, los hombres de raza negra son particularmente vulnerables.

"El pelo enterrado es un problema difícil que tiene una solución fácil: dejarse crecer la barba", dice el doctor David Feingold, director del Departamento de Dermatología de la Escuela de Medicina de la Universidad de Tufts, en Boston. Pero si hacerlo no es una solución práctica que le acomode, o si usted es una mujer que tiene este problema con el vello de las piernas o axilas, estos son los remedios para librarse del problema y del dolor.

Prepare su piel. "Uno de los mejores métodos para prevenir que se le entierre un pelo es frotar la piel con una toalla seca antes de rasurarse", aconseja el doctor Feingold. "De esta manera ayudará a 'aflojar' los pelos enterrados de sus folículos y se irritará menos al afeitarse".

Evite el doble filo. Las rasuradoras de doble navaja le brindan una dosis doble de agonía. La primera navaja jala el pelo en tanto que la segunda lo corta por debajo del nivel de la piel, con frecuencia a un ángulo agudo que puede enterrarse otra vez en la piel. El doctor Jerome Z. Litt, profesor de dermatología de la Escuela de Medicina de la Universidad Case Western Reserve, en Cleveland, recomienda las rasuradoras de una navaja aunque la afeitada no sea tan al ras.

Las rasuradoras de cabeza con pivote como la Gillette Sensor causan menos fricción (e irritación) que las de cabeza fija, añade el doctor John F. Romano, dermatólogo y profesor de medicina de El Hospital de Nueva York-Centro Médico Cornell, en la ciudad de Nueva York.

Cambie su rutina de afeitado. A veces puede disminuir el dolor que causa un pelo enterrado con sólo cambiar la dirección de la afeitada. "Yo trato de que mis pacientes dejen de rasurarse a contrapelo, que es lo más frecuente, y que sigan la dirección del crecimiento del pelo", dice el doctor Feingold. Además quizá quiera cambiar de método. "Si acostumbra rasurarse con navaja, haga la prueba con rasuradora eléctrica o, en caso de que sea ésta lo que está usando, cambie a manual".

Hágale al Sherlock Holmes. "Como parte de una rutina diaria, examine su rostro cuidadosamente con una lupa para identificar los pelos que están enterrados en los folículos", dice el doctor Feingold. De este modo puede eliminar este molesto problema con unas pinzas que debe esterilizar antes con alcohol.

Pérdida de cabello

E l Padre Tiempo es el principal responsable de las cabelleras ralas. Una persona promedio pierde cerca de 100 cabellos al día (en cambio, en promedio un cabello crece sólo un centímetro y medio al mes). De manera que entre más días viva más cabello perderá. Pero la herencia también es un factor. En algunas familias existe un patrón de calvicie masculina (en menor grado las mujeres de la misma familia pueden padecer la pérdida de cabello).

Si bien no puede hacer nada contra la herencia, sí puede hacer algo por la apariencia del cabello, aunque se le esté cayendo. He aquí cómo.

Altere el color de su cabello. "Los tientes de cabello lo hacen ver más abundante, porque al pintarlo 'engruesa'", explica el doctor John Corbett, vicepresidente de tecnología de Clairol, con base en Stamford, Connecticut. Además, explica, es más fácil mantener la impresión de una cabellera abundante "porque los cabellos no se deslizan uno sobre otro y yacen planos uno contra el otro".

Si tiene el cabello demasiado delgado busque un color claro. "Los colores oscuros hacen más evidente el contraste entre el color del cabello y el cuero cabelludo, en tanto que los colores claros, sobre todo los tonos de rubio, esconden el cuero cabelludo más fácilmente", dice el doctor Corbett.

Opte por los rizos. Un permanente también puede hacer que su cabello se vea más grueso, porque su superficie se ve alterada (como en el caso de los tintes) y las ondas del permanente hacen que la cabellera se vea más abundante.

Séquelo. "Los peinados con pistola de aire pueden hacer que el cabello se vea dos o tres veces más abundante que los peinados a base de agua o productos para peinar. Además, *no* daña el cuero cabelludo, como creen algunas personas", dice el doctor Douglas D. Altchek, profesor de dermatología de la Escuela de Medicina Mount Sinai de la ciudad de Nueva York. "Secar el cabello con aire lo esponja, de manera que se ve más abundante". Al igual que el tinte, la secadora hace que los cabellos se vean más "gruesos", dando la apariencia de abundancia.

Tenga cuidado de sostener la secadora a más de ocho centímetros de distancia del cabello para evitar el exceso de resequedad. También es buena idea usar un acondicionador después del champú cuando utilice la pistola de aire con frecuencia.

Lave diariamente con un champú con proteínas. Cuando el cabello es grasoso, adquiere un aspecto de "hebra". "Lave diariamente el cabello para eliminar la grasa. De este modo obtiene más cuerpo y logra la impresión de mayor espesor", dice el doctor Harry Roth, profesor de dermatología de la Universidad de California, en San Francisco. "Cuando lave el cabello hágalo con un champú que contenga proteínas animales hidrolizadas, también llamadas espesores, que de hecho, *aumentan el diámetro* del cabello".

El doctor Altchek añade que "estas proteínas animales hidrolizadas cubren el cabello de manera que cada uno aumenta de grosor dos o tres veces más. También logran que el cabello se esponje y se vea más abundante".

Use un acondicionador de "cocina". Uno de los mejores enjuagues para las personas con escasez de cabello es el vinagre blanco. Exactamente, el que usa para cocinar. Mezcle una cucharada de vinagre blanco en medio litro de agua y dé masaje al cabello después de lavar, dice el doctor Roth. "Cambia el balance químico del cabello, se vuelve más ácido y eso, por alguna razón, lo hace ver más grueso y brillante. El vinagre no deja olor en el cabello". (Pero, por supuesto, asegúrese de enjuagarlo antes de salir de la ducha.)

Estrelle un huevo. Otro artículo culinario que contribuye a engrosar el cabello es el huevo. Sólo estrelle un huevo en la cabeza antes del champú y deseche la cáscara. "Dé masaje unos cinco minutos y luego enjuague", añade el doctor Roth. Como el huevo, básicamente, es proteína animal (aunque no hidrolizada) brinda el mismo efecto que los champúes con fórmula especial.

Use con tiento los acondicionadores comerciales. Los acondicionadores comerciales cumplen con éxito la tarea de hacer ver el cabello más abundante, siempre y cuando no los use en exceso. "Muchas personas usan demasiado acondicionador, lo que hace ver el cabello más lacio y apelmazado, y, por lo tanto, más *delgado* y escaso", dice el doctor Altchek. No use más de una cucharadita en cada lavada, es decir, una pequeña porción en la palma de la mano. "Algo más es un desperdicio que, de hecho, puede trabajar contra sus intereses", advierte el doctor Altchek.

Use espumas. Una aplicación diaria de espuma para peinar es otro método para dar más cuerpo a la cabellera. "Como las espumas tienen resinas, cubren el cabello y aumentan su diámetro, dice el doctor Corbett. La espuma eleva el cabello del cuero cabelludo, lo que contribuye a lograr el efecto abundante.

Personalidad tipo A

U sted conoce la personalidad tipo **A** bastante bien. Es el tipo de la fila del supermercado que bufa mientras usted busca en los bolsillos el cambio exacto. La mujer que rabia porque usted llegó cinco minutos tarde a la cita. El tipo que lo mata con la mirada si le gana en el golf.

Ya se habrá figurado que la '**A**' del tipo **A** viene de "ansiedad". Pero hay otros rasgos del tipo **A** que muchos investigadores creen que aumenta el riesgo de un ataque cardiaco, y que incluyen la hostilidad, competitividad e impaciencia.

"Situaciones triviales como esperar unos minutos más el elevador, que no molestan a un tranquilo tipo **B**, pueden hacer enojar mucho a un tipo **A**", explica el doctor Meyer Friedman, cardiólogo y director del Instituto Meyer Friedman, en San Francisco y autor de *Treating Type A Behavior and Your Heart* (Tratamiento del comportamiento tipo **A** y su corazón).

Si sus arranques tipo **A** lo están desgastando y están arruinando su salud, estas son algunas maneras de mantener sus sentimientos bajo control y de suavizar la imagen de toro bravo que tiene.

Sea un buen actor. Pregúntese qué rasgos de personalidad le gustaría cambiar dentro de un año. "Si quiere ser menos hostil, entonces, durante un día, aparente ser una persona no hostil", recomienda el doctor Friedman. "Haga las cosas que haría la persona que quiere ser dentro de un año y siga haciéndolas día tras día. Al acabar el año quizá descubra que ha dejado de aparentar".

Hágase de un lugar para pensar. "Encuentre un sitio en donde pueda pensar en voz alta", dice la doctora Joanne Babich, psicóloga de Phoenix. "Al hablarse en voz alta aprende a reconsiderar la manera en cómo reacciona ante las situaciones y le enseñará mucho sobre lo que realmente está sintiendo".

Registre sus sentimientos. Llevar un registro de las veces y situaciones típicas que lo hacen enojar le ayuda a percatarse con qué frecuencia se sale de sus casillas durante el día. También le permite identificar la verdadera causa del enojo, que suele ser algo sobre lo que no tiene control.

"El elevador puede tardarse más y usted se enoja porque cree que hay una persona en el piso de arriba que lo está deteniendo deliberadamente, pero en realidad no puede saberlo. Escribir ese sentimiento puede ayudarle a tratar su enojo", dice el doctor Redford Williams, profesor de psiquiatría y director del Centro de Investigación de Medicina del Comportamiento del Centro Médico de la Universidad Duke en Durham, North Carolina, y autor de *The Trusting Heart: Great News About Type A Behavior* (El corazón confiado: buenas noticias sobre el comportamiento tipo A).

No muerda el anzuelo. Imagine que usted es un pez que nada corriente abajo todos los días, dice la doctora Lynda Powell, epidemióloga de la Escuela de Medicina de la Universidad de Yale, en New Haven, Connecticut. "Al despertarse por la mañana el agua que se le presenta delante es clara, pero conforme nada, de repente, se topa con un anzuelo". El "anzuelo" señala la doctora Powell, podría ser cualquier evento molesto, como subirse al auto por la mañana y descubrir que no tiene gasoli-

---

La hostilidad y su corazón

Claro, muchas personalidades tipo A viven presionadas por el tiempo, son adictas al trabajo, llevan a cabo seis proyectos a la vez, sin embargo, tratándose de una enfermedad cardiaca, no todos los tipos A son iguales.

"Hay una característica muy específica de ciertos tipos A que parece estar más asociada con las enfermedades cardiacas", explica el doctor Pierre Dion, psicólogo de Otawa, Ontario, Canadá. "La persona hostil que siempre tiene prisa, que golpea el volante del auto y maldice cuando el que va enfrente disminuye la marcha, tiene un mayor riesgo de enfermarse del corazón que los tipos A que no son tan hostiles".

La hostilidad y la conversación atropellada que interrumpe a los demás son dos tipos de comportamientos de las personalidades tipo A que salieron vinculadas con la hipertensión, otro de los factores de riesgo de una enfermedad cardiaca, en un estudio que se efectuó de 218 hombres y mujeres en el Hospital Toronto, en Ontario, Canadá.

Para los tipos A hostiles, el ejercicio regular puede ser el puente a una mejor salud. "Muchos estudios muestran que actividades aeróbicas, como andar en bicicleta, correr, caminar vigorosamente y nadar, protegen contra enfermedades cardiacas", dice el doctor Dion.

na, porque su hijo adolescente lo usó por la noche. Ese es un anzuelo y puede tomar la decisión de morderlo o pasarlo de largo.

"La vida consiste en una serie de anzuelos, pequeñeces inesperadas, con las que puede enredarse o no", dice la doctora Powell. Es de esperar que estos eventos no previstos, pero irritantes ocurran todos los días. Las personalidades tipo A pueden realmente sacudirse esas situaciones irritantes si lo desean.

Escoja las filas más largas. Podrá parecer raro, pero una buena manera de curarse los exabruptos es elegir la fila más larga en tiendas, correos y bancos. "Le enseña a ser paciente y a que el mundo no se acaba si se lleva más tiempo de lo imaginado", dice la doctora Babich. "Hasta puede darle la oportunidad de charlar con alguien".

Revise su imagen. Mire sus expresiones faciales en espejos varias veces al día. ¿Aparece alegre o gruñón? "Verse en un espejo le da una idea de qué tipo de imagen está proyectando su rostro al mundo", dice la doctora Powell. "De manera que si se ve gruñón, intente sonreír. De este modo sentirá la sensación de una sonrisa y también verá cómo mejora la imagen que proyecta".

Permanezca tranquilo. Es cierto que contar hasta diez o respirar profundamente puede funcionar de maravilla para reducir el enojo. "Estoy tratando a un ejecutivo que se sale de sus casillas con facilidad, de manera que cuando siente que se está enojando, ha aprendido a respirar profundamente varias veces", dice la doctora Babich. "Después de cada respiración se dice a sí mismo, 'Me siento más calmado que hace un instante'. Entonces es capaz de enfrentar la situación con una nueva perspectiva".

Practique decir "Estoy equivocado". Las personalidades tipo A tienen dificultad para disculparse, porque eso es admitir que se equivocaron", dice la doctora Babich. "Algunos profesionales en salud mental piden al tipo A que se disculpe por lo menos una vez al día, aunque no estén seguros de haber actuado mal. Es una buena práctica para aprender que no se tiene que ser perfecto".

Queme el libro de reglas. Muchos tipos A esperan que las demás sigan sus reglas y se molestan mucho cuando esto no es así. La impuntualidad les ocasiona un especial disgusto. "Es importante que las personalidades tipo A aprendan a ser flexibles y a percatarse de que algunas personas no valoran el tiempo tanto como ellos; dice la doctora Jane Irvine, directora del Programa de Cardiología y Comportamiento del Hospital de Toronto, en Ontario, Canadá.

Sude el enojo. El ejercicio aeróbico moderado, como andar en bicicleta, correr o caminar, reduce el estrés y alivia el ansia, pero no se exceda. "Las personalidades tipo A, particularmente cuando están enojadas, pueden hacer ejercicio al grado de lastimarse". La doctora Babich sugiere que practique una actividad física por la mañana, antes de que el estrés del día lo agobie.

Lento, que va de prisa. Dedique tiempo a personas, plantas y animales, sugiere el doctor Friedman. Tenga una charla larga y concienzuda con su hijo, pasee por un jardín botánico o juegue con el perro. "Dése tiempo para observarlos, aprender de ellos y crecer con ellos".

Pesadillas y terrores del sueño

Hemos de pasar un tercio de nuestras vidas durmiendo, pero no siempre es tiempo bien gastado. A veces nuestra imaginación nos lleva hacia el lado erróneo del camino de los sueños.

Las pesadillas son quizá la forma más común de disturbios en el dormir. "Quizá el 75 por ciento de las personas pueden recordar por lo menos una pesadilla de su infancia", dice el doctor Gary Zammit, director del Instituto de Desórdenes del Sueño del Centro Hospitalario Roosevelt de St. Luke, en la ciudad de Nueva York. "Las pesadillas son claramente experiencias aterradoras que pueden ser el reflejo de estrés psicológico significativo, o bien pueden no significar algo en especial". Tienden a presentarse hacia el final del sueño, por lo regular una hora o dos antes de despertarse.

Los terrores del sueño son distintos de las pesadillas porque técnicamente no son sueños malos, más bien se trata de "imágenes aterradoras" que tienden a presentarse unas cuantas horas después de haber empezado a dormir. Son más comunes entre niños menores de 12 años y pueden estar asociados al estrés, la falta de sueño, fiebre y algunos medicamentos.

"El niño despierta en franco terror y no puede recordar qué lo ocasionó", dice el doctor Zammit. "Es aún más frustrante a la mañana siguiente cuando el niño recuerda haberse despertado asustado, pero no recuerda por qué". Puede decir, "el hombre malo me iba a atrapar", pero su descripción es vaga.

En tanto que las pesadillas y los terrores del sueño pueden espantar tanto a Junior como a usted, son una parte normal de la infancia y hasta de la madurez. "Mientras las pesadillas y los terrores del sueño no interfieran durante el día con las actividades de su niño, no debe preocuparse", dice el doctor Peter Hauri, codirector del Centro de Desórdenes del Sueño de la Clínica Mayo, en Rochester, Minnesota. "Lo mejor que puede hacer es soportarlo y brindarle apoyo a su hijo".

Bueno, quizá, pero cuando los niños están angustiados, los padres, naturalmente, desean ayudarlos. De modo que aquí tiene varias estrategias para alejar un poco de ese miedo nocturno.

Represéntelo. Si el niño es incapaz de expresar lo que está sintiendo, use un juego de representación creativo para ayudarle a "decir" lo que lo está molestando. "Que el niño dibuje o juegue con figuras que representan diferentes situaciones o miembros de la familia puede revelar mucho acerca de lo que está sintiendo", dice el doctor Zammit.

Motívelo a dormir. "La fatiga excesiva es una de las causas de los terrores del sueño, de modo que acostar al niño temprano es una manera de remediarlos", sugiere el doctor Marc Weissbluth, autor de *Healthy Sleep Habits, Happy Child* (Hábitos saludables de sueño, niño feliz) y director del Centro para Desórdenes del Sueño del Hospital Memorial de Niños, en Chicago.

Controle las alergias. Las alergias afectan la calidad del sueño y, por lo tanto, pueden provocar terrores del sueño, advierte el doctor Weissbluth. "Probablemente su hijo tiene alergia si ronca, camina dormido o moja la cama".

No sea un Perry Mason. "Cuando un niño se despierta aterrado, es importante que los padres lo reconforten y tranquilicen. Deben evitar cuestionarlo largo y ten-

---

Cuándo ver al doctor

Si sus pesadillas son tan frecuentes y perturbadoras que comienzan a interferir con su vida diurna, debe visitar un centro de desórdenes del sueño, aconseja el doctor Peter Hauri, codirector del Centro de Desórdenes del Sueño de la Clínica Mayo en Rochester, Minnesota. Los expertos del centro pueden determinar si sus pesadillas se deben a causas psicológicas como la ansiedad, agitación o el exceso de estrés, o si su origen es físico como la epilepsia o la apnea del sueño. De esta manera podrán señalarle a qué especialista debe ver para tratamiento.

dido sobre el sueño o explicarle al niño lo que quiso decir", aconseja el doctor Zammit. "Todas las discusiones necesarias pueden llevarse a cabo al día siguiente y deben ser breves".

Asegure el área. Una de las maneras de ayudar a los niños a manejar sus pesadillas es mostrarles que el sitio en donde dormirán es seguro, sugiere el doctor Zammit. "Revise el cuarto con las luces encendidas, vea dentro del clóset y debajo de la cama. Luego apague la luz y hable de las sombras y de lo que las provoca, para dar seguridad al niño".

Déle una campana. Otra estrategia que ha servido para ayudar a niños asustados es darles una pequeña campana "especial" que pueden sonar para espantar a los monstruos. Según el doctor Zammit, así brinda al niño un medio para controlar su ansiedad. Por supuesto que el sonido también informa a los padres con qué frecuencia se está despertando el niño a causa de los "monstruos" o de otras imágenes aterradoras.

Pie de atleta

Tomando en cuenta que esta molestia a menudo suele asociarse con hombres fornidos y audaces como Schwarzenegger, no es de sorprender que la mayoría de las personas *no* se refieran al pie de atleta con el nombre clínico de "hongos de los pies".

Pero la verdad sea dicha, a esta pequeña molestia poco le importa que brinque, salte, corra en un maratón o sólo a la cocina en busca de un bocadillo. Si desea saber qué alienta a los hongos de los pies mire hacia abajo. No importa si prefiere Nikes o zapatos ortopédicos para caminar, su calzado es la idea que los hongos tienen de un hogar feliz.

"El pie de atleta es causado por un hongo que se desarrolla en condiciones tibias y húmedas, por lo que los zapatos cerrados constituyen una buena 'incubadora' para estos organismos", dice el doctor Michael Ramsey, dermatólogo e instructor clínico de dermatología en el Colegio Baylor de Medicina en Houston. "Es por esto que el pie de atleta es bastante raro en culturas primitivas donde no se usa zapatos". Pero si usa zapatos con mayor frecuencia que Tarzán, he aquí cómo lidiar con esta infección molesta, aunque relativamente inofensiva.

Séquelos. "Cuando se descalce, una buena práctica es quitarse el calcetín y frotar con él la zona interdigital de los dedos del pie", recomienda el doctor Rodney Basler, dermatólogo y profesor de medicina interna del Centro Médico de la Universidad de Nebraska, en Omaha. "Así mantiene el área de sus dedos seca, algo esencial para prevenir y tratar el pie de atleta".

Use bicarbonato de sodio. El bicarbonato de sodio es una alternativa más barata en comparación con los talcos caros para los pies y se obtienen, básicamente, los mismos resultados. Puede aplicarlo seco o hacer una pasta mezclando una cucharada de bicarbonato con agua tibia, sugiere Suzanne M. Levine, podiatra asistente clínico del Centro Médico de Wycoff Heights e instructora clínica adjunta del Colegio de Medicina Podiátrica de Nueva York, ambos en la ciudad de Nueva York. Frote

¿Está seguro de que es pie de atleta?

P odrá correr como el viento, convertir el agua en oro y hacer que su corazón lata más aprisa que la práctica al blanco de Cupido, pero hasta la persona con mayores aptitudes puede ser un terrible Marcus Welby, cuando se trata de diagnosticar el pie de atleta.

"Muchas de las personas que creen tener pie de atleta padecen, en realidad, otra cosa, por lo regular eczema, dermatitis o algún tipo de reacción alérgica a los zapatos", afirma el doctor Rodney Basler, dermatólogo y profesor asistente de medicina interna en el Centro Médico de la Universidad de Nebraska, en Omaha. "Una manera de saber si se trata realmente de pie de atleta es observar si la zona interdigital entre el cuarto y el quinto dedo del pie está infectada. Si no es así, probablemente *no* se trate de pie de atleta".

Tampoco será pie de atleta si:

- La infección es idéntica en ambos pies. "En ese caso probablemente sea ezcema o una reacción alérgica a los zapatos", dice el doctor Basler.
- Si sólo aparece en la parte superior de sus dedos. "El material de sus zapatos puede estarle ocasionando dermatitis por contacto".
- Si se presenta en un niño que todavía no alcanza la pubertad. El pie de atleta rara vez se presenta antes de la adolescencia.
- Si el pie está rojo, hinchado, con ampollas y adolorido. Una vez más la culpable puede ser una dermatitis severa.

sus pies y el área interdigital con la mezcla; después de 15 minutos enjuague y seque perfectamente.

Use la secadora de cabello. "Con la pistola de aire puede secar sus pies y obtener mejores resultados que con una toalla", añade el doctor Basler. "También puede secar sus zapatos con la pistola de aire después de usarlos".

Busque el alivio de la lana. "Colocar vellón de cordero entre las puntas de los dedos de sus pies (después de quitarse los zapatos) permite que el aire llegue a la piel afectada, lo que ayuda a disminuir las condiciones favorables para que se desarrollen los hongos", aconseja el doctor Ramsey. De modo que si ya está por terminar el día y puede descansar un rato, quítese los zapatos, y eleve sus pies desnudos con un poco de vellón de cordero entre los dedos.

Use antitranspirante. "Untar o rociar antitranspirante sobre sus pies impide que suden", indica el doctor Basler. "Puede usar la misma marca de antitranspirante que utiliza para las axilas; mientras contenga clorhidrato de aluminio, el ingrediente activo que seca, funcionará".

Desinfecte sus zapatos. El podiatra Neal Kramer de Bethlehem, Pensilvania, dice que el Lysol y otros desinfectantes pueden matar las esporas de hongos. En cuanto se quite los zapatos, frote su interior con un trapo o toalla de papel humedecido con desinfectante. (Después use la pistola de aire para secar el interior.)

La solución correcta: no use cremas. Las cremas antihongos tienen los ingredientes correctos, pero su presentación es incorrecta. "El problema con las cremas es que **ayudan** a mantener la humedad, especialmente entre los dedos", señala el doctor Basler. "Las soluciones son mucho mejores que las cremas". *Nota:* Si bien las soluciones son más efectivas como remedio, las cremas pueden usarse para *prevenir* el pie de atleta.

El talco. Si va a optar por el talco, el remedio sin prescripción más común, el doctor Ramsey recomienda Zeasorb-AF, Desenex, Tinactin y Micatin. "Yo aconsejo *no* usar almidón de maíz porque lo hace susceptible a una infección por hongos", añade Basler, que también recomienda Mycelex, otro medicamento que se vende sin receta.

La salmuera le viene bien a sus pies. Remojar los pies en una mezcla de dos cucharaditas de sal por cada medio litro de agua tibia combate el exceso de transpiración y previene el crecimiento de hongos, dice Glenn Copeland, podiatra del equipo profesional de béisbol Toronto Blue Jays y miembro del personal del Hospital del Colegio de Mujeres en Toronto, Ontario, Canadá. Simplemente remoje sus pies durante cinco o diez minutos a la vez y repita el tratamiento hasta que se alivie. *Beneficio adicional:* la solución salina ayuda a suavizar el área afectada, de modo que los medicamentos antihongos pueden tener una penetración más profunda y brindar mejores resultados.

Elimine la piel muerta. Cuando empiece a mejorar, retire la piel muerta. Según el doctor Frederick Hass, médico general en San Rafael, California y autor de *The Foot Book* (El libro del pie), la piel muerta alberga hongos que pueden volver a infectarlo. Para quitarla, frote con un cepillo todo el pie, y para el área interdigital use un cepillo para lavar chupones para biberón. Realice esta tarea en la regadera para que la piel muerta se vaya por el desagüe sin que toque otras partes del cuerpo.

Cambie de zapatos. "En teoría debe usar un par de zapatos sólo una vez cada cinco días para permitir que se sequen *bien* antes de volver a usarlos", agrega el doctor Basler. "Si no tiene suficientes zapatos, sugiero que use diferentes pares con la mayor frecuencia posible".

Piel agrietada

La piel reseca y con escozor es bastante molesta de por sí, pero cuando el eczema toma cierto giro o la psoriasis se pone muy severa, pasará de un malestar bastante considerable a una completa tortura. La piel se puede partir y dejar dolorosas grietas que lo harán agonizar ante cualquier movimiento corporal ordinario como, por ejemplo, estirarse.

Los doctores llaman a tales grietas "fisuras de la piel" y quizá usted les ponga un nombre más colorido. Las manos y los pies son las áreas más susceptibles a este mal, pero también existen otras zonas vulnerables.

"A veces los pies están tan secos que se parten, particularmente los tobillos y las zonas interdigitales. Estas fisuras se convierten en potenciales cultivos de infecciones", dice el doctor William Van Pelt, podiatra de Houston y antiguo presidente de la Academia Americana de Medicina Podiátrica del Deporte. "Las mujeres que usan zapatos de talón abierto y sandalias son mayormente susceptibles".

Entérese de cómo puede apagar el fuego de esas dolorosas fisuras.

Dése un buen remojón. "La mejor manera de tratar la piel seca es hidratándola todas las noches", dice el doctor Van Pelt. "La piel es como una pequeña esponja. Cada noche antes de irse a la cama le recomiendo que remoje sus pies o la parte del

¿Labios partidos? Quizá sea su pasta dental

Lavarse los dientes dos veces al día con una pasta antisarro puede ser una buena forma de combatir la placa bacteriana, pero esa pasta no parece hacerle mucho bien a sus labios. El uso regular de estas pastas puede agrietarle la piel y ocasionarle escozor alrededor de la boca, según las investigaciones del doctor Bruce E. Beachman, profesor de dermatología de la Escuela de Medicina de la Universidad de Maryland, en Baltimore.

Esto se debe a que las pastas antisarro contienen compuestos que irritan las membranas mucosas y otros tejidos, especialmente si tiene dermatitis atípica o piel sensible. Sin embargo, en la investigación del doctor Beachman, se notó que los labios partidos y el escozor *no* ocurre si se utiliza la pasta antisarro menos de una vez al día. De modo que si usa este tipo de dentríficos un día sí y un día no evitará los labios partidos.

cuerpo que esté especialmente seca en agua tibia unos 20 minutos. Al hacerlo, las células de la piel absorben agua. Después séquese con una toalla dándose golpecitos".

Selle la humedad. Después del remojo selle la humedad con una capa de jalea de petrolato, como Vaseline, añade el doctor Van Pelt. "Funciona mucho mejor que los humectantes comerciales que no tienen el mismo efecto sellador", explica. Para el cuidado de los pies, él sugiere: "después de untarse Vaseline, póngase un par de calcetines y métase a la cama". Si son sus manos las que necesitan atención, póngase unos guantes de algodón por la noche, después del tratamiento de Vaseline.

Pegue las grietas. Aunque no cura las fisuras, puede reducir el dolor si les aplica Super Glue, dice el doctor Rodney Basler, dermatólogo y profesor de medicina interna del Centro Médico de la Universidad de Nebraska, en Omaha. "Un poco de Super Glue elimina el aire de las terminaciones nerviosas y sella la rajadura". El doctor Basler explica que se trata de un procedimiento perfectamente seguro en fisuras y cortadas de papel, pero que no debe utilizarse para heridas profundas.

Piel grasosa

Q uizá su frente brilla un poco. Bueno, quizá brilla *mucho*. Hay muchas razones detrás de ese brillo facial que la hace parecer aceite para motor 10W-40: las hormonas (sobre todo durante el embarazo), la tensión, los cosméticos que usa y sobre todo la herencia.

Pero antes de que empiece a cortar su árbol genealógico, sepa que hay algunas buenas noticias. Así como protegió a sus ancestros contra la aspereza del clima, ese exceso de aceite puede proteger su piel del Padre Tiempo, ayudándole a envejecer con más gracia y menos arrugas que los que tienen piel seca o normal.

De cualquier forma, puede ser que este juvenil futuro no la convenza de aceptar la producción de grasa de hoy. De manera que si quiere cambiar un poco, he aquí como.

Dé a su rostro un baño de vapor de "té". "Un buen tratamiento para la piel grasosa es darle un baño de vapor con el laxativo herbal Swiss Kriss. Haga una infusión con dos cucharadas de Swiss Kriss en una olla grande para espagueti llena con dos a tres litros de agua", dice la doctora Karen E. Burke, dermatóloga y cirujana en dermatología en la ciudad de Nueva York. "Después de que retire la olla del fuego, coloque su cabeza sobre el vapor de uno a tres minutos, luego enjuague con agua fría". Si hace esto una o dos veces a la semana abrirá los poros y podrá eliminar el exceso de grasa, dice la doctora Burke. El Swiss Kriss se vende en muchas tiendas naturistas.

Que diga "sintético". La piel grasosa debe limpiarse dos veces al día, pero con las yemas de los dedos, no con toallas ásperas o esponjas de poliéster, aconseja el doctor Nelson Lee Novick, profesor de dermatología de la Escuela de Medicina de Mount Sinai, en la ciudad de Nueva York. Use limpiadores para piel sensible que tengan la etiqueta de "sintético", sugiere el doctor Novick. Estos limpiadores no dejarán depósitos en la piel como sucede con el jabón común. (Los depósitos pueden tapar los poros y contribuir a la producción de grasa.)

Póngase máscaras de lodo. Las máscaras de barro o lodo, disponibles en la mayoría de los establecimientos que venden productos de belleza, proporcionan un alivio temporal, añade el doctor Howard Donsky, profesor de medicina de la Universidad de Toronto y autor de *Beauty Is Skin Deep* (La belleza está en la profundidad de la piel). Por lo general, entre más oscuro sea el color del lodo, más aceite absorberá. Las arcillas de color rosado son mejores para pieles sensibles.

Límpiese bien. Si tiene una piel excepcionalmente grasosa, puede quitar la grasa si oprime su rostro suavemente con un pañuelo desechable, aconseja el doctor Michael Ramsey, instructor clínico de dermatología del Colegio de Medicina Baylor, en Houston.

Use agua de hamamelis. Para un mejor resultado, rocíe el pañuelo con un poco de agua de hamamelis, uno de los productos que absorben mejor la grasa del rostro por poco dinero, dice la doctora Burke, pero no use alcohol, porque resulta demasiado irritante.

Lávese con agua caliente. El agua caliente disuelve la grasa de la piel mejor que el agua fría o tibia, dice el doctor Hillard H. Pearlstein, profesor de dermatología de la Escuela de Medicina Mount Sinai, en la ciudad de Nueva York.

Aprenda de su joven adolescente. Los mismos productos que los adolescentes usan para limpiar el rostro durante los años traumáticos del acné son efectivos para la piel grasosa. (Después de todo el acné es provocado por glándulas sebáceas tapadas, entre otros factores.) Cuando vaya de compras, busque jalea con peróxido de benzol, preferentemente en una fórmula no muy fuerte (2.5%) para disminuir la posibilidad de irritación.

Piel reseca
y comezón invernal

Conforme se acerca el invierno, nuestros cuerpos se vuelven hacia la franela, nuestra atención hacia vuelos baratos a Florida y nuestra piel se vuelve algo parecido a pan tostado Melba.

Puede culpar de esa piel crujiente al aire seco y caliente que templa las casas, escuelas y oficinas. Cuando hace frío es normal que calentemos la casa. El problema es que, a no ser que añada humedad a la atmósfera con un humidificador o con recipientes de agua cerca de los radiadores, un cuarto con calefacción tiene sólo el 15 por ciento de humedad relativa, algo tan seco como el Valle de la Muerte. Y *eso* es lo que reseca la piel y hace que se torne escamosa, se pele y nos dé comezón (y *siempre* moleste).

Además, hay otros factores irritantes que empeoran la situación: el viento, el frío, los jabones, el agua (que seca la piel cuando se evapora) y hasta el estrés. Mezcle todo y su epidermis podrá secarse más rápido que el pastel de frutas de la Tía Greta.

La piel reseca y la comezón invernal comparten muchos síntomas con el eczema y la dermatitis, por lo que algunos de los remedios para esos males pueden brindar alivio, pero la clave para que la temporada de invierno sea feliz es mantener su traje de nacimiento bien protegido. He aquí cómo.

Mantenga la piel humedecida. Quizá lo mejor que puede hacer para prevenir y tratar la piel reseca es humedecerla *diariamente* con un humectante con base de crema aconseja la doctora Sheryl Clark, dermatóloga de El Hospital de Nueva York-Centro Médico de Cornell, en la ciudad de Nueva York. "Se recomienda un humectante no graso para aquellos que tienen tendencia a que se les parta la piel. También, las personas con una piel demasiado sensible pueden elegir un humectante sin perfumes ni lanolina". Las marcas más recomendadas por los expertos son Eucerin, Complex-5, Moisturel, Aquaphor y Aquaderm, ninguna necesita receta médica.

Pero no se empape. No necesita cremas caras para la piel para mantenerla humectada. "Nada le gana a la jalea de petrolato o al aceite mineral como humectante", dice el doctor Howard Donsky, profesor de medicina de la Universidad de Toronto y autor de *Beauty Is Skin Deep* (La belleza está en la profundidad de la piel). De hecho, añade, casi *cualquier* aceite vegetal o hidrogenado de cocina, desde Crisco hasta el aceite de girasol o de cacahuate, pueden usarse para aliviar la piel reseca, pero se hace notar que estos productos resultan mucho más grasosos que los humectantes comerciales.

No exagere la limpieza. "Báñese en agua que vaya de fría a templada tan brevemente como sea posible y no más de una vez al día", aconseja el doctor Michael Ramsey, instructor de dermatología del Colegio de Medicina Baylor, en Houston. "Las lociones de limpieza son más suaves que los jabones y más efectivas para remover la suciedad", añade el doctor Leonard Swinyer, profesor de medicina de la Universidad de Utah, en Salt Lake City. Y no use esponja, utilice las yemas de los dedos. Si tiene que usar jabón, consuma marcas como Dove, Aveeno o Basis.

Añada un poco de aceite al baño. Aproveche el baño y añada un aceite para baño rico en humectantes, aunque *después* del baño use crema. Una vez más, no hay necesidad de nada elegante. El aceite de ricino simple es una elección barata. "Es uno de los pocos aceites que se dispersan en el agua y no dejan residuos pegados en la bañera", dice el doctor Varro E. Tyler, profesor de farmacognocia de la Universidad Purdue, en West Lafayette, Indiana, y autor de *The Honest Herbal* (el Herbario Honesto).

Fabrique su propio aceite para baño mezclando media taza de aceite de ricino con diez gotas de aceite con esencia de pino, rosas, sándalo, menta o romero y guárdelo en un frasco tapado. Añada una cucharadita de esta mezcla al agua *cada* vez que se bañe. Para los que prefieren comprar productos de marca se recomiendan el aceite para el cuerpo Alpha Keri, y los aceites para baño Geri-Bath y Nutraderm. *Alerta:* tenga cuidado en el baño, ya que estos aceites hacen las bañeras y los pisos en extremo resbalosos.

Haga un secado parcial. Después del baño, séquese con una toalla mediante golpes suaves sin absorber el agua por completo. Mientras la piel sigue ligeramente húmeda, aplíquese la loción humectante. "Es más efectivo hacerlo así que colocarla sobre la piel totalmente seca, porque los humectantes mantienen el agua adentro", dice el doctor Kenneth H. Neldner, profesor y presidente del Departamento de dermatología del Centro de Ciencias de la Salud de la Universidad Tecnológica de Texas, en Lubbock. "Un par de golpecitos con la toalla lo dejarán tan seco como debe estar antes de usar la loción. Lo que se quiere es atrapar la poca agua que queda en la piel y esa es una de las reglas fundamentales para luchar contra la resequedad". Si tiene manos resecas, el doctor Neldner aconseja tener siempre una solución humectante al lado de cada lavabo de la casa para usarla cuando sea necesario.

Cuídese de la lana. Las prendas de lana, o de cualquier otro material de pelusa o pesado, puede ser particularmente irritante para la piel excesivamente reseca, dice el doctor Stephen M. Purcell, director del Departamento de Dermatología del Colegio de Filadelfia de Medicina Osteopática y profesor de la Escuela de Medicina de la Universidad de Hahnemann en Filadelfia. "Lo último que la piel irritada necesita es algo rasposo que la cubra. Probablemente sea el algodón el mejor material para esos casos, ya que el poliéster también irrita a algunas personas".

Rasúrese antes de dormir. Afeitarse ya es en sí una acción bastante ruda para la piel delicada, y, si de inmediato la expone a la fría realidad del invierno, empeorará aún más su condición de resequedad, añade el doctor Swinyer. A menos de que se lo impida el crecimiento rápido de su barba, rasúrese antes de dormir, para que su piel no se vea sujeta a tan drástico cambio de temperatura.

Evite el uso de lociones para después de afeitarse. El alto contenido de alcohol de estas lociones reseca demasiado y elimina la humedad que pueda haber quedado durante esta mala temporada.

Use ropa holgada. Además de que las prendas apretadas son más abrasivas, retienen la transpiración, lo que suaviza la capa exterior de la piel rompiendo su barrera protectora, de modo que empeora la resequedad, dice el dermatólogo, doctor Rodney Basler, profesor de medicina interna del Centro Médico de la Universidad de Nebraska en Omaha. En cambio las ropas sueltas, particularmente las de materiales que "respiran", como el algodón, permiten que el sudor sea absorbido naturalmente.

Piojos

Lo único positivo que se podría decir de los piojos es que han enriquecido nuestro vocabulario. El insulto '*piojoso*' se origina del mito de que los piojos sólo afectan a los niños pobres y abandonados. En realidad, los piojos pueden presentarse en personas de *todos* los niveles económicos y clases sociales. Y el término, "comeliendres" hace referencia a la tediosa tarea de sacar las liendres del cuero cabelludo.

En este preciso momento se estima que 10 millones de norteamericanos se están rascando la cabeza a causa de los piojos. Toda esa comezón es el resultado de la saliva que penetra en los diminutos hoyos del cuero cabelludo cuando el insecto succiona la sangre humana de la que se nutre.

"No puede prevenirse en verdad la presencia de piojos. Se transmiten de niño a niño en lugares tan comunes como la guardería o la escuela", dice el doctor Mitchell C. Sollod, pediatra de San Francisco. "Ni siquiera es necesario que haya un contacto directo de cabezas".

Una vez que se hace de una cabeza, un piojo hembra pone diez huevos nuevos todos los días. Estos bebés, llamados liendres, son blancos, tienen forma de balón de futbol y parecen hojuelas de caspa, a diferencia de que las liendres se cuelgan al cabello con la misma tenacidad de un perro guardián a la pierna del cartero. De no tratarse esta invasión, se puede desarrollar una infección en el cuero cabelludo. He aquí cómo deshacerse de ese problema.

Lávelos. La mayoría de los médicos sugieren que use un champú a base de lindano, que puede comprar sólo con receta médica (la marca más popular es Kwell). Estos champúes pueden ser peligrosos para niños menores de cinco años y no deben usarlos las mujeres embarazadas o que están amamantando, o aquellos que tengan

Cuando los piojos se van al sur

Tiene que usar la cabeza cuando los piojos invaden el vello de otras partes de su cuerpo. "Si tiene liendres en las pestañas, úntese una delgada capa de jalea de petrolato dos veces al día durante ocho días", aconseja la doctora Karen E. Burke, dermatóloga y cirujana de dermatología de la ciudad de Nueva York. Así asfixia a las liendres y podrá quitarlas fácilmente.

Y no olvide que la ropa usada durante la guerra contra los piojos, debe ser lavada en seco o en agua caliente, así como darle una buena planchada, sobre todo en las costuras, dice la doctora Burke.

cortadas en brazos o manos. Hay opciones más seguras. "Existen varios champúes que venden en los anaqueles de los almacenes y farmacias que son también efectivos contra los piojos, pero creo que uno llamado Rid es de los mejores", dice el doctor Sollod.

Tómese su tiempo al lavar el cabello. "No importa qué champú use, el chiste para que funcione es dejarlo no menos de dos minutos y de preferencia diez", indica el doctor Sollod. "Eso da suficiente tiempo al ingrediente activo para que penetre en los huevecillos y las liendres mueran antes de nacer".

Use un "acondicionador" de vinagre. Después del champú, puede deshacerse de los piojos tercos con un enjuague hecho a partes iguales de vinagre de cocina y agua, sugiere la doctora Karen E. Burke, dermatóloga y cirujana en dermatología de la ciudad de Nueva York. "El vinagre le ayuda a disolver las liendres muertas y a eliminar los restos". Un punto más a su favor: un enjuague de vinagre hace que el cabello se vea más grueso y brillante.

Desinfecte los peines. Otra manera de deshacerse de los piojos tenaces, dice la doctora Burke, es peinarse con un peine cerrado que haya sido remojado en un desinfectante como Lysol o en un champú matapiojos (como Kwell) durante una hora (¡Atención! No vaya a poner Lysol directamente en el cuero cabelludo.) Otro método más tedioso, pero seguro es examinar cuidadosamente el cabello y quitar los piojos con una lima para uñas o un palito de paleta. No use los dedos, porque las liendres que queden vivas pueden guarecerse bajo sus uñas.

Olvídese de un corte de cabello. Una solución aparentemente sencilla es cortarle el cabello al niño. "A no ser que más bien lo rape, un corte no lo librará de las liendres, porque por lo regular, se alojan a unos cuantos milímetros del cuero cabelludo", advierte el doctor Sollod.

Piquetes de abeja

P or lo regular las abejas no andan buscando problemas. Si no se les molesta al andar husmeando cerca de sus nidos, es muy probable que no lo piquen y si lo hicieran, la mayoría de los piquetes sólo provocarían, por lo general, un poco de dolor que duraría de unas cuantas horas a unos cuantos días.

A no ser que fuera alérgico, en cuyo caso, por supuesto, necesitaría atención médica de emergencia, pero para la mayoría de las personas un poco de cuidado y cariño es todo lo que necesitará.

Raspe el aguijón. Una de las mejores maneras de extraer un aguijón y evitar cualquier dolor *adicional* es "rasparlo" con una tarjeta de crédito, cuchillo o uña larga, aconseja el doctor John Yunginger, profesor y pediatra de la Clínica Mayo en Rochester, Minnesota. "El peor error que comete la gente es querer extraer el aguijón, pues al hacerlo, exprimen la pequeña bolsa de veneno que lo acompaña y accidentalmente dejan salir más veneno dentro de la piel". Si raspa el aguijón, el saco saldrá sin vaciarse.

Alivie el dolor con un ablandador de carne. "Prepare una pasta con ablandador de carne y agua y aplíquela al piquete", recomienda el doctor Philip Koehler, entomólogo en el Laboratorio del Departamento de Agricultura de Estados Unidos en la Universidad de Florida, en Gainesville. "Los piquetes de insecto están constituidos por proteínas y el ablandador de carnes funciona porque rompe estas proteínas". Use productos como Adolph's, McCormick o cualquier otro que contenga papaína, el ingrediente activo que desintegra el veneno.

Use bicarbonato de sodio. Algunos médicos opinan que el bicarbonato de sodio puede ayudar a aliviar el dolor que provoca el piquete. El doctor Claude Frazier, alergólogo en Asheville, Carolina del Norte, recomienda aplicar una pasta de bicarbonato y agua en el piquete durante 15 ó 20 minutos.

Utilice Sting-Kill. Sting-Kill es un producto que funciona bien. "Puede encontrarlo en algunas farmacias y en almacenes donde vendan productos de apicultura. "Se me ha dicho que es *muy* efectivo", dice el doctor Yunginger. Si no sabe dónde encontrar una de estas tiendas, llame a un apicultor de su localidad y pregúntele dónde

Cuándo ver al doctor

La reacción alérgica al piquete de abeja puede poner en peligro la vida. De hecho, alrededor de 100 personas al año fallecen por este motivo. Es más que el número de las que mueren por mordidas o piquetes de diversos animales juntos, dice el doctor Kenneth W. Kizer, especialista en medicina rural y profesor de medicina de urgencia de la Universidad de California, en Davis.

¿Cómo reconocer una reacción alérgica? Si usted o sus niños presentan alguno de estos síntomas, acuda inmediatamente a la sección de urgencias de un hospital.

- Si tiene problemas para respirar, opresión en el pecho o garganta, mareo, náusea o cualquier otro síntoma de una reacción alérgica seria.
- Si la inflamación se extiende sobre una gran área, por ejemplo, todo el brazo o una sección *grande* del tronco.
- Si el dolor y la inflamación perduran por más de 72 horas sin ningún alivio.

Cuando salgan al campo, las personas que se sepan alérgicas a los piquetes de abeja, deben llevar consigo un estuche, recomendado por su médico, contra los piquetes de abeja. El estuche debe contener píldoras antihistamínicas y/o inyecciones de adrenalina que deben administrarse inmediatamente después del piquete. "Por lo regular se toman las pastillas primero y si no hay mejoría en pocos minutos ni manera de buscar ayuda médica profesional, entonces se puede administrar la inyección", recomienda el doctor Kizer.

puede comprar Sting-Kill. Existen almacenes de apicultura en la mayoría de las áreas metropolitanas.

Quite el dolor con amoniaco. El doctor Luscombe dice que, a veces, aplicar cualquier líquido de limpieza casero que contenga amoniaco puede ayudar. De hecho, el amoniaco es un ingrediente clave en un producto llamado After-Bite, que se vende en cualquier almacén y viene en compresas para que lo aplique directamente al piquete.

Tome un calmante. "Una de las mejores maneras de aliviar el dolor de un piquete de abeja es tomar un calmante, como aspirina, ibuprofén (Advil) o acetaminofén (Tylenol)", dice el doctor Kenneth W. Kizer, especialista en medicina rural y profesor de medicina de urgencia en la Universidad de California, en Davis. No dé aspirina a los niños, pues corre el riesgo de que se presente el síndrome de Reye.

Identifique a las abejas

Sin importar de qué especie se trate, cuando una abeja pica, el sitio lastimado se pondrá rojo e hinchado. Sin embargo, no todas las abejas son iguales ni tampoco su manera de picar, explica el doctor Edgar Raffensperger, profesor de entomología de la Universidad Cornell, en Ithaca, Nueva York.

Abejas melíferas: tienen un cuerpo aterciopelado café y amarillo y pican una sola vez después de la cual mueren, porque el aguijón queda enterrado en la superficie picada.

Avispas y avispones: pueden picar repetidas veces, porque tienen aguijones más finos que salen de la piel con facilidad. Estos insectos son brillantes y su tórax (la parte del medio) es particularmente delgado.

Avispas con pintas amarillas: se parecen a las avispas comunes y también pueden picar repetidas veces. Cuando se tope con una no la aplaste porque al hacerlo la bolsa de veneno libera una sustancia química que incita a otros insectos de esta especie a atacar.

Tome un antihistamínico. Benadryl o cualquier otro antihistamínico que no requiera receta médica aliviará la inflamación y el dolor a los adultos. Un antihistamínico que contenga jarabe para la tos como Benyl funciona mejor para los niños, aconseja el doctor Koehler.

Evite los colores brillantes. La ropa de color brillante atrae a las abejas, sobre todo los estampados de flores y los colores oscuros. El blanco, caqui y otros colores claros, es una buena manera de mantenerlas alejadas.

No use perfumes dulces. El dulce olor de las flores no es la única fragancia que atrae a las abejas. El perfume y las lociones pueden invitarlas a que se le acerquen. La mayoría de los expertos recomiendan que prescinda de estas refinadas esencias si sabe que visitará territorio apícola.

Aumente su consumo de zinc. Algunos nutrientes parecen ofrecer más protección contra algunos insectos, quizá porque alteran el olor del cuerpo. "Mi hermana tenía un problema terrible con las abejas hasta que empezó a tomar zinc", relata el doctor George Shambaugh, profesor emérito de otolaringología y cirugía de cuello y cabeza en la Escuela de Medicina de la Universidad del Noroeste, en Chicago. "Ahora ya nunca la pican".

Aconseja tomar 60 miligramos diarios, como cuatro veces más de lo adscrito en la Prescripción Dietética Recomendada. Una buena fuente de zinc la constituyen las ostras, las carnes rojas y los cereales fortificados. Además del zinc, la tiamina (vitamina B) también puede ayudar. Pero si piensa tomarlos como suplemento, consulte con su médico, ya que los niveles altos de cualquier nutriente pueden causar problemas.

Piquetes de garrapata

Las garrapatas son muy parecidas a los comensales indeseables. No son molestas hasta que empiezan a alimentarse a expensas de uno. Fido puede estar viviendo una vida de perros por culpa de esta plaga, pero no es sino hasta que clavan su pequeña cabeza en nuestra piel y chupan nuestra sangre que uno se alarma.

Debe prestar atención a dos tipos de garrapatas entre las que existe una diferencia de consideración. La garrapata común de los perros es una criatura de ocho patas, de adbomen redondo, que tiene el tamaño de una cabeza de alfiler. Es fácil de ver, y de sacudir, antes de que clave la cabeza para alimentarse. La garrapata de venado,

Cuándo ver al doctor

Si descubre una garrapata caminándole por el cuerpo, y no le ha picado aún puede desecharla con seguridad; pero si ya se le clavó y tuvo que extraerla, manténgase alerta ante cualquier señal de irritación alrededor del piquete. Puede aparecer una erupción hasta *un mes* después del incidente. Aparecerá el centro claro rodeado de círculos rojos inflamados de unos treinta o cuarenta centímetros de diámetro (la erupción también puede aparecer lejos de la zona del piquete.)

Otra advertencia: Síntomas parecidos a los de la gripe, como jaqueca, fiebre, glándulas inflamadas, dolor de cuello y fatiga en general pueden ser indicios del mal de Lyme, que deberá ser tratado con antibióticos prescritos por un médico.

Al salir a la maleza, tome sus precauciones

Si va a pasar algún tiempo fuera de casa de primavera a otoño, sobre todo en pastizales o bosques, incluso en dunas con pastizales, tome las siguientes precauciones:

- Para saber si está en una zona de garrapatas, ate un pedazo de franela blanca a una cuerda y arrástrela por el pasto o bajo la maleza. Examine con frecuencia. Si hay garrapatas se adherirán a la tela.
- Siempre que esté en zonas boscosas deje la menor cantidad posible de piel expuesta. Use mangas largas, pantalones y calcetines largos con los pantalones metidos dentro. De ser posible, quítese la ropa antes de entrar y lávela inmediatamente después de su paseo.

por su parte, es más difícil de advertir, porque es más pequeña. Deberá buscar con mucha atención, para pescar a ese bichito redondo caminando sobre sus piernas o ropa.

De hecho, la mayoría de las garrapatas pasan desapercibidas o causan apenas una leve comezón, pero en ocasiones, estos pequeños terrores pueden causar grandes problemas, según las bacterias o virus que alberguen, si es que los albergan. Las garrapatas pueden contagiar la fiebre de manchas de las Montañas Rocallosas, la fiebre de la garrapata de Colorado, la tularemia (también conocida como fiebre de la mosca del venado), el mal de Lyme y otras enfermedades que van de molestas a peligrosas. De manera que lo primero que tiene que hacer es desgarrapatizarse.

Esté alerta. Revise su ropa, piel y cabello después de haber caminado por pastizales o bosques. Si se sacude la garrapata antes de que "se clave", no hay posibilidad de que contraiga enfermedad alguna.

Extraiga el bicho. Si pesca a la visitante con la cabeza ya clavada en la piel, esta es la manera de extraerla. Con un par de pinzas, pesque la garrapata lo más cerca posible que pueda de la piel. Jale para sacarla sin torcer el movimiento. No use los dedos, ya que las bacterias que porta el ácaro pueden infectarlo.

Un consejo sobre cómo extraer garrapatas: "No tire demasiado rápido", advierte el doctor Herbert Luscombe, profesor emérito de dermatología del Colegio Médico Jefferson de la Universidad Thomas Jefferson y dermatólogo del Hospital de la Universidad Thomas Jefferson, ambos en Filadelfia. "Si no tiene éxito, aplique un poco de calor sobre la garrapata. Encienda un fósforo, apáguelo y toque la garrapata con la punta caliente, teniendo cuidado de no quemarse la piel. El calor puede hacer que la garrapata salga".

Límpiese. Una vez que ha extraído la garrapata, lave perfectamente el área del piquete con abundante agua y jabón, dice el doctor Claude Frazier, alergólogo de Asheville, North Carolina. Luego aplique yodo o cualquier otro antiséptico para prevenir infecciones.

Repélelas. Las garrapatas no son insectos (son acáridos) pero hay algunos repelentes de insectos que funcionarán sobre estos bichos. Si en verdad quiere echar a perder el apetito de una garrapata, rocíe su ropa con un repelente que contenga **DEET** (dietiltoluamido) especialmente antes de caminar por la maleza. Mantenga este producto lejos de los ojos, ya que puede arder mucho. Por otro lado, los repelentes que contengan **DEET** deben usarse parcamente sobre la piel, sobre todo en niños.

Piquetes de insectos

Pulgas. Moscos. Mosquitos. Hormigas rojas. Muchos nombres, muchas especies, pero todos, como habrá notado, comparten un apodo: ¡bichos! ¿Por qué? Porque nos intranquilizan la existencia, sobre todo cuando pican.

Aunque las picaduras de insectos rara vez requieren de atención médica, son molestas (son pocas las personas alérgicas, pero si usted pertenece a este reducido grupo, puede saberlo si tiene vómito, fiebre u otras reacciones severas, vea la página 431.) La mayoría no pasa de cierta inflamación, comezón y, en ocasiones, ronchas sensibles al tacto. Ya que una pizca de prevención vale la pena para evitar momentos interminables de comezón, aquí le ofrecemos unos remedios probados para acabar con el dolor (aunque no pueda hacer lo mismo con la causa).

Déle un tratamiento como a la carne dura. Frote el piquete con un suavizador de carnes que contenga papaína, puede aminorarle el dolor, sugiere Arthur Jacknowits, profesor y director de farmacología clínica de la Escuela de Farmacología de la Universidad de West Virginia, en Morgantown. Recomienda los productos Adolph's o McCormick y no use el Ac'cent, que está condimentado. "Para aplicarlo, haga una pasta con agua y suavizador de carne y aplíquela directamente sobre el piquete, tan pronto como sea posible". Para una comezón e hinchazón severa, use loción de calamina.

Descubra el alivio del lodo. "Pruebe un tratamiento que practicaba yo de niño. Ponga lodo sobre el piquete", sugiere el doctor Rodney Basler, dermatólogo y profesor de medicina interna en el Centro Médico de la Universidad de Nebraska, en Omaha. "No sé por qué, pero funciona".

Busque el remedio en la cocina. En la cocina puede encontrar una variedad de productos caseros que le aliviarán el dolor y la comezón, dice Claude Frazier, alergólogo, en Asheville, North Carolina. Puede hacer una pasta con sal de mesa y agua, y aplicarla sobre el piquete. O bien, colocar una bolsa de hielo envuelta en una toalla sobre la zona afectada unos 10 minutos. O disolver una cucharadita de bicarbonato de sodio en un vaso de agua y aplicarse compresas empapadas en esta solución durante 20 minutos.

Limpie muy bien el piquete. Por supuesto que las moscas y mosquitos pueden contagiar enfermedades. Para evitar posibles infecciones, lave el piquete con agua y jabón y use un antiséptico, aconseja el doctor Frazier.

Cuando los bebés mariposa nos molestan

Las mariposas nunca han despertado el terror en los corazones de hombres y bestias. De modo que puede imaginarse que algo todavía más inofensivo que una mariposa es una oruga.

Piense bien.

"Las orugas lo pueden picar", dice el doctor Philip Koehler, entomólogo del Laboratorio del Departamento de Agricultura de Estados Unidos en la Universidad de Florida en Gainesville. "Pican porque algunas orugas poseen vellosidades que en su interior tienen aguijones que provocan irritación al restregarse contra la piel".

El doctor Koehler sugiere un arreglo rápido. "Antes que nada, coloque un pedazo de cinta adhesiva transparente sobre el área afectada y tire de ella con cuidado para desprender las vellocidades. Luego lave la zona con agua y jabón para limpiarlas y prevenir una infección".

Use un repelente. Sí, puede usar un buen repelente de insectos. Según el doctor Philip Koehler, entomólogo del Laboratorio del Departamento de Agricultura de Estados Unidos en la Universidad de Florida, en Gainesville, el mejor repelente que se conoce es el DEET (dietiltoluamido). Los productos que contienen DEET comprenden una serie de marcas, de modo que sólo asegúrese de que contengan esta sustancia. Aplíquelo con parquedad sobre las zonas expuestas y cuide que no le vaya a caer en los ojos.

Téngale fe a la tiamina. Las personas que consumen en su dieta un alto nivel de tiamina (vitamina B_1) tienen menos propensión a que las piquen los insectos. "Esto se debe a que la vitamina difunde un olor al transpirar que no gusta a los insectos, pero que los humanos no percibimos", señala el doctor John Yunginger, profesor de pediatría en la Clínica Mayo, en Rochester, Minnesota. Dentro de la lista de alimentos ricos en tiamina se hallan los granos enteros, las vísceras y la levadura de cerveza.

No evite la cebolla. Comer mucha cebolla y ajo es una manera nutritiva de alejar a los bichos. "Coma un par de cebollas crudas diariamente durante el verano, o use mucho ajo al cocinar, y los mosquitos y otros insectos le darán la vuelta", asegura el doctor Jerome Z. Litt, profesor de dermatología de la Escuela de Medicina de la Universidad Case Western Reserve, en Cleveland. Esto se debe a que, como la tiamina, ambos alimentos, benéficos para la salud del corazón, desprenden un olor desagradable a los insectos, cuando se transpira.

Despáchelos con una loción. Otro repelente efectivo es la loción para la piel, particularmente la Skin So'Soft, de Avon, se recomienda para alejar los moscos y mosquitos, sugiere el doctor Koehler. "Las personas informan que cuando se aplican esta loción antes de salir tienen buena suerte, pues evita que los insectos se acerquen". Otros afirman obtener resultados similares con Alpha Keri Lotion.

No llame la atención. Las abejas no son los únicos bichos a los que atraen los colores brillantes de la ropa y los perfumes. Es recomendable usar colores discretos —particularmente el caqui o blanco— y no usar fragancias, para evitar atraer insectos, añade el doctor Koehler.

Use VapoRub. Otro repelente puede ser el oloroso Vicks VapoRub, sugiere el doctor Herbert Luscombe, profesor emérito de dermatología del Colegio Médico Jefferson de la Universidad Thomas Jefferson y dermatólogo del Hospital de la Universidad Thomas Jefferson, ambos en Filadelfia.

Piquetes de pulga

Cuando se trata de reproducirse, pocos seres son tan prolíficos como la pulga. En pocos meses, un par de pulgas puede producir unos 2,000 huevos e incubar casi todos en su mascota, que luego los tira en su alfombra, muebles, sábanas o cualquier otra parte del hogar o jardín. Luego, cada hembra incuba miles de su propia camada.

Esta explosión demográfica se traduce en una barbaridad de ronchas. Si bien Fido o Misifuz es su principal elección, su tobillo o pie también constituye un sabroso platillo.

Los piquetes de pulga le dejan una roncha y una buena comezón. Pero aquí le decimos cómo decrecer esas cifras y aliviar la comezón.

Calme la comezón con frío. Cuando descubre que le andan pulgas en los tobillos o piernas, probablemente corre a darse una ducha caliente para quitárselas de encima y aplacar la comezón. Es lo peor que puede hacer. "El frío es una de las mejores maneras de detener este malestar", dice el doctor Charles H. Banov, profesor de medicina y microbiología/inmunología de la Universidad Médica del Sur de Carolina, en Charleston, y antiguo presidente del Colegio Americano de Alergia e Inmunología. "Las duchas calientes estimulan el flujo sanguíneo, lo que agrava la comezón en la zona del piquete. De hecho, no recomiendo una ducha, porque la presión del agua puede detonar el malestar. Le aconsejo que se dé un baño frío o se coloque compresas frías en el área".

Use loción para matar la comezón. La loción de calamina es el viejo remedio para aliviar la comezón de los piquetes de pulga, pero otros productos pueden ser buenos en ese mismo sentido. El aceite de baño Skin So' soft de Avon se conoce desde hace tiempo como repelente de picaduras de mosquitos. Ahora, investigadores de la Universidad de Florida, en Gainesville, han encontrado que funciona igual de bien para las pulgas. En las pruebas, la presencia de estos insectos disminuyó hasta un 40 por ciento, en un sólo día, en perros a los que se empapó con una solución de una y media onzas de Skin So' Soft disuelta en un galón de agua. Los investigadores creen que las pulgas, que tienen un fino sentido del olfato, no gustan de los productos con fragancia

Una mascota sin pulgas es su mejor seguro

La manera más sencilla de prevenir la molestia de los piquetes de pulgas es asegurarse de que su mascota no las tenga. Para tener gatos o perros limpios de estos bichos, lleve a cabo estos tratamientos comprobados.

Déle a la mascota una zambullida. "Un champú antipulgas mata los insectos que en ese momento tiene el animal, pero en cuanto éste sale, recoge una nueva colonia de pulgas. De modo que estos productos no bastan. Necesitan darle a su mascota una zambullida antipulgas", recomienda el doctor Paul Donovan, veterinario y director del Alburtis Animal Hospital, en Alburtis, Pensilvania. Estos tratamientos duran de 10 a 30 días (dependiendo del producto). "La idea es verter el producto mientras el animal aún está en la bañera y dejar que escurra el agua un par de minutos y por fin soltarlo, de manera que el producto se seque sobre el pelo de su mascota".

Añada ajo a su comida. Si bien no hay prueba científica, muchos dueños de mascotas juran que si se añade ajo o levadura de cerveza diariamente a la comida del animal, o se le aplica directamente al pelambre, es un seguro efectivo contra las pulgas. Se dice que no les gustan estos sabores, por lo que buscarán comida en otro lado.

No confíe en el collar antipulgas. Es de los métodos menos efectivos porque, por lo regular, no cumple lo que promete.

"Tienen muy poca o ninguna fuerza repelente, de modo que su labor es muy lenta como para servir de algo", dice el doctor David Thompson, veterinario y director del Animal Hospital of Asheville, en Asheville, North Carolina. "Las autoridades del ramo sospechan que este producto mata las pulgas con tal lentitud que éstas llegan a alcanzar la edad reproductiva, por lo que ponen huevos y siguen infestando el pelambre de su mascota y su casa, a pesar de la presencia del collar".

Tenga cuidado especial con el gatito. Como a la mayoría de los gatos les repele el agua y los sonidos siseantes, les pueden chocar los aerosoles antipulgas, dice el doctor Marvin Samuelson, director de la Clínica de Dermatología Animal y Alergias, en Topeka, Kansas.

Las zambullidas son por lo general más efectivas, si su gato las tolera. Puede tratar de usar una espuma antipulgas especial para gatos. (Una preparación para perros puede ser demasiado potente.)

a maderas. El consejo es que utilice este producto sobre la zona donde le picaron las pulgas para que no lo vuelvan a hacer.

Calcetines atrapapulgas. Para determinar si sus mascotas han traído pulgas a la casa, camine por (sobre todo en las zonas alfombradas) la casa con calcetines blancos. Las pulgas saltarán a los calcetines, ya que son atraídas por las vibraciones y el calor, dice Jeffrey Hahn, entomólogo del Servicio de Extensión de la Universidad de Minnesota y del Departamento de Entomología de la Universidad de Minnesota, en St. Paul. Podrá verlas fácilmente antes de que lleguen a su piel. Si los calcetines tienen puntos negros, entonces son pulgas. Pase la aspiradora y coloque un producto para control de pulgas fabricado especialmente para alfombras. En las tiendas de mascotas venden diversas marcas.

Use diatomita. Espolvoree un poco de diatomita en los rincones, hendiduras y bajo los muebles donde no llega la aspiradora, siguiere el doctor Richard Pitcairn, veterinario del Centro de Salud Natural Animal, en Eugene, Oregon, y coautor con Susan Hubble Pitcairn de *Dr. Pitcairn's Complete Guide to Natural Health for Dogs and Cats* (Guía completa del Dr. Pitcairn para la salud natural de perros y gatos). La diatomita es una sustancia terrosa natural constituida por el residuo de animales microscópicos que alguna vez vivieron en el mar. Su estructura cristalina pasa a través de la capa cerosa de las pulgas, ocasionando que se sequen y mueran. Sin embargo, tenga cuidado de no comprar el tipo que se utiliza para los filtros de alberca, pues es un polvo demasiado fino y puede ser peligroso respirarlo... La forma natural no procesada, Polvo Diatómico, se encuentra en Eco-Safe Products, 7000, U.S. Route 1 North, St. Augustine, FL 32095. Asegúrese de usar un tapabocas al aplicar el polvo.

Lave toda la ropa de su cama y la de su mascota, en agua caliente. Si tiene mascotas dentro de casa, de un sólo brinco la pulga salta del pelambre de su mascota a la blancura de sus sábanas. Y una vez que una pulga o dos están en la cama, le picarán durante el sueño. De modo que una vez a la semana enrolle cuidadosamente la ropa de cama (para evitar que las pulgas o los huevos caigan al piso) y lávelas en el ciclo de agua caliente y jabonosa de la lavadora. Luego seque en la secadora en el ciclo caliente, dice el doctor Pitcairn. Esto es especialmente importante en el verano, cuando la actividad de las pulgas alcanza su punto más alto.

Plantas venenosas

¿**Q**uién, sino la prolífica Madre Naturaleza, podría habernos provisto de picazón en forma triple: zumaque, hiedra venenosa y árbol de las pulgas. Tres plantas que son molestas para unos 50 millones de personas cada año. Por lo menos la mitad de la población de Estados Unidos tiene alguna reacción alérgica hacia este trío. De hecho, esta es la alergia común que conocen los humanos.

El perverso ardor y molesta erupción que provocan estos "venenos" se deben a un aceite incoloro o ligeramente amarillento, una de las toxinas más potentes del mundo. Un sólo billonésimo de gramo basta para hacer que personas sensibles se rasquen como locas. Y es más de esta cantidad la que se libera al rozar la planta, es decir, en cualquier momento en el que entre en contacto directo con hojas, tallo y raíces.

La potencia de este aceite dura unos cinco años, de modo que puede tener una reacción al manipular herramientas de jardinería que no se han lavado y que se usaron para desterrar hiedra venenosa años antes. Pero este aceite venenoso se quita lavándolo. De modo que basta lavarse uno mismo y las herramientas de jardinería con

Conozca las plantas venenosas

La *hiedra venenosa* crece generalmente al este de las Montañas Rocallosas como enredadera o arbusto. Tiene tallos con grupos de tres hojas y frutillas blancas.

El *zumaque venenoso* crece en los pantanos del sur y en las tierras húmedas del norte. Es un arbusto alto con 7 a 13 hojas por rama y frutillas color crema.

El *árbol de las pulgas* crece al oeste de las Montañas Rocallosas. Suele ser un arbusto o árbol pequeño, pero a veces es una enredadera. Tiene frutillas amarillas y "vellosas" al igual que tronco y hojas.

Una proliferación de rumores

Una serie de concepciones erróneas se han extendido tanto acerca de la hiedra venenosa como del zumaque y el árbol de las pulgas, casi igual que las plantas, por lo que aclaramos:

- Mito: La hiedra venenosa es contagiosa. Hecho: El contacto con la zona afectada, ya sea de otras partes de su cuerpo o el de otra persona, no contagiará a nada ni a nadie. La única manera de esparcir la erupción es si ha quedado aceite venenoso de la planta (una sustancia pegajosa que tiene una consistencia resinosa, que es la que provoca la erupción en sus manos.)
- Mito: Basta con estar en las proximidades de las plantas venenosas para que provoquen la erupción. Hecho: Es necesario el contacto directo para que se libere el aceite venenoso.
- Mito: Cuidado con las ramitas de tres hojas. Hecho: Aunque la hiedra venenosa y el árbol de las pulgas tienen conjuntos de tres hojas, el zumaque venenoso tiene de 7 a 13 hojas por tallo.
- Mito: No se preocupe por las plantas muertas. Hecho: El aceite venenoso permanece activo hasta cinco años en cualquier superficie, incluyendo las plantas, aunque estén muertas.

jabón y agua durante los primeros 15 minutos que siguen al contacto, para evitar la erupción. Usar loción de calamina o tomar baños de avena son quizá las curas más conocidas una vez que ha sido víctima de estas plantas, pero aquí le damos a conocer otros remedios para aliviar la erupción y prevenir futuras comezones de la Madre Naturaleza.

Compresas de leche. "Las compresas de leche fría ayudan a secar la erupción y aliviar la comezón", dice el doctor John F. Romano, dermatólogo y profesor clínico adjunto de medicina en El Hospital de Nueva York-Centro Médico Cornell en la ciudad de Nueva York. "Sólo remoje una gasa en leche y colóquela sobre la piel". *Nota:* la leche entera parece funcionar bien, no así la leche descremada, sin embargo, los doctores no saben por qué. Asimismo, como la leche deja un olor "agrio", asegúrese de enjuagarse bien después de cada aplicación.

Aplique bicarbonato de sodio. "Si la erupción empieza a ampularse o a supurar, haga una pasta de agua y bicarbonato de sodio y aplíquelo a la piel", aconseja el dermatólogo, doctor Rodney Basler, profesor adjunto de medicina interna del Centro Médico de la Universidad de Nebraska, en Omaha. "Esto ayudará a secar la supuración de las ampollas". Si la zona le da comezón, pero no se está ampulando, el bicarbonato de sodio no tendrá tanto efecto.

Use leche de magnesia. "Aunque no se hizo con este fin, la leche de magnesia puede aliviar el escozor que provoca el veneno de la hiedra venenosa, al igual que la loción de calamina", dice el doctor Romano. Cualquier sustancia alcalina, como la leche de magnesia, suele aliviar la erupción. Además, puesto que la solución es más líquida que la calamina, es más fácil de aplicar, señala el doctor Romano.

Use desodorante. El Servicio Forestal de Estados Unidos pidió al doctor William Epstein, profesor de dermatología de la Escuela de Medicina de la Universidad de California, en San Francisco, que le proporcionara un remedio económico para los trabajadores forestales en contra de la hiedra venenosa. El les dio una respuesta sorprendente: desodorante en aerosol. El clorhidrato de aluminio y otros agentes de los desodorantes en aerosol previenen que los aceites de estas plantas irriten la piel. De modo que puede obtener cierta protección si rocía desodorante en brazos y piernas. Pero el doctor Epstein hace notar que hay productos comerciales que funcionan mejor.

Detenga la comezón con hielo. "Por mucho, el remedio más efectivo para atender la erupción que le provocó la hiedra venenosa es colocar durante más o menos un minuto un cubo de hielo sobre la zona afectada", dice el doctor Romano. "El hielo disminuye la comezón". Si no tiene hielo, puede dejar correr agua fría sobre la zona afectada.

Quítelo con zinc. Aunque no es la elección más efectiva, el óxido de zinc, según algunos expertos, ayuda a aliviar la picazón y quizá a secar la erupción. El óxido de zinc, uno de los ingredientes activos de la loción de calamina, es un ungüento económico que se vende en las farmacias sin receta médica y que se reconoce mejor como la pasta que se ponen los salvavidas sobre la nariz.

Aprenda a no quemar. No trate de deshacerse de la hiedra venenosa de su jardín quemándola, porque así libera gotas de aceite venenoso que pueden ser inhaladas y provocar serios daños a los pulmones. Mejor arránquela con todo y raíces, y deséchela en un envase sellado. Luego enjuáguese bien usted y lave a conciencia ropa y herramientas.

Busque el remedio en lo comercial. Para ayudar a evitar otro ataque de estas plantas venenosas, existen varios productos repelentes como Ivy Shield, que se vende en la mayoría de las farmacias.

Presión dental

C uando su vida es presión todo el día, sus dientes tienden a ser presión toda la noche. El estrés reprimido durante el día suele ser la causa de la presión dental, también conocida como bruxismo, un proceso común y potencialmente ruinoso de crujir nocturno de los dientes o presión diurna de los maxilares.

Independientemente de que se trate de un hábito diurno o nocturno, quizá no se ha percatado de lo que hace a esas perlas blancas hasta que, literalmente, su tamaño se ha "desgastado". Además de afectar su aspecto, el bruxismo no tratado dificulta la alimentación, pues tanta presión erosiona el esmalte dental al punto de que el diente se vuelve demasiado sensible a los alimentos y bebidas frías y calientes. Asimismo, el bruxismo suele ocasionar severas jaquecas y dolores faciales y mandibulares, especialmente cuando mastica y al momento de levantarse de la cama.

Si semejantes síntomas le resultan familiares, estos son algunos de los remedios con los que podrá evitar esa costumbre.

Controle el estrés de su vida. Tendrá una mayor propensión al bruxismo si deja que el estrés se apodere de usted, una de las razones por las que las personas "estreshólicas", de personalidad tipo A tienen particular propensión a crujir los dientes, dice el doctor Neil Gottehrer, director del Centro de Dolor Craneofacial, en Abington, Pensilvania. "Muchos subliman la frustración o la agresión hacia la mandíbula o los dientes".

Su consejo: oprima una pelota de tenis cuando esté tenso o practique regularmente una técnica reductora del estrés como la meditación, escuchar música u otro pasatiempo que lo ayude a relajarse y liberarse del estrés antes de que adopte residencia formal en sus entrañas.

Cambie la posición en que duerme. Si duerme sobre un costado o boca abajo, tendrá una mayor propensión al bruxismo independientemente de que ejerza un buen control sobre el estrés de su vida, dice el doctor Tom Colquitt, dentista e investigador del bruxismo en Shreveport, Louisiana. Puede reducir la presión mandibular y el crujir de dientes si cambia su posición nocturna. Duerma sobre su espalda, aconseja el doctor Colquitt.

Cómo contrarrestar la presión mandibular en los niños

Los niños sienten también la presión de la vida y los chicos reciben con frecuencia el impacto completo del estrés en la quijada. Esta es una de las razones por la que el bruxismo nocturno es *más* común en los niños que en los adultos.

La costumbre de mantener la mandíbula apretada ocasiona un efecto devastador a los primeros dientes de los niños y un daño irreversible sobre los dientes permanentes. De manera que si su niño tiene el hábito nocturno de crujir los dientes, los investigadores en bruxismo, doctores Alexander K.C. Leung y W. Lane M. Robson, ambos de la Universidad de Calgary y del Hospital Infantil Alberta, en Calgary, Alberta, Canadá, le presentan las siguientes tácticas para cortarlo de tajo.

- Haga que la hora de ir a la cama sea feliz y relajante. Lea o platique con el niño, así le da la oportunidad de revisar algunos de sus miedos y enojos del día.
- Brinde al niño una oportunidad y espacio amplios para jugar durante el día. Es especialmente importante para los preescolares contar con juguetes y juegos adecuados a su estado de desarrollo. A los niños más grandes motívelos para que lleven a cabo actividades como deportes organizados que liberen su energía acumulada.
- Sea paciente y comprensivo hacia los problemas del niño, ya se trate de alguna práctica irrelevante o de un trabajo escolar. Las amenazas y castigos sólo elevan el nivel de estrés y tienden a empeorar el bruxismo.

Independientemente de que practique estas precauciones, definitivamente debe llevar al niño al dentista o al dentista pediátrico, si el niño tiene un bruxismo significativo, aconsejan los doctores Leung y Robson, quienes señalan que la mayoría de los pediatras buscan caries y dientes faltantes, pero sólo los dentistas revisan regularmente señales de bruxismo. Por otro lado, se requiere un dentista para que prescriba un aparato dental especial que evite el desgaste de los dientes.

Consiga una almohada contorneada. Si sólo puede dormir en posición fetal, coloque una almohada contorneada de hule espuma bajo su rostro, añade el doctor Colquitt. Luego abrace un almohadón común. Al dormir en esta posición, la almohada contorneada reduce la tensión de cuello y quijada y el otro almohadón ayuda a evitar que se deje caer sobre el rostro. Puede comprar este tipo de almohadas a precios que van de los 35 a 50 dólares en la mayoría de los almacenes de objetos quirúrgicos.

Coma alimentos duros antes de irse a la cama. Comer manzana, coliflor, zanahoria o apio crudos le ayuda a cansar los músculos del rostro de manera que ya estén demasiado agotados como para crujir durante la noche, dice el doctor Harold T. Perry, antiguo presidente de la Academia Americana de Desórdenes Craneomandibulares y profesor de ortodoncia de la Escuela Dental de la Universidad del Noroeste, en Chicago.

De noche, pase de largo el alcohol. Si está buscando una excusa para "adormecer" sus quijadas busque en otro lugar que no sea la cantina. "Los estudios han mostrado que el alcohol hace que tensione más las mandíbulas", dice el doctor Jeffrey P. Okeson, director del Centro de Dolor Orofacial del Colegio de Odontología de la Universidad de Kentucky, en Lexington. "Creo que el alcohol descontrola el ciclo de sueño y tiene influencia sobre el incremento de la actividad muscular de la mandíbula". Si le está doliendo la quijada, el doctor Okeson recomienda que tome dos tabletas de ibuprofén (Advil).

Pruebe la solución de los 60 minutos. Realizar sesiones de por lo menos 20 minutos de ejercicio al menos tres veces a la semana ayuda a aliviar el estrés reprimido y libera endorfinas, la sustancia que produce el cuerpo para mitigar el dolor. "Realizar algún tipo de actividad física todos los días es la manera sana de aliviar el estrés y puede ayudarle a resolver el problema nocturno de crujir los dientes", dice el doctor Okeson.

Proteja sus dientes. Muchos dentistas prescriben protectores de acrílico especiales para prevenir o disminuir el crujir de dientes nocturno. Como alternativa puede optar y tener éxito con el tipo de protector que venden en los almacenes deportivos, sugiere Sheldon Gross, antiguo presidente de la Academia Americana de Desórdenes Craneomandibulares y conferencista de la Universidad Tufts, en Medford, Massachusetts, y de la Universidad de Medicina y Odontología de Nueva Jersey/Escuela Médica de Nueva Jersey, en Newark. Busque un protector que se moldee con agua caliente y se adapte a su boca al morder. "Pruebe y si funciona le brindará un buen servicio. De no ser así, consulte con su dentista la conveniencia de que le prescriba uno", aconseja el doctor Gross.

Adquiera una buena posición mandibular. "Existen sólo tres posibilidades en las que los dientes inferiores tocan a los superiores: cuando mastica, traga y habla", explica el doctor Okeson. "El resto de las veces los dientes *no* deben estarse tocando". Para asegurarse de que las mandíbulas están en la posición adecuada, siéntese erguido y deje escapar un poco de aire por los labios ligeramente entreabiertos. En esta posición sus dientes están ligeramente separados, justo como debe ser. "Con la práctica, la mandíbula asumirá la postura correcta automáticamente", dice el doctor Okeson.

Caliente su quijada. Aplique calor húmedo a los lados del rostro para ayudar a relajar la tensión muscular de la mandíbula, dice el especialista en bruxismo, doctor Kenneth R. Goljan, de Tulsa, Oklahoma. Remoje una toalla en agua caliente, exprima y coloque sobre las mandíbulas tan frecuentemente como sea posible, sobre todo antes de irse a la cama.

Problemas con los lentes de contacto

Los lentes de contacto *desechables* se han unido a los Q-Tip como artículo de cuidado personal de muy corta vida, pero no piense que los lentes de contacto desechables (o de cualquier otro tipo) no le ocasionarán problemas sólo porque son muy convenientes. Los doctores dicen que cualquier lente puede contaminarse y provocar daño al ojo. Aquí podrá ver cómo conservar la salud ocular.

Para mayor seguridad, no duerma con los lentes puestos. Aunque tenga lentes con la etiqueta "uso ilimitado" no significa que se los puede dejar puestos todas las noches. Según un estudio del Dispensario para los Oídos y Ojos de Massachusetts y la Escuela de Medicina de Harvard, en Boston, el riesgo de ulceración aumenta 5 por ciento cada noche que duerma con los lentes de uso ilimitado. El motivo: cuando los lentes de contacto se usan continuamente acaban por rozar la córnea (la cubierta del globo ocular). Esto ocasiona pequeñas raspaduras que pueden provocar una infección y cierta pérdida de visión. Asimismo, si se cubre la córnea durante periodos largos, se bloquea la entrada de oxígeno, provocando así un excelente campo de cultivo para bacterias dañinas. "No debe dormirse con los lentes puestos, punto", declara el doctor Mitchell H. Friedlaender, director de Servicios de la Córnea de la Clínica y Fundación de Investigaciones Scripps, en La Jolla, California.

Lave y desinfecte sus lentes cada vez que se los quite. Cada vez que se quite los lentes debe limpiarlos, así como desinfectarlos, aconseja el doctor Joseph P.

Shovlin, optometrista del Instituto de Ojos del Noreste, con oficinas centrales en Scranton, Pensilvania, y director de la Sección de Lentes de Contacto de la Asociación Americana de Optometría. Si usa los lentes de contacto desechables, asegúrese de tirarlos cuando se lo haya prescrito el doctor.

También limpie el estuche. Lave el estuche con agua caliente y un cepillo de dientes, destinado sólo para ese fin, cada tercer día, recomienda el doctor Friedlaender.

Nunca use soluciones salinas caseras. Use una solución fresca diariamente y sólo preparaciones comerciales para lentes de contacto. Esto se debe a que las soluciones caseras albergan microorganismos que pueden dañar la córnea y provocar ceguera parcial o total, según los estudios de los Centros para el Control y Prevención de Enfermedades, en Atlanta. Y como el agua del grifo, el agua destilada y el agua mineral no están esterilizadas pueden contener impurezas que provoquen infecciones según el doctor Friedlaender, e insiste: "No las use con lentes de contacto". En lo que al agua oxigenada se refiere, puede contener aditivos irritantes, dice el doctor Thomas Gossel, profesor de farmacología y toxicología y decano del Colegio de Farmacología de la Universidad del Norte de Ohio, en Ada.

No se aparte del régimen de cuidado estipulado para sus lentes. Siempre se especifica un régimen para desinfectar y limpiar cada tipo de lentes que no debe cambiarse, advierte el doctor Gossel. Si cambia de químicos a calor, por ejemplo, los químicos pueden penetrar a los lentes blandos e irritar sus ojos. ¡Sea cual sea la recomendación, asegúrese de cumplirla!

Nunca se meta los lentes a la boca. La saliva está llena de bacterias. "Si limpia los lentes con saliva muy bien podría frotarlos sobre el piso", declara el doctor Friedlaender.

Primero maquíllese. Use cosméticos a base de agua, no de aceite, dice el doctor Friedlaender y maquíllese y use el fijador de cabello antes de ponerse los lentes. Use maquillaje de pestañas resistente al agua sólo en la punta de las pestañas, añade.

Antes de nadar, quítese los lentes. El riesgo de usar lentes de contacto duros en una alberca o tina es que pueden flotar fuera de sus ojos si éstos se llenan de agua. En el caso de los lentes blandos las impurezas del agua pueden ser absorbidas y causar infecciones, explica el doctor Paul Vinger, profesor de oftalmología de la Universidad de Cambridge, Massachusetts. "Si necesita ver bajo el agua, consígase una prescripción para visores".

Cambie a anteojos cuando vaya a realizar trabajos de limpieza. Quítese los lentes de contacto cuando use sustancias de limpieza volátiles, las cuales pueden ser absorbidas por los lentes, aconseja el doctor Scott MacRae, profesor de oftalmología de la Universidad de las Ciencias de la Salud de Oregon, en Portland, y director del Comité de Salud Pública de la Academia Americana de Oftalmología. Las sustancias "volátiles" incluyen a todos los limpiadores con amoniaco y otros químicos de olor fuerte.

Quítese los lentes de contacto si tiene los ojos irritados. Si se le irritan los ojos, quítese los lentes de contacto, recomienda el doctor Shovlin. Si la irritación no desaparece después de dos o tres horas, consulte a su médico. El lagrimeo y los ojos inyectados, así como un cambio en la visión, son indicio de una irritación ocular.

Problemas de concepción

Algo que puede ser más frustrante que ser padre es tratar de serlo y no poder. Para una de cada siete parejas concebir un hijo resulta ser un proceso largo y difícil que puede llevar un año y a veces hasta más.

Algunas parejas son infértiles debido a problemas físicos, pero la mayoría son simplemente "infrafértiles", es decir, físicamente son capaces de concebir, pero tienen que insistirle a la cigüeña un poco más. Esto es lo que los expertos recomiendan.

Tome jarabe para la tos. "Antes de que existieran las medidas que ofrece la alta tecnología, muchos doctores recomendaban que las mujeres tomaran jarabe para la tos que contuviera guaifenasin, unas cuatro veces al día durante el periodo de ovulación", documenta el doctor Arthur L. Wisot, especialista en fertilidad, afiliado al Centro para Cuidados Reproductivos Avanzado, en Redondo Beach, California. "Esto continúa siendo un buen consejo, ya que el guaifenasin adelgaza la mucosa cervical facilitando con ello el nado de los espermatozoides hasta el óvulo".

No use lubricantes comerciales. Cuando la penetración necesita de ayuda, las parejas llegan a usar lubricantes, como la jalea K-Y, pero eso puede obstaculizar las posibilidades de concepción. Estos productos pueden alterar el esperma impidiéndole llegar al óvulo, explica el doctor John Willems, profesor de obstetricia/ginecología de la Universidad de California, en San Diego, e investigador de la Clínica y Fundación para Investigaciones Scripps, en La Jolla. "Los lubricantes naturales de la mujer deben ser todo lo que necesita".

Pero la clara de huevo puede ayudarle. Si necesita un lubricante durante la penetración use clara de huevo en lugar de los lubricantes farmacéuticos, sugiere el doctor Andrew Toledo, especialista en fertilidad y endocrinología reproductiva y profesor de medicina del Departamento de Ginecología y Obstetricia de la Universidad de Emory, en Atlanta. Puesto que la clara de huevo es pura proteína, como el esperma, resulta un mejor "vehículo" que los lubricantes hechos a partir de sustancias no proteicas.

Si la sequedad es un problema, el doctor Toledo recomienda que use la clara de huevo durante los días fértiles de la mujer y el resto del tiempo un lubricante común; pero no use la clara si le provoca alergia y asegúrese de separarla de la yema antes de aplicarla al pene o a la vagina.

Tome más vitamina C. Estudios realizados por investigadores de la Rama Médica de la Universidad de Texas, en Galveston, muestran que grandes dosis de vitamina C pueden invertir algunos casos de infertilidad masculina. El equipo, encabezado por el doctor Earl B. Dawson, informó que los hombres que incrementaron el consumo de vitamina C a 1,000 miligramos diarios (la Prescripción Dietética Recomendada establece 60 miligramos) mostraron un incremento en el conteo, movilidad y longevidad de los espermatozoides.

Alerta para fumadores. Las mujeres que fuman tienen mayor dificultades para embarazarse, según los estudios de investigadores del Instituto Nacional de Ciencias de la Salud Ambiental en el Research Triangle Park, en Carolina del Norte. "Aún no entendemos la razón biológica de esto", explica el doctor Allen Wilcox, jefe de la Rama de Epidemiología del instituto, pero si usted fuma, puede mejorar sus posibilidades de concebir si deja de hacerlo.

Higienice más su modo de vida. Fumar no es el único vicio que altera sus posibilidades de concepción. Estudios del Instituto Nacional de Ciencias de la Salud Ambiental muestran que las mujeres que toman una sola taza de café al día pueden reducir a la mitad sus posibilidades de embarazo cada ciclo menstrual (en comparación con las que no consumen cafeína). "Eliminar la cafeína parece ayudar a algunas mujeres, pero no a todas, sin embargo, vale la pena probar", dice el doctor Wilcox.

Además también hay otros factores que considerar: "no use drogas, deje de beber y evite ingerir medicamentos innecesarios", añade el doctor Wisot. Y para completar su saludable estilo de vida, se recomienda que las mujeres tomen vitaminas prenatales.

Use calzones tipo "boxer". Para algunos hombres, la moda masculina de ropa interior puede ser el atajo a la paternidad. Los calzoncillos ajustados, estilo "jockey", presionan los testículos al cuerpo, cuyo calor puede deteriorar los espermatozoides, señala el doctor Wisot, que recomienda usar los estilos más amplios tipo "boxer".

No se den baños de agua caliente, chicos. El agua a alta temperatura también puede reducir el conteo y la movilidad de los espermatozoides, indica el doctor Wisot, de modo que el hombre que quiera ser papá debe alejarse de los baños calientes.

Hágase misionero. Aunque la posición sexual no tiene, por lo regular, relación con la concepción, "la posición de misionero asegura un mejor contacto del semen con el cuello del útero, lo que puede constituir la diferencia en algunos casos marginales", dice el doctor Wisot.

Lleve un registro. La mayoría de los especialistas en fertilidad recomiendan que la parejas mantengan los intentos por concebir por lo menos durante un año antes de suponer que tienen un problema de concepción.

"Por lo general, si una mujer tiene un ciclo promedio de 28 días, deberá ovular al décimocuarto día", explica el doctor Wisot. "Si su ciclo es irregular, la ovulación ocurrirá, por lo general, 14 días antes de la fecha en que espera su siguiente menstruación". Llevar un registro en el calendario durante unos meses es un buen método para establecer el propio patrón.

Busque ayuda con un probador de ovulación. "Existen varios probadores de ovulación que puede comprar en las farmacias y que permiten saber cuándo una mujer está ovulando", añade el doctor Wisot. "El día 16 ó 17 antes de su menstruación, debe hacerse pruebas de orina cada noche con este probador. Cuando obtenga una prueba positiva, mantenga relaciones sexuales al día siguiente".

Vaya por la segunda vuelta. Quizá el peor error que cometen las parejas es suponer que la mejor eyaculación del hombre es la primera. De hecho, es más probable que una mujer se embarace si el hombre eyacula dos días antes de que empiece a ovular y luego esperan la ovulación antes de intentar concebir. "Por lo regular, ese segundo espécimen es mejor, tanto en conteo como en movilidad", asegura el doctor Wisot.

Problemas de las dentaduras postizas

Mucho ha cambiado desde que George Washington masticó los problemas de la América de ese entonces con dientes de madera. Pero hay cosas que nunca cambiarán, como los problemas que ocasiona un nuevo juego de dentaduras postizas: se resbalan, lastiman las encías, producen un exceso de saliva (o no la suficiente) y dificultan masticar o hablar.

Es cierto, para los 23 millones de usuarios de dentaduras postizas la vida es más sencilla de lo que fue para nuestros ancestros, gracias a los avances de la tecnología dental. "Pero la mayoría de las personas no se percatan de todo el tiempo que toma el acostumbrarse *realmente* a un nuevo juego de dentaduras", dice el doctor

---

Cuándo ver al doctor

Ocasionalmente, las dentaduras pueden provocar problemas que no pueden ser tratados en casa. "Debe ver a su dentista inmediatamente si tiene un prolongado sangrado de encías", dice el doctor Frank Wiebelt, profesor y presidente del Departamento de Prostodoncia Removible del Colegio de Odontología del Centro de Ciencias de la Salud de la Universidad de Oklahoma, en Oklahoma City. Otros motivos por los que debe ver a su dentista son:

- Se le presenta una inflamación que va de la boca a la parte inferior del ojo.
- Se le inflama la garganta y se le dificulta tragar.
- Le aparecen protuberancias o lesiones en la boca.

Todo esto pueden ser síntomas de una enfermedad de las encías, infecciones u otras condiciones que requieren tratamiento médico, según el doctor Wiebelt.

Frank Wiebelt, profesor y presidente del Departamento de Prostodoncia Removible del Colegio de Odontología del Centro de Ciencias de la Salud de la Universidad de Oklahoma, en Oklahoma City. "Para la mayoría de las personas se lleva de cuatro a seis semanas".

Durante ese tiempo, su nuevo par de prótesis pueden necesitar una serie de ajustes tempranos que le ocasionarán una serie de frustraciones. Pero antes de dejar que éstos se le suban a la cabeza y termine por lanzar su nueva dentadura al río del vecindario, ponga en práctica estos remedios que el Padre de la Patria nunca conoció.

Cueza sus vegetales. "Si tiende a morderse las mejillas o la lengua cuando está estrenando dentadura, sobre todo si es la primera, coma despacio", aconseja el doctor Wiebelt. No coma vegetales crudos o cualquier cosa que sea dura y cueste trabajo masticar. "Resulta chistoso que una de las primeras cosas que mis pacientes quieren comer cuando reciben su dentadura es un filete y ensalada, ambos de las cosas más difíciles de comer", dice el doctor Wiebelt. "Un bistec es muy duro, y aunque difícil de creer, la lechuga es difícil de masticar. De modo que coma vegetales, pero cocidos al vapor, y trate de evitar comer alimentos duros las primeras dos semanas más o menos".

Lea en voz alta. Una dentadura nueva puede dificultar hablar la primer semana más o menos. Una de las mejores maneras para superar ese problema es leer en voz

---

¿Le ajusta bien la dentadura?

A la mayoría de las personas les toma más de un mes ajustarse a sus nuevas dentaduras; pero no espere tanto si nota cualquiera de los siguientes síntomas, que pueden indicar un problema de ajuste de su dentadura:

- La mordida no ajusta. "Al cerrar la boca la parte de arriba y la de abajo deben encontrarse a ambos lados de la boca", señala el doctor Frank Wiebelt, profesor y presidente del departamento de Prostodoncia del Colegio de Odontología del Centro de Ciencias de la Salud de la Universidad de Oklahoma, en Oklahoma City. "Si sólo se tocan de un lado, esto indica que el ajuste es incorrecto".
- Los dientes de la prótesis son demasiado largos por lo que le cuesta trabajo cerrar la boca (su dentista puede simplemente limar los dientes que estén demasiado largos.)
- La dentadura le ocasiona cortadas frecuentes en las encías y mejillas.

Limpieza de dentaduras

La mejor manera de limpiar las dentaduras y tener un buen aliento es cepillar las dentaduras todas las noches con jabón común de manos y agua tibia, con un cepillo de dientes de cerdas suaves. "Si prefiere usar pasta de dientes, no use las marcas que anuncian como blanqueadores, ya que esas pastas resultan demasiado abrasivas para el material de las dentaduras", dice el doctor Frank Wiebelt, profesor y presidente del departamento de Prostodoncia del Colegio de Odontología del Centro de Ciencias de la Salud de la Universidad de Oklahoma, en Oklahoma City.

Otros consejos son:

Use lentes. Si usa lentes para leer o realizar un trabajo en el que necesita ver de cerca, también póngaselos cuando limpie su dentadura y asegúrese, asimismo, de contar con la iluminación necesaria. La vista y las condiciones de luz deben ser óptimas para realizar una buena limpieza. Las dentaduras no se limpian bien por medio del tacto.

Límpielas sobre un lavabo lleno de agua. De esta manera si se le resbalan caerán sobre el agua y no se desportillarán. Como alternativa puede usar una toalla gruesa.

Cepille sus encías y lengua. Aunque tenga una dentadura postiza en lugar de dientes, el cepillado es importante porque las bacterias invaden las encías y la lengua. Cepíllese con un cepillo de cerdas suaves para remover las bacterias y mantener un aliento fresco. El uso de pasta es opcional. Enjuáguese con agua salada.

---

alta, aconseja el doctor Jerry F. Taintor, endodoncista de Memphis, Tennessee. Al leer escuche su pronunciación, su dicción y corríjalas cuando no suenen bien.

"Tome en cuenta que probablemente usted esté más consciente de cualquier cambio en el habla que los demás. Pero entre más practique hablar en voz alta, ya sea leyendo o sólo hablando para usted mismo en el auto, se acomodará más rápidamente a su dentadura".

Grábese en video. Un video puede ayudarlo, sugiere el doctor George A. Murrell, prostodontista, en Manhattan Beach, California. Al hacerlo podrá ver lo que otros ven cuando usted habla y su dentista puede usar el material para determinar cualquier problema en el movimiento de sus mandíbulas o labios.

Dé masaje a sus encías. Para aliviar el malestar que una nueva dentadura causa a sus encías, déles masaje varias veces al día, según la rutina recomendada por el doctor Richard Shepard, dentista de Durango, Colorado. Coloque su pulgar e índice sobre la encía, el índice en la parte exterior. Dé masaje a cada una de las partes lastimadas oprimiendo y frotando con el pulgar y el índice. Así promoverá la circulación y brindará a sus encías una firmeza sana.

Beba mucha agua. Los usuarios de dentaduras nuevas a menudo sufren de sequedad o de un exceso de saliva. En cualquiera de los dos casos si toma tragos de agua con frecuencia, resolverá el problema, afirma el doctor Wiebelt. "El exceso de saliva se debe a que, al principio, la boca no puede establecer la diferencia entre la dentadura y el alimento. Al beber agua lava el exceso de saliva que puede provocarle babeo o una sensación de asco". Si chupa un dulce también puede ayudar a la boca seca, pero beber agua es mejor, especialmente para las personas que tienen sobrepeso, diabetes o sufren de algún problema dental serio.

No use adhesivos. Si tiene problemas porque su dentadura se le resbala, no use adhesivos dentales. Si usa continuamente cremas y polvos dentales, construirá una capa entre sus encías y dentadura que puede provocar que la encía y el hueso se encojan con el tiempo, advierte el doctor Wiebelt. "Lo mejor que puede hacer es esperar, ya que este problema se resolverá, generalmente al término de la primera semana más o menos. De no ser así, quizá el problema se deba al ajuste de la dentadura, por lo que deberá consultarlo con su dentista". Si de todas maneras piensa seguir usando los adhesivos, asegúrese de lavar bien su dentadura y encías todas las noches después de quitarse la dentadura.

Problemas de la próstata

O lvídese de la nostalgia por convertibles rojos o esculturales rubias. La verdadera crisis de la edad media ocurre en la próstata de un hombre, la glándula que produce el líquido del semen necesario para que haya eyaculación. Cuatro de cada cinco hombres de más de 50 años sufren una condición llamada hiperplasia prostática benigna (**BHP** por sus siglas en inglés) en la que la próstata comienza a agrandarse. De un cuarto a un tercio de los hombres que superan esta edad experimentarán los síntomas molestos y potencialmente peligrosos de una **BHP**.

"La **BHP** no causa dolor, pero dificulta orinar", dice el doctor Stephen Rous, profesor de cirugía de la Escuela Médica Dartmouth y urólogo del Centro Médico Dartmouth-Hitchcock, en Lebanon, New Hampshire. Como la próstata rodea la uretra, el tubo por el que pasa la orina de la vejiga, al crecer restringe el flujo de orina. El resultado es que se tiene necesidad de orinar con más frecuencia y el padecimiento para que salga el líquido va aumentando gradualmente.

Además, puede sufrir escurrimientos, porque al no ser la próstata tan fuerte como solía ser, no descarga con la misma fuerza. Algunos hombres que padecen este problema son incapaces de pasar la noche sin tener que despertarse para ir al baño, en tanto que otros de plano no pueden orinar, lo que representa ya una situación de emergencia.

La extracción quirúrgica de la próstata es una de las alternativas. Asimismo, existen varios medicamentos, algunos de los cuales tienen resultados en meses, que pueden reducir el crecimiento prostático y facilitar la salida de la orina; pero en lo que se refiere a remedios caseros probados, esto es lo que los expertos recomiendan.

Corte la cafeína. "La cafeína, en cualquiera de sus presentaciones: café, té, chocolate o colas, tiende a endurecer el cuello de la vejiga y dificultar el paso de la orina", dice el urólogo, doctor Durwood Neal, Jr., profesor de cirugía, urología, microbiología y medicina interna de la Rama Médica de la Universidad de Texas, en Galveston. "Parte de la próstata está constituida por músculo suave y todo lo que haga que este tejido se constriña dificultará la salida de orina. La cafeína tiene cierta responsabilidad en ello".

Cuándo ver al doctor

Una próstata agrandada puede ocasionar dificultades para orinar, pero esto no debe causar dolor. "La única condición prostática que puede ocasionarle dolor o malestar es la prostatitis, una infección bacteriana que se trata con antibióticos", dice Stephen Rous, profesor de cirugía de la Escuela Médica Dartmouth y urólogo del Centro Médico Dartmouth-Hitchcock, en Lebanon, New Hampshire. Si tiene dolor al orinar, le duele la parte baja de la espalda, sufre de fiebre y dolor pélvico, puede tratarse de una infección de la próstata o la vejiga y debe ver al doctor.

Por supuesto que es aconsejable que los hombres de más de 50 años de edad consulten a su médico para que les haga pruebas de cáncer en la próstata, una enfermedad importante entre los hombres de edad media y avanzada. Si no puede orinar del todo, acuda de inmediato a emergencias. La retención de orina es terriblemente incómoda y puede ser mortal.

No beba. El alcohol también endurece el cuello de la vejiga y dificulta la salida de la orina. Además, por ser diurético, aumenta la cantidad de orina que se almacena en la vejiga, añade el doctor Neal. "Además, el alcohol también hace que la vejiga trabaje con menor eficiencia y entre más beba, aumentarán los problemas de este tipo".

Déle la espalda a los medicamentos descongestionantes. Los antihistamínicos y descongestionantes pueden hacer especial daño a algunos hombres. De hecho, ingerir grandes dosis de estos medicamentos a veces ocasiona retención de orina, una condición potencialmente mortal en la que se deja de orinar por completo. "Los descongestionantes hacen que el músculo del cuello de la vejiga se constriña, restringiendo el flujo de orina", dice el doctor Peter Nieh, urólogo del Centro Médico de la Clínica Lahey, en Burlington, Massachusetts. "Los antihistamínicos simplemente paralizan la vejiga".

Si tiene alergias, así como problemas prostáticos, el doctor Nieh le sugiere que consulte con su médico la posibilidad de tomar astemizol (Hismanal) o terfenadina (Seldane), dos medicamentos que no tienen antihistamínicos. Si tiene que comprar medicamentos que no necesitan receta, tome la mitad de la dosis sugerida. De no presentársele problemas, tome la dosis completa.

Cuidado con los alimentos condimentados. Los alimentos condimentados y ácidos molestan a algunos hombres con **BHP**, dice el doctor Neal. "Si nota que sus problemas aumentan después de comer salsa, chile o cualquier otro platillo condimentado o ácido, usted pertenece a este grupo y debe evitarlos".

Controle el estrés. Quizá una de las causas más subestimadas es la falta de control sobre el estrés. "La tensión tiene un papel importante en los malestares relacionados con la próstata, porque el cuello de la vejiga y la próstata son muy ricos en terminaciones nerviosas que responden a las hormonas suprarrenales", explica el doctor Neal. "Al padecer tensión y ansiedad se producen más de estas hormonas y su presencia dificulta orinar".

El estrés también detona la liberación de adrenalina en el cuerpo que lo lleva a tener la respuesta de "defensa o huida". "Así como es imposible tener una erección durante una respuesta de defensa o huida, también puede dificultar orinar", añade el doctor Neal.

Obtenga más amor. Uno de los métodos que emplean los urólogos para ayudar a solucionar el problema de la orina es dar masaje a la próstata. Para hombres con dificultades moderadas de vaciado de orina una alternativa es, sencillamente, tener más relaciones sexuales. "Muchos hombres notan que entre más eyaculan les resulta más fácil orinar", dice el doctor Rous. Esto se debe a que la eyaculación ayuda a vaciar la próstata de las secreciones que pueden estar obstaculizando el paso de la orina.

Vacíe su vejiga antes de ir a la cama. "Muchos hombres tienen urgencia de orinar a mitad de la noche, lo que puede ser un verdadero problema", dice el doctor Neal. "Pero si limita su consumo de líquidos después de las seis de la tarde y se asegura de ir al baño antes de dormir, puede eliminar buena parte del problema".

Váyase al sur en invierno. De ser posible, pase los inviernos en un sitio soleado. "En el medio de los urólogos solemos decir que el verano es la estación para pasar los cálculos renales y el invierno para tener problemas de orina. No estoy seguro del porqué, pero las personas tienen más problemas para orinar y tienden a presentar más dificultades de retención en el clima frío. Quizá se deba a que con el aumento de infecciones respiratorias, muchos hombres toman antihistamínicos y descongestionantes que agravan la **BHP**", dice el doctor Harold Fuselier, director de urología de las Instituciones Médicas Ochsner en Nueva Orleáns. "Como una próstata agrandada de por sí dificulta orinar, se la pasará mejor en un clima cálido que en uno frío".

Psoriasis

Si alguna vez existió una condición médica que pudiera convencer a Sherlock Holmes de dejar la profesión, esa es la psoriasis. Las claves son obvias, después de todo es difícil pasar desapercibida la enloquecedora comezón, la inflamación y esas molestas escamas que salen en codos, rodillas, tronco y cuero cabelludo, pero cuando se trata de descubrir la causa o cura es un misterio mayor que el primer nombre de Watson.

Lo que se sabe de la psoriasis es que hace que las células de la piel crezcan. A una célula normal de la piel le lleva un mes madurar, pero en quienes padecen psoriasis, este proceso toma sólo tres o cuatro días. Estas células se desarrollan pobremente y en lugar de caerse al morir, se apilan formando unas "placas" de escamas que pican y dejan la piel roja e inflamada.

La psoriasis *no es* contagiosa, pero fuera de eso los investigadores no tienen ningún grado de seguridad en torno a sus causas. Pueden tener un vínculo genético: en uno de cada tres casos el mal pudo rastrearse en la familia, aunque a veces se saltó una generación. Asimismo, los doctores han observado que la tensión nerviosa puede generar nuevos brotes (o empeorar los ya existentes). Otras sospechas recaen sobre daños en la piel debidos a lesiones, resequedad o rozaduras y reacción a ciertos medicamentos e infecciones (como el estreptococo de la garganta).

Pero en lugar de sentirse con el corazón roto mejor, échele corazón. Si bien no existe precisamente una cura, puede controlar la psoriasis y disminuir el impacto que tiene en su vida. Su médico probablemente le ha hablado de los champúes a base de alquitrán y los tratamientos de luz ultravioleta, pero existen otros métodos para evitar que esas placas le descarapelen la existencia.

Use un humectante. Todos nuestros expertos están de acuerdo en que el paso más importante para controlar la psoriasis es mantener la piel bien humectada. "Un problema grande con la psoriasis es la acumulación de escamas. Los humectantes son muy efectivos para prevenirlas", dice el doctor Nicholas J. Lowe, profesor de dermatología de la Escuela de Medicina de la Universidad de California, en Los Angeles, y director de la Fundación para la Investigación de la Piel, en Santa Mónica.

"La simple jalea de petrolato es un humectante muy efectivo. Pero si va a comprar un humectante comercial, elija aquellos que contengan ácido láctico, como LactiCare, que parecen dar mejores resultados. Asimismo, la crema Eucerín funciona bien como humectante para los casos de psoriasis".

Humecte después de bañarse. Para obtener los mejores resultados de su humectante, "aplíquelo dentro de los tres minutos que siguen a su baño o ducha", aconseja Gennis McNeal, director de información pública de la Fundación Nacional de Psoriasis, con oficinas centrales en Portland, Oregon. "Le recomendamos que se seque con una toalla a base de palmadas y unte bastante humectante por todo el cuerpo, no sólo en las placas. Esto se debe a que la piel "buena" de las personas que padecen psoriasis, es más seca que la de las personas que no padecen este mal. Se cree que las pequeñas grietas de la piel seca pueden propiciar nuevos casos de psoriasis".

Tome el sol. A muchos pacientes con psoriasis se les prescribe un tratamiento específico de rayos ultravioletas. Obtener luz solar artificial de una lámpara especial o de un tratamiento bronceador puede ayudar. Una manera más sencilla y menos cara es salir a tomar el sol. "Sabemos que la exposición a la luz solar es muy útil para tratar la psoriasis", dice el doctor David Kalin, médico familiar en Largo, Florida. Una cantidad moderada de sol retroalimenta la producción de vitamina **D**, que puede ser efectiva en el control de la psoriasis.

Pero no tome alcohol. Los doctores aún están tratando de encontrar con seguridad por qué el alcohol exacerba la psoriasis. Sospechan que el alcohol aumenta la actividad de cierto tipo de glóbulo blanco que se encuentra en los pacientes con psoriasis y no en otras personas (pero también es posible que los bebedores sufren de un mayor estrés y, por lo tanto, son más propensos a desarrollar este mal).

"El alcohol es definitivamente un problema", dice el doctor Stephen M. Purcell, director del Departamento de Dermatología del Colegio de Medicina Osteopática de Filadelfia y profesor de la Escuela de Medicina de la Universidad Hahnemann, en Filadelfia. "Lo mejor es que *deje* la bebida si tiene psoriasis".

Aderece su baño. El baño puede ser un punto a su favor o en su contra, porque remojarse en agua tibia suaviza las placas de escamas, pero a veces seca la piel y empeora la picazón. "Una manera de obtener los beneficios del baño sin sufrir la resequedad, es añadir un par de tapas de aceite vegetal al baño", sugiere McNeal. "La mejor manera es meterse a la tina primero, para que el cuerpo se remoje en el agua y luego añadir el aceite". Otra alternativa que sugiere McNeal es mezclar dos cucharaditas de aceite de olivo en un vaso grande de leche y añadirlo al baño.

Sea muy cuidadoso al salir de la tina, ya que los aceites hacen las superficies muy resbalosas (tenga cuidado de lavar la tina después).

Vaya a la cocina para aliviar esa comezón. Para aliviar la comezón que provoca la piel reseca y la psoriasis, disuelva un tercio de taza de bicarbonato de sodio en tres litros de agua. Remoje un trapo en la solución, exprima y luego aplique a la zona que le pica. O añada una taza de vinagre de sidra de manzana al agua y aplique a la piel.

Cubra las resquebrajaduras con una crema para vacas. Si su piel está resquebrajada debido a la psoriasis, lo que puede causar comezón y más placas, haga lo que hacen los granjeros. "Encontraron que Bag Balm, un producto que se usaba originalmente para aliviar la resequedad en las ubres de las vacas, funciona igual de bien en las manos agrietadas", dice McNeal. "Después, personas que padecían psoriasis encontraron que funcionaba *excelentemente* en su piel". Este producto está disponible en la mayoría de los almacenes de alimentos para animales y en algunas farmacias se puede mandarlo ordenar.

Cuide mente y cuerpo. El estrés es un conocido detonador de la psoriasis, de manera que tener control sobre su estado mental, a través de ejercicio, técnicas de relajación o cualquier actividad agradable que usted elija, ayuda a mantener esta condición bajo control.

Cuídese de infecciones y lesiones. "La infección puede provocar una erupción o empeorar la ya existente, de manera que es importante tratar de evitar una enfermedad infecciosa", dice el doctor Kalin. Nuevas lesiones también pueden aparecer sobre la piel lastimada, de manera que evite cortadas y raspones.

Vigile lo que come. "Aunque no hay vínculos muy específicos probados, parece que una dieta alta en pescados grasos como el atún, macarela, sardina y salmón, ayuda a reducir la comezón e inflamación que provoca la psoriasis", dice el doctor Lowe.

Evite ciertos alimentos. "Algunos informes anecdóticos sugieren que los pacientes mejoran cuando reducen la ingestión de tomate y de platillos hechos a base de tomate, esto quizá sea por los altos niveles de acidez", dice el doctor Kalin. "Asimismo, algunos de mis pacientes con psoriasis han notado una disminución en las placas al evitar o limitar su consumo de cerdo y derivados, otras carnes grasosas y de cafeína".

Elija lo eléctrico. Si tiene placas en el rostro, cuello, piernas y otras zonas que necesita rasurar, use una rasuradora eléctrica en lugar de una manual". "Cada vez que se corta, corre el riesgo de nuevas lesiones; con una rasuradora eléctrica disminuye este riesgo", dice el dermatólogo, doctor John F. Romano, profesor de medicina de El Hospital de Nueva York-Centro Médico Cornell, en la ciudad de Nueva York.

Quemadura de pizza

Déle una mordida a la pizza caliente y... ¡Ay! Esa horrible quemada en el paladar puede hacerlo considerar un restaurante chino la próxima vez.

Es un encuentro agonizante: Queso quemante hace contacto con las partes más sensibles del paladar. Lo que puede esperar es una lesión ampollada y un dolor moderado que durará alrededor de una semana, y a veces un pedazo de paladar que cuelga dentro de su boca. Los síntomas son tan característicos, que esta condición se ha abierto camino hasta las páginas de revistas médicas como, ¿de qué otro modo se podría llamar?, "quemadura de pizza".

Pero en realidad la pizza no es el único alimento que puede quemar. El tejido del paladar tiene unos cuantos milímetros de grosor, de modo que casi cualquier alimento o bebida que retenga bastante calor, queso fundido, muchas sopas y salsas, bebidas como té y chocolate caliente y hasta el jarabe de chocolate, pueden dañar el tejido e inflamarlo. Hasta hace poco estas causas habían tenido un papel secundario en este drama oral, el papel principal de villana seguía a cargo de la pizza; sin embargo, en la era del horno de microondas cualquier alimento lo puede atacar furtivamente, por lo que he aquí lo que debe vigilar para comer libre de dolor.

Enfríela. "Coloque un cubo de hielo en la boca inmediatamente para neutralizar parte de la reacción del tejido palatal", sugiere el doctor Fred Magaziner, vocero de la Academia General de Odontología y colaborador del programa de televisión de Baltimore sobre cuidado dental: "Abra bien la boca. Una mirada a la odontología". "Además de aliviar parte del dolor, reduce la posibilidad de una mayor irritación e inflamación. Es por eso que es una buena idea nunca morder una pizza sin tener una bebida helada a la mano".

Haga gárgaras de agua con sal. "Recomiendo frecuentes enjuagues con agua salada, cada hora más o menos de ser posible", dice el doctor Bernard Dishler, dentista de Elkins Park, Pensilvania. "Haga su propio enjuague con media cucharadita de sal mezclada en una taza de agua tibia para acelerar el proceso de curación".

Cuándo ver al doctor

No haga nada, la quemadura de pizza sanará sola en una semana o diez días, pero si tiene dolor en el paladar y no desaparece, consulte a su dentista, podría tratarse de un problema que no está relacionado con la quemada.

"La lesión que provoca una quemadura de pizza se parece a los primeros síntomas de un cáncer de la boca", dice el doctor Allen R. Crawford, Jr., dentista de Macungie, Pensilvania. El dentista, para tratar de establecer la diferencia, le preguntará hace cuánto tiempo tiene el padecimiento. "Una quemadura de pizza no dura, por lo regular, más de diez días, y es raro que persista después de dos semanas", advierte el doctor Crawford.

Evite los alimentos "picantes". Eso significa tanto de sabor como de bordes. "La comida condimentada, especialmente la italiana, aumentará el dolor y puede ocasionar una infección", dice el doctor Allen R. Crawford, Jr., dentista de Macungie, Pensilvania. "Tampoco coma hojuelas de papas, y, en general, alimentos que tengan bordes afilados que puedan agravar la lesión".

Vaya a la farmacia. "Un producto llamado Orabase, que se encuentra en las farmacias y no requiere de receta médica, es un ungüento de pectina que se pega al tejido húmedo para proteger la lesión del calor de los alimentos que ingiere y, sobre todo, de los condimentos", dice el doctor Magaziner. Aplique el Orabase directamente en la quemada para protegerla y sanarla.

Beba mucha leche. "La leche proporciona una capa que protege la lesión ligeramente", añade el doctor Crawford.

Deje que el calor del microondas "se asiente". Los alimentos calentados en microondas no se calientan homogéneamente, de modo que el exterior puede tener una temperatura distinta de la interior, dice el doctor Magaziner. "La mayoría de las personas se queman porque no hacen lo que se supone deben hacer con la comida que sale de este horno". Y, ¿qué es eso que se debe hacer? "Dejar que el alimento repose en el horno unos dos minutos después de que ha sonado el reloj antes de ingerirlo", aconseja el doctor Magaziner.

Quemaduras

S i bien los contactos de tercer grado requieren atención médica inmediata, la mayoría de las quemaduras caseras no suelen ser tan graves y pueden atenderse en casa.

No existen leyes cinceladas en piedra sobre qué hacer cuando se topa con hornos ardientes, fogatas chisporroteantes o vapores supercalientes, pero existe la regla empírica: Las quemaduras de primer y segundo grado pueden tratarse, por lo regular, en casa si en un niño abarcan menos de dos centímetros de diámetro o de cuatro centímetros en un adulto. Sin embargo, debe consultar al médico si la quemadura es grande o si ocurrió en niños menores de un año o en adultos mayores de 60.

No importa la causa, la clave para el alivio es que sea *rápido*, pues las células continúan chamuscándose aunque se haya separado de la fuente de calor, lo que haga en los primeros minutos que siguen a la quemadura, hace la diferencia en la manera en cómo sane su piel. Aquí le explicamos cómo aprovechar ese tiempo para poder sanar más pronto.

Use leche. "Las compresas de leche son un excelente remedio para las quemaduras menores", dice el doctor Stephen M. Purcell, director del Departamento de Dermatología del Colegio de Medicina Osteopática de Filadelfia y profesor de la Escuela de Medicina de la Universidad Hahnemann en Filadelfia. "Simplemente remoje la zona quemada en leche unos 15 minutos más o menos o colóquese unas compresas remojadas en leche". La leche entera es más efectiva, porque su grasa alivia el dolor y acelera la curación. Después, asegúrese de enjuagar bien la piel y la toalla que usó para las compresas con agua fría, porque después de un rato la leche huele.

Manténgala limpia. Una quemadura limpia sanará más rápido. "Después de 24 horas, lave el área con cuidado con agua y jabón o con una solución suave de Betadine diariamente", sugiere el doctor John Gillies, técnico en medicina de emergencias y director del programa de servicios de la salud de la Escuela Outward Bound de Colorado, en Denver. Entre lavados, mantenga la quemada seca y cubierta con una gasa gruesa.

Use Preparation H. Nada de "peros", este tratamiento para las hemorroides puede ahorrarle hasta 3 de los 7 a 15 días que por lo general toman la mayoría de las quemaduras para sanar, dice el doctor Jerold Z. Kaplan, director médico del Centro para Quemaduras Alta Bates, en Berkeley, California. La Preparation H funciona porque contiene un derivado de la levadura que ayuda a que la quemadura sane más rápido. Sólo aplique diariamente un poco sobre la zona quemada y cúbrala con un vendaje esterilizado.

Algo de frío, pero no demasiado. Quizá, instintivamente, busque agua fría al momento de una quemada. Sin embargo, asegúrese de que *no* sea *demasiado* fría. El agua helada empeora las quemadas porque el frío mata tantas células como el calor (es por eso que el daño que causa una helada en la piel es muy similar al de una quemadura). El agua fría, no helada, evita que la quemada se expanda por los tejidos y funciona como calmante temporal del dolor. Por eso, en lugar de correr al refrigerador, acuda al grifo de la cocina.

Eleve el área quemada. Una manera de aliviar el ardor es elevar el área quemada más arriba del nivel del corazón, aconseja la doctora Linda Phillips, profesora

Cuándo ver al doctor

¿Qué tan grave es esa quemadura? ¿Necesita asistencia médica? Para evitar que se queme por falta de información sobre quemaduras, enseguida le proporcionamos datos que le servirán de guía.

Las quemaduras de *primer grado* duelen y son de color rojo. Pueden deberse al sol, a escaldaduras y otros accidentes menores. Por lo regular, puede tratarlas en casa.

Las quemaduras de *segundo grado* exudan, se ampollan y son dolorosas. Pueden deberse a una severa acción solar o a un breve contacto con el interior de un horno u otros accidentes caseros. Estas quemaduras pueden curarse en casa, si se reducen a una pequeña área en la superficie de la piel.

Las quemaduras de *tercer grado* son extremadamente peligrosas, aunque no duelan (eso se debe a que se han destruido las terminaciones nerviosas). La piel está carbonizada y adquiere un color blancuzco o crema. Este tipo de quemaduras pueden ser ocasionadas por el fuego, productos químicos, electricidad o contactos prolongados con superficies calientes. En este caso necesitará asistencia médica inmediata.

de la División de Cirugía Plástica de la Rama Médica de la Universidad de Texas, en Galveston. Así evitará que se inflame.

Use sábila. ¿Quién no tiene una sábila en casa justo para este tipo de emergencias? Se piensa que esta planta, tipo cacto, pero en realidad miembro de la familia del lirio, es capaz de reducir el proceso de curación en un 40% y la frescura de su "jugo" proporciona un alivio para el dolor de las quemaduras. Dos o tres días después de la quemada haga un corte transversal a una hoja y unte el líquido sobre la quemada, aconseja la doctora D'Anne Kleinsmith, dermatóloga del Hospital William Beaumont, cerca de Detroit y miembro de la Academia Americana de Dermatología. Repita este tratamiento cuatro o seis veces al día. Puede o no usar una venda.

Tome vitamina C. Incrementar el consumo de vitamina C ayuda a sanar tanto quemaduras como otro tipo de heridas, de modo que puede ser sumamente útil comer muchos cítricos, papa, y brócoli, dice el cirujano ortopédico de Las Vegas, doctor Michael Rask, director de la Academia Americana de Cirujanos Neurólogos y Ortopedistas, así como del Consejo Americano para Medicina y Cirugía del Boxeo.

Sane con las vitaminas A y E. Las vitaminas A y E, antioxidantes, también ayudan a acelerar el proceso de recuperación de una quemadura, dice el doctor Rask. Buenas fuentes de vitamina A son las frutas y vegetales verdes. Los cereales y las nueces tienen un alto contenido de vitamina E, pero también puede aplicar la vitamina E directamente sobre la quemada. De hecho, muchas personas han sanado rápidamente al untarse el líquido de una cápsula de vitamina E sobre la quemada una vez que ha empezado a sanar. Se sentirá mejor y puede ayudar a prevenir una cicatriz.

Descubra el vínculo del zinc. Para tener una piel más sana *después* de una quemada (así como una recuperación más rápida), consuma muchos alimentos ricos en zinc, sugiere el doctor Rask. Las ostras son una buena fuente, así como el cangrejo, el germen de trigo y los productos lácteos bajos en grasa.

Considere los antibióticos. Existen muchos ungüentos con antibióticos que no necesitan receta médica, ayudan a sanar las quemaduras y previenen infecciones, señala la doctora Kleinsmith. Al elegir uno, busque que tenga los ingredientes activos sulfato de polimixin B o bacitracín. Antes de aplicar el ungüento, la doctora Kleinsmith recomienda que limpie la herida con agua oxigenada, si descubre que el jabón le resulta demasiado abrasivo.

Deje la mantequilla para el pan. Olvide el viejo mito sobre las propiedades terapéuticas de la mantequilla para las quemaduras. Aunque la leche puede aliviar, la mantequilla y margarina retienen el calor en los tejidos y pueden empeorar la quemada. Además, la grasa es ideal para incubar infecciones.

Quemaduras por el frío

Q uienquiera que haya decidido que el frío sólo enfría la punta de la nariz, debe haber vivido en Florida. Pase el tiempo suficiente en un ambiente helado y podrá corroborar que ese enfriamiento se ha convertido en hielo.

Una quemadura por frío tiene lugar cuando éste es excesivo y entra en contacto con un cuerpo que trata de permanecer caliente. Con el fin de mantener el calor de los órganos internos, el cuerpo disminuye el flujo sanguíneo en manos y pies; y estas partes, al recibir menos calor del indispensable, se pueden congelar.

Una quemadura severa a causa del frío puede causar daño permanente, pero no hay por qué llegar a ese extremo. Desde los esquimales hasta los montañistas, aquellos que se aventuran en los territorios más helados de la Tierra, han encontrado métodos para prevenir el daño a dedos (de las manos y de los pies) y punta de la nariz.

Cuándo ver al doctor

Cuando una parte que se le ha congelado comienza a deshielarse, le dolerá. Si bien un tipo de heladas son peores que otras, consulte a su médico si el dolor se prolonga por más de unas horas. Y vea al doctor inmediatamente si aparecen zonas azules o negras bajo la piel, o si le salen ampollas.

Son cuatro los grados de congelamiento, dice la doctora Carol Frey, jefa de Servicio para Pies y Tobillos y profesora de cirugía ortopédica de la Escuela de Medicina de la Universidad del Sur de California, en Los Angeles. Los cristales de hielo sobre la piel es señal de una helada de primer grado. Cuando los síntomas empeoran, por ejemplo, si siente la piel más caliente, a pesar de que no se le está descongelando, o la piel se le pone roja, pálida o blanquecina, debe buscar la atención de un médico inmediatamente, ya que tiene la quemadura de más alto grado.

¿Cómo puede saber que está a punto de sufrir una quemadura? Observe la piel, dice la doctora Carol Frey, jefa de servicios para Pies y Tobillos y profesora de cirugía ortopédica de la Escuela de Medicina de la Universidad del Sur de California, en Los Angeles. No hay un tiempo promedio dentro del cual pueda ocurrir dicha quemadura, pero los cristales de hielo que se forman en la superficie de la piel son las primeras señales. Esto es lo que debe hacer.

No se frote. "El viejo mito del masaje con nieve a las zonas congeladas es falso, aunque ha sobrevivido durante años", explica el doctor W. Steven Pray, profesor de la Escuela de Farmacología de la Universidad del Estado del Suroeste de Oklahoma, en Weatherford. "El frío de la nieve no ayuda a subir la temperatura del área afectada. De hecho, cualquier tipo de masaje con las manos o cualquier otro objeto sólo la traumatiza".

Quédese en lo calientito. Una vez que haya encontrado un sitio caliente donde pueda descongelársele la quemada, permanezca allí. Si tiene que irse y hay la posibilidad de que la parte quemada vuelva a congelarse, evite el deshielo. Según la doctora Frey, el recongelamiento causará daño a los tejidos mucho peor que el mal de la piel ya dañada. No caliente ni aplique presión a la zona lesionada. Si los dedos de los pies acaban de calentársele, evite caminar, esquiar o patinar tanto como sea posible.

Deshiélese en la bañera, no al fuego. La doctora Frey recomienda que se dé un baño a unos 10 grados farenheit por encima de la temperatura de su cuerpo. De modo que de 102 a 111 grados farenheit es la temperatura ideal. Evite, en cambio, el calor seco en exceso de fogatas, estufas o calentadores, porque se le puede quemar la zona dañada por el hielo. (Las terminaciones de los nervios que han sido dañados no envían la señal de que su piel expuesta está en peligro de quemarse.)

Evite el contacto del metal. Todo, desde las puntas de acero en el calzado, a controles de metal en máquinas y herramientas, ha ocasionado quemaduras en personas que por otro lado estaban bien preparadas para el frío, dice el doctor Thomas Sinks, epidemiólogo de los Centros de Control y Prevención de Enfermedades, en Atlanta. Tome precauciones adicionales cuando use palas y herramientas en ambientes helados. Use guantes o mitones.

Caliente su calentador central. Cuando le da frío, "la sangre tiende a abandonar las zonas superficiales, como manos y pies, para ir hacia áreas más centrales", explica la doctora Frey. "Pero si lleva una chaqueta gruesa y mantiene alta la temperatura del centro del cuerpo, en ocasiones puede disminuir la incidencia de las quemaduras por el frío". Como precaución adicional siempre lleve en el auto, durante el invierno, mantas y ropa extra, en caso de que el coche llegara a descomponerse, sugiere el doctor Sinks.

Cómo prevenir quemaduras por el frío

Permanecer a resguardo es la única prevención real contra las quemaduras. Sin embargo, si tiene que aventurarse al frío, tome estas precauciones.

Trate de caminar por donde no haya viento. El frío del viento es un factor tan importante como la temperatura, de modo que limite su exposición al viento.

Permanezca seco. Si usa ropas repelentes al agua y se cambia la ropa húmeda por seca, ayudará a mantener caliente la temperatura de su cuerpo.

Genere su propio calor corporal. Si no tiene otra manera de proteger la piel, enrósquese o coloque las manos bajo las axilas.

Use sintéticos. Elija telas sintéticas para la ropa que use en el exterior, que funcionen como barrera contra el agua y cambie inmediatamente sus ropas si éstas se le mojan.

Use mitones. Como los mitones tienen el espacio para los dedos cerrado en una sola "bolsa de aire", brindan mejor protección que los guantes. Los mejores mitones son aquellos que cuentan con una cubierta interior desprendible que se puede secar por separado.

Mantenga su piel seca. Para evitar las quemaduras, asegúrese de que no le caiga a su piel agua, otros líquidos o gasolina en temperaturas que estén debajo del punto de congelamiento, advierte el doctor Thomas Sinks, epidemiólogo de los Centros de Control y Prevención de Enfermedades, en Atlanta. La gasolina es especialmente peligrosa, ya que se evapora muy rápidamente y hiela la piel (algo bueno de recordar si acude a una gasolinera de autoservicio).

No beba alcohol. Aunque sí le da calor, el alcohol evita la contracción de los vasos sanguíneos, lo que aumenta la pérdida de calor. Un trago de brandy no le calentará los dedos de las manos y los pies. De hecho, el alcohol reduce el temblor que le provoca el frío, una manera que tiene el cuerpo para producir calor, explica el doctor Murray Hamlet, director de la División de Planes y Operaciones del Instituto de Investigación de Medicina Ambiental del Ejército de Estados Unidos, en Natick, Massachusetts.

Cúbrase las orejas. "La mejor manera de tratar las orejas que han sido dañadas por una sobreexposición al frío y al viento, es protegerlas tan pronto como sea posible", aconseja el doctor William Epstein, profesor de dermatología de la Escuela de Medicina de la Universidad de California, en San Francisco. "De hecho, puede que baste con cubrirse las orejas con las manos".

Beba mucha agua. La hidratación incrementa el volumen sanguíneo, lo que le ayuda a prevenir las quemaduras por el frío. Tome tés herbales, cidra caliente o caldo. Sin embargo, evite las bebidas con cafeína, ya que constriñen los vasos sanguíneos. Beba antes de salir y lleve consigo un termo para el tiempo que permanezca afuera.

No fume. "Cuando enciende un cigarro, el flujo sanguíneo de su mano se cierra", explica el doctor Hamlet. La disminución del flujo sanguíneo es una de las principales causas de las quemaduras por el frío, porque el cuerpo pierde su capacidad para calentar.

Quemaduras por el viento

Parece tan injusto: a mitad del invierno se encuentra que sufre de algo tan doloroso como una quemadura de sol del verano. Pero, ¿cómo es posible que tenga esta quemadura cuando apenas si puede ver el sol en una temperatura que va muy por debajo de los 32 grados farenheit?

El motivo: quemadura del viento.

A pesar de este nombre, la quemadura que provoca el viento se trata en realidad de una irritación de la piel, pero parece una quemada porque la piel se pone roja y ligeramente inflamada en las zonas expuestas del cuerpo. "El viento ocasiona la pérdida de la capa de grasa de la piel", explica el doctor Norman Levine, jefe de dermatología del Centro de Ciencias de la Salud del Colegio de Medicina de la Universidad de Arizona, en Tucson. "Cuando la piel se reseca en exceso, surge una irritación que parece y se siente como una verdadera quemada. Para contrarrestar el efecto de la quemada necesita regresar esa capa de grasa a la piel de nuevo".

Enseguida le presentamos una serie de acciones para prepararse contra los efectos del invierno y aliviar la quemada del viento.

Apague la flama con humectantes. "Cualquier tipo de lesión cutánea reacciona con inflamación", dice el doctor John P. Heggers, director de microbiología clínica en el Instituto Shriners Burns, en Galveston, Texas. "Un humectante como Dermaid Aloe es un buen desinflamatorio". Repone la grasa de la piel, pero permite que el agua se evapore de manera normal.

Sea delicado en el lavado. Busque jabones y limpiadores suaves que tengan humectantes y que dejan la grasa necesaria para la piel, sugiere el doctor Levine, quien además le advierte que tenga cuidado con jabones fuertes que no contienen humectantes. "Entre mejor limpie un jabón, más reseca".

Caliente cuidadosamente la piel. Si da un tratamiento cuidadoso a su piel, es más probable que ésta sane rápidamente, dice el doctor Heggers. Evite la exposición de su piel a temperaturas extremas, advierte, y cuando pase al interior, permita que el calor del cuarto caliente su cuerpo. No encienda la lámpara de calor ni se pare delante del fuego.

Añada un poco de grasa. Si la sensación de ardor es grande, unte un medicamento grasoso para la piel, aconseja el doctor Murray Hamlet, director de la División de Planes y Operaciones del Instituto de Medicina Ambiental del Ejército de Estados Unidos, en Natick, Massachusetts. "Vaseline es una buena opción porque constituye una capa muy gruesa. También funcionan las cremas para labios (Chap Stick)".

Elévelas. En ocasiones hay una notable inflamación de la zona quemada. El doctor Heggers recomienda que eleve las manos y pies lastimados mientras se calientan para disminuir la inflamación.

Envuélvase. La nariz, labios y orejas son particularmente susceptibles a las quemaduras de viento, hace notar el doctor W. Steven Pray, profesor de farmacéutica de la Escuela de la Universidad del Estado del Suroeste de Oklahoma, en Weatherford. De manera que utilice orejeras o una gorra de lana y una bufanda o cubre bocas para taparse nariz y labios.

Bloquee el viento. "La mejor manera de protegerse contra el viento es con una barrera", comenta la doctora Carol Frey, jefa del Servicio de Pies y Tobillos y profesora de cirugía ortopédica de la Escuela de Medicina de la Universidad del Sur de California, en Los Angeles. La doctora Frey recomienda que use una cubierta de materiales como Gore-Tex u otros sintéticos. Suba el cierre más arriba de la barbilla y tire de la capucha a modo que le cubra el rostro para protegerse de la brisa ártica.

Conozca el factor frío del viento. El factor frío del viento en ocasiones es una indicación de las condiciones del clima de mayor consideración que la temperatura. Como el frío del viento baja la temperatura abruptamente, la posibilidad de una lesión es mayor, explica la doctora Frey. De manera que escuche el informe del tiempo antes de salir a realizar actividades invernales.

Quemaduras solares

Antes de que hubiera un agujero en la capa de ozono, una visita a la playa podía dejarlo bastante "mar-herido", pero ahora, con más rayos ultravioleta dañinos que atraviesan nuestra atmósfera, es fundamental limitar la exposición al sol, sobre todo en las ardientes horas del verano, que van de las 10 a.m. a las 3 p.m. La mejor prevención es también una sabia precaución: Use lociones solares con factor de protección solar del número 15 *todo* el tiempo.

Bueno, se le olvidó ponerse la loción y ahora tiene dolor. Pruebe entonces el viejo remedio de la sábila o las cremas con hidrocortisona que venden en las farmacias. Hasta un humectante adicional puede ayudar bastante. Pero para cuando se le pase la diversión bajo el sol, aquí hay otros métodos para aliviar el ardor de las quemaduras solares.

Póngase leche. "Remoje gasas en leche y aplíquelas a la piel quemada", aconseja el dermatólogo, doctor John F. Romano, profesor de medicina de El Hospital de Nueva York-Centro Médico Cornell, en la ciudad de Nueva York. La leche debe estar a temperatura ambiente o ligeramente más fría, pero no a la temperatura del refrigerador. "La leche es un excelente remedio para cualquier tipo de quemada", hace notar el doctor Romano.

Mantenga estas compresas de leche unos 20 minutos más o menos y repita cada dos o cuatro horas. Puesto que la leche deja olor, asegúrese de enjuagarse después con agua fresca.

Alíviese con vegetales. Hierva un poco de lechuga en agua, luego cuele y deje que el líquido se enfríe unas cuantas horas en el refrigerador antes de aplicarse compresas, recomienda Lia Schorr, especialista en cuidado de la piel en Nueva York y autora del libro *Lia Schorr's Seasonal Skin Care* (Los cuidados de la piel para la estación de Lía Schorr). ¿Qué otros vegetales dan buenos resultados? Rebanadas delgadas de pepino sobre las zonas quemadas, como el antebrazo. La frescura de los vegetales es calmante y podría ayudar a reducir la inflamación.

Continúe con la frescura de las verduras. Envuelva una bolsa de maíz o chícharos congelados en una toalla y aplique sobre la zona quemada para aliviar el dolor, recomienda el dermatólogo, doctor Frederic Haberman, instructor de medicina en el Colegio de Medicina Albert Einstein de la Universidad de Yeshiva, en la ciudad de Nueva York. Pero primero asegúrese de envolver la bolsa con la toalla, no la vaya a poner directamente sobre la piel.

Doble la dosis del calmante para el dolor. "Probablemente lo mejor que puede hacer es tomar el doble de la cantidad recomendada de ibuprofén (motrin) o de otro calmante para el dolor las primeras dos dosis y luego vuelva a la dosis recomendada", aconseja el doctor Romano. Al doblar la dosis recomendada de ibuprofén o aspirina ayuda a bloquear los químicos del cuerpo que provocan el dolor, pero consulte a su médico, ya que algunas personas reaccionan negativamente a la aspirina.

Tome vitamina E. Se cree que tomar una dosis regular de vitamina E da muy buenos resultados, porque provee protección a una serie de cosas, desde un ataque cardiaco en los hombres hasta prevención de la aparición de tumores fibrosos en las mujeres. "También disminuye la inflamación que producen las quemaduras solares", dice la doctora Karen E. Burke, dermatóloga y cirujana, en la ciudad de Nueva York, que ha estudiado los efectos de la vitamina E. Buenas fuentes de este nutriente son los granos enteros, como el germen de trigo, los aceites vegetales, especialmente de semillas de girasol y de soya, y las nueces.

Cuándo ver al doctor

Un caso típico de quemadura solar duele como el infierno, pero por lo regular no requiere atención médica. Sin embargo, acuda al médico si tiene escalofríos, náusea, fiebre, debilidad o fatiga, advierte el dermatólogo, doctor Rodney Basler, profesor de medicina interna del Centro Médico de la Universidad de Nebraska, en Omaha. Asegúrese de obtener ayuda inmediata si la quemadura presenta zonas moradas o decoloraciones, demasiadas ampollas o intensa comezón. Estos síntomas pueden ser señal de complicaciones internas.

No le eche sal a la herida

Algunos diuréticos, antibióticos, tranquilizantes, anticonceptivos y medicamentos para la diabetes pueden empeorar la situación. Pueden aumentar su sensibilidad al sol. De igual manera sucede con los jabones medicados, perfumes y el "removedor" de arrugas Retin-A. De manera que si es usuario de estos productos, los médicos le aconsejan que consulte a su doctor *antes* de exponer su piel al sol.

Si decide comprar suplementos de vitamina E, asegúrese de comprar la forma natural (lea la etiqueta); pero consulte a su médico antes de tomar vitamina E u otros suplementos vitamínicos.

Y, ¿qué hay de la idea de untar la vitamina en la piel? Aunque puede tratar la quemada aplicando directamente el aceite de una cápsula de vitamina E y untarlo sobre la piel, es más efectivo si lo ingiere para aliviar el ardor de la quemada, sugiere la doctora Burke.

Báñese en vinagre. "Vierta una taza de vinagre blanco de cocina en la bañera llena de agua tibia y tome un baño", recomienda el doctor Harry Roth, profesor de dermatología de la Universidad de California, en San Francisco. "Le caerá muy bien y ayudará a aliviar el ardor".

Pruebe el bicarbonato de sodio y la maicena. Otra receta de alivio, también de la alacena de la cocina. Mezcle un cuarto de taza de bicarbonato de sodio con un cuarto de taza de maicena en el agua tibia de la bañera y remójese, añade el doctor Roth.

Alíviese con avena. Si le parece que el olor del vinagre o la leche es muy intenso, puede envolver avena seca en una gasa o manta de cielo y mojarla en agua fresca, sugiere el doctor Haberman. Exprima el exceso de agua y aplique la compresa unos 20 minutos cada dos a cuatro horas.

No sea tan limpio. Durante el tiempo que sufra las quemaduras solares absténgase de los fragantes baños de burbujas, jabones, colonias y perfumes, recomienda el doctor Thomas Gossel, profesor de farmacología y toxicología del Colegio de Farmacología de la Universidad del Norte de Ohio, en Ada. Pueden ser muy resecantes o irritantes para su ya de por sí maltratada piel. Apéguese a los jabones suaves y no se restriegue al lavarse.

Quistes

E n ocasiones ocurren cosas desagradables sin ningún motivo. Lo pesca un chubasco sin paraguas, se le poncha una llanta en su camino al aeropuerto, se bate de salsa roja el traje minutos antes de una junta importante o le sale un quiste.

En el mundo de los eventos azarosos, el que le salga a uno un quiste está a la par de lo más inexplicable. Los doctores no saben con seguridad cómo ni por qué se desarrollan.

Los quistes son pequeñas protuberancias, por lo regular inofensivas y casi nunca causan dolor, que aparecen en cualquier parte del cuerpo, pero especialmente alrededor de la cabeza, cuello y espalda. La superficie de un quiste es suave, pero debajo hay un problema que es el que provoca la inflamación: una acumulación del aceite natural del cuerpo (sebo), capas de folículo capilar o capas de escamas cutáneas.

Por lo regular, no es un problema grave. Verá un poro crecido y oscuro en la superficie que en ocasiones supurará. Un quiste puede tratarse con medicamentos que le recete el médico o extirparse mediante procedimientos quirúrgicos, pero en tanto el quiste no se infecte o se reviente puede vivir con él. De hecho, estos son los principales consejos que le dan los dermatólogos:

Déjelo en paz. "Si el quiste es pequeño, discreto, no le duele ni le causa comezón y no está rojo ni sensible, entonces déjelo en paz", dice el doctor Jack L. Lesher, Jr., profesor de dermatología del Colegio Médico de Georgia, en Augusta. Manos fuera es lo más recomendable. No lo toque, pellizque, pique, manipule o juegue con él. Si el quiste está en un sitio en el que se puede pegar o raspar fácilmente, protéjalo con gasa o con molesquina.

Aplíquese compresas calientes. Si el quiste está rojo, exuda o simplemente irritado, coloque una toalla humedecida en agua tibia (no caliente) sobre él varias veces al día, aconseja la doctora Loretta S. Davis, profesora de dermatología del Colegio Médico de Georgia. "Esto aumentará la circulación sanguínea al área y así logrará calmar a su quiste irritado".

Cuándo ver al médico

Cualquier marca o crecimiento en la piel de cuyo origen no esté seguro amerita atención médica, pues pueden ser cancerosos, y hasta un quiste benigno puede requerir atención médica especial.

"Si parece que el quiste crece, le duele, da comezón o está inflamado y supura profusamente, todas estas pueden ser señales de infección", dice el doctor Jack L. Lesher. Jr., profesor de dermatología del Colegio Médico de Georgia, en Augusta. "Deberá ver al dermatólogo para que le extirpe quirúrgicamente el quiste o se lo trate con antibióticos".

También existe una gran posibilidad de infección cuando un quiste se revienta, de modo que asegúrese de ver al médico si esto ocurre.

Lave y cure un quiste reventado. "Si el quiste llegara a reventarse y a drenar, corre el riesgo de desarrollar una severa infección", advierte el dermatólogo, doctor Joseph Bark, antiguo presidente del Departamento de Dermatología del Hospital de St. Joseph, en Lexington, Kentucky. Lávelo con agua y jabón, y con una mota de algodón exprima agua oxigenada sobre él y úntese algún ungüento antibiótico como Polysporin. Finalmente, cubra la zona con una venda o gasa para evitar que entre la mugre hasta que pueda acudir al médico para que se lo revise.

Nunca trate de extirparse un quiste usted mismo. "La cirugía del baño es lo peor que puede hacer con un quiste", opina la doctora Davis. Si lo exprime parte del contenido se adentrará más en la piel. Su cuerpo lo considerará como material extraño y reaccionará con una inflamación extrema y también puede provocar una infección. Lo único que logrará es convertir un quiste inocuo en uno severo, además le quedará una cicatriz.

Resequedad vaginal

E s difícil determinar qué duele más a causa de esta condición, si su vagina o sus sentimientos. El sexo se vuelve mucho menos divertido si hace falta la lubricación natural necesaria para gozarlo. De hecho, puede ser bastante doloroso. Pero existe también la duda, depresión y hasta enojo que usted y su compañero pueden sentir por esta causa.

En lugar de culparse (o culparlo), señale con el dedo la falta de estrógeno. Durante la menopausia puede *esperar* que el suministro de estrógeno se reduzca, pero si esta no es la única causa del problema, otras pueden incluir una leve infección vaginal, el consumo de anticonceptivos y hasta un proceso natural de envejecimiento. Además de seguir una terapia médica para la producción de estrógeno, estos son unos métodos naturales para reducir la fricción de los encuentros sexuales.

Deje de fumar. "Fumar destruye el estrógeno del cuerpo", advierte la doctora Ellen Yankauskas, directora del Centro de la Mujer para la Salud Familiar, en Atascadero, California. Ya que la mayor causa de la resequedad vaginal es la falta de estrógeno, fumar sólo empeorará su problema.

Elija el lubricante correcto. Puede remediar la resequedad vaginal con lubricantes comerciales, pero evite los productos perfumados o a base de aceite. "Debe

---

Cuándo ver al doctor

"Si la resequedad vaginal le ocasiona sangrado y una intensa comezón, estas son señales de que debe visitar al ginecólogo", dice la doctora Yvonne Thornton, profesora de obstetricia/ginecología del Colegio de Médicos y Cirujanos de la Universidad de Columbia, en la ciudad de Nueva York. Podría ser un indicio de problemas más serios.

ser un lubricante soluble en agua, inodoro, incoloro e insaboro", dice el doctor John Willems, profesor de obstetricia/ginecología de la Universidad de California, en San Diego, e investigador de la Clínica Scripps y la Fundación para la Investigación, en la Jolla. "Independientemente de esto la elección es personal". El y otros expertos recomiendan los insertos vaginales Astroglide, SurgiLube y Lubrín, así como Gyne Moisturín y la jalea más conocida K-Y. Otro producto recomendado es Replens, un humectante que puede usar regularmente.

La clave es permanecer alejado de productos a base de aceite como la jalea de petrolato o la mantequilla de cacao y demás recetas caseras. "Hay personas que usan lo primero que encuentran en la mesita de noche, como aceite bronceador, que no son buenos para la vagina y pueden ocasionar problemas", advierte el doctor Willems.

Apuéstele a los ácidos grasos. Los alimentos ricos en ácidos grasos pueden ser de gran ayuda. Entre las mejores fuentes están las semillas crudas de calabaza, de ajonjolí y girasol. También coma pescados que contengan muchos ácidos grasos, como el salmón, el atún y la macarela, todos ellos buenas elecciones, porque ayudan a retener el estrógeno del cuerpo, dice la doctora Susan Lark, directora médica del PMS y del Centro de Autoayuda para la Menopausia, en Los Altos, California.

Evite las duchas vaginales. La mayoría de los productos para duchas vaginales tienen un efecto resecante, añade la doctora Yankauskas. En general, no debe hacerse lavados vaginales a no ser que sea absolutamente necesario, lo que, por lo general, suele ser bastante raro.

Saboree el momento. "Brinde más tiempo al juego amoroso", aconseja el doctor Willems. Conforme la mujer envejece, señala, su respuesta a los estímulos sexuales es más lenta. No es que pierda respuesta sexual, lo que pasa es que su ritmo ha cambiado.

Resfriados

Los antiguos griegos creían que las sangrías con sanguijuelas era la respuesta. Más recientemente, el remedio de mamá fue el caldo de pollo, pero, ¿adivinen qué? Si bien todavía se sigue gastando más de mil millones de dólares al año en remedios para esta enfermedad, algo nada despreciable, aún no hemos encontrado un remedio que por sí solo haga que el resfriado común deje de ser tan común.

La buena noticia es que entre más viejo se hace uno, tiene menos propensión a convertirse en una víctima de los 200 virus diferentes que ocasionan el resfriado. Los niños pescan, en promedio de seis a diez resfríos al año, porque su sistema inmunológico no está totalmente maduro, y los adultos tienen de dos a cuatro al año.

Mientras los científicos investigan métodos en el campo de la alta tecnología para evitar la diseminación de los virus del resfriado, aquí le ofrecemos algunos medios para reducir el riesgo o, por lo menos, el tiempo que tiene que sufrir una de las quejas de salud más frecuentes.

Beba jugos con un alto contenido de vitamina C. El jugo de naranja, tomate, uva o piña puede ayudarle a superar un resfriado, pero necesita beber por lo menos cinco vasos al día. "Los estudios muestran que se necesita esa cantidad de vitamina C (unos 500 miligramos) para reducir los estornudos y la tos de los enfermos de resfriado", asegura el doctor Jeffrey Jahre, profesor de medicina de la Escuela de Medicina de la Universidad Temple, en Filadelfia, y jefe de la Sección de Enfermedades Infecciosas del Centro Médico de St. Luke, en Bethlehem, Pensilvania. Si le parece que esa cantidad es demasiado jugo, puede tomar suplementos de vitamina C, pero no se exceda, pues demasiados pueden ocasionarle problemas estomacales.

Tome caldo reconfortante. Cualquier líquido caliente ayuda a aliviar la congestión, pero el caldo de pollo probablemente sea lo mejor, opina el doctor Frederick Ruben, profesor de medicina de la Universidad de Pittsburgh y vocero de la Asociación Americana del Pulmón. No hay estudios que expliquen por qué el caldo de pollo parece funcionar tan bien, pero lo cierto es que es rico en proteínas y una manera sabrosa y agradable para obtener nutrientes si no tiene mucho apetito. "Los pacientes no muy dispuestos a beber agua caliente, estarán deseosos de saborear un rico caldo de pollo", dice el doctor Ruben.

Conserve un vaso de agua en la mesa de noche. "Tomar tragos de agua nocturnos es otra manera de humedecer la nariz y ayudarle a respirar", sugiere el doctor Ruben. De esta manera también se repone de la deshidratación que provoca la lucha contra el resfriado.

Tome un té de jengibre. "Para los escalofríos aconsejo a mis pacientes que preparen una infusión con una cucharadita de jengibre", dice el doctor Charles Lo, médico de Chicago y Oak Park, Illinois.

Elija una receta del sur. Alivie la congestión con un plato de chile o cualquier otro alimento condimentado con rábano o salsa picante, mostaza fuerte o curri, sugiere el doctor Irwin Ziment, jefe de medicina del Centro Médico de Olive View, en Los Ángeles. Las comidas picantes mexicanas o hindúes son buenos descongestionantes. Como regla empírica, dice el doctor Ziment, "si lo hacen llorar, también le soltarán la nariz".

Ponga sus piernas a trabajar. Una caminata diaria de 45 minutos puede ayudarlo a recuperarse más rápido de un resfriado, según el doctor David Nieman, investigador de la Universidad Estatal de Appalachian, en Boone, Carolina del Norte. "Una caminata diaria alerta a las células que están a cargo de su defensa, algo así como el cuerpo naval del sistema inmunológico", dice el doctor Nieman, "pero no se exceda, ya que el ejercicio exhaustivo puede perjudicar su sistema inmunológico. Si puede conversar cómodamente al tiempo que camina, entonces va a la velocidad correcta".

Ni se moleste con los antihistamínicos. Las medicinas para los resfríos que venden sin receta médica apenas hacen algo más que provocarle sueño. "Nuevos descubrimientos muestran que la histamina no se produce cuando se está resfriado", explica el doctor Ruben, de modo que los medicamentos diseñados para ello no ayudarán.

Para el dolor de cabeza, sea selectivo. Nuevas evidencias de la Escuela de Higiene y Salud Pública de la Universidad Johns Hopkins, en Baltimore, han mostrado que la aspirina y el acetaminofén (Tylenol) incrementan el bloqueo nasal y reducen el nivel de los anticuerpos que combaten los virus. Si tiene dolor de cabeza el ibuprofén (Advil) puede ser una mejor opción, indica el doctor Ruben. Si su niño tiene dolor de cabeza con el resfriado, pregunte a su médico la dosis de ibuprofén conveniente. (Nunca le dé aspirina a un niño sin consultar a su médico, porque puede contribuir al síndrome de Reye, una condición neurológica que puede implicar un riesgo mortal.)

Use una solución salina. Para la nariz tapada, los aerosoles nasales resultan más seguros y mejores que los descongestionantes orales, dice el doctor Herbert Patrick, profesor de medicina y director Médico del Departamento de Cuidados Respiratorios del Colegio Médico de la Universidad Thomas Jefferson, en Filadelfia. Pero si los usa por más de tres días se le tapará la nariz aún más. De modo que después de usar un aerosol nasal durante un par de días cambie a una solución salina comercial como Ary, o prepárese su propia solución. Disuelva una cucharadita de sal en medio litro de agua y con un gotero aplíquesela en la nariz. Posteriormente, suénese suavemente con un pañuelo desechable.

Tome un baño sauna. No hay una manera segura de prevenir un resfrío, pero los suecos pueden estar en la vía correcta. Según el doctor Jahre, los investigadores han encontrado que si se toman baños sauna dos veces a la semana, o más, es menos probable que pesque un resfriado. Posiblemente, dice, la elevada temperatura impide que los virus del resfrío se reproduzcan.

Haga de su casa un trópico. "No es el clima frío, sino la falta de humedad lo que incide mayormente en la posibilidad de pescar un resfrío", opina el doctor Patrick. Las casas y oficinas sobrecalentadas son el medio perfecto para pescar un resfrío, añade. "Cuando las fosas nasales y amígdalas están resecas se facilita la entrada de gérmenes. Resulta difícil estornudar y toser y, por lo tanto, expeler los gérmenes del cuerpo". Si baja el termostato y enciende un humidificador, permitirá que la mucosidad cargada de virus escurra por su nariz al exterior, según el doctor Patrick.

No se altere. En un estudio que involucró a unas 400 personas, los investigadores de la Universidad de Carnegie Mellon, en Pittsburgh, y la Unidad del Resfriado Común de Bretaña, encontraron que en las personas que tenían un alto nivel de estrés psicológico la propensión a desarrollar un resfrío se duplicó en relación a las que tenían niveles bajos de estrés. "Sólo podemos especular que un cambio hormonal debido al estrés debilita el sistema inmunológico", dice el doctor Sheldon Cohen, profesor de psicología de la universidad y director de la investigación. Esta investigación constituye un primer paso para comprender un tema complejo, comenta, y a pesar de que sigue sin saberse si el estrés tiene un impacto en los resfriados, prestar atención al manejo del estrés sobre una base diaria no hace daño y, de hecho, puede ayudarle a defenderse de una temporada de estornudos.

Retención de líquidos

C uando sienta como que su piel le queda chica y ya no se diga los pantalones, busque otras señales. Quizá tenga el rostro hinchado, especialmente al levantarse. Le aprieta el anillo y tiene el estómago inflamado. ¿Siente como si sus zapatos pertenecieran a la ratoncita Mimí? ¿Esa terrible e incómoda sensación de abotagamiento le parece venir de la nada? ¿Qué está pasando?

Puede tratarse de retención de líquidos o endema (el término médico). A todos nos ocurre hasta cierto punto durante un periodo normal de 24 horas, dice el doctor Norman C. Staub, profesor del Departamento de Fisiología de la Universidad de California, en San Francisco. "Nuestro cuerpo ajusta constantemente el nivel de líquidos a partir de lo que bebemos y comemos".

Por lo regular, nuestro cuerpo realiza un trabajo admirable que corrige rápidamente el equilibrio de fluidos, pero en ocasiones éste se desequilibra temporalmente. Demasiada sal, alcohol, largos periodos de inactividad y, en el caso de las mujeres, la fluctuación hormonal mensual o el embarazo pueden inclinar la escala hacia la retención de líquidos. Un repentino aumento de peso puede ser la primera y única señal de que está reteniendo líquidos. La inflamación de los tobillos es otro síntoma común.

Para una menor retención de líquidos, esto es lo que los expertos recomiendan.

Sumérjase en aguas profundas. Como todo buceador sabe, la presión del agua obliga a que los fluidos salgan de los tejidos y, finalmente, de la vejiga. Puede obtener resultados similares si hace ejercicio en una alberca, explica el doctor Vern L. Katz, profesor adjunto de obstetricia y ginecología de la Escuela de Medicina de la Universidad de North Carolina en Chapel Hill. Practique media hora tres veces a la semana un ejercicio tranquilo en una alberca que esté a unos 80 ó 90 grados farenheit o a temperatura ambiente. "Evite las albercas que tengan más de 100 grados farenheit si está encinta", advierte el doctor Katz.

Evite los diuréticos. Si bien son efectivos para eliminar el exceso de fluido corporal en pacientes con males cardiacos, renales o hepáticos, los diuréticos pueden dar pie a algo llamado "endema de rebote", dice el doctor Robert Schrier, profesor y director del Departamento de medicina de la Escuela de Medicina de la Universi-

Cuándo ver al doctor

Ocasionalmente el equilibrio de líquidos se pierde seriamente. Los problemas de corazón y de riñones, junto con otras enfermedades serias, pueden provocar una retención de líquidos potencialmente mortal. No tarde en ver al médico si tiene un aumento súbito de peso, tobillos inflamados o dificultad para respirar.

Si nota que al presionar la piel la marca permanece, esto es una señal de "endema de picadura", un tipo de acumulación de líquidos que necesita la atención de un médico.

dad de Colorado, en Denver. Si toma diuréticos regularmente para aminorar la retención de líquidos, pone a funcionar una serie de hormonas que retienen la sal y el agua, explica el doctor Schrier. "En cuanto deja de ingerirlos, el alto nivel hormonal provoca una mayor retención de sodio y agua, de manera que termina por estar en un círculo vicioso".

Sacúdase el hábito de la sal. Demasiada sal, perros calientes, palomitas de maíz, aceitunas, nueces saladas, pepinillos o pizza de peperoni, retiene los fluidos corporales. Esos líquidos permanecen en su cuerpo hasta que los riñones pueden excretar el exceso de sal, lo que lleva unas 24 horas. De manera que si evita la comida salada tendrá menos propensión a padecer una notoria retención de líquidos, dice el doctor Staub.

Muévase. El ejercicio puede aliviar el exceso de líquidos y sal del cuerpo a través del sudor, el aumento de la respiración y, finalmente, el incremento de orina, explica el doctor Staub. Camine por el corredor o suba un tramo de escalones cada hora más o menos para reducir la retención de líquidos que le ocasiona el estar sentado largos periodos de tiempo. Si tiene que permanecer sentado pruebe el siguiente ejercicio. Apunte con los dedos de los pies hacia abajo, luego súbalos lo más que pueda. De esta manera pone a bombear los músculos de la pantorrilla y del pie. Mover los brazos en círculos sobre la cabeza también es un ejercicio útil.

Beba mucha agua. El agua pasa por los riñones y la vejiga, y diluye la orina, y como la orina tiene parte de la sal que retiene líquidos, entre más diluida esté más fácil será eliminar la sal y prevenir o disminuir los efectos del edema.

"El agua simple es definitivamente lo mejor, ya que prácticamente cualquier otra bebida, jugos, sodas, leche, contienen sal", señala el doctor Staub.

Tome tés herbales. Varios tés herbales tienen un leve efecto diurético, dice el doctor William J. Keller, profesor y director de la División de Química Médica y Farmacéutica de la Escuela de Farmacéutica de la Universidad del Noreste de Louisiana, en Monroe. El perejil es el mejor conocido de ellos. Pruebe con dos cucharaditas de hojas secas para una taza de agua hirviente. Deje reposar diez minutos y beba hasta tres tazas diarias.

Recuéstese y suba los pies. A veces esto es lo más sencillo y lo mejor que puede hacer, dice el doctor Staub. Si eleva las piernas permite que los fluidos que se han estancado en ellas encuentren más fácilmente su camino por el sistema circulatorio hasta los riñones, en donde pueden ser excretados.

Rezago aéreo

¡Son curiosos los viajes aéreos! Se pasa unas cuantas horas en el aire y termina sintiéndose tan deprimido como las acciones de algunas líneas aéreas una vez que aterriza. Es culpa del rezago, esa respuesta nada vivificante al cambio de horario que el cuerpo no aprecia.

Por lo regular el reloj biológico opera en un ciclo de 24 a 25 horas y mantiene el paso del tiempo a través de estímulos como comer, dormir, hacer ejercicio, reaccionar ante la luz, oscuridad y otros estímulos. Pero cuando se encuentra en una zona con otro horario, como ocurre en los viajes largos, cambia el horario usual de estos estímulos y confunde a su reloj biológico. El resultado: dolor de cabeza, de oídos, fatiga, letargo, irritabilidad, problemas para concentrarse, tomar decisiones y a veces hasta pérdida del apetito y diarrea.

Y entre más meridianos cruce peor será el rezago. "La regla esencial es que una vez que aterrizó, le tomará un día recuperarse por cada meridiano que cruce", observa el investigador de este malestar, el doctor Charles F. Ehret, científico emérito del Laboratorio Nacional del Departamento de Energía Argonne de Estados Unidos, en Argonne, Illinois y autor de *Overcoming Jet Lag* (Sobrepóngase al rezago aéreo). "De modo que si va a viajar de costa a costa, esto se traduce a tres días, porque está cruzando tres meridianos", dice el doctor Ehret, autoridad máxima en el tema. "Si cruza

14 meridianos, como ir de Nueva York a Japón, puede implicar considerablemente más de una semana de recuperación".

También hay un factor de dirección, añade el doctor Ehret. "El rezago aéreo puede ser peor si viaja de Oeste a Este, ya que está "perdiendo" tiempo según la organización meridional". De modo que ir de Japón a Nueva York puede ser más difícil que de Nueva York a Japón. Es más fácil hacer que el reloj biológico se atrase a que se adelante.

Lo bueno es que no *tiene* que irse en Greyhound para mantener su estado de ánimo por los cielos. Evitar o remediar el rezago es tan fácil como hacer unos ajustes menores, pero significativos en su estilo de vida antes de viajar y una vez que ha llegado a su destino. Aquí le decimos cómo.

Arribe de noche. Para ayudar al cuerpo a ajustarse al cambio de horario, trate de tomar un vuelo que *llegue* a su destino por la tarde o noche. De esta manera tendrá tiempo para refrescarse, comer e irse a la cama a las 11:00 p.m. *hora local*, dice el doctor Timothy Monk, profesor de psiquiatría de la Escuela de Medicina de la Universidad de Pittsburgh y director del Programa de Investigación de Cronobiología Humana allí mismo. Puesto que viajar en dirección al Este quita horas de sueño, los investigadores del Instituto de Medicina de Aviación de la Real Fuerza Aérea, en Farnborough, Inglaterra, le sugieren que, cuando se dirija al Este, viaje temprano y cuando vaya rumbo al Oeste, tarde.

Duerma bien una noche antes. "Antes de viajar muchas personas reciben fiestas de despedida, hacen compras de última hora y otra serie de actividades que les quitan el sueño", dice el doctor Ehret. Su consejo es que mantenga un patrón de sueño consistente antes del vuelo.

Durante el vuelo, evite beber alcohol. Las cabinas aéreas son notoriamente secas y un viaje largo puede deshidratarlo más rápidamente que un fin de semana en el Sahara. La deshidratación *empeora* el rezago aéreo y el consumo de alcohol empeora la deshidratación. "El alcohol es uno de los deshidratantes más potentes que existen", dice el doctor Howie Wenger, asesor de ejercicio del Equipo Olímpico de Canadá y jockey profesional de Los Angeles Kings. En lugar de ordenar una bebida alcoholizada, haga lo que hacen los profesionales, tome jugo de frutas, agua y bebidas para deportistas como Gatorade mientras está en el avión.

Haga ejercicio en el avión. Ya que un 727 no está diseñado exactamente para una carrera de larga distancia, el doctor Ehret sugiere estos ejercicios que puede hacer en el avión *justo antes* de aterrizar para mantenerlo fresco en el nuevo horario local. Camine de ida y vuelta por el pasillo; apriete una pelota con cada mano durante cinco minutos; presione sus manos una contra la otra a la altura del pecho; estire el cuerpo lo mejor que pueda; haga sentadillas (en la parte trasera del avión).

Coma para ganarle al rezago

Unos cuantos días de reajuste en sus hábitos alimenticios antes de partir pueden ahorrarle una semana o más de agonía al arribar a su nuevo destino. La dieta "antirrezago aéreo" que diseñó el especialista en el tema, el doctor Charles F. Ehret, durante su estancia como científico en el Laboratorio Nacional del Departamento de Energía Argonne de Estados Unidos, en Argonne, Illinois, ha ayudado a muchos viajeros a evitar o disminuir los síntomas del rezago aéreo.

- Tres días antes de la partida, ¡Día de Fies*ta*! "Tome un desayuno y almuerzo relativamente alto en proteínas y una cena rica en carbohidratos complejos para estimular el ciclo diario corporal de actividad e inactividad", aconseja el doctor Ehret. Una buena elección incluye huevos, queso cottage, cereales fortificados, yogur, carnes magras y vegetales.
- Dos días antes de partir, ¡Día de Ayuno! "Este día debe disminuir la ingestión de calorías, pero ayunar no significa que no coma", aclara el doctor Ehret. Coma ligero: fruta, sopas, caldos, ensalada y pequeños pedazos de pan tostado sin mantequilla. La clave es mantener bajo el consumo de carbohidratos y calorías.
- Un día antes de la partida. Otro día de fiesta, con un desayuno y almuerzo ricos en proteínas y una cena con alto contenido de carbohidratos complejos.
- El día de la partida. Otro día de ayuno. Una vez que llega a su destino, rompa el ayuno con una comida normal o un desayuno abundante según la hora local.

Siga al sol. "Siempre trato de sentarme en el lado del avión que está más tiempo expuesto al sol, de modo que puedo decidir cuándo y cuándo no gozar de este beneficio", dice el doctor Ehret.

Después de que llegue, no trate de compensar. Tratar de recuperar las horas de sueño perdidas sólo empeora la situación. "Si pierde horas de sueño a causa del cambio de horario, no trate de reponerlas a la mañana siguiente", advierte María Simonson, profesora emérita y directora del Programa de Salud, Peso y Estrés de las Instituciones Médicas Johns Hopkins, en Baltimore, y consejera médica de la Asociación Internacional de Servidores Aéreos. "Mejor levántese a la hora de costumbre, digamos 7:00 a.m., hora local, para empezar a sincronizar su reloj biológico".

Vaya directo al gimnasio, no a la cama. A no ser que llegue muy tarde por la noche, opte por una breve, pero vigorosa sesión de ejercicio al arribar. "Después de estar sentado en el avión cinco horas, una buena sesión de ejercicio levanta el metabolismo", asegura Frank Furtado, entrenador atlético del equipo profesional de basquetbol Seattle Supersonics, pero no se exceda por la noche, pues puede tener problemas para dormir.

Salga al aire libre. "Cuando llega al nuevo horario local de su destino una de las maneras más efectivas para aliviar el rezago de horas es exponerse a la luz solar, o a cualquier luz brillante, temprano por la mañana", aconseja el doctor Walter Tapp, investigador del tema y neurocientífico del Hospital de la Administración de Veteranos, en East Orange, Nueva Jersey. "Entre más tiempo pase a la luz del sol de su recién adquirido destino, mejor se sentirá".

Ronquidos

El chiste es *dormir* como un tronco no soñar como si estuviera serruchando uno. Sin embargo, tan pronto como tocan la cama, casi la mitad de todos las personas practican la tala de árboles nocturna por lo menos ocasionalmente.

Pero el motivo de todo ese ruido de pesadilla tiene más que ver con Sir Isaac Newton que con Paul Bunyan, sobre todo si usted, como la mayoría de los que roncan, duerme sobre su espalda. Los ronquidos con frecuencia se deben al efecto de la gravedad sobre el tejido suelto de las vías respiratorias superiores, dice el doctor Peter Hauri, codirector del Centro para Desórdenes del Sueño de la Clínica Mayo, en Rochester, Minnesota. Al yacer boca arriba el tejido o la lengua "cae" hacia la garganta y obstruye el paso del aire.

El peso excesivo y beber por la noche son dos situaciones que se asocian comúnmente con los ronquidos. "El mejor consejo que puedo dar a alguien que ronca es perder peso y no beber, ya que el alcohol juega un papel importante en la presencia de los ronquidos la mayoría del tiempo", dice el doctor Thomas Roth, director del Hospital y Centro de Investigación para Desórdenes del Sueño Henry Ford, en Detroit, y presidente de la Fundación Nacional del Sueño. Puede seguir también estos consejos para reducir el ensordecedor ruido del serrucho al plácido respirar de un sueño profundo.

Pase de largo los somníferos. El alcohol no es el único sedativo que aumenta el volumen de los ronquidos. "Debe evitar las pastillas para dormir y los tranquilizantes, así como los medicamentos para alergias con antihistamínicos", dice el doctor Bernard DeBerry, cirujano de Laguna Hills, California, que se ha especializado en procedimientos relacionados con los ronquidos y la apnea del sueño y también profesor de cirugía en la División de Cabeza y Cuello del Colegio de Medicina de la Universidad de California, en Irvine. "Si necesita tomar medicamentos para las alergias, pida al médico que le prescriba aquellos que tengan menos efectos sedativos, como el terfenadín (Seldane) para la fiebre del heno. En general, si su medicamento le produce sueño durante el día, no debe tomarlo, especialmente si ronca.

Duerma de cara al colchón. No es casualidad que la mayoría de las personas que roncan duerman sobre la espalda. "Al estar boca arriba, la lengua cae hacia la garganta como un trapo mojado", dice el doctor DeBerry. "Lo que no es muy útil para mantener sin obstáculo las vías respiratorias". Es por eso que todos los expertos aconsejan dormir en otra posición, de preferencia sobre el estómago, lo que ayuda a disminuir tanto el volumen como los ronquidos propiamente dichos.

Asegure las espaldas. Para evitar dormir boca arriba, pruebe este viejo remedio que es de los favoritos. "A una pijama o playera vieja cosa una gran bolsa en la espalda. Coloque varias pelotas de tenis dentro y póngase la prenda para dormir", dice Rosalind Cartwright, directora del Centro de Investigación y Servicios para Desórdenes del Sueño en el Centro Médico Rush-St. Luke's, en Chicago. "Al querer dormir sobre su espalda, las pelotas de tenis serán tan incómodas que optará por otra posición".

Duerma bien. "No es un hecho muy conocido, pero la falta de sueño provoca ronquidos", señala el doctor Roth. "Si está roncando y no duerme lo necesario, arregle el problema yendo a la cama una hora antes o despertando una hora después de lo habitual".

Duerma sobre un colchón firme. Si su colchón es blando o está deformado cámbielo por uno nuevo y firme. Esto le ayudará a mantener el cuello horizontal y a reducir la obstrucción de las vías respiratorias, aconseja el otolaringólogo de Portland, Oregon, el doctor Derek S. Lipman, autor de *Stop Your Husband from Snoring* (Haga que su marido deje de roncar).

Eleve su cama. "La posición del cuerpo juega un papel importante en la presencia de ronquidos. Si puede evitar dormir en posición horizontal mejorará su condición, porque el tejido no vibrará tanto", indica el doctor Roth. Algunos expertos recomiendan que ajuste su cama de manera que eleve la parte superior. Un arreglo sencillo consiste en colocar unos ladrillos o bloques de madera bajo la base del colchón para elevar la parte superior de la cama.

Añada algunos almohadones. "Coloque más almohadones para elevar el ángulo de su espalda", recomienda el doctor Roth. "Dos almohadas son mejor que una y tres mejor que dos".

O duerma sin almohada. La almohada puede ser un obstáculo más que una ayuda si lo único que hace es torcerle el cuello, dice el investigador, doctor Earl V. Dunn, del Centro Sunnybrook de Ciencias de la Salud de la Universidad, en Toronto, Canadá. La almohada debe elevar en ángulo toda su espalda. Si lo único que hace es elevarle el cuello, mejor prescinda de ella.

Deje de fumar, deje de roncar. Los médicos están de acuerdo. Si fuma y ronca debe dejar de hacer lo primero. Fumar ocasiona cambios en los tejidos del sistema respiratorio y contribuye a la presencia de ronquidos, explica el doctor Lipman. Específicamente este demonio de yerba aumenta la congestión en nariz y garganta, y causa inflamación de las membranas mucosas de la garganta y los pasajes superiores de las vías respiratorias. También reduce el oxígeno que llega a los pulmones.

Haga ejercicio regularmente. "Las personas que hacen ejercicio con regularidad tienen menos propensión a padecer congestionamiento en el tracto respiratorio superior", dice el doctor DeBerry. Además, la práctica regular de actividades aeróbicas mejora la salud cardiovascular y vigoriza toda la capacidad respiratoria y pulmonar, lo que puede erradicar parte del problema que ocasionan los ronquidos; pero debe evitar hacer ejercicio antes de dormir, ya que puede acabar con el cuerpo "demasiado cargado para dormir", añade.

Cuándo ver al doctor

En ocasiones el ronquido excesivo es señal de apnea del sueño, es decir, cuando una persona deja literalmente de respirar durante un periodo de tiempo. Esta condición prevalece particularmente entre los de edad media con sobrepeso y puede ser mortal. Debe ver al médico si los ronquidos no menguan o si alguien ha visto que durante su sueño deja de respirar.

Asimismo, la presencia constante de ronquidos puede ocasionar otros problemas serios como hipertensión o irregularidades en el ritmo cardiaco, jaquecas, fatiga excesiva y cambios de personalidad, todas ellas buenas razones para ver al doctor si los ronquidos persisten.

Rozaduras

E sta sí es una condición que realmente lo irrita a uno. Uno compra una prenda de lavar y usar para hacerse la vida más fácil, o decide ponerse en forma con un programa de ejercicios y, ¿qué sucede? La piel se irrita e inflama.

Todo el mundo ha padecido una leve rozadura que por lo general, con sólo aplicar talco en el área se arregla y la piel se pone contenta otra vez. Otra técnica preventiva sencilla es usar tela de algodón en lugar de materiales sintéticos más abrasivos o lana áspera, pero si su piel no puede evitar la rozadura, esto es lo que puede hacer.

Use zinc. "El óxido de zinc, la pasta blanca que los salvavidas se ponen en la nariz, es maravilloso para tratar las rozaduras, es sencillo y barato", dice el dermatólogo, doctor John F. Romano, profesor de medicina de El Hospital de Nueva York-Centro Médico Cornell, en Nueva York. "Simplemente aplique una capa delgada en el área que tiende a rozarse. Si tiene problemas para quitarse el óxido de zinc, porque la zona es muy velluda, límpiese con un poco de aceite mineral o de oliva".

Use jalea de petrolato. Otro remedio simple y barato es la jalea de petrolato. "Funciona mejor si aplica la jalea antes de hacer ejercicio", aconseja la doctora D'Anne Kleinsmith, dermatóloga del Hospital William Beaumont, cerca de Detroit. El petrolato protege el área de la fricción.

Habrá zonas que necesiten atención especial. "Los corredores con frecuencia se quejan de que los pezones se les irritan con el movimiento vertical de la camisa, por lo que les recomiendo que antes de correr se unten petrolato sobre los pezones", dice la doctora Kleinsmith. Para mayor protección, cubra los pezones con una venda adhesiva.

Elimine las pantimedias. Las mujeres que tienen propensión a las rozaduras deberían, definitivamente, dejar de usar pantimedias y recomienda la doctora Kleinsmith. "Las pantimedias no dejan que la piel de los muslos respire".

Señores: cambien a boxers. Los hombres que se rozan en la cintura, entrepierna y la parte superior de los muslos pueden probar los calzoncillos tipo "boxer", ya que el estilo ajustado conocido como "jockey" puede causar rozaduras en cintura y muslos.

Lávese antes de usar. Asegúrese de lavar las prendas nuevas antes de ponérselas, recomienda Richard H. Strauss, doctor en medicina del deporte en el Colegio de Medicina de la Universidad Estatal de Ohio, en Columbus. El lavado suele suavizar la prenda lo bastante como para disminuirle lo abrasivo. También elimina el exceso de tintes y químicos (que se usan para que la ropa nueva brille y tenga cuerpo) que pueden irritar la piel de algunas personas, indica el doctor Romano. El lavado es especialmente importante cuando va a estrenar ropa de deporte teñida, señala el doctor Romano. La piel absorbe el tinte al sudar, algo que se debe evitar.

Véndese. Las personas con sobrepeso o muslos demasiado grandes son más propensas a las rozaduras, pero hay una manera de encontrar alivio. Envuelva el área de la piel que se roza con una venda elástica, sugiere el doctor Tom Barringer, especialista en medicina familiar en Charlotte, Carolina del Norte, que acostumbra correr para mantenerse físicamente apto. Para cualquier ejercicio vigoroso, use vendas elásticas en cada muslo, o use pantaloncillos para andar en bicicleta, que cubren más allá del muslo y son más ajustados que los pantaloncillos de deporte comunes y corrientes. Así protegerá la piel de la parte interior de los muslos; pero asegúrese de que la venda elástica esté ajustada para que no se le mueva de lugar.

No olvide los pliegues de la piel. Una crema como Micatin, que se vende sin receta médica, mezclada con uno por ciento de crema con hidrocortisona untada *entre* los pliegues de la piel también puede ayudar a que las personas con sobrepeso se curen las rozaduras. "Los pliegues de la piel son zonas propensas a rozarse porque están húmedas y sujetas a la fricción del movimiento", dice el doctor Nicholas J. Lowe, profesor de dermatología de la Escuela de Medicina de Los Angeles de la Universidad de California y director de la Fundación de California para Investigaciones de la Piel, en Santa Mónica.

Rozaduras de pañal

Sea porque comió una cosa u otra, eso que le sale por el otro lado a su bebé, es un batido desagradable e irritante que convierte su dulce y suave traserito en algo que parece un pantano, y de este fangal, tan cierto como que los bebés lloran y los traseros pican, vienen las rozaduras de pañal.

Las buenas noticias son que la mayoría de las veces se cura en un día. ¿Las malas? Si su hijo padece el tipo de rozadura persistente, puede hacer que el trasero de Junior permanezca rojo e irritado durante varios días. Pero aquí le decimos cómo deshacerse y prevenir la rozadura que provoca el pañal.

Use pañales desechables con "jalea". Si usted pertenece a las usuarias de pañales desechables, elija aquellos que tengan el nuevo material absorbente de jalea. "Estos pañales absorben la humedad de la piel mejor que otro tipo de pañales y también mantienen el pH de la piel más ácido, lo que previene mejor la rozadura del pañal", aconseja el doctor Alfred T. Lane, profesor de dermatología y pediatría de la Escuela de Medicina de la Universidad de Stanford, California. La mayoría de las marcas manejan pañales con este nuevo material.

Enjuague los pañales de tela con vinagre. Si usted usa pañales de tela, enjuáguelos con vinagre durante el lavado para cambiar el pH y ayudar a reducir las erupciones. "Sólo tiene que añadir 1/4 de taza de vinagre blanco de cocina a cada carga de pañales durante el ciclo final de enjuague de la lavadora", sugiere Becky Luttkus, instructora de la National Academy of Nannies, Inc., (Academia Nacional de Nanas), en Denver. No use suavizadores para ropa en los pañales, porque los cubren con una capa que les impide absorber bien.

Use maicena caliente. Los talcos para bebé no sirven de *nada* para tratar las rozaduras, según revelan los estudios de investigadores británicos. "Lo que puede usar en lugar de talco es maicena (almidón de maíz) caliente. Extienda una cantidad en un recipiente para hornear y caliéntela en el horno a 150 °F unos 10 minutos para que realmente esté seca. Antes de rociarla sobre el trasero de su bebé, pruebe la temperatura", sugiere el doctor Birt Harvey, profesor de pediatría de la Escuela de Medi-

Para niños rozados, ni jabón, ni productos limpiadores para bebés

Dos de los productos más usados para limpiar los traseros de los bebés y para protegerlos de las rozaduras, resultan demasiado dolorosos para la zona, tanto literal como figurativamente.

"Los productos de limpieza para bebés contienen alcohol, lo que agrava las rozaduras y provoca dolor", dice Becky Luttkus, instructura de la National Academy of Nannies, Inc., (Academia Nacional de Nanas), en Denver. "Además del dolor, hay limpiadores que provocan la erupción debido a los químicos que contienen".

El jabón es otro producto no recomendado cuando hay rozaduras. Es demasiado áspero para la piel sensible y también ocasiona dolor. "Sólo enjuague la zona con agua fría", añade Becky Luttkus. "No debe bañar a su bebé con jabón si está rozado".

cina de la Universidad de Stanford. La maicena es tan suave como el talco para bebe, pero es más barata y, al parecer, más efectiva.

Use una secadora para el cabello. Si mantiene el área afectada limpia y seca, sanará más pronto, pero una toalla puede resultar demasiado abrasiva para el maltratado trasero del niño. "Para secarlo con la misma eficiencia que una toalla, aplíquele el aire tibio (o frío) de la secadora unos tres minutos", dice Becky Luttkus.

No ajuste los pañales. "Quizá lo mejor sería dejarlo sin pañales el mayor tiempo posible para que la piel se ventile, pero como esto no siempre es viable, puede poner un pañal bajo el bebé cuando lo acueste boca abajo, durante sus siestas o en momentos en los que esté quieto", dice el doctor Harvey.

Use papel en lugar de plástico. Si su bebé tiene exceso de escurrimiento lo que contribuye a las rozaduras, use toallas desechables de papel entre la piel del niño y el pañal, aconseja Becky Luttkus. Las toallas de papel ayudan a detener el escurrimiento sin bloquear la circulación de aire. La desventaja de un calzón de plástico es que "sella" la humedad en el interior.

Amamante a su bebé. Varios estudios muestran que los bebés que son amamantados desde un principio tienen una mucho menor incidencia de rozaduras que los bebés que fueron alimentados con fórmulas. De hecho, los efectos que provoca la influencia dietética se observan aun después de que los niños son destetados, informa el doctor John L. Hammons, químico de la compañía Procter & Gamble, en Cincinnati, responsable del estudio.

Rubor

P uede ser bastante vergonzoso aparecer avergonzado, especialmente cuando su único paso en falso consiste en tener un rostro lleno de vasos sanguíneos extremadamente sensibles.

Por razones desconocidas, los pequeños vasos sanguíneos de algunas personas las hacen sonrojarse frecuentemente. Los vasos de nariz, mejillas y otras áreas faciales reaccionan ante la menor provocación, un vaso de vino, una corriente de aire frío o una nube de vapor. Y cuando la vergüenza llega, el rubor puede durar horas.

No tiene por qué echarle a perder el día. De hecho, algunas personas ni siquiera notarán las tonalidades que tome su rostro de vez en vez, pero si le molesta, aquí hay una serie de métodos para eliminar ese exceso de color de sus mejillas.

Evite los detonadores. La manera más sencilla de contrarrestar el rubor es evitar alimentos y bebidas que con frecuencia lo causan, dicen los expertos. Las bebidas alcohólicas, por ejemplo, pueden hacer que los vasos sanguíneos se dilaten, explica el doctor Jonathan Wilkin, profesor de medicina, farmacología y director de la División de Dermatología de la Universidad del Estado de Ohio, en Columbus. De modo que si descubre que una copa de vino de Borgoña le torna las mejillas carmesí, cambie de bebida. Además, olvídese de pedir enchiladas con chiles jalapeños o cualquier tipo de comida condimentada, que contiene ingredientes que tienden a dilatar los vasos sanguíneos, aconseja el doctor Wilkin.

Deje que se enfríe la sopa. La comida no debe estar hirviendo, dice el doctor Wilkin, pues de este modo se calienta la sangre que, al pasar por el hipotálamo, su termostato corporal, recibe la señal de que algo caliente anda suelto y su cuerpo responde dilatando los vasos sanguíneos próximos a la superficie de la piel, provocándole el rubor.

Cuándo ver al doctor

Algunas recetas médicas, como los medicamentos para la presión sanguínea, pueden ocasionar rubores frecuentes, dice el doctor Jonathan Wilkin, profesor de medicina y farmacología y director de la División de Dermatología de la Universidad del Estado de Ohio, en Columbus. Si sospecha que ese puede ser el problema, consúltelo con su médico.

Si se sonroja tan seguido que su rostro parece tornarse cada vez más rojo, o si el rubor dura más que nunca, pregunte a su médico. En algunos casos, el sonrojo puede ser señal de rosácea, un mal que puede acabar por desfigurar la nariz y ponerla roja y bulbosa (W.C. Fields padecía esta enfermedad.) Sin embargo, bajo el cuidado de un médico, se puede corregir el problema de vasos sanguíneos dilatados mediante medicina o cirugía.

Chupe cubos de hielo. "Algunas personas pueden detener el rubor temporalmente si chupan cubos de hielo", dice el doctor Wilkin. Esta acción ocasiona la reacción contraria al calor.

No deje la cafeína de golpe. La cafeína del refresco de cola, té y café constriñe los vasos sanguíneos. Si ya no ingiere cafeína, sus vasos sanguíneos pueden estar más dilatados y usted más ruborizado. "Si quiere dejar la cafeína, es mejor que lo haga gradualmente, o sea, una taza cada vez"; sugiere el doctor Wilkin.

Use una máscara de jalea de petrolato. "En días de viento, una capa delgada de Vaseline sobre el rostro puede prevenir el rubor que ocurre con la dilatación de los vasos sanguíneos ante el frío", dice el dermatólogo, doctor Joseph Bark, antiguo director del Departamento de Dermatología del Hospital de St. Joseph, en Lexington, Kentucky. En días cálidos, añade, una capa de protector solar puede bloquear el calor que detona el sonrojo, y limite su presencia en exteriores cuando haga mucho calor o frío, y no se vista ni se desvista de más.

Trate sus mejillas como si fueran de seda. Evite cualquier producto irritante, como jabones fuertes o aerosoles para el cabello, recomienda la enfermera diplomada, Jan Garver, jefa de enfermeras de la Clínica Dermatológica de la Universidad del Estado de Ohio, en Columbus.

Tómese una pastilla antes de ducharse. A algunas personas el agua fría o caliente les pone las mejillas sonrosadas y no desaparece fácilmente, informa el doctor Paul Lazar, profesor de dermatología de la Escuela Médica de la Universidad del Noroeste, en Chicago. Si quiere evitar estar ruborizado toda la mañana, tome un antihistamínico 30 minutos antes de bañarse y evitará que la ducha lo haga sonrojarse. Por otro lado, como se sabe que los antihistamínicos provocan adormecimiento, quizá sea conveniente que lo tome en cuenta al planear su día.

Diga no a la niacina. El rubor es una reacción colateral a ciertos suplementos médicos, señala el doctor Wilkin. Los suplementos de niacina, por ejemplo, "pueden hacer que se le suban los colores tremendamente".

Use un maquillaje verdoso. Si tiene un rubor persistente, neutralice el color rojo con un maquillaje transparente verdoso, especial para personas rubicundas, sugiere el doctor Wilkin.

Sarpullido

Claro, la clase de aerobics estuvo divertida, hizo mucho ejercicio y sudó. Pero ahora parece que le ha salido sarpullido y siente que la piel le pica todo el tiempo. Probablemente ambos, el sarpullido y la picazón se deban al sudor. Este sarpullido sale cuando los poros se tapan y el sudor, en lugar de escurrir hacia afuera, lo hace hacia adentro de la piel. Pero la buena noticia es que es fácil de tratar.

¿Cómo puede saber que ese sarpullido se debe al calor y no se trata de eczema, reacciones alérgicas o urticaria? "Si observa con atención, verá pequeños puntos rojos", explica el doctor W. Larry Kenney, profesor adjunto de fisiología aplicada del Laboratorio de Investigación del Desempeño Humano de la Universidad del Estado de Pensilvania en University Park. "Son glándulas sudoríparas que se han inflamado en su punta exterior. De seguir la exposición al calor, también sentirá piquetes como de alfileres y agujas en la piel que es lo que se llama picazón.

Refrésquese. "Puesto que esta molestia se presenta cuando los poros se bloquean y el sudor escurre hacia adentro de la piel, la única manera de solucionarlo es estar en una situación en la que no se sude durante cierto tiempo", aconseja el doctor Norman Levine, jefe de dermatología del Centro de Ciencias de la Salud del Colegio de Medicina de la Universidad de Arizona en Tucson. Refrésquese, le sugiere, permaneciendo todo el tiempo que sea posible en un cuarto con aire acondicionado un día o dos.

Use ropa suelta. Elija la ropa adecuada y la picazón puede desaparecer, dice el doctor Kenny. "Todo lo que disminuya la humedad del cuerpo y ayude a mantener la piel seca disminuirá el sarpullido que provoca el sudor". Ya sea que se esté recuperando de este malestar o que lo esté previniendo, el doctor Kenny le sugiere que "elija prendas sueltas de algodón o polipropileno y que evite el nylon, poliéster o ropas apretadas". Esto es especialmente importante durante los meses del verano.

Báñese con jabones suaves. Para evitar el sarpullido, "use jabones suaves antibacterianos", sugiere el doctor Rodney Basler, dermatólogo y profesor de medicina interna del Centro Médico de la Universidad de Nebraska, en Omaha. "Recomiendo Dial o Lever 2000. Debe enjuagarse y secarse muy bien".

Dése un baño de bicarbonato. Un baño con bicarbonato de sodio en el agua también puede ser benéfico, dice el doctor Basler. Esto alivia la comezón y lo hace sentirse más cómodo en lo que le sana el sarpullido. Sólo añada unas cantas cucharadas de bicarbonato de sodio al agua de la bañera y revuelva para que se disuelva completamente.

Alíviese con una loción. Hay varias lociones para la piel especiales para este tipo de sarpullido. El doctor Warren Epinette, dermatólogo de Westwood-Squibb Pharmaceuticals, en Buffalo, Nueva York, recomienda lociones que se venden sin receta médica, como Moisturel, que contengan dimeticona. La calamina, la loción tradicional para curar la urticaria que provoca la yerba mala, también puede aliviarle la irritación y comezón causadas por el sarpullido.

Entálquese. ¿Desea evitar que le vuelva el sarpullido durante los calurosos meses del verano? Además de usar ropa suelta de algodón, también puede rociarse con talcos absorbentes. El doctor Richard Berger, profesor de dermatología de la Universidad de Medicina y Odontología de la Escuela de Medicina Robert Wood Johnson de Nueva Jersey, en New Brunswick, recomienda el talco medicado Zeasorb-AF, que encuentra en la mayoría de las farmacias. El polvo de maicena y el talco común también pueden ser útiles.

Vigile su peso. Justo cuando creía conocer todas las razones para la pérdida de peso, le brindamos otra: la obesidad con frecuencia implica tener pliegues en la piel entre los que se suda y que posteriormente se irritan, dice el doctor Melvyn Chase, dermatólogo de Phoenix. "Las personas con sobrepeso tienden a sudar más y a generar más calor corporal, de modo que tienen una mayor propensión al sarpullido".

Senos aborujados

C omo si la sensibilidad e inflamación de sus senos no bastara, a muchas mujeres se les aborujan antes de la menstruación. Esto se debe a que las hormonas estimulan la acumulación de fluidos en las glándulas mamarias y ductos de la leche. Esta acumulación crea a su vez un aborujamiento que puede semejar masas como de granos, chícharos, uvas y hasta pelotas de golf.

Las mujeres que experimentan esto con regularidad saben que en pocos días, cuando empiecen a menstruar ese aborujamiento desaparecerá; pero aquellas que además de la inflamación tienen dolor, sienten que este problema premenstrual es intolerable. He aquí algunos remedios caseros que les ayudarán a aliviar el aborujamiento y a sentirse más cómodas.

Elimine la cafeína. La cafeína del té negro, café, cola y chocolate se ha considerado culpable del aborujamiento de los senos. Si piensa eliminarla completamente, también evite las bebidas suaves como Mountain Dew y medicamentos como Dexatrim, Extra-Strength, Excedrin, Midol, Anacin y Sinarest que se pueden adquirir sin receta.

"Algunas mujeres aseguran que esto funciona y existen investigaciones que señalan su utilidad", dice el doctor David Rose, jefe de la División de Nutrición y Endocrinología, y director asociado del Instituto Naylor Dana para la Prevención de Enfermedades de la Fundación Americana de la Salud, en Valhalla, Nueva York. El doctor Rose sugiere que no ingiera cafeína durante unos dos o tres meses para empezar. "Si le funciona, entonces elimine estos productos definitivamente. Si no hay mejoría, es obvio que esto no le servirá, por lo que puede continuar consumiéndolos".

Coma poca sal. Una dieta alta en sal le dificulta a su cuerpo contrarrestar la retención de fluidos hormonales que se lleva a cabo durante las dos semanas que anteceden al periodo menstrual. Procure que su ingestión de sodio sea menor de 1,500 miligramos diarios, aconseja el doctor Robert L. Shirley, ginecólogo y profesor de medicina en la Escuela Médica de Harvard, en Boston. Asimismo, lea las etiquetas de los alimentos procesados y evite los que tienen más de 300 miligramos de sodio por porción. Si extraña el sabor de la sal, utilice condimentos que la sustituyan.

Cuándo ver al doctor

Existe la preocupación de que las protuberancias puedan ser señal de una condición más seria, como el cáncer mamario. Aunque estos casos son muy esporádicos, una mujer que padece senos aborujados debe asegurarse de que no hay masas dominantes, aisladas o asimétricas.

Como, por lo regular, las protuberancias premenstruales surgen, de manera simétrica y en ambos pechos, se debe consultar al doctor si nota algún cambio en este patrón. Los médicos recomiendan que todas las mujeres se hagan una revisión profesional al año y revisiones personales cada mes. Se aconsejan mamogramas anuales o cada dos años para todas las mujeres después de los 40.

Deje de comer grasa. Algunas mujeres que han llevado una dieta relativamente baja en grasas en la que no más del 20% de las calorías proviene de esta fuente, han informado que al parecer esto ha aliviado el dolor de los senos aborujados. Puede reducir significativamente la grasa de su dieta evitando las carnes grasosas, los aceites y los lácteos. Sustitúyalos por frutas, vegetales y granos enteros siempre que pueda. Además, si come salvado de trigo tiene una ventaja adicional: su fibra reduce el estrógeno, la hormona que estimula el tejido de los senos.

Busque apoyo. No hablamos del tipo de apoyo emocional, sino del apoyo para su silueta femenina. Encuentre un buen sostén deportivo firme, sugiere la enfermera diplomada Kerry McGinn, autora de *The Informed Woman's Guide to Breast Health* (Guía de la mujer informada de la salud de los senos). Cuando se pruebe un sostén, dé unos brincos en el vestidor y elija aquel que aminore mejor el movimiento de los senos. "Lo que necesita es un sostén que le dé apoyo firme y cómodo, sin que le pellizque o le apriete", señala Kerry McGinn.

Utilice el calor, el frío o ambos. Un baño o ducha caliente, o un cojín térmico alivia el dolor a algunas mujeres. Otras sienten alivio con el frío: una bolsa de hielo envuelta en una toalla o las yemas de los dedos enfriadas en agua helada. Algunas más han descubierto que alternar un cojín térmico y una bolsa de hielo funciona mejor, dice Kerry McGinn.

Dése un masaje con jabón. Enjabónese los senos al bañarse o ducharse y luego mueva sus dedos suavemente en círculos pequeños sobre toda el área de cada seno, sugiere Kerry McGinn. (Los círculos deben ser del tamaño de una moneda.)

Luego, sostenga sus manos verticalmente a los lados de un seno y oprima delicadamente hacia dentro y hacia arriba para levantar el seno. Esto ayuda a mover el fluido fuera de los senos hacia los conductos linfáticos que están bajo los brazos y alrededor de la clavícula desde donde pueden ser eliminados del cuerpo.

Tome un suplemento de multivitaminas/minerales. Entre las vitaminas y los minerales que pueden resultar benéficos están la vitamina **A**, el complejo **B**, la vitamina **E**, el yodo y el selenio, indica la doctora Susan Lark, directora médica del Centro de Autoayuda para el **SPM** y la Menopausia, en Los Altos, California, y añade, "se trata de un recurso que no se ha estudiado clínicamente, pero que no hace daño si se toman dosis adecuadas y que podría ayudar".

Haga ejercicio diario. Una hora diaria de ejercicio aeróbico puede constituir una gran diferencia. Los estudios han mostrado que el ejercicio ayuda a reducir la retención de agua premenstrual y por lo tanto a aliviar el dolor que causa la inflamación. Si correr o hasta caminar le provoca dolor (a pesar de que está usando un sostén deportivo firme) mejor ande en bicicleta o nade.

Elimine ese exceso de peso. Entre más peso cargue una mujer, más altos serán los niveles de estrógeno en la sangre y como esta es la hormona que estimula el tejido mamario, "perder peso parece ser algo muy razonable", opina el doctor Rose.

Senos hipersensibles

Dieta, nutrición, agua, peso, edad, época del mes y hormonas: algunos de estos factores combinados tienden a desarrollar pechos sensibles en la vida de una mujer. De hecho, casi tres de cada cuatro mujeres sufren de dolor y malestar en los senos por lo menos una vez en su vida adulta, en tanto que otras más tienen este problema con bastante frecuencia. ¿Busca alivio?

Baje el consumo de carne. "Entre más proteína animal coma, más lenta será la excreción de estrógeno de su cuerpo", señala Susan Doughty, enfermera diplomada que ejerce en la clínica De Mujer a Mujer, en Yarmouth, Maine. Este exceso de estrógeno con frecuencia llega hasta el tejido mamario, que es particularmente sensible a las hormonas.

Siga un menú deshidrogenado. Además de reducir la carne y el pollo elimine o evite definitivamente la ingestión de margarina o cualquier otra grasa hidrogenada, aconseja la doctora Christiane Northrup, profesora clínica adjunta de obstetricia y ginecología del Colegio de Medicina de la Universidad de Vermont, en Burlington. Las grasas hidrogenadas interfieren con la habilidad del cuerpo para convertir los ácidos grasos esenciales de su dieta en ácido gamma linoleico (**AGL**). Como su cuerpo necesita el **AGL** para prevenir el dolor de pechos, el malestar se incrementará si se excede en grasas hidrogenadas y disminuye la producción de **AGL**.

Elimine la cafeína. El papel de la cafeína en el malestar de los pechos no se ha probado totalmente, pero muchos doctores recomiendan que la elimine de cualquier modo. "He visto a mujeres que padecen dolor y otros síntomas benignos de malestar en los senos mejorar notablemente cuando eliminan el consumo de cafeína", declara el doctor Thomas J. Smith, director del Centro de Salud de los Senos del Centro Médico de Nueva Inglaterra, en Boston. Sin embargo, debe eliminarla definitivamente, no basta con disminuir su ingestión. Además del café y té, otros productos cafeinados son los refrescos, el chocolate, los helados y varios calmantes que no requieren receta médica.

Tome sus vitaminas. Un buen suplemento multivitamínico y mineral y una dieta rica en calcio, magnesio, vitamina **C** y complejo **B** es una arma efectiva contra los senos hipersensibles. La mayoría de estas vitaminas afectan indirectamente la producción de la hormona que puede ocasionar dolor de pechos, indica la doctora Northrup. Otro nutriente útil es la vitamina **E**. "Muchas mujeres sienten alivio cuando to-

---

Cuándo ver al doctor

La hipersensibilidad de los senos no suele ser alarmante, pero si la padece persistentemente junto con enrojecimiento y siente una masa, debe ver al médico, aconseja la doctora Christiane Northrup, profesora de obstetricia y ginecología del Colegio de Medicina de la Universidad de Vermont, en Burlington.

La doctora Ellen Yankauskas, directora del Centro de la Mujer para la Salud Familiar, en Atascadero, California, añade que hay tres síntomas que deberán hacerla ver al doctor si se presentan al mismo tiempo: si el pecho se siente caliente, duro y le duele. También aconseja acudir urgentemente al médico si sale sangre del pezón.

man un sumplemento diario de 200 a 400 unidades internacionales de vitamina **E**, sobre todo cuando tienen el dolor", dice la doctora Ellen Yankauskas, directora del Centro de la Mujer para la Salud Familiar, en Atascadero, California.

Si es necesario, adelgace. Si tiene exceso de peso adelgazar puede bastar para curar la hipersensibilidad de sus senos, afirma la enfermera californiana Kerry McGinn, autora de *The Informed Woman's Guide to Breast Health* (Guía de la Mujer Informada para la Salud de los Senos). En las mujeres el exceso de peso produce más estrógeno del que el cuerpo necesita.

Pruebe estos tés. "Los tés de pelo de elote, buchu y uva ursi, que puede encontrar en la mayoría de las tiendas de artículos para la salud, son tres diuréticos ligeros que parecen aliviar la hipersensibilidad de los senos a algunas mujeres", dice la doctora Yankauskas. Los diuréticos pueden ayudarla a eliminar los fluidos de su cuerpo, reduciendo así la hinchazón de los senos.

O busque un calmante de dolor. Si prefiere optar por un medicamento, busque aquel que contenga el ingrediente activo pamabrón, aconseja la doctora Yankauskas. El pamabrón es también un diurético leve.

Sensibilidad dental

T oma un trago de agua fría. Quizá come algo dulce. O sólo se estaba lavando los dientes. De repente se apodera de usted una punzada de dolor, como la descarga de la batería del automóvil. ¡En verdad duele! Pero a diferencia del dolor de muelas, éste se va tan rápido como llegó.

Aunque siente como si el doctor Frankenstein acabara de darle un tirón en el interior de la boca, la historia real no es tan horrorosa. Está sufriendo una condición llamada hipersensibilidad. No es un dolor de muelas, sino la dolorosa respuesta a un estímulo externo. Aunque es extremadamente incómoda, se puede tratar fácilmente y, por lo regular, no implica algo serio.

"La sensibilidad dental es resultado de la exposición de la dentina, es decir, la capa que está debajo de la superficie del diente, y de la raíz", explica el doctor Thomas

Lundeen, codirector del Programa de Dolor Clínico de la Universidad de North Carolina, en Chapel Hill. "Con frecuencia se debe a un encogimiento de la encía, al desgaste del esmalte, a pequeñas fracturas en los dientes o a un exceso de cepillado. Cuando esto ocurre se llegan a exponer túbulos microscópicos, pequeños hoyos que van directamente de la dentina al tejido sensible de la pulpa en el centro del diente".

No hay dolor hasta que estos pequeños túbulos entran en contacto con el aire, frío, calor, azúcar u otro estímulo físico. Estos estímulos transmiten directamente señales a la pulpa y entonces, ¡ay!, prepárese para una ola de impresión de dolor de la pulpa que ¡apenas si lo puede creer! Pero a diferencia de las punzadas constantes del dolor de muelas, esta sensación se desvanece en cuanto se elimina el estímulo. También es diferente, porque en este caso, la pulpa sensible no suele estar infectada o inflamada.

"La hipersensibilidad provoca una sensación que es peor de lo que verdaderamente representa", explica el doctor William P. Maher, profesor de endodoncia de la Escuela Mercy de Odontología de la Universidad de Detroit. "La mayoría de las veces la sensibilidad desaparece después de un tiempo. Al principio el diente es muy sensible, pero después de un mes, más o menos, la pulpa reacciona extendiendo parte del tejido duro del interior del diente, como un muro, para protegerse".

Si la sensibilidad persiste, visite al dentista. Entre tanto, estos son unos consejos simples que pueden traer tranquilidad a sus dientes sensibles.

Use una pasta especial para dientes sensibles. "Mantener los dientes limpios y libres de la placa bacteriana con una pasta dental fluorada estimula al diente para que rellene los túbulos", explica el doctor Lundeen. "Evite pastas dentales con

Cuándo ver al doctor

Si la hipersensibilidad dental persiste durante más de un mes a pesar de los intentos por remediar la situación o si en verdad está interfiriendo con sus actividades diarias, consulte al dentista, aconseja el doctor William P. Maher, profesor de endodoncia de la Escuela Mercy de Odontología de la Universidad de Detroit.

Puede ser que se trate de una caries o de un empaste mal colocado, pero sólo su dentista podrá saberlo. Si se trata en verdad de un caso de hipersensibilidad severa, el dentista puede arreglarlo con empastes, coronas, un tratamiento de flúor, agentes adhesivos o, en casos excepcionales, con una cirugía en el canal de la raíz.

blanqueadores, son más fuertes y abrasivas. Su mejor opción es una pasta desensibilizadora, como Sensodyne o Denquel, que contienen ingredientes que ayudan a bloquear los túbulos".

Cepille de arriba abajo. Cepillarse incorrectamente los dientes no sólo causa hipersensibilidad, también contrarresta todo el trabajo natural de reparación. Cepíllese suavemente con movimientos de arriba abajo. Tenga sumo cuidado con la línea de las encías, ahí es donde la mayor parte de la hipersensibilidad se presenta.

Cambie a un cepillo de cerdas suaves. "Las cerdas duras y tiesas raspan el esmalte y provocan el encogimiento de las encías, especialmente entre quienes ejercen una gran presión al cepillado", dice el doctor Kenneth H. Burrell, director del Consejo de Terapéutica Dental de la Asociación Dental Americana, en Chicago. "Las cerdas suaves tienden a ser menos irritantes para los dientes sensibles y no exponen los túbulos".

Evite las temperaturas extremas. "Por supuesto que si sus dientes están hipersensibles, debe evitar exponerlos a cualquier estímulo", dice el doctor Maher. "Espere a que los alimentos o bebidas calientes o fríos estén casi a temperatura ambiente y trate de no mezclar en una comida alimentos fríos y calientes". Respirar por la boca en climas muy fríos también puede ocasionarle dolor.

Aceite con eugenol. "Unas cuantas gotas de una preparación que vendan en la farmacia que contenga eugenol le brindará un alivio excepcional a un dolor relacionado con la pulpa", dice el doctor Martín Trope, director del Departamento de Endodontología de la Escuela de Odontología de la Universidad Temple, en Filadelfia.

Pase de largo el agua salada. "Un enjuague de agua salada es recomendable para un dolor de muelas, pero en el caso de la hipersensibilidad sólo le provocará un movimiento de fluidos dentro de los túbulos que estimulará el dolor", advierte el doctor Trope.

No coma alimentos ácidos o dulces. Los limones, tomates y otros alimentos ácidos pueden corroer el esmalte y obstaculizar el proceso natural de curación dental, advierte el doctor Lundeen. En algunas personas el dulce ocasiona un nuevo estallido de dolor, advierte el doctor Maher. Así que evítelos.

Serpigo

No estamos solos.

Cada día los habitantes de nuestro planeta sufren visitas de formas ajenas de vida. Estos silenciosos invasores usan nuestra piel como sitio de aterrizaje: se entierran y esparcen como si estuvieran explorando un mundo nuevo. La única evidencia de su llegada es una lesión roja, escamosa y en forma de "O", como los anillos de Saturno.

Estas lesiones son señales de la presencia del serpigo, que *no* es ni una serpiente ni un gusano, sino un grupo de hongos idénticos a los que provocan el pie de atleta y la comezón en la ingle. Estos hongos invaden zonas tibias y húmedas de la ingle, tronco, extremidades y cuero cabelludo. Se multiplican y forman un pronunciado anillo rojo o mancha, con aspecto de eczema, que da comezón.

El serpigo es muy contagioso. Si zonas de su piel entran en contacto con los hongos en cualquier parte, zonas de su piel empezarán a mostrar el consabido diseño circular. Baños, gimnasios, vestidores, asientos de auditorios, peines, mascotas y ropa sucia son puntos de despegue de este desagradable mal.

Los casos severos, específicamente los del cuero cabelludo, sólo pueden tratarse con antibióticos prescritos por su médico, pero para casos menores, tiene a su alcance herramientas más terrenales para pelear contra esta invasión de hongos cutáneos.

Use una crema antihongos. "Puede detener la infección del serpigo de tronco, ingle o extremidades con una crema antihongos que puede comprar en la farmacia sin prescripción médica", dice el doctor Jack L. Lesher, Jr., profesor adjunto de dermatología del Colegio Médico de Georgia en Augusta. "Elija una crema que contenga un ingrediente activo con la terminación *-azol* en el nombre. El clotrimazol (Lotrimín AF, Mycelex) y miconazol (Micatin, Monistat) son muy eficaces para combatir este hongo.

"También puede obtener buenos resultados con un producto que contenga tolfnaftato como Tinactín o Aftate", dice el dermatólogo, doctor Joseph Bark, antiguo director del Departamento de Dermatología del Hospital St. Joseph, en Lexington, kentucky. "Con esto calmará la infección, reducirá la comezón y contrarrestará su desarrollo. Son más efectivos en los anillos pequeños que en los grandes".

Cuándo ver al doctor

Hay ocasiones en las que los medicamentos no prescritos no pueden detener un caso grave de serpigo y por lo tanto, debe ver al dermatólogo, quien estará armado con un arsenal de fuertes medicinas de aplicación cutánea u orales. Según la doctora Loretta S. Davis, profesora de dermatología del Colegio Médico de Georgia, en Augusta, debe buscar tratamiento médico de suceder lo siguiente:

- El serpigo persiste y se extiende después de dos semanas completas de tratamientos con un medicamento antihongos.
- Se presenta en el cuero cabelludo y barba.
- Nota señales de la infección en un bebé.
- La infección se presenta en distintas zonas del cuerpo.
- El serpigo ha invadido las uñas de los pies.

Siga las instrucciones del paquete para su aplicación. Deberá aplicar el medicamento dos veces al día unas dos semanas *después* de que el anillo haya desaparecido para acabar con algún hongo terco que haya quedado por ahí.

Establezca una zona de seguridad. "Con las cremas antihongos es importante que trate tanto el área afectada como la que la rodea", advierte la doctora Elizabeth Whitmore, profesora adjunta de dermatología del Centro de Atención Externa de la Universidad Johns Hopkins, en Baltimore. "Comience untando la crema de la zona exterior al anillo hacia el centro. En un anillo pequeño, del tamaño de un centavo (*nickel*), trate de cubrir lo que vendría a ser la zona de medio dólar".

Báñese diario. No puede eliminar el serpigo lavándolo, pero un baño o ducha diaria contrarrestará su desarrollo y le aliviará parcialmente la comezón. "No necesita jabones, astringentes, germicidas o jabones arcillosos", dice el doctor Bark. "Sólo use un jabón suave que mantenga la zona limpia. Evite frotar, pues únicamente agravará la lesión".

Use un champú medicado. El doctor Lesher recomienda el uso de champúes medicados como Selsun azul, Denorex o Head & Shoulders para el serpigo del cuero cabelludo. "No le curará el mal, pero evitará su extensión, disminuirá la caspa y le aliviará la comezón. No frote, deje reposar la espuma del champú en el cuero cabelludo unos cuatro o cinco minutos y luego enjuague".

Altere el medio ambiente de los hongos con una pistola de aire. Los hongos del serpigo se desarrollan en la humedad. "Adoran regodearse en las zonas tibias y húmedas del cuerpo, especialmente en la zona interdigital de los pies y en la ingle", dice la doctora Loretta S. Davis, profesora adjunta de dermatología del Colegio Médico de Georgia. "Después de bañarse a conciencia seque la zona afectada con una toalla dándose palmaditas, luego aplique talco. (No use maicena porque los hongos la utilizarán como alimento.) También observará mejoras si usa una pistola de aire frío, para secar las zonas afectadas".

Rote su calzado. Puesto que los zapatos frecuentemente albergan hongos, necesita tener cuidado del uso que haga de ellos, aconseja la doctora Davis. "De hecho, el medicamento no servirá de nada si vuelve a ponerse ese calzado infestado de hongos". De modo que le recomienda que nunca use el mismo par de zapatos dos días seguidos. "Déles la oportunidad de que se ventilen".

Primero póngase los calcetines. "De esta manera evitará que la ropa interior tenga contacto con pies infectados de hongos", dice la doctora Davis. "Así, al colocarse la ropa interior, no esparcirá los hongos de los pies a las piernas, ingle o abdomen".

Use ropa holgada. "Una forma efectiva de mantener la zona con serpigo seca, es usar pantaloncillos cortos o ropa holgada. La ropa apretada genera demasiado calor", dice el doctor Paul Honig, director de dermatología pediátrica del Hospital del Niño, en Filadelfia. "Las fibras de algodón son una buena elección, porque permiten que la zona respire y mantenga libre de transpiración. Cambie su ropa y la de su cama diariamente para que los hongos no puedan reproducirse".

Use la lavadora. "Lavar regularmente con agua caliente, cloro y detergente la ropa es la mejor manera de matar los hongos en ropa interior y de cama", dice la doctora Whitmore. Por lo regular, no basta lavar sólo con detergente. Los peines y sombreros también deben lavarse y desinfectarse a conciencia.

Cuidado con la hidrocortisona. No debe rascarse el serpigo. Por otro lado, debe tener cuidado con las cremas de hidrocortisona que calman la comezón, porque constituyen un medio para que el mal se extienda. "Sin embargo, un poco de hidrocortisona aplicada a la par que una crema antihongos durante el primero y segundo días disminuirá la severidad de la comezón", dice el doctor Lesher. "Para el tercer día aplique sólo la crema antihongos".

Lleve a la mascota al veterinario. Los niños adoran abrazar a perros y gatos, desafortunadamente estas mascotas constituyen un maravilloso hogar para los hongos del serpigo, dice la doctora Whitmore. Si sospecha que el serpigo de su niño se debe a la mascota, llévela al veterinario para que le hagan una revisión exhaustiva y reciba tratamiento profesional.

Desinfecte las zonas problema. Los hongos del serpigo adoran reunirse en las bañeras, el piso de los baños y en cestos y cajones de ropa. La doctora Whitmore recomienda que destruya estos campos de cultivo limpiándolos regularmente con cloro.

Síndrome de fatiga crónica

Si la gripe lo hace sentir como si un auto lo hubiera atropellado, entonces el síndrome de fatiga crónica (**SFC**), es como si la planta entera de General Motors lo hubiera golpeado. Los síntomas de la gripe son típicos del **SFC**: una ligera fiebre, garganta irritada, molestias y dolores y una especie de pesadez en los pies que hace que un caracol se vea industrioso en comparación.

Pero a *diferencia* de la verdadera gripe, la también llamada gripe de ejecutivos, no desaparece en días, semanas ni siquiera en meses; y es tan grave que muchas personas no pueden levantarse de la cama, menos desempeñar trabajo alguno.

Los doctores no saben con certeza la causa del **SFC**, ni tampoco se ponen de acuerdo en torno a la mejor manera de tratarlo. Algunos consideran que es un desorden del sueño, ya que sus víctimas suelen dormir el *doble* que el resto de las personas y aun así se sienten extremadamente cansadas. Otros piensan que es producto del estrés en vista de que el **SFC** ataca sobre todo a jóvenes de éxito que llevan una vida muy estresante, pero que por otro lado se hallan bien de salud. Además, los investigadores se preguntan por qué el 80 por ciento de los pacientes que padecen el **SFC** son mujeres y la mayoría entre 25 y 45 años de edad.

Mientras continúa la búsqueda de respuestas concretas, he aquí lo que los médicos dicen que se debe hacer si le diagnostican **SFC**.

Trate de permanecer activo. Algunos expertos recomiendan con entusiasmo el ejercicio *ligero* diario. "Es importante permanecer activo, aunque sólo camine de

Cuándo ver al doctor

"**N**o trate de diagnosticarse solo el síndrome de fatiga crónica (**SFC**)" aconseja el doctor Walter Gunn, antiguo investigador para estudios sobre el **SFC** en los Centros para Control y Prevención de Enfermedades, en Atlanta. El doctor Gunn nota que la fatiga con frecuencia es un síntoma de otras condiciones, como algunos cánceres, diabetes, anemia y otras enfermedades serias que pueden tratarse. Un médico debe descartar dichas posibilidades antes de poder diagnosticar que se trata del **SFC**.

ida y vuelta una cuadra", opina el doctor James F. Jones, inmunólogo del Centro Nacional Judío para Medicina Inmunológica y Respiratoria en Denver.

Jay A. Goldstein, director del Instituto del Síndrome de Fatiga Crónica, en Anaheim Hills, California, sospecha que el ejercicio juega un papel clave para prevenir el **SFC**. "Según la información documentada, el **SFC** no le da tan duro a las personas que tenían una buena condición física antes de enfermarse y su recuperación es más rápida que la de las que no hacían ejercicio".

No se esfuerce demasiado. "Si bien el ejercicio es importante, no lo realice al grado de acabar en la cama una semana después por haberse excedido", recomienda el doctor Goldstein. "Aconsejo a mis pacientes que hagan ejercicio hasta que empiecen a transpirar".

Ingiera mucho magnesio. Algunos doctores e investigadores han concluido que los pacientes que padecen el **SFC** tienen niveles anormales de magnesio en la sangre. "He notado que cerca de la *mitad* de los pacientes que padecen el mal también tienen una deficiencia de magnesio", señala Allan Magaziner, médico familiar de Cherry Hill, Nueva Jersey, y especialista en terapia nutricional y medicina preventiva. Buenas fuentes de magnesio son los vegetales de hojas verdes (espinacas, acelgas, lechuga, etcétera), chícharos, nueces y granos enteros así como el arroz integral y el frijol de soya.

Deseche la comida chatarra de su dieta. "Algo más que he notado es que muchos de mis pacientes con **SFC** comen mucho azúcar, harina blanca y comida procesada", añade el doctor Magaziner, que ha tratado a más de 200 pacientes con este mal, y les recomienda que se alimenten con comidas caseras bien balanceadas que incluyan una gran cantidad de verduras frescas.

Tome un suplemento de multivitaminas/minerales. Varias vitaminas y minerales que faltan a la comida procesada pueden beneficiar a los pacientes con **SFC**. "Yo aconsejo a todos mis pacientes que tomen una multivitamina aunque tengan una dieta razonable, ya que, seguramente, no les hará daño", declara el doctor Goldstein.

Ponga especial atención a las alergias. "Las alergias en pacientes con **SFC** pueden ser, en ocasiones, muy fuertes, ya que el sistema inmunológico se halla activado para combatir lo que está provocando esta enfermedad", explica James Kornish, investigador del **SFC** en Brigham y del Hospital de la Mujer, en Boston. "Si sabe que es alérgico a algo, tenga cuidado de evitarlo". El doctor Goldstein aconseja no beber vino rojo ni comer quesos añejos, ya que estos alimentos suscitan dolores de cabeza parecidos a la migraña en los pacientes con **SFC**.

Trate de dormir suficiente. Los pacientes con **SFC** tienen una mayor necesidad de dormir y aunque lo hagan en mayor medida no siempre es un sueño de buena calidad. "No se recuperará si no duerme bien", dice el doctor Goldstein. (Ver la página 324 para obtener consejos de cómo dormir mejor).

Hable con sus seres queridos. "Resulta de utilidad que la familia y las personas cercanas comprendan la enfermedad, para que no piensen que la persona es floja o está loca", indica el doctor Goldstein. "Muchas personas que padecen el **SFC** no se sienten apoyadas porque no pueden trabajar y sus familias piensan que es por pereza. Muchos matrimonios y amistades se han terminado a causa de esta enfermedad". El doctor Goldstein señala que este tipo de conflictos incrementan el estrés, lo que sólo empeora los síntomas.

Síndrome de las piernas inquietas

Los científicos llaman a esta condición síndrome de Ekbom, **RLS** (por sus siglas en inglés) o sacudidas nocturnas. Si usted lo sufre, el o la pobre con quien comparte su lecho probablemente ya le haya encontrado otros apelativos. Sus piernas inquietas comienzan a moverse en la noche y es probable que sus piernas den al compañero o a la compañera una o dos rápidas patadas en un afán por encontrar alivio.

Pero, ¿qué es lo que las pone tan inquietas? Quizá sus piernas están buscando aliviar un calambre. O tal vez las pantorrillas sienten como si les estuvieran subiendo hormigas por dentro. En ocasiones el dolor es profundo y pulsante. Otras veces se siente como piquetes de aguja. Las sensaciones varían, pero no el escenario. Durante los periodos de descanso, especialmente al irse a dormir, tiene ciertas sensaciones en las piernas y el movimiento es la acción que les acarrea alivio. Y no sólo son piernas y pies, también sus manos pueden sufrir esas sensaciones y movimientos nocturnos.

Uno de cada veinte norteamericanos padece el síndrome de las piernas inquietas, lo cual puede ser cuestión de herencia. Los médicos creen que entre las causas se hallan el estrés, deficiencia nutricional o algún tipo de desequilibrio de la química cerebral. No es peligroso y no conduce a desórdenes neurológicos serios. De hecho, los médicos piensan que el síndrome de las piernas inquietas es una molestia más que una enfermedad auténtica. Sin embargo, he aquí lo que puede hacer para tranquilizar a esas piernas.

Haga ejercicio antes de dormir. "Se ha informado que hacer ejercicio durante el día disminuye la posibilidad de tener molestias por la noche. Para mejores resultados, recomiendo que haga sentadillas u otros ejercicios de piernas, lo más cerca posible de la hora de dormir", sugiere el doctor Arthur S. Walters, profesor adjunto de neurología de la Universidad de Medicina y Odontología de la Escuela Médica Robert Wood Johnson de Nueva Jersey, en New Brunswick, e investigador de las causas y curas de este síndrome.

En vista de que el efecto de los ejercicios de piernas o la caminata no es muy prolongado, el doctor Walters le aconseja que realice estas actividades casi antes de irse a la cama. El ejercicio ayuda a liberar endorfinas, la sustancia natural del cuerpo que alivia el dolor y que puede aligerar los síntomas del síndrome.

Tome vitaminas. Varios estudios han mostrado que la deficiencia de hierro puede detonar los síntomas del síndrome. Otros culpan a la deficiencia de folato. Para cubrir todas estas sospechas, tome suplementos multivitamínicos y de minerales todos los días para protegerse contra ambas deficiencias y quizá contra el malestar de sus piernas, aconseja el doctor Lawrence Z. Stern, profesor de neurología y director de la Clínica Mucio F. Delgado para Desórdenes Neuromusculares del Centro de Ciencias de la Salud del Colegio de Medicina de la Universidad de Arizona, en Tucson.

Tome uvas. El doctor Douglas K. Ousterhout, profesor clínico de cirugía (plástica) de la Universidad de California, en San Francisco, y antiguo paciente de este malestar, dice que se deshizo de los síntomas (así como de los de su madre) bebiendo vino. "Desde que empecé a tomar un vaso de vino cada noche, nunca volví a padecer el problema", explica. Su madre también superaba los síntomas con uno o dos vasos de vino a la semana. Aunque el doctor Ousterhout pensó en un principio que el vino rojo era el único remedio, "he sabido que el vino blanco funciona igualmente bien. Aunque no puedo dar ninguna explicación científica y no tengo idea de por qué funciona".

Deje de fumar. "Vale la pena probar", dice la doctora Janet A. Mountifield, médica general de Toronto, quien notó que uno de sus pacientes se curó del síndrome tras abandonar el hábito de fumar que había tenido durante años. Una teoría plausible es

Cuándo ver al doctor

Si tiene el síndrome de las piernas inquietas probablemente no tenga de qué preocuparse, salvo que no pueda dormir muy bien. Si no encuentra nada que le ayude a superar esta molestia, puede ser que necesite una prescripción médica que le ayude a aliviar los síntomas.

Debe ver al médico si es la primera vez que tiene estos síntomas. Aunque el síndrome de las piernas inquietas no ocurre sino hasta la mediana edad, sus síntomas pueden parecerse a otros problemas médicos, como enfermedades pulmonares, de riñón, diabetes o mal de Parkinson.

que fumar restringe el flujo sanguíneo a los músculos. "No sé si fue casualidad, pero mi paciente había probado de todo, nada le funcionó, hasta que dejó el cigarro".

Remoje sus pies. Remojar los pies en agua fría justo antes de dormir es una buena manera de enfriar el dolor de piernas. "Muchas personas remojan sus pies en agua fría, lo que parece ayudar algo, por lo que vale la pena probar", dice el doctor Ronald F. Pfeiffer, profesor adjunto de neurología y farmacología del Centro Médico de la Universidad de Nebraska. Sólo tenga cuidado de no exagerar. Sumergir los pies en agua helada puede provocarle daños en los nervios, de manera que cuide de mantener el agua cuando mucho a 50 grados farenheit.

Dé masaje a sus piernas. "Frotar vigorosamente las piernas, o usar un vibrador, alivia el malestar de muchas personas", dice el doctor Pfeiffer. Muchos expertos creen que el masaje puede "cerrar" los impulsos de dolor que se presentan en el síndrome.

No coma mucho de noche. "Podría ser la actividad del sistema nervioso al estar involucrado en la digestión de una gran comida lo que detone los síntomas", aventura el doctor Stern.

No beba café. Algunos estudios muestran que si elimina la cafeína de su dieta puede tener alivio. "Los estimulantes en general pueden agravar los síntomas del síndrome a algunas personas. Eliminar la ingestión de café puede aliviarlo", añade el doctor Pfeiffer.

Síndrome del edificio enfermo

Algunos de los aires más peligrosos para respirar no se encuentran en las cercanías de las chimeneas de una fábrica o en el escape de un auto, sino en su propia casa. En diferentes cantidades y concentraciones puede inhalar formaldehídos que se desprenden de la madera aglomerada y de otros materiales de construcción, estireno y benzano de alfombras, asbesto de las tejas de los techos y de los pisos, monóxido de carbono y dióxido de nitrógeno de artículos de la cocina y bacterias infecciosas y hongos de los sistemas de calefacción y enfriamiento. En total, las sustancias contaminantes de la casa promedio ascienden a 200.

¡Y uno que quiere llegar a casa! Respirar estas sustancias diariamente puede producirle una serie de molestias: dolor de cabeza, náusea, irritación de ojos y garganta, mareo y fatiga, jadeos y estornudos, tos y síntomas como de resfrío, gripe y fiebre del heno. Se sospecha que algunos de estos contaminantes hasta dan cáncer. Si bien puede costar miles de dólares "curar" una casa del síndrome del edificio enfermo, depende del tamaño y la severidad de los problemas, he aquí unos métodos económicos para ayudarle a protegerse de los daños de los contaminantes que vuelan por su casa.

Aprenda de los japoneses. "El polvo ocasiona más problemas ambientales que cualquier otra fuente contaminante. La mayor parte del polvo de las casas se acarrea en los zapatos", dice el doctor Lance Wallace, científico ambiental de la Oficina de Protección Ambiental para la Investigación y Desarrollo, en Warrenton, Virginia. "Quitarse los zapatos a la entrada de la casa es un buen método para eliminar buena

Las oficinas son aún peores

Trabajar en una oficina presenta el riesgo adicional de estar expuesto a contaminantes interiores; además, entre más nuevo sea el edificio más sustancias contaminantes tendrá.

Los edificios que se construyeron después de 1970 son particularmente vulnerables, ya que es muy probable que hayan contemplado un sistema de eficiencia de energía. Eso, entre otras cosas, significa que respirará aire en su mayor parte recirculado, lo que aumenta el riesgo de que sufra jaquecas, irritación de garganta, de ojos y otros problemas de salud asociados con el síndrome del edificio enfermo, pero he aquí cómo protegerse a sí mismo en el trabajo.

Ponga atención a la ropa. "Entre más piel tenga al descubierto más expuesto está a alergias y erupciones provocadas por contaminantes interiores", dice Richard Silberman, supervisor técnico de Healthy Buildings International, Inc., una compañía con base en Fairfax, Virginia., que diagnostica edificios enfermos. "Existe evidencia de que el polvo en la piel puede ocasionar algunas de las reacciones alérgicas y síntomas similares al resfrío asociados al síndrome del edificio enfermo. De manera que es mejor usar pantalones que pantaloncillos o vestidos, y mangas largas en lugar de cortas. En esencia, entre menos piel tenga al descubierto mejor se sentirá."

parte del polvo que respira en casa. Si no se quita los zapatos, por lo menos coloque un tapete de bienvenida. En las pruebas que realizamos encontramos que limpiarse los pies en un tapete en la entrada de la casa elimina una buena cantidad de polvo, aunque no tanto como se logra quitándose los zapatos".

Decore con plantas. Los estudios del doctor Bill Wolverton, presidente y director de investigación de Wolverton, Environmental Services, Inc., una firma de investigación y consultoría, en Picayune, Mississippi, ha mostrado que muchas plantas de sombra reducen los niveles de benzano, formaldehídos y otros contaminantes, porque estas plantas usan las toxinas que hay en el aire como fuente alimenticia. Una vez que toman el aire contaminado, lo regresan limpio a su casa.

Por lo general, necesita por lo *menos* una planta por cada habitación de 10 metros cuadrados, dice el doctor Wolverton. Entre las plantas ambientales más eficientes y fáciles de mantener están el bambú, la areca y otras palmas, la hiedra, el helecho, los crisantemos y filodendros.

No cubra los ductos de aire. La mayoría de los edificios cuentan con un sistema de control climático central, de manera que no puede hacer nada para calentar o refrescar su oficina. "Muchas personas cubren los ductos de aire con cinta de aislar o con un pedazo de cartón cuando sienten una corriente de aire", dice Silberman. "*Nunca* debe hacerse esto, porque estos ductos suelen ser la única fuente de aire externo, de manera que al taparlos está impidiendo que éste entre.

Mantenga una buena actitud. En estudios del psicólogo doctor Alan Hedge, de la Universidad de Cornell, en Ithaca, Nueva York, se encontró que los más propensos al síndrome *del* edificio enfermo están, literalmente, enfermos del trabajo. La infelicidad, insatisfacción y el estrés, tanto en el trabajo como en otros aspectos de la vida, hacen candidatos de primera para las enfermedades físicas que provoca la contaminación del aire interior.

Seque las zonas húmedas de inmediato. Si la alfombra se moja, asegúrese de limpiarla y secarla enseguida", advierte Silberman. "Una vez húmeda, es un medio idóneo para el nacimiento de cultivos que liberan esporas al aire. Estas esporas pueden ocasionarle estornudos, asma, irritación de garganta y ojos, así como otros problemas".

¿Tiene un edificio enfermo?

Si bien todos los edificios tienen contaminantes dañinos, ¿qué es lo que hace que unos estén enfermos? La respuesta: un poco de matemáticas.

"Si cuando menos el 15 por ciento de los ocupantes de una casa u oficina tienen problemas médicos que parecen estar vinculados al edificio, entonces éste está "enfermo", dice Richard Silberman, supervisor técnico de Healthy Buildings International, Inc., una compañía con base en Fairfax, Virginia, que diagnostica edificios enfermos.

Los problemas incluyen lo siguiente:

- Frecuentes dolores de cabeza.
- Náusea.
- Irritación de ojos y garganta.
- Mareo o fatiga.
- Síntomas de resfriado, gripe o fiebre del heno.
- Jadeo.

Pero asegúrese de que la tierra esté limpia. Use tierra para plantas comercial de buena calidad. "Asegúrese de que la tierra esté limpia y que no tenga ni insectos ni crecimientos, porque puede liberar contaminantes al aire", dice Richard Silberman, supervisor técnico de Healthy Buildings International, una compañía con base en Fairfax, Virginia, que diagnostica edificios enfermos.

No use desodorantes ambientales. Los desodorantes comerciales no hacen nada por refrescar el aire de su casa. "De hecho, son una fuente más de contaminación del aire bastante considerable", dice el doctor Wallace. "La mayoría de los desodorantes contiene químicos que causan cáncer en animales, según se ha descubierto. Más que eliminar olores lo que hacen es cubrirlos. Y no piense que el peligro sólo viene en las latas aerosoles. Las pruebas muestran que los desodorantes ambientales sólidos también tienen altas concentraciones de otros químicos nocivos".

Por otro lado, tampoco se puede suponer que los "desinfectantes" de aire son mejores. "En realidad son pesticidas que huelen bien", añade el doctor Wallace. "Y seguramente no querrá respirar pesticidas todo el día".

Deje que su casa respire. Una cosa es llevar a cabo un manejo eficiente de la energía y otra sellar la casa completamente. "Hemos eliminado buena parte de la ventilación natural de las casas al sellar completamente los resquicios para ahorrar combustible", dice el doctor Thomas Godar, jefe de la Sección de Enfermedades Pulmonares del Centro Médico del Hospital St. Francis, en Hartford, Connecticut. "Una casa encerrada y con mucho material aislante es como una caja cerrada".

De manera que abra la casa un poco. Use extractores en la cocina y baños siempre que sea posible. Si bien las ventanas dobles y la cinta aislante ayudan a reducir los costos de energía, también impiden la entrada de aire fresco del exterior, sobre todo si su casa es nueva y fue construida para hacer un uso eficiente de energía. Deje una ventana o dos entreabiertas, aun en invierno, si su casa es nueva y está sellada con material aislante.

Prohíba el humo en su casa. El humo de cigarro contiene más de 4,000 químicos diferentes, que incluyen benzano, formaldehídos y monóxido de carbono, posibles culpables del síndrome del edificio enfermo. Respirar el humo del cigarro, aunque sea indirectamente, es bastante malo. "Si tiene radón o asbesto en casa, casi todos los hogares tienen radón, el daño es peor cuando hay un fumador en casa", dice el doctor Wallace. "El radón y asbesto se unen a las partículas de humo que respira, de manera que lleva a los pulmones una cantidad mayor de lo normal".

Salga de casa en cuanto acabe de limpiarla. Se expone a mucho polvo y contaminación del aire interior cuando limpia la casa. "La aspiradora sólo recoge 15 por ciento del polvo", dice el doctor Wallace. "Buena parte del polvo traspasa la bolsa de polvo y se queda flotando en el aire varias horas. Limpie la casa inmediatamente antes de salir, de esa manera no se estará exponiendo al polvo que queda flotando en el aire".

Síndrome del intestino irritable

Q uizá fue la inocente ingestión de cierta comida "equivocada" la que provocó que su colon comenzara a protestar. O quizá la queja intestinal inició con el estrés y todos los irritantes cotidianos sólo logran irritar aún más a sus entrañas. Los médicos no saben todos los "porqués" del síndrome del intestino irritable (SII). Lo que sí saben es que algunas personas tienen problemas más o menos constantes con la constipación, diarrea, gases, agruras y náuseas, ya sea una a la vez o combinados y, por lo regular, acompañados de dolor abdominal.

Si esto describe su malestar, está en buena compañía. Algunos médicos creen que el SII está tan extendido como el resfrío común y corriente. Pero naturalmente que las personas no mencionan el SII con esa frecuencia. Los médicos sospechan que muchas personas sufren en penoso silencio y ni siquiera la cuentan a su médico.

La buena noticia es que el SII no es fatal y no lleva a complicaciones médicas más serias. (Pero si sus síntomas van acompañados de sangrado, fiebre o pérdida de peso, los médicos advierten que debe tratarse de algo más serio que el SII.)

Si tiene SII o sospecha que se trata de eso, debe definitivamente contarle a su médico. Entre tanto, hay muchas cosas que puede hacer para eliminar algo de irritabilidad a sus intestinos.

No sea tan generoso con los dulces. Controlar su gana de dulce es una de las mejores maneras de contrarrestar la diarrea que provoca el SII. "Tiene que tener cuidado con el azúcar si tiene SII, sobre todo la fructuosa y el endulzante artificial sorbitol", recomienda el doctor Stephen B. Hanauer, profesor de medicina de la Sección de Gastroenterología del Centro Médico de la Universidad de Chicago. El azúcar, que no es de fácil digestión, es la principal causa de la diarrea. Su consejo es que evite el dulce y la goma de mascar que contengan estos endulzantes y lea las etiquetas de alimentos y otros productos.

Coma relajado. Otro factor pasado por alto del SII es cómo y el dónde come. "Debe comer despacio y en un ambiente lo más relajado posible", sugiere el doc

Deshágase del gas con Beano

Los frijoles, col y los carbohidratos de los vegetales pueden ocasionar gases. Para alguien que padece el síndrome del intestino irritable (SII), comer una simple comida puede llevarlo a una serie de efectos secundarios incómodos.

Pero hay maneras para comer frijoles. "Hay un producto que venden sin receta médica llamado Beano que reduce el gas ocasionado por muchos alimentos y por supuesto que ayuda a los que padecen SII, dice el gastroenterólogo, doctor Stephen B. Hanauer, profesor de medicina de la Sección de Gastroenterología del Centro Médico de la Universidad de Chicago. "La clave es encontrar los alimentos que pueden estar provocándole los síntomas del SII. Y una vez que detecte cuáles son, al comerlos coloque unas cuantas gotas de Beano antes de ingerirlos para detener cualquier problema potencial".

Para ayudarle a reducir la lista de posibles ofensores, le hacemos notar que las personas que padecen el SII suelen tener problemas con platillos condimentados como los frijoles con chile; con vegetales productores de gases como el brócoli, la col y la coliflor; con todo tipo de legumbres; con alimentos grasosos de difícil digestión; y hasta con carbohidratos como el pan y la pasta.

---

tor Arbey I. Rogers, jefe de la Sección de Gastroenterología del Centro Médico de la Administración de Veteranos, en Miami, y profesor de medicina de la Escuela de Medicina de la Universidad de Miami. Si come relajadamente, evitará tragar aire y de este modo agravar el dolor abdominal y otros síntomas del SII. Así da tiempo a que los jugos digestivos comiencen a circular antes de que pase el alimento.

Cómprese un extractor de jugos. La mayoría de los jugos que compra en la tienda tiene grandes cantidades de sorbitol, sobre todo aquellos fortificados de manzana, durazno, pera y ciruela, añade el doctor Rogers. Ya que las frutas son una fuente excelente de nutrientes, puede hacerse sus propios jugos, tendrán un bajo contenido de sorbitol, con un extractor que puede comprar en cualquier almacén de departamentos.

No tome tanta leche. La leche no es muy buena para personas que padecen el SII, pues muchas de ellas tienen una intolerancia hacia la lactosa. Si tiene duda, elimine los productos lácteos durante cierto tiempo y vea si su condición mejora. Sin embargo, por lo general, limite el consumo de lácteos, les tenga o no intolerancia (a no ser que deba tomarlos como fuente importante de calcio).

Coma fibra. Una dieta alta en fibra, entre 35 a 50 gramos diarios, comparado con los 11 gramos que en promedio consume la mayoría de los norteamericanos quizá es la mejor manera de tranquilizar a sus intestinos. "La fibra incrementa la producción de heces fecales y reduce la presión en los intestinos, lo que es bueno para aliviar la constipación y diarrea", explica el doctor Hanauer. "También regulariza el movimiento intestinal".

Ya que el aumento repentino de fibra suele provocar más gases y hasta empeorar temporalmente los síntomas, se recomienda que inicie el consumo de fibra lenta y constantemente. "Yo aconsejo a mis pacientes que comiencen con media taza de un cereal de salvado de trigo (o tres cucharadas de salvado puro) todos los días al desayunar. Sugiero que acompañen el almuerzo y la cena con una ensalada de lechuga y que coman mucha fruta fresca y vegetales a lo largo del día, dice el doctor Alex Aslan, gastroenterólogo y médico del equipo del Centro Médico North Bay, en Fairfield, California. "Vaya aumentando lentamente el salvado durante un periodo de seis semanas hasta que consuma de una a una taza y media cada mañana, además de las dos ensaladas y de mucha fruta y verdura". También es muy importante consumir la cantidad adecuada de líquidos.

Medite. Aun cuando no esté comiendo, controlar el estrés de la vida es un factor clave para controlar el SII. "Estar bajo presión definitivamente empeora el SII", dice el Dr. Hanauer. "Y no tener esta presión puede ayudar". Puede obtener beneficios de técnicas de relajación como la meditación, autohipnosis, biorretroalimentación, el ejercicio regular y hasta un diario de "estrés" para establecer lo que le está provocando a usted (y a sus intestinos) pesares.

Pero no se medique. No le ayudará en nada depender de medicinas para que le controlen la diarrea, constipación o cualquier otro problema gastrointestinal. "Los laxantes y medicamentos antidiarrea deben usarse, en todo caso, sólo durante periodos breves", advierte el doctor Hanauer. La excepción son los laxantes a base de psilio natural como el Metamucil o el Citrucel que se pueden tomar diariamente para reforzar su fibra y que de hecho provocan *menos gases* que el salvado.

Para el dolor, un poco de calor. Para el dolor abdominal que causa el SII no hay nada que le gane a una almohadilla térmica. Colóquela sobre la zona adolorida en el nivel bajo. Otra solución térmica es un baño caliente, sugiere el doctor Rogers.

No tome café. El café y otras bebidas cafeinadas juegan un papel significativo en el SII que no es nada bueno. "La cafeína, aun en cantidades pequeñas, estimula la movilidad intestinal, algo no muy bueno si padece de diarrea", dice el doctor Aslan. "Asimismo, existe una sustancia química en el café que provoca retortijones". El consejo es que deje de tomar o disminuya la ingestión de café, té, chocolate, cola y otras sustancias cafeinadas.

Síndrome del túnel de carpo

Sí, en efecto, la computadora ha expandido nuestros horizontes y nos ha proporcionado la habilidad para realizar cálculos espectaculares; pero con toda computadora viene un teclado, y dedos humanos que pegan a las teclas con la violencia de gotas de lluvia en una tormenta.

Desafortunadamente, la muñeca humana no se hizo para esta actividad frenética. Las manos que efectúan tareas repetitivas sobre un tablero de computadora (o sobre cualquier otra cosa, para el caso) empiezan después de un tiempo a enviar señales de protesta. Este dolor de muñeca es la queja de un desorden llamado síndrome del túnel de carpo.

Esta enfermedad es como un embotellamiento de tráfico en la muñeca, producido por una gran aglomeración en un espacio muy pequeño. Entre los huesos y tendones de la muñeca hay un nervio intermedio principal que va del brazo a los dedos. Este es el nervio que envía "señales" a algunos de los pequeños músculos de la mano y el que también hace que el dedo pulgar y los primeros tres dedos tengan sensibilidad.

Amontonados junto a ese nervio, dentro del "túnel de carpo", hay varios tendones. Cuando los tendones trabajan en exceso, se inflaman y ejercen presión sobre el nervio intermedio que queda, literalmente, aplastado dentro del túnel de carpo.

Al hincharse los tendones y estrecharse el espacio del túnel, el nervio se aplasta como un pedazo de espagueti recocido y, ¡no es de sorprender que duela!

Aunque con frecuencia se debe a movimientos repetitivos como los del teclado de una computadora; o de la mecanografía, el martilleo o cualquier otro trabajo en el que las manos efectúan una intensa labor, el síndrome del túnel de carpo puede presentarse en actividades donde use las manos con frecuencia y por largos periodos. Una buena manera de terminar con el dolor es eliminar lo que lo causa (si lo sabe), pero aquí hay otros recursos.

Estire las manos. Para prevenir el dolor, inicie la actividad con una serie de ejercicios de estiramiento de manos. "Todo lo que amplíe el rango de movimiento

Cuándo ver al doctor

Requerirá del examen de un médico para saber si tiene el síndrome del túnel de carpo. Pero, ¿cómo puede saber si debe consultar al doctor?

"Puede ser normal que se le duerma la mano o le duela después de haberla usado en exceso, pero si estos síntomas desaparecen después de un descanso, entonces no tiene problema", dice el doctor Peter C. Amadio, profesor de ortopedia de la Escuela Médica Mayo, en Rochester, Minnesota. "Pero si nota que el problema es constante o el dolor severo, siente entumecimiento o piquetes por la noche, y no mejora, consulte al médico".

Los síntomas del síndrome del túnel de carpo incluyen:

- Sensación de entumecimiento y piquetes en los dedos pulgar, índice y cordial particularmente después de haber usado sus manos.
- Problemas al usar los dedos y el pulgar, como resulta obvio al dejar caer las cosas o al perder destreza.

de sus dedos y muñeca le ayudará", aconseja Janna Jacobs, presidente de la Sección para la Rehabilitación de las Manos de la Asociación Americana de Terapia Física. "Abra y cierre las manos, doble las muñecas en ambas direcciones, haga varios movimientos para ejercitar sus manos durante 10 ó 15 minutos antes de iniciar la actividad".

Vigile las malas "vibras". Aunque las herramientas eléctricas aceleran el trabajo, también son una mala influencia para las muñecas. "Es cierto que ejerce menor fuerza sobre la muñeca, pero las vibraciones de un cuchillo eléctrico y otras herramientas requieren que las sujete con mayor firmeza para controlarlas, lo que le provoca otro desorden llamado 'síndrome de vibración de la mano y el brazo'", explica el especialista en medicina ocupacional, el doctor Thomas Hales, del Instituto Nacional de Seguridad y Salud Ocupacional, en Denver. Cuando compre herramientas como una sierra eléctrica, busque que tengan mecanismos especiales de "control de vibraciones".

Engruese las agarraderas. Si pega hule espuma a los palos de escobas rastrillos y a las agarraderas de otras herramientas o simplemente las enreda cinta de hule espuma para engruesarlas será más fácil sostenerlas y así logrará que el dolor disminuya o desaparezca. "Si las agarraderas son demasiado pequeñas, puede ejercerse una presión directa sobre los tendones y el nervio de la palma", aclara el doctor David Rempel, ergonomista y experto en medicina ocupacional de la Universidad de California, en San Francisco. Pero tampoco las engruese demasiado, ya que eso también lastima las muñecas".

Afile sus cuchillos. Labores hogareñas simples, como rebanar carne o recortar setas, pueden implicar un gran dolor para los que padecen el síndrome del túnel de carpo. "Si mantiene sus herramientas afiladas y bien lubricadas, reducirá la cantidad de presión que ejerce al usarlos", dice el doctor Peter C. Amadio, profesor de ortopedia de la Escuela Médica Mayo, en Rochester, Minnesota.

Aligere su escritura. "Usar lápices y plumas de punta suave puede ayudar bastante", afirma el doctor Amadio. "Entre más gruesa sea la pluma o lápiz, será más fácil de usar".

Cuidado con la deficiencia de vitaminas. ¿Por qué hay personas que al usar mucho sus manos y dedos desarrollan el síndrome del túnel de carpo y otros no? Algunos estudios sugieren que puede ser en parte el resultado de una ligera deficiencia de vitamina **B**, específicamente la **B**. Aunque la dosis excesiva a través de suplementos de esta vitamina puede ser dañina para los nervios, una dosis pequeña puede ayudar. "Los estudios sugieren que 100 miligramos al día de vitamina **B**, puede reducir significativamente los síntomas debilitantes e incapacitantes del síndrome del túnel de carpo", afirma el doctor Hans Fisher, profesor de nutrición de la Universidad de Rutgers, en New Brunswick, Nueva Jersey.

Entablille su muñeca. Todos nuestros expertos recomiendan que use una tablilla para la muñeca siempre que sea posible, sobre todo durante la noche. Puede encontrar estas tablillas en la mayoría de las farmacias sin necesidad de receta médica. "El dolor del túnel de carpo suele empeorar por la noche, cuando los fluidos corporales se acumulan en las muñecas y otras partes del cuerpo", dice el doctor Steven Barrer, Jr., neurocirujano y profesor de neurocirugía del Colegio Médico de Pensilvania, en Filadelfia, y que además ha escrito numerosos artículos sobre este mal. "De hecho, la falta de sueño debida al dolor que causa el síndrome del túnel de carpo es quizá uno de los síntomas más molestos de la enfermedad".

Un problema más: muchas personas doblan inadvertidamente las muñecas al dormir y al presionar el nervio medio se produce el consabido dolor. "Una tablilla inmoviliza la muñeca", dice Jacobs. De hecho, debe llevar esta tablilla siempre que no esté realizando una actividad con las manos (Usarla en condiciones de trabajo puede reducir demasiado su capacidad de movimiento.)

Tómese sus descansos. "Si el síndrome del túnel de carpo se debe a su trabajo, descansos de cinco minutos cada hora, más o menos, mejorarán su condición", sugiere el doctor Barrer. "Incluso unos cuantos minutos de reposo pueden aliviar el dolor. Por supuesto que, de ser posible, trate de suspender por completo la tarea que le provoca el mal".

Use hielo. Probablemente descubra que el dolor cede si se coloca una bolsa de hielo en la muñeca, dice el doctor Barrer. "Si usa una bolsa de hielo (una bolsa de verduras congeladas funciona igual), envuélvala en una toalla (así evita que el hielo le queme) y sosténgala entre sus muñecas durante 10 ó 15 minutos, luego descanse otro tanto y repítalo".

Use calor. Otras personas encuentran alivio al colocarse una almohadilla térmica o una compresa caliente entre las muñecas para relajar los músculos, dice el doctor Barrer. "Lo mejor es que pruebe los dos métodos para ver cuál le funciona mejor. "Para algunos será el calor, para otros el frío", añade.

Síndrome premenstrual

T odo es color de rosa. Pero, ¿qué pasa cuando de pronto tiene los senos adoloridos, se siente hinchada, engorda y le sale acné? ¿O tiene cólicos, jaqueca, ansia de comer y un estado anímico voluble? Cuando se trata de explicar esa parte de la femineidad conocida como síndrome premenstrual (**SPM**) "rosa" no es la primer palabra que le viene a la mente.

"Común" será la palabra que mejor describa este conjunto de problemas que le acarrea la fluctuación del nivel hormonal. Cerca de la mitad de las mujeres norteamericanas, entre los 20 y 50 años padecen el **SPM**, y hasta 9 de cada diez mujeres pueden experimentar por lo menos algunos de estos síntomas. Pero a pesar de que el **SPM** acarrea una buena dosis de malestar, por suerte existen muchos tratamientos.

Sin embargo, descubrir cuáles son los que le funcionan mejor puede requerir de cierta experimentación. Al parecer el **SPM** se ve afectado por el estrés, dicen los médicos, y todos están de acuerdo en que la dieta puede ser un factor importante. De modo que si estos altibajos del **SPM** le son muy familiares, puede empezar a ver qué hay en su menú.

Elimine las grasas saturadas de su plato. Comer muchos alimentos grasosos aumenta los síntomas del **SPM** y el dolor, dice el doctor Guy Abraham, investigador del **SPM**, en Torrance, California, y antiguo profesor de obstetricia y endocrinología ginecológica de la Universidad de California, Los Angeles. Evite los cortes grasos de res, cordero y puerco. Hará mejor en sustituirlos por pescado y aves. Y reemplace la mantequilla, que tiene un alto contenido de grasa saturada, por aceites polinsaturados, como el de maíz, linaza y cártamo, sugiere el doctor Abraham.

Cuide la sal. "Las personas no se dan cuenta de que los alimentos salados pueden contribuir a la retención de líquidos", dice la doctora Susan Lark, directora médica del Centro de Autoayuda para la Menopausia y el **SPM**, en Los Altos, California.

La mayoría de las botanas y otros alimentos procesados tienen altos contenidos de sal, así como algunas comidas rápidas. De modo que evite estos alimentos si va a iniciar una dieta baja en sal, sugiere la doctora Lark. Asimismo, algunos cereales y muchos condimentos tienen más sal de lo que se percata la gente. De manera que lea las etiquetas de los paquetes y de los alimentos procesados siempre que sea posible y mejor opte por las verduras y frutas frescas.

Apague los antojos con carbohidratos. Es común tener antojos durante el **SPM** que suelen enfocarse en dulces y golosinas como helados, chocolates y papas fritas, pero se hará un favor si puede dirigir su atención hacia otros alimentos cuando le dé el antojo.

"Comer carbohidratos complejos, como granos enteros, pasta, cereal y bollos quizá sea la mejor manera de saciar el antojo del **SPM**", dice la doctora Lark. Estos alimentos constituyen una buena fuente de fibra que ayuda a despejar el exceso de estrógeno del cuerpo, dice la doctora Lark (se ha visto que los altos niveles de esta hormona contribuyen a la presencia del **SPM**).

Además, comer alimentos ricos en carbohidratos, pero bajos en azúcar, brinda otros beneficios, dice la doctora Judith Wurtman, investigadora del Instituto de Tecnología de Massachusetts, en Cambridge. La doctora Wurtman ha encontrado que el cereal y otros alimentos con alto contenido de carbohidratos alivian tanto los síntomas psicológicos, como la tensión, la angustia, la ansiedad y los cambios de humor que acompañan al **SPM**.

La doctora Wurtman le sugiere que tome un plato de cereal sin azúcar cuando tenga hambre (sólo recuerde leer los contenidos en el paquete y elija un producto que tenga poca sal). "Funciona como el Valium". En general, la doctora Wurtman ha encontrado que las mujeres que padecen **SPM** se vuelven más alertas y son más felices cuando comen alimentos ricos en carbohidratos, que cuando estos son ricos en proteínas y bajos en carbohidratos.

La cura de vitaminas

Algunos expertos sugieren que coma ciertos alimentos ricos en vitaminas y minerales clave para evitar los síntomas del síndrome premenstrual (**SPM**).

Haga a su piel un favor con las vitaminas A y D. Este dúo dinámico puede jugar un papel en la supresión del acné premenstrual y la piel grasosa, dice la doctora Susan Lark, directora médica del Centro de Autoayuda para la Menopausia y el **SPM**, en Los Altos, California. Entre las mejores fuentes de vitamina **A** están las zanahorias crudas, las espinacas cocidas, los camotes cocidos y el melón fresco. El sol le brinda la vitamina D, pero también puede obtener este nutriente de la leche fortificada y el cereal.

Siéntase mejor con la vitamina B6. Aumente la ingestión de vitamina **B** para aliviar síntomas como los cambios de humor, la retención de fluidos, el dolor de senos, la hinchazón, el antojo de dulce y la fatiga, dice la doctora Lark. La mayoría de las mujeres toleran suplementos de 25 a 100 miligramos al día. También asegúrese de incluir en su dieta alimentos ricos en vitamina **B6**, como *varios tipos de pescado y la carne blanca del pollo y el pavo.* Las papas y plátanos también son buenas fuentes de esta vitamina.

La vitamina C reduce la tensión y las alergias. La vitamina C ayuda a aliviar la tensión que provoca el **SPM**, dice la doctora Lark. Y como también es un antihistamínico natural, puede ayudar a aquellas mujeres cuyas alergias empeoran antes del periodo menstrual. Puede obtener buenas dosis de esta

Muévase. Cuando su estado de ánimo se va por el camino salvaje, salga a caminar. "Se ha descubierto que el ejercicio reduce significativamente muchos síntomas físicos y psicológicos del **SPM**", dice Ellen Yankauskas, directora del Centro de Mujeres para la Salud Familiar en Atascadero, California. El ejercicio libera endorfinas, unos químicos cerebrales que alivian el dolor y producen una sensación de bienestar. Eso, en las pacientes de **SPM**, significa menos llanto y ansiedad. Se ha visto que el ejercicio también reduce el dolor de senos, el ansia de comer, la retención de fluidos y la depresión.

"Es mejor hacer ejercicio por lo menos tres veces a la semana aunque no tenga el **SPM**. Caminar es uno de los ejercicios que recomiendo, porque le ayuda a mante-

vitamina de vegetales como el brócoli, las colecitas de bruselas y los pimientos crudos. Además, hay muchos tipos de fruta y jugos de fruta que son excelentes fuentes como el melón, la toronja, la naranja, el jugo de arándano y otros cítricos.

Alivie los síntomas con vitamina E. Esta vitamina un tiene poderoso efecto sobre el sistema hormonal y ayuda a aliviar los dolorosos síntomas de los senos, la ansiedad y depresión, dice el doctor Guy Abraham, investigador, en Torrance, California, y antiguo profesor de obstetricia y endocrinología ginecológica de la Universidad de California, Los Angeles. Entre las fuentes de esta vitamina se encuentran muchos de los aceites de cocina y ensaladas, como el de oliva, cártamo, maíz, así como algunas frutas como las zarzamoras y manzanas.

Tome calcio y magnesio para luchar contra el SPM. Estos dos minerales trabajan juntos, dice la doctora Lark. El calcio ayuda a prevenir los cólicos premenstruales y el dolor, en tanto que el magnesio ayuda al cuerpo a absorber el calcio, así como a controlar los antojos de comida y a estabilizar los estados de ánimo.

Si no padece intolerancia a la lactosa, considere la leche descremada como buena fuente de calcio. Otros alimentos ricos en calcio son los vegetales de hojas, frijoles, chícharos, el tofu (requesón de soya) y el salmón de lata. Buenas fuentes de magnesio son las espinacas, el tofu, el arroz integral y ciertos pescados como la macarela y el hipogloso.

ner los huesos fuertes". La doctora Yankauskas le sugiere que salga a caminar por lo menos 12 minutos a media hora o más, lo que resultará mucho mejor.

Elimine las bebidas cafeinadas. Si es sensible a la cafeína (algunas personas lo son más que otras), entonces no tome café, té, cola y chocolate, dice la doctora Annette MacKay Rossignol, profesora y directora del Departamento de Salud Pública de la Universidad del estado de Oregon, en Corvallis. Los estudios han sugerido que el riesgo del **SPM** es entre dos y siete veces más entre mujeres que consumen dos o más tazas de café o té al día, informa la doctora Rossignol. La cafeína es un estimulante que contribuye a la ansiedad e irritabilidad, y puede contribuir al dolor de senos.

Lea las etiquetas de los calmantes de dolor. Puesto que la cafeína agrava los síntomas del **SPM**, asegúrese de que los calmantes que consuma no tengan esta sustancia. "Tiene que ser una lectora de etiquetas", aconseja la doctora Yankauskas. Un calmante con cafeína empeorará los síntomas del **SPM**.

Evite el alcohol. El alcohol es un depresivo y un diurético que puede empeorar las jaquecas y la fatiga del **SPM**, así como acentuar la depresión, añade la doctora Yankauskas. Por este motivo, es aconsejable que evite las bebidas alcohólicas, incluidos el vino y la cerveza, cuando esté teniendo problemas con el **SPM**, aconseja la doctora Yankauskas.

Sobrepeso

En este mismo instante la mitad de *todos* los norteamericanos adultos están a dieta. Millones más están luchando tenazmente para quemar calorías en clases de aerobics, en cronometrados kilómetros corridos o caminados, en escaladores y máquinas de remos. Todas empresas muy serias cuando esos kilos de más parecen haber llegado para quedarse.

Si usted pertenece al grupo de norteamericanos en que uno de cada tres tiene sobrepeso, probablemente ya sepa la clave para un cuerpo delgado: una dieta baja en grasas y ejercicio, pero a pesar de los pasteles de arroz y viajes diarios al gimnasio esos tercos kilos parecen decididos a quedarse ahí como parientes gorrones en un largo fin de semana. ¿Por qué esos kilos no agarran la onda y se *van*?

Sólo desearlo no servirá; pero hay otros métodos que sí. He aquí cómo puede acelerar la pérdida de peso y sacar el máximo de su esfuerzo por controlar el peso.

Coma frijoles varias veces a la semana. "Incluir frijoles en su dieta puede hacerle perder peso y rápido", dice la doctora María Simonson, profesora emérita y directora del Programa de Salud, Peso y Estrés de las Instituciones Johns Hopkins, en Baltimore. "Los frijoles, que tienen poco contenido de grasa y calorías, proporcionan una sensación de estómago lleno que dura hasta *cuatro horas más* que una comida sin frijoles". Por supuesto, entre más lleno se sienta uno, menos comerá.

Beba más agua. No es secreto que el agua es una herramienta efectiva para perder peso y que entre más agua beba, más peso perderá. Beber un vaso de agua

Cuidado con esta trampa de los dietistas

Los dietistas pueden ganar peso al estar consumiendo alimentos *"lite"* y con edulcorantes bajos en calorías. ¿Cómo? Cuando creen que están "ahorrando" calorías al elegir estos productos dietéticos comen de más, dice el doctor Richard Mattes, del Centro Monell de Sentidos Químicos, en Filadelfia. Por ejemplo, se permite comer más galletas, porque está ahorrando calorías con el sustituto de azúcar en el café.

El truco para perder peso efectivamente es eliminar estas calorías y hacer ejercicio regularmente, dice el doctor Mattes.

cada vez que tiene hambre le ayuda a quitar el ansia por comer que, con frecuencia, es ansia por beber, dice el doctor George Blackburn, jefe del Laboratorio de Nutrición/Metabolismo del New England Deaconess Hospital, en Boston. Un vaso antes de cada comida, también ayuda a comer menos.

Haga ejercicio después de comer. Probablemente sabe que el ejercicio aeróbico es esencial para perder peso, de hecho, es más importante que la dieta cuando se tiene más de 35 años. Sin embargo, mucha gente no sabe *cuándo* hacer ejercicio para lograr el máximo beneficio. La respuesta es: practique una actividad física ligera después de comer.

¿Por qué? "Una moderada sesión de ejercicio después de comer quema las calorías que acaba de consumir y no las almacena", dice el doctor Bryan Stamford, director del Centro de Promoción de la Salud y profesor de salud relacionada de la Escuela de Medicina de la Universidad de Louisville, en Louisville, Kentucky. El doctor Stamford señala que al evitar el almacenamiento de calorías, evita, asimismo, que se conviertan en grasa.

El doctor Stamford recomienda una caminata tranquila o cualquier otro tipo de actividad ligera después de comer. Al hacer la digestión se queman calorías, por supuesto, pero duplicará esa cantidad si hace algo de ejercicio después de comer.

Levante pesas para bajar su peso. Aunque el levantamiento de pesas ha estado consignado a un segundo lugar como quemador de grasa (el ejercicio aeróbico tiene el primer lugar), las nuevas investigaciones indican que entre más músculo tenga, más rápido será el ritmo de trabajo de su metabolismo. De hecho, el músculo adicional hace que el metabolismo suba aun cuando está en reposo.

Durante el curso de un programa de pesas de 8 a 12 semanas lo típico es ganar peso, un kilo y medio más o menos de músculo. Eso hace que queme 250 calorías diarias adicionales, aunque sólo esté sentado, dice el doctor Wayne Wescott, asesor para entrenamiento de fuerza de la **YMCA**.

Haga del desayuno su comida principal. El desayuno debe ser **siempre** la comida más grande y con más calorías del día. "Se queman calorías más rápido y completamente una hora después de haberse levantado que a cualquier otra hora del día", dice la doctora Simonson, que le asegura que la mejor estrategia de dieta es una comida grande después de las 9:00 de la mañana todos los días, aunque no esté acostumbrado a este tipo de desayuno.

No coma poquito. Aunque muchas dietas comerciales anuncian 1000 calorías al día o menos, los expertos dicen que las mujeres de peso normal necesitan por lo menos 1200 calorías para un éxito dietético a largo plazo; y un hombre necesita unas 1500 calorías. Estas cantidades son indispensables para tener una buena salud.

"Las dietas muy bajas en calorías rara vez funcionan a largo plazo", dice el doctor Wayne Calaway, profesor del Centro Médico de la Universidad George Washington, en Washington, D.C., y miembro del Comité de Pautas Dietéticas. "Desde un punto

---

Un secreto para tener éxito en su dieta: compre un mantel nuevo

Oigan, dietistas, pongan atención a los colores de su comedor. Una buena elección puede ayudarlos a perder peso.

"El color tiene influencia sobre todo en el proceso de alimentación de las personas con sobrepeso", dice la doctora María Simonson, profesora emérita y directora del Programa de Salud, Peso y Estrés de las Instituciones Médicas Johns Hopkins, en Baltimore, quien redujo su peso de noventa y tantos kilos a la *mitad* antes de convertirse en una importante investigadora de este tema.

"Si sufre de sobrepeso, consígase un mantel de color verde o azul oscuro, o marrón, pues le ayudará a suprimir el apetito", aconseja la doctora Simonson. Pintar la cocina con tonos de azul oscuro, violeta o verde también puede ayudar.

¿Y qué logra el efecto contrario? Los tonos naranjas, amarillos y rojos tienden a estimular el apetito y hacernos comer más, una de las razones por las que estos colores son elecciones muy populares en restaurantes y en los establecimientos de las cadenas de comida rápida.

de vista biológico, las personas que siguen dietas demasiado bajas en calorías se están muriendo de hambre. Cuando el cuerpo se ve sujeto a esta privación, dice, el metabolismo trabaja más despacio, de manera que en realidad lo que está haciendo es contrarrestar el éxito de su plan de pérdida de peso. También es muy difícil para el cuerpo adquirir los nutrientes que necesita.

Cene con Dvorak. Escuchar música clásica o cualquier otro tipo de música "suave" hace que mastique más veces por minuto, dicen los estudios de las Instituciones Médicas de Johns Hopkins. "Las personas que comen demasiado rápido pronto vuelven a tener hambre después de comer", dice la doctora Simonson. Si se tarda más en ingerir su comida, se sentirá y *quedará* más satisfecho durante largo tiempo. "También es más difícil digerir la comida cuando se lleva más tiempo comerla", hace notar.

Pero si va a escuchar música, que sea suave, ¡el rock pesado y rock and roll lo harán comer más rápido!

Busque otros placeres. "Muchas veces al querer comer, lo que se quiere en realidad es placer, consuelo, comodidad y alivio al aburrimiento", explica el doctor Howard Flaks, especialista en obesidad de Beverly Hills y director de relaciones públicas de la American Society of Bariatric Physicians. "La comida es sólo uno del infinito número de placeres".

El doctor Flaks proporciona a sus clientes una lista de 150 actividades placenteras que pueden practicar en lugar de comer, como tomar un baño caliente, llamar a un amigo, hacerse *pedicure* o planear unas vacaciones de fantasía. Su consejo: en lugar de buscar comida, busque otra situación placentera.

Sonambulismo

Hay gente que camina en estado de letargo durante el día con los ojos abiertos y la mirada vidriosa, ¿qué diferencia hay entonces entre estas personas y las que están dormidas?

Por supuesto que estos casos no están tan bien diagnosticados como el sonambulismo quizá porque cerca del 15 por ciento de la población, alrededor de 30 millones de norteamericanos, son sonámbulos. Esta condición médica, en torno a la que se han

Cuándo ver al doctor

"**E**n los adultos el sonambulismo está vinculado a un exceso de estrés de manera que tratarlo es una buena manera de controlar o eliminar el sonambulismo", dice el doctor Peter Hauri, codirector del Centro para Desórdenes del Sueño de la Clínica Mayo, en Rochester, Minnesota. (No debe usar alcohol ni otros sedantes para aliviar el estrés, ya que interfieren con la calidad del sueño.) El doctor Hauri y otros médicos recomiendan un tratamiento en un centro de desórdenes del sueño si tiene más de 18 años y padece este problema.

hecho tantos chistes, prevalece sobre todo entre las edades de los 6 y 12 años y, por lo regular, termina a los 14. De continuar más allá de los 18, los médicos aconsejan que busque asesoría en un centro de desórdenes del sueño.

De manera que, ¿qué debe hacer si se despierta por la noche y encuentra a un miembro de la familia caminando dormido? Estos son algunos de los consejos que los médicos dan para tratar a los sonámbulos.

No los despierte de repente. No es cierto el mito de que es peligroso para un sonámbulo despertarlo, pero si lo hace, apártese. "Si despierta abruptamente a un sonámbulo puede sorprenderlo y usted terminar con un ojo morado", dice el doctor Gary Zammit, director del Instituto de Desórdenes del Sueño en el Centro Hospitalario de St. Luke-Roosevelt, en la ciudad de Nueva York. "Lo mejor que puede hacer es conducirlo gentilmente hacia la cama e invitarlo a recostarse sobre la espalda. Puede hablar con él, pero de manera suave y tranquilizadora".

Protéjalo. "Si bien no debe intervenir con un sonámbulo, debe tomar medidas para evitar que se lastime", añade el doctor Marc Weissbluth, director del Centro para desórdenes del Sueño del Hospital Memorial para Niños y autor de *Healthy Sleep Habits, Happy Child* (Hábitos de sueño saludables: niños felices). "Eso significa cerrar con llave puertas, rejas en escaleras, seguros en ventanas y guardar juguetes con bordes afilados. Si protege a su sonámbulo, nada le pasará. Ya sea que regrese sólo a su cama o duerma en algún otro sitio".

Asegúrese de que duerma suficiente. El exceso de cansancio o la falta de sueño, culpables ambos de los terrores del sueño y de las camas mojadas, también pueden ocasionar sonambulismo en algunos niños, dice el doctor Weissbluth. "Con frecuencia la respuesta es simplemente asegurarse de que el niño duerma más".

Sordera

C uando alguien le dice que hay "murciélagos en el granero" y usted escucha que "el muchacho se fue al cielo", enfréntelo: el oído se le está yendo. Y eso no es de ayer.

"La pérdida del oído que experimentan la mayoría de los adultos probablemente se inició desde niños", dice el doctor Robert E. Brummett, farmacólogo del Centro de Investigaciones de la Sordera de Oregon, en Portland. "El oído de una persona se va deteriorando tan lentamente que no se percata de ello hasta que se llega a una pérdida severa del mismo".

La mayoría de los adultos mayores de 60 años pierden el oído. Pero este problema puede reducirse bastante si se trabaja con un audiólogo u otolaringólogo (especialista en oídos, nariz y garganta), dice la doctora Denise Wray, profesora de patología del habla/lenguaje de la Universidad de Akron, en Akron, Ohio. Si bien la pérdida del oído, por lo regular, es irreversible, se debe dar a sí mismo la oportunidad que brinda la tecnología. "Eso significa equiparse con el mejor apoyo posible contra la sordera", dice el doctor Sam Trychin, director de un Programa para el Tratamiento de la Pérdida del Oído de la Universidad de Gallaudet, en Washington, D.C. Independientemente de que tenga un aparato para la sordera, he aquí una serie de las mejores estrategias que le ayudarán a hacer todo más audible.

Cuándo ver al doctor

S i tiene mareo, dolor, náusea, zumbidos repentinos en los oídos o pérdida total del oído repentinamente, debe ver al médico. Es especialmente importante si esto ocurre en un solo oído. Pudiera ser tan sencillo como que el oído externo se le hubiera tapado con cerumen, pero podría tratarse de un problema que requiriera atención médica inmediata, dice el doctor Robert E. Brummett, farmacólogo del Centro de Investigaciones de la Sordera de Oregon, en Portland.

Aparatos auxiliares para la sordera

"**S**i las palabras le suenan *distorsionadas*, más que débiles, un aparato auxiliar para la sordera puede serle útil", dice Michael P. Sabo, director de audiología del Centro Médico Regional Good Samaritan, en Phoenix. Por ejemplo, hay receptores que conducen el sonido directamente de la televisión a su oído. Hay otros que se adaptan al teléfono, dice Cynthia Compton, directora del Centro de Aparatos auxiliares del Centro de Audiología de la Universidad de Gallaudet, en Washington, D.C. Busque también estos aparatos en sitios como iglesias y teatros. En ocasiones brindan este servicio a los asistentes que tienen problemas de oído

Haga elecciones acertadas. "Cuando entre a una habitación, haga una rápida evaluación de lo que puede presentarle problemas", sugiere el doctor Trychin. Reduzca el sonido ambiental tanto como sea posible apagando la televisión o el radio cuando está conversando, añade la doctora Sharon A. Lesner, profesora de audiología de la Universidad de Akron. "Y si no tiene usted control del sonido ambiental, váyase a otro sitio a platicar".

Cene lejos del estrépito. En un restaurante, colóquese lejos de la cocina y de la entrada", aconseja la doctora Lesner.

Idealmente elija un apartado con respaldo alto, de modo que pueda escuchar a la persona que se siente enfrente. O siéntese con la espalda contra la pared, de modo que ésta ataje el sonido.

Mire para oír mejor. Podrá entender más si ve más. "Asegúrese de que la luz dé sobre la cara de la persona a la que está tratando de escuchar. Y si usa lentes, cuide que su visión esté en óptimas condiciones", aconseja la doctora Lesner. No tiene que ser un experto lector de labios para entender las señales que ayudan a que las personas se comuniquen, pero escuchará mejor si sigue el movimiento de los labios y las expresiones.

Hable por sí mismo. "Exprese lo que necesita que su interlocutor haga para poder entenderle", dice la doctora Lesner.

"Por ejemplo, puede pedirle cortésmente que hable más despacio, o que parafrasee, o repita, lo que dijo. O decir usted lo que cree que su interlocutor dijo, y preguntar si es correcto".

Bloquee el ruido. Si ya está teniendo pérdida del oído, puede hacerse un mayor daño si permanece en situaciones ruidosas. "Ate un par de tapones de oídos o un amortiguador de ruido a cualquier equipo ruidoso que use", sugiere el doctor Brummett. Esos "silenciadores" personales le recordarán que debe proteger sus oídos.

Duplique la protección. "Si va a estar en una situación ruidosa, con una podadora de pasto, por ejemplo, use ambos silenciadores", sugiere el doctor Brummet. Entre mayor sea la protección, mejor será.

Talones con espuelas

L as espuelas son protrusiones óseas en la base del pie que ocasiona el constante jalón del ligamento que corre a lo largo de la planta del pie. Los corredores y todas las personas que someten sus pies a una fuerte actividad son propensas a desarrollar este mal, sobre todo si el pie, al correr, se voltea ligeramente hacia adentro (pronación). Ese movimiento excesivo sólo se suma al tirón del tendón.) Las personas que tienen el arco del pie muy pronunciado también desarrollan este tipo de protuberancia.

"Mucha gente piensa que, cuando le duele el talón, se debe a que tiene espuelas", dice el doctor Terry Spilken, podiatra y miembro facultativo del Colegio de Medicina Podiátrica de Nueva York, en la ciudad de Nueva York. "Sin embargo, no deben descartarse otras condiciones como la artritis o bursitis. La única manera de diagnosticar adecuadamente un talón con espuela es mediante rayos X". Una vez realizado lo anterior, esto es lo que puede hacer para quitarle el dolor a su espuela.

No camine "al natural". "Caminar descalzo es lo peor que puede hacer si tiene talones con espuelas", dice el doctor William Van Pelt, podiatra de Houston y antiguo presidente de la Academia Americana de Medicina podiátrica del Deporte. "Cuando camina sin zapatos se estira el ligamento de la planta del pie aún más, además de que se tiene menos estabilidad.

Use botas vaqueras. Mejor use calzado que tenga de 2 a 4 centímetros de tacón, como las botas vaqueras. De este modo el talón empuja el frente del pie hacia adelante, quitando así parte de la presión del talón.

Pruebe un soporte de goma esponjosa. Los soportes de arco y talón que venden en la mayoría de las farmacias y almacenes de artículos deportivos ayudan a las personas que padecen este mal de dos modos: "Soportan el arco, lo que controla el excesivo movimiento de pronación y ayudan a elevar el talón un poco, lo que aligera la presión a la espuela", dice el doctor Van Pelt. También le recomienda que primero pruebe un par de soportes de arco de goma esponjosa. Si no le proporcionan alivio, pruebe un soporte de talón.

Dése masaje. "Un masaje regular en todo el pie y sobre todo en el talón también le ayudará bastante", dice el doctor Spilken, ¿El mejor masaje? Frote transversalmente la zona que le duele con el pulgar a fin de ejercer más presión?.

Aplíquese hielo. Cuando le esté doliendo el talón, colóquese una bolsa de hielo envuelta en una toalla sobre la zona afectada, aconseja del doctor Spilken. Déjela así unos 10 minutos y luego retire el paquete otros 10. Repita este procedimiento varias veces hasta que las pulsaciones de dolor se calmen.

Use calor. Los médicos recomiendan que use calor diariamente para atraer el flujo sanguíneo a la zona y aminorar la inflamación. Una sesión de 15 a 20 minutos con una almohadilla térmica basta por lo regular.

Taquicardia paroxismal del atrio (ventricular)

¿Qué? Exacto, *taquicardia paroxismal del atrio*. El nombre puede escapársele, pero se estima que es una condición que afecta a cerca del 40 por ciento de la población de Estados Unidos. Si usted se encuentra en el grupo, se trata de una experiencia que no olvidará. Su corazón de repente alcanza los 220 latidos por minuto y siente que nunca se desacelerará. Lo asaltan calores, escalofríos y una sensación de pánico y fatalidad.

¿Ataque cardiaco?, así parece, pero en la taquicardia paroxismal del atrio o **PAT** (por sus siglas en inglés), no hay dolor severo de pecho. Otra diferencia radical es que esta alteración cardiaca *no* es fatal.

Básicamente se trata de una
ritmo del sistema cardiaco au
cando una repentina liberaci
durante 30 minutos (si el ep
misma reacción de defens
trás y grita '¡Buu!'", dice
cano de Prevención Mé

La taquicardia paro
Freddy Krueger, per
ca daño al tejido ca
normal del pulso en desc

De todas formas, el miedo a
te devastador y un indicio temprano a p
están sometiendo a sus cuerpos. Si se le ha
mal del atrio, esto es lo que puede hacer para contr

Tómelo con calma. "Si puede controlar el estrés y la a
evitando el riesgo a uno de estos ataques", dice el doctor Michael
cardiología de la Escuela de Medicina de la Universidad de Nuevo Méx
buquerque, y antiguo director del consejo sobre cardiología clínica de la Asocia

538 **Taquicardia paroxismal del**
Americana del Corazón. No e
función se presenta en pers
De modo que si ese es su e

Mate ese instinto
puede atacar una taq
y la competencia e
una competencia
riendo solos",
establece la di

Pase d
mo cardi
propens
o té, d

Cuándo ver al doctor

Aunque un ataque cardiaco y una taquicardia paroximal del atrio (**PAT** por sus siglas en inglés) tienen síntomas similares, *siempre* que sienta dolor en el pecho, debe tomarlo en serio, sobre todo si su médico no le ha diagnosticado ya la taquicardia. Si tiene cualquiera de estos síntomas, busque ayuda médica de emergencia.

- Un dolor intenso de pecho que le dure 15 minutos o más (este dolor se describe con frecuencia como una sensación de opresión excesiva).
- Dolor que podría, pero no necesariamente, extenderse al hombro y brazo *izquierdo*, la espalda y la mandíbula.
- Dolor prolongado en la parte superior del abdomen.
- Falta de aliento.
- Sensación de debilidad o desmayo.
- Náusea, vómito y sudor excesivo junto con el dolor.

sorprendente que los estudios muestren que esta dis-
nalidades muy activas del tipo A sumamente sensibles.
stilo, trate de tomar las cosas con más calma.

asesino. Inclusive en los momentos de esparcimiento lo
icardia, sobre todo si toma su juego con demasiada seriedad
s fuerte. "Las personas notan la presencia de ataques durante
como un juego de tenis, cosa que no sucedería si estuvieran co-
ice el doctor Crawford. "Es ese factor de estrés psicológico lo que
erencia".

largo el café. La cafeína puede desencadenar irregularidades en el rit-
co, de modo que algunos de los expertos le sugieren que las personas con
ón a las taquicardias limiten su consumo diario de cafeína a dos tazas de café
ice el doctor Frackelton.

También bájele al alcohol. "Si bebe, aunque sea ocasionalmente, puede expe-
mentar síntomas", dice el doctor Crawford. "Le recomiendo que no tome más de
dos vasos de cerveza, vino u otra bebida a la vez".

Tome una ducha fría. El agua fría desacelera el ritmo cardiaco cuando se está
sintiendo estresado o sufre un ataque.

Bájele al calcio. La taquicardia paroxismal del atrio, al igual que otros tipos de
arritmia, como el latido irregular, se trata, en ocasiones, con medicamentos que bloquean el calcio. "La teoría entre los especialistas en medicina preventiva como yo,
es que la taquicardia puede ser resultado de un exceso de calcio", dice el doctor
Frackelton. "Ingiera menos calcio y más magnesio y manganeso, que encuentra en
los productos de soya, los vegetales de hoja y las nueces. Le aconsejo que coma más
frutas y vegetales, pero el *doble* de estos últimos en relación a los primeros".

Váyase con tiento con el azúcar y la harina. "El azúcar y la harina detonan
la producción de adrenalina, lo que puede desencadenar un ataque", dice el doctor
Frackelton.

Suba el potasio. El potasio ayuda a "lavar" el cuerpo del exceso de sodio y de
otras sustancias dañinas. Abunda en los jugos de frutas, las pasas y sardinas, así como en los plátanos y papas.

Tartamudeo

Todos nos morimos de risa cuando vemos una caricatura con el arsenal de fallos, palabras salpicadas y fa-fa-falsos inicios. Pero si usted tartamudea o si su hijo pertenece a los millones de norteamericanos cuya habla se ve interrumpida por indecisiones, prolongaciones, repeticiones y bloqueos, entonces sabe de primera mano que el tartamudeo no es tan divertido como lo hacen parecer las caricaturas de Looney Tunes.

Cerca del cuatro por ciento de los niños entre los dos y siete años de edad, desarrollan cierto tartamudeo que es más común en los niños que en las niñas. Aunque la mayoría de los niños que tartamudean superan el problema en la pubertad, un pequeño porcentaje (menos del uno por ciento) puede conservarlo hasta la adultez.

Aún no se sabe lo que ocasiona el tartamudeo y no hay cura. "La especulación más socorrida es que se debe a una combinación de factores psicológicos, neurológicos y genéticos", dice el doctor Barry Guitar, profesor de ciencias y desórdenes de la comunicación de la Universidad de Vermont, en Burlington, pero se sabe que crea hábito y que, por lo regular, está relacionado con la tensión, dice el doctor Martin F. Schwartz, director ejecutivo del Centro Nacional para el Tartamudeo en la ciudad de Nueva York.

Cuando un niño está aprendiendo a hablar, o cuando un adulto tiene que hablar en situaciones que le producen estrés (ante una gran audiencia, por ejemplo) esa tensión recae en las cuerdas vocales que se cierran y bloquean. La persona lucha para que salgan las palabras. Esa lucha es la que se convierte en tartamudeo. "En cuanto las cuerdas vocales se abren y relajan, el tartamudeo cesa inmediatamente", dice el doctor Schwartz.

Si su hijo tartamudea, pruebe estas técnicas.

Haga una pausa. En ocasiones el tartamudeo se presenta porque está tratando de hablar rápido o más aprisa que los demás. "Disminuya la prisa hasta conseguir un ritmo normal y relajado", dice el doctor Edward G. Conture, director del Programa de Ciencias y Desórdenes de la Comunicación de la Universidad de Syracuse, en Syracuse, Nueva York. "Cuando alguien le haga una pregunta, espere uno o dos segundos antes de responder, luego hágalo tomándose el tiempo necesario".

El tartamudeo se anuncia con muecas. Antes de empezar a tartamudear, la persona hace gestos y muecas con la boca sin ser consciente de esos movimientos. El doctor R. Gregory Nunn, psicólogo clínico y presidente de R.G. Nunn y Asociados, una clínica privada de San Diego, sugiere que use *comportamientos de competencia* cuando sienta la manifestación del tartamudeo.

Al sentir los músculos tensos, por ejemplo, deje que sus brazos, hombros, pecho y estómago se relajen. Si tiene los labios apretados, ábralos ligeramente o relaje la garganta dejando salir un poco de aire antes de decir sólo una palabra por respiración, incrementando gradualmente el número hasta sentirse cómodo.

Regístrelo. Lleve un registro personal de todos los episodios de tartamudeo. Anote lo que sucede antes y durante el tartamudeo, recomienda el doctor Nunn. "Cuando esté al tanto de situaciones y comportamientos que contribuyen al tartamudeo puede detectarlos por adelantado y prevenirlo antes de que se presente". Si siempre tartamudea en el teléfono, por ejemplo, prepárese para poner en práctica las técnicas de comportamiento competente aun antes de marcar.

Practique la respiración natural. "Un tartamudo trata de hablar con respiraciones cortas, rápidas y disparejas, o bien, mientras retiene el aliento", explica el doctor Nunn. "Debe acostumbrarse a respirar con naturalidad mientras habla". Respire relajadamente por la boca llenando los pulmones con una cantidad cómoda de aire y luego deje que salga lenta y homogéneamente, produciendo un sonido profundo. Practique este patrón de respiración diariamente. Después trate de incorporar esta manera de respirar cuando hable, dejando que las palabras salgan con facilidad al tiempo que exhala homogénea y fluidamente.

Sincronice su flujo de aire. El doctor Schwartz recomienda el siguiente método para eliminar la tensión de las cuerdas vocales. Primero relájese. Respire fácil y brevemente por la boca. Justo antes de hablar, deje que el aire pase pasivamente por la boca permitiendo que abra las cuerdas vocales bloqueadas. Diga la primera palabra lentamente, prolongando la primera sílaba y comenzando a articular la segunda. Luego proceda a hablar con un tiempo que le acomode. Haga esto en cada oración, deteniéndose, y comenzando y haciendo pausas naturales. El tartamudeo debe cesar enseguida. Practique esta técnica durante 15 minutos tres veces al día y trate de integrarla a sus conversaciones. Cuatro meses de práctica diaria debe hacer de esta práctica un hábito de comportamiento.

Cuándo ver al doctor

¿Cómo saber si debe ayudar a un niño tartamudo en casa o si debe ver a un especialista en habla? El doctor Martin F. Schwartz, director ejecutivo del Centro Nacional para el Tartamudeo, en la ciudad de Nueva York, le brinda estas pautas.

Si usted es padre de un niño que tartamudea y algún otro familiar cercano lo hace también, es probable que este hábito del niño se prolongue a la adultez. Fíjese si lucha ávidamente con las palabras o las oraciones y también si el tartamudeo se presenta todos los días y el niño tiene una reacción de incomodidad y se niega a hablar. Cuando el tartamudeo es persistente debe, definitivamente, acudir al especialista.

En la adultez el hábito se ha afianzado y requerirá una buena parte de asesoría para superar el problema. La ayuda de un terapeuta especialista del habla puede ser necesaria antes de poder cambiar el hábito.

Asimismo, si el tartamudeo se desarrolla *por primera vez* en la adultez o repentinamente en niños mayores que normalmente tuvieron un habla fluida, esto puede deberse a una lesión neurológica en el cerebro, o bien, a un evento traumático. Vea al doctor inmediatamente.

No tome cafeína. La cafeína, azúcar y otros estimulantes motivan la tensión muscular y de las cuerdas vocales, dice el doctor Schwartz. Debe eliminar o reducir su consumo.

Pase de largo los dulces. Tan sólo la reducción del azúcar ha eliminado completamente los episodios de tartamudeo en algunos niños, dice el doctor Schwartz. Podrá observar rápidas mejoras en el habla de su hijo con sólo disminuir el consumo de pasteles, galletas, dulces y refrescos gaseosos.

Establezca un buen ritmo. "Cuando los niños tratan de hablar rápido o más rápido que los adultos, con frecuencia tartamudean", dice el doctor Conture. "Si habla lenta y homogéneamente a su niño, éste copiará el modelo y disminuirá la precipitación de su charla naturalmente". El doctor Conture le da otros consejos: haga una pausa de dos segundos antes de responder las preguntas de su hijo; trate de no terminar las oraciones del niño, hablar al mismo tiempo que él o interrumpirlo; no le diga que hable lentamente si usted no lo está haciendo.

Descanse del ruido. Un ambiente de charla precipitada en el que es difícil hablar o hacerse escuchar puede aumentar el tartamudeo del niño, dice el doctor Conture. Cuando hable a un niño que tartamudea, apague la televisión, el radio o tenga el volumen bajo, para que el niño no tenga que competir con el ambiente ruidoso. Una práctica ideal es otorgar un tiempo para discusiones familiares y luego dar a cada quien su turno para hablar sin interrupciones. "Por otro lado, si el niño le habla cuando usted está haciendo cosas que requieren de su concentración, interrumpa esa tarea y préstele atención. Asegúrele que está escuchando y, en efecto, escuche", recomienda el doctor Conture.

Tendinitis

Su hermano dice que es una rasgadura muscular, su cónyuge afirma que es una tendinitis y su vecino le asegura que tiene bursitis; pero usted sólo sabe una cosa: jugó basquetbol un poco más de lo que debiera y ahora siente que jamás volverá a mover la rodilla.

¿Cómo saber que esa inflamación es tendinitis y qué puede hacer para aliviar el dolor? La tendinitis es una inflamación del tendón, el ligamento que une el músculo al hueso. "De manera que ahí es donde debe sentir el dolor", dice el doctor Robert E. Leach, profesor y director del Departamento de Cirugía Ortopédica del Centro Médico de la Universidad de Boston y director del Comité Olímpico de Estados Unidos para Medicina del Deporte y Ciencias del Deporte. Una rasgadura muscular, en cambio, sucede en la "barriga" del músculo y sólo duele cuando lo estira.

Si tiene tendinitis, repose y ponga en práctica lo siguiente para sentirse mejor.

Aplique hielo. "El hielo alivia la inflamación porque disminuye el flujo sanguíneo en la zona lastimada", dice el doctor Steven F. Habusta, de Parkwoods Orthopedics, Inc., en Toledo. "No existe la idea de demasiado en lo que se refiere al hielo".

Puede comprar una bolsa de hielo de jalea o llenar con hielo una bolsa de plástico que selle al cerrar. Otra alternativa es una bolsa de vegetales congelados, sugiere el doctor Habusta. Coloque una toalla entre la bolsa de hielo y su piel para evitar quemaduras o ampollas.

Estire. "Estire con cuidado el músculo y tendón afectado para que no se tense. Esta es una medida importante tanto para el tratamiento como para la prevención de la tendinitis", explica el doctor Leach. "Pero no estire tanto que le cause dolor. El dolor, por lo general, significa que está rasgando el tejido". Estire el músculo lastimado diariamente mediante movimientos suaves y lentos.

Tome un desinflamatorio. "La aspirina y el ibuprofén (Advil) se encuentran al alcance de la mayoría de las personas y ambos son desinflamatorios. Tome cualquiera de ellos (pero no ambos) un par de veces al día", recomienda el doctor Leach, pero preste atención a la dosis que tome diariamente. "Si nota que no está mejorando o que ha aumentado la cantidad, es obvio que debe hacer algo más", dice el doctor Leach.

Alivie con calor. "A veces usamos linimentos como Ben-Gay sobre la lesión", dice el doctor James A. Nicholas, director del Departamento de Ortopedia y del Hospital Lenox Hill, en la ciudad de Nueva York. Cuando se unta el linimento ligeramente sobre la piel que cubre al tendón, puede sentir alivio. No lo use más de lo que recomiendan las instrucciones, ya que el exceso de estos productos le puede quemar la piel. *Nota:* no use almohadillas térmicas y linimentos al mismo tiempo, porque puede terminar con una dolorosa quemada.

Pruebe las compresas calientes: "Al tratar las lesiones crónicas de los atletas usamos calor húmedo", dice el doctor Nicholas. Humedezca una toalla y cubra completamente un lado con una capa doble de plástico o celofán y coloque una al-

Cuándo ver al doctor

¿El dolor empeora cada vez que le pega a la pelota de tenis? ¿Cada vez resulta más difícil abrir el tarro de mayonesa?

Si el dolor empeora o dura demasiado tiempo, debe ver al médico, aconseja el doctor James A. Nicholas, director del Departamento de Ortopedia del Hospital Lenox Hill, en la ciudad de Nueva York. Recomienda que vea al médico si el dolor interfiere con la habilidad para hacer aquello que desea hacer (algo tan simple como, por ejemplo subir las escaleras).

El doctor Nicholas hace notar que la tendinitis puede tener muchos orígenes, algunos más serios que otros. "Podría ser producto de una lesión, de la gota, de la artritis reumática o de algunos desórdenes metabólicos".

mohadilla térmica sobre el plástico. La toalla húmeda debe colocarse sobre la piel durante una hora y media diariamente. El doctor Nicholas señala que este procedimiento es una forma conveniente de proporcionar calor húmedo continuo. "Asegúrese de que el calor no sea demasiado que lo pueda quemar", advierte.

Eleve. Si puede poner a descansar el miembro o articulación lastimados sobre un nivel superior al del corazón, aliviará la inflamación que con frecuencia acompaña a la tendinitis. Si tiene tendinitis en la pierna, por ejemplo, descanse con la pierna elevada sobre una pila de almohadones.

Use un cabestrillo. Si tiene tendinitis en el hombro, coloque el brazo de la parte lastimada sobre un cabestrillo de tela como se hace con las roturas de brazo. La idea es mantener el brazo inmóvil de manera que el hombro no se esté moviendo.

Masaje. El masaje no sólo sirve para brindarle alivio, también le ayuda a relajar el músculo y tendón, de manera que lo pueda estirar con facilidad, explica el doctor Leach. Aunque el masaje no lo curará, sí le ayudará a sentirse más confortable en lo que sana la inflamación del tendón.

Tome en consideración su calzado. Hay ciertos zapatos que previenen la tendinitis del tendón de Aquiles, justo arriba del talón. La doctora Carol Frey, jefa del Servicio para Pies y Tobillos y profesora de cirugía ortopédica de la Escuela de Medicina del Sur de California, en Los Angeles, dice que lo mejor es pedir al vendedor de calzado un zapato con una pequeña cuña y almohadilla moldeada para el talón de Aquiles. Si explica que tiene tendinitis, el dependiente podrá indicarle cuáles son los zapatos más apropiados.

Escuche a su cuerpo. La tendinitis agobia hasta a los atletas mejor entrenados, pero puede evitarla hasta cierto punto si evita excederse en el ejercicio y entrenamiento. "El problema básico es el exceso de uso de la unidad músculo/tendón", explica el doctor Leach, quien señala que esto puede suceder hasta cuando alguien entrena y estira apropiadamente pero su entusiasmo lo lleva a excederse. El cuerpo tiene un punto en el que dice "¡Espera, ya tuve bastante!" Según el doctor Leach la mejor precaución es brindar reposo al cuerpo.

Fortalezca los músculos. "Una vez que haya sanado de la tendinitis, deberá fortalecer esa zona muscular", aconseja el doctor Leach. "Se debilita y cuando eso sucede es más probable que le vuelva a suceder". Los músculos fuertes ayudan a *prevenir* este mal. El doctor Leach recomienda que levante pesas regularmente (puede usar directorios telefónicos) para prevenir la tendinitis.

Haga del estiramiento una rutina diaria. Una adecuada flexibilidad y capacidad de estiramiento le ayuda a prevenir la tendinitis, dice el doctor Nicholas. Lentamente estire los músculos por la mañana y antes de hacer ejercicio. No sólo se sentirá mejor, también protegerá sus tendones contra lesiones. Pero asegúrese de estirar los músculos del derredor, así como aquellos que están afectados. Si tiene la tendinitis de Aquiles, por ejemplo, debe estirar el muslo tanto como la pantorrilla. Si tiene tendinitis en el codo (codo del tenista), deberá estirar los músculos del hombro, los bíceps y tríceps.

Timidez

Quizá son esos ojos que se vuelven hacia el piso o es esa encantadora risita nerviosa, lo cierto es que desde hace tiempo se ha considerado que la timidez tiene cierto atractivo sensual, por lo menos cuando el cortejo se hace desde el otro extremo de la habitación.

Pero si uno trata de acercarse e intimar, ¿qué es lo que ve? Probablemente nada. Por lo general, la chica atractiva suele huir para evitar que uno le hable.

No se ría. No hay nada chistoso en la ansiedad social o lo que se conoce como timidez. Es tanta la preocupación por lo que uno va a decir y la impresión que va a causar, que se tiene problemas para recordar nombres, rostros y hasta para tomar la más elemental de las decisiones frente a otras personas. Es estar tan atemorizado de comunicarse, que uno se vuelve prisionero de las propias inseguridades.

¿Qué es lo que provoca la timidez? Algunos expertos señalan con el índice a los padres que mostraron afecto al niño sólo cuando se portaba "bien" y no amor incondicional. Otros creen que la timidez es resultado de eventos traumatizantes que sucedieron en la infancia o adolescencia. "Existen muchas teorías, pero no cabe duda de que hay un factor genético involucrado", dice el doctor Warren Jones, psicólogo de la Universidad de Tennessee, en Knoxville, y autoridad en el tema. "La timidez se transmite a través de la herencia".

No puede cambiar sus genes, pero aun si tiene cierta predisposición a la timidez, puede modificar algunas de sus tácticas. Si siente que la timidez comienza a apoderarse de usted, pruebe estas técnicas.

Hágale como Mike Wallace. "La esencia misma de la timidez es estar en una situación social en donde no sabe exactamente qué hacer o decir y siente una gran incomodidad al respecto. Pero una de las cosas que una persona tímida puede hacer para deshacerse de buena parte de las reacciones negativas que resultan de esto, es adoptar el papel de entrevistador", dice el doctor Jones. Proporciona el ejemplo de una situación clásica: Se encuentra usted en una fiesta en donde el anfitrión lo presenta con un extraño y parte. "Al quedarse en esta posición, en lugar de tratar de huir y preocuparse porque puede 'exponerse', debe adoptar el papel del que pregunta", sugiere el doctor Jones. "Así no sólo se deshace de la presión de tener que mantener la conversación, también es muy estimulante, ya que la mayoría de las personas (sobre todo si no son tímidas) gustan hablar de sí mismas".

Recuerde el juego del nombre. "Muchas personas tímidas están tan nerviosas cuando las presentan a extraños que en realidad no escuchan el nombre de las otras personas. Se encuentran demasiado ocupadas enfocadas en lo que van a decir ense-

---

¿Estará su hijo destinado a la timidez?

¿**P**or qué ser tímido? Buena pregunta, ya que nadie quiere ser tímido. Aunque la mayoría de los expertos concuerdan en que la genética juega un papel clave, una detección temprana de este problema puede hacer que su niño tome el camino de la confianza en sí mismo e intrepidez. Enseguida presentamos algunas de las claves que le permitirán saber si su niño tiene propensión a la timidez.

- Reuniones "frenéticas" con los padres. Aunque los niños en general no simpatizan con la idea de quedarse con un extraño (alguien que no es ni mamá ni papá), el niño tímido tiene reacciones particularmente fuertes, sobre todo cuando vuelve a reunirse con sus padres. "La mayoría de los niños los recibirán con pruebas de afecto que durarán un breve tiempo y luego retomarán sus actividades", dice el experto en timidez, doctor Warren Jones, psicólogo de la Universidad de Tennessee, en Knoxville. "Pero los niños con predisposición a la timidez tienden a hacer de este momento un encuentro frenético que dura más de lo necesario".

- Obsesión en torno al orden normal de los sucesos. "Otra clave es cuando un niño muestra una preferencia obsesiva hacia la estructura y el orden", añade el doctor Jones. ¿Qué es obsesivo? "Si en una ocasión se olvida una parte de la rutina de la comida, como por ejemplo, la oración de la bendición de los alimentos, el niño comienza a objetar vigorosamente y a insistir en regresar y hacer como dicta la costumbre".

guida", añade el doctor Jones. "Un buen hábito es hacer que las personas repitan su nombre *inmediatamente* después de ser presentados. Por ejemplo, 'Disculpe, ¿dijo Miguel?'. De esta manera se puede concentrar en algo en lugar de preocuparse por sí mismo. Esta estrategia es importante sobre todo cuando se le escapó el nombre por completo. Resulta más fácil admitirlo desde el principio de la conversación que esperar media hora y hacer creer a la persona que escuchó su nombre".

Haga una lista de sus logros. "Yo aconsejo a las personas que escriban en una o varias tarjetas todas las virtudes que tienen como personas y todos los logros que han obtenido. Luego deben leer la lista antes de dar una charla, acudir a una cita o hacer cualquier actividad que les cause ansiedad", dice el doctor Christopher McCullough, psicoterapeuta de Raleigh, North Carolina, y antiguo director del Centro para la Recuperación de Fobias y Ansiedades de San Francisco, que se ha especializado en el estudio de la ansiedad social. "Si tiene problemas para hacer la lista, entonces debe sentarse con un amigo o familiar que pueda señalarle las virtudes. La mejor manera para sentirse cómodos y tranquilos es insistir en ser uno mismo. Hacer una lista de logros muestra que su yo genuino no es tan malo".

Tinnitus

Para la mayoría de las personas el sonido rítmico de las olas del mar acariciando la orilla de la playa es tan tranquilizante como una canción de cuna, pero si ese sonido lo tiene *dentro* de los oídos esa ya es otra historia. El tinnitus o "zumbido de oídos" es el nombre de esa canción de cuna que no es nada tranquilizadora.

El tinnitus no es una enfermedad y no ocasiona desórdenes del oído. Es cualquier tipo de sonido que sucede *dentro* de la cabeza.

¿Las causas? El tinnitus puede ser señal de pérdida acústica o el resultado de lesiones en la cabeza, infecciones del oído o enfermedades que van de la gripe común a la diabetes. Las personas que trabajan con equipo ruidoso, como herramientas eléctricas, también llegan a padecerlo. Asimismo, el tinnitus puede originarse con un sólo ruido estridente, como el disparo de un arma de fuego o una explosión.

En ocasiones sólo es temporal. Si tiene el zumbido en los oídos durante unos cuantos días (quizá porque escuchó música demasiado fuerte) tómelo como una señal de advertencia. Disminuya el nivel de sus hábitos de sonido, pues el tinnitus puede volverse algo permanente.

Aunque el tinnitus haya llegado para quedarse, existen cosas que puede hacer al respecto. Lo primero es acudir a una revisión médica. Después de eso estas son algunas de las cosas que puede hacer para sobrellevarlo.

Disminuya el sonido que lo rodea. "*Jamás* exponga sus oídos a sonidos fuertes, porque eso simplemente agravará el problema", advierte el doctor Jack Vernon, profesor de otolaringología de la Universidad de Ciencias de la Salud y director del Centro de Investigación del Oído Oregon, ambos en Portland. "Si tiene que elevar la voz para ser escuchado, entonces el ruido que lo rodea es demasiado alto. Eso incluye las aspiradoras, lavadoras de trastes, cortadoras de césped y demás".

De manera que use tapones de oído cuando lo rodee el sonido. En las farmacias venden tapones de espuma, goma y cera, así como audífonos que sirven para amortiguar el ruido.

Pruebe un poco de estática nocturna. Algunas personas no notan el tinnitus durante el día, pero en cuanto las luces se apagan los sonidos de chicharras y campanas no les permiten pegar el ojo. "Yo recomiendo a estas personas que enciendan el radio **FM** y sintonicen un espacio estático entre dos estaciones", dice el doctor Vernon. Tenga el radio cerca de la cama con el volumen audible necesario para que la estática cubra los ruidos *internos* y le permita dormir. Otros sonidos que pueden ser la llave al mundo de los sueños es el sonido de un ventilador funcionando toda la noche o un poco de música suave.

Ponga la caída de agua. Del departamento de "cubiertas de sonido": "Algunas personas no escuchan el tinnitus cuando están en la ducha", dice el doctor Vernon. Por supuesto que no puede quedarse en el agua todo el día, pero puede llevarse la ducha consigo. El doctor Vernon sugiere que grabe en una cinta la caída del agua. Cuando el tinnitus empeore, escuche la cinta con unos audífonos, recomienda. (La idea es encontrar una banda de tonos que incluya el tono de su tinnitus y que resulta más tranquilizador escuchar.)

Respire profundamente para disminuir el estrés. "Con frecuencia, al reducir el estrés también se reduce el tinnitus", dice el doctor Robert E. Brummett, farmacólogo del Centro de Investigaciones de la Sordera Oregon, en Portland. La respiración profunda y lenta es una manera segura de aliviar el estrés cada vez que sienta que se apodera de usted, dice el doctor Vernon, pero tenga cuidado, pues puede no bastar. Acuda a un consejero si está teniendo dificultades a causa del estrés en su vida y si su tinnitus empeora por esta causa.

Pase de largo el cigarro y el alcohol. "Restrinja el consumo de nicotina, alcohol, agua tónica y cafeína", sugiere el doctor Brummett. Si encuentra que la abstención de estos productos le ayuda, considere unas vacaciones permanentes de estos provocadores de sonido.

No tome aspirina. Las personas que padecen tinnitus y que toman aspirina diariamente (para la artritis, por ejemplo) deben probar otro medicamento desinflamatorio de ser posible, sugiere el doctor Brummett. La aspirina puede empeorar este malestar. Otros desinflamatorios pueden tener este mismo efecto negativo, pero no todos. Investigue con su médico otras alternativas hasta que encuentre la que pueda tolerar.

Dése una dosis de distracción. "Distraerse del tinnitus ciertamente ayuda", dice el doctor Vernon. "Concéntrese en algo: ayude a otros, súmese a grupos de voluntarios. ¡No se retire! Las personas que padecen tinnitus necesitan enriquecer sus vidas, no restringirlas".

Torceduras

S e para mal o pierde el equilibrio sobre sus tacones de aguja y ¡ayy! Se ha torcido el tobillo. Luego apoya la mano para amortiguar el golpe y ¡auch! Se ha torcido la muñeca.

Las torceduras se producen cuando hay un excesivo estiramiento o rasgadura del ligamento que es una de esas resistentes bandas de tejido elástico unidas a las coyunturas.

Seguro que sentirá dolor, pero por lo regular, hay otro síntoma que lo acompaña. La zona se inflama y se pone negra o azul. Si sufre una torcedura todo ese dolor e inflamación debe enviarlo al médico, que quizá le prescriba un vendaje de compresión por aire. Pero la mayoría de las torceduras son menores y con el cuidado y reposo adecuado se recuperará completamente en pocas semanas. Para ayudarse mientras tanto ponga en práctica los siguientes consejos.

Coma piña. "Puede acelerar su recuperación y eliminar la extensión del moretón si come mucha piña, especialmente después de lastimarse", dice el doctor Steven

Trate las distensiones con calor, no con frío

Hay una diferencia entre una *distensión* y una *torcedura*. Las torceduras afectan los ligamentos (o coyunturas). Las distensiones tienen lugar cuando se estira demasiado el *músculo* o se rasga parcialmente. Puede identificarlas porque la zona afectada no se inflama ni amorata como en la torcedura. El tratamiento también es distinto. Sanará más rápido si calienta ligeramente la zona lastimada, dice el doctor John Rabkin, profesor adjunto de cirugía de la Universidad de Ciencias de la Salud, en Portland.

El calor funciona mejor para las distensiones, porque aumenta el flujo sanguíneo y el influjo de oxígeno al músculo, lo que acelera la producción de colágeno, un paso crucial para el proceso de curación.

Coloque una botella de agua caliente o una almohadilla térmica en la zona afectada unos 15 ó 30 minutos, de cuatro a seis veces al día. Pero no dé masajes con Ben-Gay o cualquier otro ungüento antes de aplicar el calor. Si la piel absorbe demasiada crema, puede provocar ampollas profundas.

Subotnick, podiatra especialista en deporte de Hayward, California, y autor de *Sport and Exercise Injuries* (Lesiones del deporte y ejercicio). "La piña tiene bromeliácea, una enzima que ayuda a curar los cardenales y acelera la curación". El único defecto es que la bromelia puede ocasionar dermatitis a algunas personas, de manera que elimine la piña de su dieta si comienza a sentir comezón.

Hielo y elevación. La mayoría de los expertos recomiendan que aplique hielo enseguida de haber sufrido la torcedura y que eleve la parte lesionada por encima del nivel del corazón. El frío adormece el dolor y disminuye el flujo sanguíneo, aminorando la inflamación. Mantenga el hielo unos 15 ó 20 minutos sobre la zona y luego descanse un tiempo equivalente. Repita cuatro o cinco veces al día por lo menos dos días. Tenga cuidado de no colocar el paquete de hielo directamente sobre la piel, envuélvalo antes en una toalla. Al elevar la coyuntura ayuda a disminuir el flujo sanguíneo al área, lo que reduce el dolor y la hinchazón.

Vende. "Vendar la torcedura con una venda elástica sirve para mantener la coyuntura en la posición correcta y previene una futura lesión, añade el doctor Subotnick. "Vende de manera que el vendaje quede firme, pero no tan apretado que corte la circulación".

Use el zapato adecuado. Si constantemente se tuerce los tobillos esta es la manera de evitarlo en el futuro: Use zapatos especialmente diseñados para la actividad que realice. De esta manera tendrá el apoyo, tracción y acojinamiento necesarios y reducirá enormemente el riesgo de una nueva lesión. En general, el calzado deportivo de bota es la mejor opción, si tiene propensión hacia las torceduras de tobillo.

O compre zapatos nuevos. Si corre, debe cambiar su calzado deportivo cada 800 ó 1,000 kilómetros, sugiere el doctor Joseph Ellis, podiatra del deporte y consultor de la Universidad de California, en San Diego. El calzado deportivo tiene un cierto aguante después del cual no protege igual. Más allá de la marca de los 800 kilómetros "el calzado ha perdido buena parte de su capacidad para absorber el golpe, por lo que aumenta el riesgo de una lesión", explica el doctor Ellis. (Otros médicos sugieren que cambie su calzado después de los 500 kilómetros.)

Tortícolis

Quizá sólo sea para recordarnos que nuestra vida está cargada de estrés. O podría ser un castigo por dormir con la ventana abierta en una noche fresca de otoño. O por no arreglar los amortiguadores del auto ahora tenemos que pagar el precio con achaques y dolores.

En ocasiones el dolor proverbial del cuello sí tiene un fundamento físico. El estrés, físico o de otra índole, tensa los músculos del cuello y uno se levanta una mañana con un cuello que envía mensajes de queja a través del sistema nervioso.

La tortícolis es un problema común y, por lo general, inocuo en el cuello que dura sólo unos cuantos y dolorosos días. Si ya le dio la tortícolis o la ha padecido antes y desea evitar un *encore*, pruebe estos remedios útiles.

Use un collar de toalla. "Enróllese una toalla seca alrededor del cuello, asegurándola por el frente o por detrás con un alfiler de seguridad. De este modo tiene un suave soporte sobre el que puede apoyar la cabeza", recomienda la doctora Christa Farnon, directora de Servicios de Medicina Ocupacional para SmithKline Beecham, una compañía farmacéutica, en King of Prussia, Pensilvania. "De esta manera apoya la cabeza en su sitio y limita los movimientos del cuello". Si prefiere un collar hecho, acuda a un almacén de artículos médicos y pida un collar cervical suave.

Cuándo ver al doctor

Si la tortícolis empeora o no mejora después de 24 horas y va acompañada de jaqueca, somnolencia, confusión o fiebre, necesita ver al médico, dice la doctora Christa Farnon, directora de Servicios de Medicina Ocupacional para SmithKline Beecham, una compañía farmacéutica en King of Prussia, Pensilvania. "En ocasiones la tortícolis es síntoma de meningitis, una enfermedad muy seria que debe ser tratada con altas dosis de antibiótico.

"Asimismo, si el dolor radia al brazo y éste se le adormece y pierde movilidad, la tortícolis podría ser señal de un disco zafado", añade la doctora Farnon.

Aplique compresas calientes. La doctora Farnon recomienda que coloque compresas húmedas calientes con una toalla. "Moje la toalla en agua caliente, exprima y aplique en la nuca. Es mejor que el calor seco". Si le parece poco práctica la compresa húmeda, opte por una botella de agua caliente o una almohadilla térmica. Coloque la botella o almohadilla en su cuello durante unos 30 minutos tres o cuatro veces al día.

Duche el dolor. "Una ducha caliente también alivia la tensión de los músculos cervicales", dice el doctor Ron Plamondon, director de servicios a miembros de la Asociación Americana de Quiroprácticos, en Arlington, Virginia. La ducha caliente da un suave masaje a los músculos del cuello al tiempo que proporciona un calentamiento profundo.

Pruebe un calmante. Busque una aspirina. Dos pastillas cada cuatro horas reducirán la inflamación y dolor del cuello. Si la aspirina no se lleva bien con su estómago, pruebe otro calmante que le recomiende su médico.

Duerma boca arriba. Para evitar la tortícolis de la mañana, trate de dormir sobre su espalda con una almohada en la curvatura de la espina dorsal, sugiere el doctor Joseph, J. Biundo, Jr., profesor de medicina y jefe de fisioterapia y rehabilitación del Centro Médico de la Universidad del Estado de Louisiana, en Nueva Orleans.

Evite las corrientes de aire. Las personas mayores tienen una especial propensión a la tortícolis que se pesca en un auto o recámara que tienen las ventanas abiertas, dice la doctora Farnon. No duerma con corrientes de aire y al manejar mantenga cerrada la ventana de su lado.

Fortalezca su cuello

Los entrenamientos de fuerza y flexibilidad no son sólo para los brazos. Hasta su cuello se beneficia de estos ejercicios para prevenir y tratar la tortícolis, si recuerda dos simples reglas: nunca haga ejercicio si el dolor es intenso y no permita que alguien le tuerza el cuello.

Vuélvase isotónico. El ejercicio isotónico fortalece los músculos y previene lesiones. Coloque su mano derecha contra la sien derecha, luego presione la cabeza contra la palma de la mano tensando el músculos del cuello. Sostenga cinco segundos y relaje, luego repita. Cambie la mano a la izquierda, frente y nuca, presionando hacia estos diferentes lados para fortalecer todos los músculos.

Aumente su flexibilidad. Permita que su cabeza cuelgue hacia adelante de manera que su peso doble el cuello, sugiere Bill Connington, director y presidente del Centro Americano para la Técnica Alexander en la ciudad de Nueva York. Con esta posición estira suavemente los músculos de la parte posterior del cuello. Cuando termine, imagine que está subiendo el cuello vértebra tras vértebra, hasta que la cabeza quede en equilibrio sobre la columna. Enseguida mírese en un espejo al tiempo que deja caer la cabeza sobre un hombro. Enderece y repita sobre el hombro contrario. No fuerce, el peso de la cabeza realiza todo el trabajo.

Pruebe su rango de movimiento. Relaje el cuello sobre la columna. Mueva la cabeza lentamente de lado a lado como si estuviera diciendo "no". Con el cuello relajado, ahora muévalo hacia adelante y hacia atrás, como si ahora estuviera diciendo "sí". Si al mover la cabeza descubre que hay sitios donde es más difícil moverla, siga respirando suavemente y relaje el cuello.

Suelte y relaje. Recuéstese sobre el piso con las rodillas dobladas y los pies apoyados sobre el suelo. Coloque un libro de pasta suave bajo su cabeza para que le brinde apoyo y pruebe esta técnica de relajamiento. Imagine cómo sus músculos se relajan y su cabeza se desarticula de la columna. Pida a los músculos de la base del cráneo que se suavicen. Deje que su espalda se extienda sobre el piso y sienta cómo su respiración se vuelve más profunda. Unos cuantos minutos todos los días de esta sesión y aliviará su dolor crónico de cuello.

Arregle los amortiguadores del auto. Su auto puede jugar un papel clave en su tortícolis. Unos buenos amortiguadores absorben los golpes y permiten que tanto su auto como usted funcionen con suavidad, dice Susan Zahalsky, antigua directora de servicios médicos del Centro de Compresión de la Espina Dorsal del Centro Hospitalario Midway, en Los Angeles.

Camine. ¿Acaso será su trabajo lo que le está causando el dolor? Si sus músculos están "trabados" en la misma posición, comenzará a sentir dolor. "Cuando realice diariamente trabajo de escritorio, levántese cada 20 minutos más o menos y camine alrededor de la pieza para mantener sus músculos vivos", aconseja Deborah Caplan, fisioterapeuta y miembro fundador del Centro Americano para la Técnica Alexander, en la ciudad de Nueva York. Ella le sugiere que practique ejercicios de flexibilidad. Haga círculos grandes con los brazos para extender los músculos y mueva la cabeza hacia arriba, abajo y a los lados para contrarrestar la tensión del cuello.

Vea su trabajo de frente. Las computadora y los materiales de lectura deben estar colocados justo frente a usted al nivel de la vista. Para los usuarios de computadoras, la doctora Zahalsky sugiere que compren un Easy Reader, pero cualquier atril funcionará y lo puede comprar en cualquier tienda que expenda artículos para arte. Si está en un apuro, coloque una almohada bajo el libro.

Aleje el teléfono de su hombro. El teléfono suele ser el mayor dolor de cuello para los trabajadores. Si pasa bastante tiempo ante él, Caplan le recomienda que se consiga un soporte que lo sostenga en su lugar.

Tos

Ya sea provocada por un cosquilleo en la garganta, una afinidad por los cigarrillos o un problema de alergia, la tos es una de esas cosas de las que se puede prescindir. Pero en ocasiones, si no sabe qué es lo que le está provocando ese ataque de tos seca no sabe cómo deshacerse de ella.

Para obtener una pista, ponga atención al momento del día en que ocurre, sugiere el doctor Gailen D. Marshall, Jr, profesor y director de la División Clínica de Alergia e Inmunología Clínica de la Escuela Médica de la Universidad de Texas, en Houston. Si tose en la mañana puede ser asma. Si es por la noche, acostado sobre su espalda, el escurrimiento posnasal puede ser el culpable. Las infecciones de sinusitis también producen tos que empeora por la noche, especialmente en los niños, dice el doctor Howard J. Silk, profesor de pediatría del Colegio Médico de Georgia, en Augusta, y médico de la Clínica de Alergias de Atlanta.

Pero algunas toses surgen sin ninguna complicación. Un cosquilleo en la garganta puede producir tos. O puede tener tos durante un breve encuentro con un catarro leve.

Deberá ver al doctor si su tos dura más de unos días o si se vuelve tos seca o silbosa. Pero si lo que tiene es sólo un caso de tos "de vez en cuando" aquí hay unos remedios que le pueden ser útiles.

Descanse con una pastilla para la tos. Las pastillas para la tos ayudan a diluir las flemas y proporcionan alivio a las membranas de la garganta, según el doctor Alexander C. Chester, profesor de medicina del Centro Médico de la Universidad de Georgetown, en Washington. Algunas pastillas sólo brindan cierto alivio, nada más; las mejores tienen eucalipto, que reduce la inflamación nasal y descongestiona la nariz, especifica el doctor Chester.

Cuándo ver al doctor

Siempre que su tos vaya acompañada de fiebre debe ver al médico, aconseja el doctor Alexander Chester, profesor de medicina del Centro Médico de la Universidad de Georgetown, en Washington, D.C.

También debe consultar al médico si:

- Su tos no desaparece después de una semana.
- Ve señales de sangre cuando escupe las flemas.
- Desarrolla una tos seca cuando ya padece otra enfermedad.
- Le falta el aliento y continúa tosiendo.
- Tiene una flema demasiado gruesa que es difícil de expulsar cuando tose.

Si bien las toses son innocuas, hay algunas de ellas que señalan una condición subyacente, advierte el doctor Horst R. Konrad, presidente de la División de Otolaringología/Cirugía de Cuello y Cabeza de la Escuela de Medicina de la Universidad de Southern Illinois, en Springfield. A veces la tos es señal de bronquitis, de una infección bacteriana, de pulmonía o asma. En casos raros puede ser indicio de un tumor.

Déle agua a su tos. Beba mucha agua cada vez que tenga ese desagradable cosquilleo, aconseja el doctor Chester. Si mantiene el cuerpo hidratado ayudará a adelgazar la mucosa.

Atienda las ventanas de su nariz. "Frecuentemente la tos es una respuesta a alguna irritación nasal", señala el doctor Chester. Para encontrar alivio sugiere que lleve a cabo los mismos métodos que usaría para tratar una congestión de sinusitis. Duchas calientes, inhalar con cuidado el vapor de una olla con agua hirviendo o usar aerosoles nasales y vaporizadores.

No tome jarabe para la tos. No opte por los medicamentos para la tos que no requieren receta médica, aconseja el doctor Host R. Konrad, director de la División de Otolaringología/Cirugía de cabeza y cuello de la Escuela de Medicina de la Universidad de Southern Illinois, en Springfield. Los jarabes para la tos diluyen las secreciones que provoca la tos, pero eso no es del todo benéfico, porque en el proceso aumentan la cantidad de moco.

No tome leche. Si continúa con tos cuando no se siente ni enfermo ni congestionado, aléjese de todos los productos lácteos, dice el doctor Chester. La alergia hacia la leche se manifiesta frecuentemente a través de la tos.

Expulse las flemas. El esfuerzo por expeler las flemas, lo que se considera una tos productiva, es la manera como su cuerpo se libera de la mucosidad, de modo que no se las trague. Escúpalas en un pañuelo desechable y luego deshágase de él.

Tos crupal

La paternidad tiene sus pesadillas, pero pocos terrores se comparan con este: se despierta con el sonido de Junior tratando de respirar con una tos tan profunda que semeja el ladrido de un San Bernardo. Jadea y farfulla al tratar de atrapar una bocanada de aire, pero sólo para expelerla con el grito más escalofriante que haya llegado jamás a herir su tímpano. Sí, suena horrible, pero como muchos padres han podido comprobar para su propio alivio, este ruido tan terrible, por lo regular, no es nada más grave que una tos crupal común.

La tos crupal se debe a una inflamación de las membranas de la garganta y la tráquea que con frecuencia ataca a los niños entre los tres meses y cinco años de edad.

"Por lo regular, ocurre en la noche, porque el volumen de la respiración disminuye y los músculos del cuello no trabajan tan bien cuando uno duerme", explica la doctora Karen Wendelberger, pediatra del Hospital del Niño de Wisconsin, en Milwaukee. No desaparecerá en un abrir y cerrar de ojos, sea lo que sea que haga, pero puede ayudar a aliviar la tos seca del niño. He aquí cómo.

Lleve los vapores al niño. "En vista de que al estrecharse las cavidades aéreas no tienen suficientes secreciones, es buena idea humedecer el medio ambiente con un vaporizador de vapor fresco", dice el doctor Leonard Rappaport, profesor de pediatría de la Escuela Médica de Harvard y médico asociado al Hospital del Niño, en Boston. "Haga que el vaporizador sople hacia el rostro del niño de modo que cuando duerma permanezca literalmente mojado. Si el mal es igualmente grave durante el día, mantenga el vaporizador encendido". Un vaporizador de este tipo puede encontrarlo en cualquier tienda de departamentos o farmacias.

O lleve al niño a los vapores. Si no tiene un vaporizador, lleve al niño al baño, cierre la puerta y haga correr el agua caliente de la regadera. De este modo producirá suficiente vapor para brindarle un corto alivio.

Alívielo con cariño. Cuando los bebés están enfermos y enojados, lloran, pero el llanto y la agitación inflamará aún más sus vías aéreas. "Hacer algo por man-

Cuándo ver al médico

A veces esos sonidos de la tos crupal pueden ser señal de algo mucho más serio: epiglotitis, una inflamación del cartílago en forma de tapa que cubre la tráquea. Debe sospechar que se trata de epiglotitis, dice el doctor Birt Harvey, profesor de pediatría de la Escuela de Medicina de la Universidad de Stanford, en California, si su niño tiene entre dos y seis años y presenta cualquiera de los siguientes síntomas:

- Tiene fiebre alta.
- Se inclina hacia adelante cuando está sentado.
- Babea.
- Tiene dificultad para tragar por tener la garganta muy inflamada.

Busque atención médica inmediatamente de modo que puedan mantener la vía respiratoria abierta y se inicie un tratamiento enseguida.

tener tranquilo y contento al niño seguramente será de gran utilidad", dice el doctor Birt Harvey, profesor de pediatría de la Escuela de Medicina de la Universidad de Stanford, en California. El recomienda "cargarlo, arrullarlo, abrazarlo y hablarle, todo lo que ayude a tranquilizar al niño".

El doctor Rappaport añade: "Entre más calmado esté el niño, mayor probabilidad habrá de que respire normalmente".

Sáquelo. "Si la noche es fresca, la humedad del aire de afuera puede ayudarlo", añade el doctor Harvey, "sólo asegúrese de mantener bien abrigado al niño".

Evite la leche. La leche y otros productos lácteos provocan más flemas, lo que empeora la congestión. "Eliminar la leche no curará la tos crupal, pero el evitar su ingestión le facilitará al niño la respiración", dice el doctor Wendelberger. "En lugar de leche dé al niño líquidos claros, como agua o jugo de manzana, sobre todo antes de irse a la cama".

Mantenga elevada la cabeza del bebé. Si mantiene al niño en posición vertical, ayudará a facilitarle la respiración, añade el doctor Harvey.

Ulcera

S i hay algún mal que haya sido diseñado para probar nuestra paciencia, éste lo es. Las úlceras son lo último en ese tipo de problemas que merodean, que van y vienen, que de pronto se sienten y de pronto ya no.

Pero si pudiera atisbar dentro de su estómago se percataría enseguida del problema. Las úlceras son como cráteres de carne viva en el estómago o justo debajo de él, en la parte del intestino llamada duodeno.

Salen cuando, por alguna razón, las células que normalmente cubren las paredes del estómago o intestino dejan de protegerlo contra los efectos cáusticos del ácido estomacal, y lo que ocurre es que, literalmente, el estómago se digiere a sí mismo.

Sólo un médico puede decirle con seguridad si tiene úlcera y ni siquiera el mejor podrá decirle cuándo tendrá una recaída. Pero hay algunas acciones que puede practicar cuando sienta que su úlcera va a protestar, además de una serie de consejos que le ayudarán a hacer sanar este mal más rápido.

Multiplique y divida sus comidas. La comida neutraliza el ácido estomacal que ocasiona las úlceras, de manera que puede reducir el dolor comiendo más frecuentemente. Algunas personas tienen menos ataques de úlcera si hacen seis comidas pequeñas al día en lugar de las tres comidas clásicas, dice el doctor Thomas Brasitus, profesor de medicina y director de gastroenterología de la Escuela de Medicina Pritzker de la Universidad de Chicago.

Elimine los alimentos culpables. Los doctores solían dar una lista de comida prohibida que incluía una buena parte de cosas deliciosas. Esto no se hace más, ahora es uno el que debe decidir.

"Los alimentos que ocasionan molestias suelen variar entre individuos", dice el doctor David Earnest, profesor de medicina del Centro de Ciencias de la Salud del Colegio de Medicina de la Universidad de Arizona, en Tucson, y director de la Sección de Práctica Clínica de la Asociación Americana de Gastroenterología.

Esos alimentos pueden ser los clásicos incendiarios, como la pizza de peperoni y el chile picante. "Obviamente que la comida condimentada puede causar molestias a algunas personas", dice el doctor Earnest. Pero alimentos al parecer innocuos, como la leche, el helado o la sopa de pollo, pueden constituir parte del problema. De manera que vigile su dieta y elimine del menú aquello que le agrave los síntomas.

Tome antiácidos. Estos medicamentos pueden curarle la úlcera, por lo menos temporalmente, dice el doctor Naurang Agrawal, gastroenterólogo de la Clínica Ochsner de Nueva Orleans. Para ayudar a aliviar el malestar de la úlcera, ponga en práctica este horario. Tome dos cucharadas de antiácido una hora después de la comida, tres horas después de la comida, a la hora de dormir y siempre que sienta dolor.

Los antiácidos no causan daño, aunque en exceso pueden provocar diarrea o constipación, dice el doctor Agrawal.

Alivie el estrés. "Estudios clásicos han mostrado una fuerte evidencia de que el estrés está presente en el desarrollo de las úlceras", según el doctor Steven Fahrion, psicólogo clínico y director del Centro de Psicología Aplicada de la Clínica Menninger, en Topeka, Kansas.

No todos los investigadores están de acuerdo, pero los estudios sugieren que el estrés *aumenta* la producción de ácidos estomacales y *disminuye* el flujo sanguíneo. Y si hay algo que no necesita un estómago propenso a las úlceras es más ácido.

Los médicos recomiendan la práctica de técnicas de relajación, incluyendo la respiración profunda, el ejercicio físico moderado y técnicas menores como la meditación, el yoga, la visualización y escuchar cintas de relajación.

Para los que sufren de úlcera, el doctor Fahrion recomienda una técnica de "calentamiento estomacal". Dedique cierto tiempo al día a un estado de quietud y reposo,

Cuándo ver al doctor

No cuente con el dolor para enterarse de la posibilidad de una úlcera. Los médicos dicen que puede padecer úlcera tenga o no el consabido malestar en la zona abdominal.

Es cierto que los síntomas clásicos *son* inequívocos. Con frecuencia hay un ardor, retortijones o dolor justo en la boca del estómago. Puede comenzar a sospechar que tiene úlcera (en oposición a las agruras) si al comer el dolor se alivia, pero luego se le vuelve a presentar dos o tres horas después de comer. A veces el dolor es tan fuerte que lo despierta en la madrugada.

Pero los doctores dicen que sólo la mitad de las personas que desarrollan úlceras presentan estos síntomas. El dolor de úlcera también se describe como parte adolorida, o sensación de vacío o hambre, y en el caso de algunas personas mayores no hay dolor alguno.

"Para muchas de las personas que padecen úlceras, la primer señal de que algo anda mal es el sangrado estomacal y la perforación, una condición seria que requiere atención médica inmediata", dice el doctor Howard Mertz, director adjunto del Centro de Desórdenes Funcionales Intestinales y Dolor Estomacal de la Universidad de California, en Los Angeles.

Por este motivo debe estar al tanto de las señales de alarma que le indiquen la posibilidad que se esté filtrando sangre al tracto digestivo. Si escupe algo que parezca granos de café o sus heces fecales son oscuras y alquitranadas, llame al médico inmediatamente.

---

y trate de visualizar cómo aumenta el flujo sanguíneo tibio y decrece la secreción de ácidos en la zona del estómago. Esta técnica "relajará" los vasos sanguíneos y permitirá un incremento del flujo de sangre a la zona abdominal.

Deje de fumar. Los fumadores tienen más propensión a desarrollar úlceras que los no fumadores, y una vez que las tienen, los estudios muestran que les lleva más tiempo sanar y la probabilidad de una recaída es de hasta tres veces más. ¿Cuál es la mejor manera para dejar de fumar? "Recomiendo a mis pacientes la goma de mascar de nicotina, pero no basta", dice el doctor Howard Mertz, director del Centro de Desórdenes Funcionales Intestinales y Dolor Estomacal de la Universidad de California, en Los Angeles. "Aquellos que simplemente lo dejan de pronto parecen tener más éxito".

Evite la aspirina y el ibuprofén. Los calmantes que entran dentro de la categoría de medicamentos desinflamatorios no esteroidales (**NSAID** por sus siglas en inglés) deben estar vedados para las personas que padecen úlcera, dice el doctor Agrawal.

"Aunque se tomen con los alimentos o en forma 'amortiguada', pueden provocar que las paredes estomacales se deterioren al grado de ocasionar una úlcera", explica. Si necesita un calmante del dolor pruebe el acetaminofén (Tylenol) que no pertenece al grupo de los **NSAID**. *Nota:* algunos medicamentos que requieren prescripción médica, incluyendo varios de los que se usan para tratar la artritis, son **NSAID** y, por lo tanto, agravan la úlcera, pero consulte a su médico antes de dejar de tomar lo que le recetó.

Ulceras por decúbito

Las úlceras por decúbito, que por lo regular afectan a las personas postradas en cama o a los minusválidos, se manifiestan a través de úlceras amoratadas en la piel que son el resultado de la presión de la piel contra las partes óseas del cuerpo, como tobillos y caderas. En algunos casos el daño se extiende al músculo y al hueso, causando infecciones bastante serias.

Las personas que padecen este mal, también llamado úlceras de presión, necesitan estar bajo el cuidado de un médico. Y los que sufren de diabetes deben estar especialmente alertas a esta condición. Las úlceras por decúbito se tratan generalmente con antibióticos y algunos doctores también recomiendan una dieta especial con alto contenido de vitamina C, proteínas y zinc. Pero aquí hay otros tratamientos que podrían interesarle si está al cuidado de alguien que puede desarrollar estas úlceras o que ya las padece.

Cambie cada hora. Los pacientes de este tipo de úlceras necesitan ser rotados o cambiados a una nueva posición constantemente, indica el doctor Nelson Lee Novick, profesor de dermatología de la Escuela de Medicina de Mount Sinai, en la ciudad de Nueva York. El doctor Novick sugiere que se cambie al paciente de posición cada 30 minutos para aligerar la presión que puede causar úlceras.

¿Una curación dulce?

Para casos extremos de úlceras, no se sorprenda si su médico toma el tarro de azúcar en lugar del botiquín de medicamentos. Se ha descubierto que el azúcar ayuda a sanar áreas difíciles, ya que actúa como una especie de recolector de desechos que recoge las bacterias y células muertas. Estos desechos se enjuagan posteriormente al limpiar la herida con agua.

El azúcar también absorbe la humedad de las heridas y crea condiciones que evitan la reproducción de bacterias, explica el doctor Alvin B. Segelman, antiguo profesor de farmacognocia del Colegio de Farmacéutica de la Universidad Rutgers, en New Brunswick, Nueva Jersey, y actual vicepresidente de investigación y desarrollo de Natures Sunshine Products, cuya base se halla en Utah, pero *nunca* aplique usted azúcar sobre una herida, a no ser que sea bajo la supervisión de un experto de la salud.

Cambie el colchón. Los colchones de aire, como los que se usan para acampar, ayudan a reducir la presión de las áreas que se ven afectadas por las úlceras de presión, según un estudio realizado por investigadores de gerontología de la Universidad de Alabama, en Birmingham. Reposar en un "colchón de aire" reduce la presión que existe en un colchón de resortes.

Mantenga la piel húmeda. Un humidificador o la aplicación de compresas húmedas a las personas postradas en cama evita que la piel se seque e irrite, lo que la hace más resistente a las úlceras y a otras infecciones.

Uñas enterradas

A una uña del dedo del pie le toma de seis a nueve meses crecer desde la base hasta la punta, pero cuando crece con la inclinación incorrecta usted no podrá esperar ni un minuto para buscar alivio. Las uñas enterradas, que, por lo regular, se presentan en el dedo gordo, ocasionan un gran dolor, porque cortan la delicada piel que las rodea, provocando inflamación, irritación y hasta infección.

Las personas con uñas curvas suelen tener propensión a este problema, pero independientemente de la forma de sus uñas, el problema se agrava si usa calzado demasiado ajustado. Hasta las medias pueden resultar nocivas si presionan la uña contra la piel. Pero aquí le decimos cómo tratar y evitar este mal crecimiento.

Corte la uña horizontalmente. Deje las medias lunas para las noches nubladas. "La *mejor* manera de curar una uña enterrada y evitar esta malformación en su crecimiento, es cortarla siempre en sentido totalmente horizontal, no ligeramente curva o en forma de media luna, como la mayoría de las personas lo hacen", sugiere el doctor William Van Pelt, podiatra de Houston y antiguo presidente de la Academia Americana de Medicina Podiátrica Deportiva. "Debe cortar la uña de modo que quede al nivel de la punta del dedo".

Corte una "V" y daño verá

Es hora de que se deshaga de ese viejo cuento que le aconseja cortar una muesca en forma de "V" en el borde central de la uña enterrada. (La teoría que hay detrás de esta creencia es la idea falaz de que las uñas se entierran porque son demasiado grandes.)

Esta práctica no hará que la uña crezca hacia el centro ni como algunos creen. "Lo más probable es que sólo se lastime", dice el doctor William Van Pelt, podiatra de Houston y antiguo presidente de la Academia Americana de Medicina Podiátrica Deportiva.

Antes de cortar remoje. Antes de cortar, y debe usar unas tijeras para uñas o un cortauñas de buena calidad, remoje el pie en agua tibia para suavizar la uña y disminuir el dolor, aconseja el doctor Frederick Hass, médico general de San Rafael, California y autor de *The Foot Book* (El libro del pie).

Existen productos que sirven para suavizar las uñas enterradas, pero antes de usarlos lea la etiqueta, ya que algunos de ellos *no* pueden ser utilizados por personas con diabetes o problemas de circulación.

Lime las esquinas. Si bien la uña debe cortarse transversalmente, debe limar las esquinas. Esto elimina las orillas afiladas, reduce el dolor que provoca una uña enterrada y evita que se entierren de nuevo, afirma el doctor Van Pelt.

Protéjalas con algodón. Una alternativa para limar las uñas consiste en insertar una tira muy delgada de algodón debajo de la orilla enterrada de la uña, aconseja el doctor Hass. De este modo el algodón levanta ligeramente la uña de modo que crezca sin enterrarse en el dedo.

Tire los zapatos malos. Los zapatos que le aprieten o aquellos que terminan en punta pueden ocasionarle uñas enterradas o empeorar su estado si es que ya las padece, sobre todo cuando tienen tendencia a crecer curvas, dice la doctora Suzanne M. Levine, podiatra del Centro Médico Wycoff Heights e instructora del Colegio de Medicina Podiátrica de Nueva York, ambos en la ciudad de Nueva York. Estará mejor con calzado que tenga la punta abierta o sandalias, *sobre todo* cuando ya tiene una uña enterrada.

Use su sentido común. Al realizar trabajo hogareño use zapatos protectores, pero cómodos, ya que los accidentes también pueden causar uñas enterradas, dice el doctor Hass. Los que tienen que levantar cosas pesadas deben usar botas con puntas de acero. Evite el uso de medias o calcetines apretados que también pueden provocarle uñas enterradas.

Uñas mordidas

S í, con frecuencia se inició a causa del aburrimiento. O la impaciencia. O la angustia. Un dedo en la boca. Y cuando cae en la cuenta, sus uñas formaron parte del banquete de un Lococomeuñas.

Si pertenece a los millones que regularmente se comen las uñas, conoce a ese Lococomeuñas bastante bien. Y probablemente ya se haya dicho (¿cuántas veces?) "¡Ojalá pudiera dejar de comerme las uñas!"

Un comedor de uñas puede ser cualquiera y salir de la nada. Es un vicio que con frecuencia inicia en la infancia. Del 40 al 50 por ciento de los niños regularmente se comen las uñas o juguetean con ellas y sus cutículas, pero muchos se las van arreglando para dejar ese hábito cuando llegan a la edad adulta; sin embargo el hábito puede iniciarse en la adultez.

"Si bien en algunas personas este hábito puede ser una reacción nerviosa ante el estrés, los que por lo regular se dedican a ello no suelen ser individuos nerviosos", dice el doctor R. Gregory Nunn, psicólogo clínico y presidente de la Asociación R.G. Nunn, una clínica privada en San Diego. "Comerse las uñas es un comportamiento aprendido y con frecuencia resultado de factores que nada tienen que ver con el estrés. Irónicamente, una de las causas más comunes es la condición física de las uñas".

"Si crecen de manera dispareja o están dañadas, morderlas constituye un medio para tratar de emparejarlas", dice el doctor Nathan H. Azrin, profesor del Departamento de Psicología de la Universidad Nova, en Fort Lauderdale, Florida. "Pero esto sólo empeora su condición y promueve el seguirlas mordiendo".

¿Cómo, entonces, puede resistir esta urgencia de arremeter frenéticamente contra sus cinco dedos? Sólo clave el diente en estos consejos probados.

Primero, haga como si fuera a morderse las uñas. Exacto. Y hágalo como en cámara lenta ante un espejo, de modo que identifique los movimientos involucrados.

"La mayoría de los comedores de uñas inician corriendo el pulgar por el borde de las uñas sintiendo las irregularidades antes de llevarse el dedo a la boca", explica el doctor Azrin. "De lo que se trata es de que identifiquen los movimientos *iniciales* del acto. Es más fácil interrumpirlo en los estados iniciales que en el momento en que el dedo está casi en la boca". Otras señales: frotarse el rostro o doblar los dedos de las manos justo antes de morderse las uñas.

Mantenga un registro diario. Haga conciencia anotando cada vez que se muerde las uñas, es decir, qué tan seguido, cuándo, dónde y con quién. La meta es identificar todas las situaciones en las que es propenso a caer en ese hábito. Luego, conscientemente recuérdese que *no* debe morderse las uñas cuando vaya a estar en una situación que lo incite a hacerlo.

Tome, agarre y apriete. No se puede comer las uñas si tiene las manos ocupadas en otras actividades. De modo que si se percata de las ganas que tiene de morderse las uñas, inmediatamente comience a hacer algo más con las manos. Si está sentado en el sofá, por ejemplo, agarre el brazo del sillón. Si está leyendo, sostenga el libro firmemente. Y si está en una reunión, tómese suavemente la rodilla. Sólo sostenga un par de minutos, hasta que la ansiedad le pase.

Límese las uñas diariamente. "Mantenga las uñas cortas y limadas, especialmente las primeras semanas", dice Trisha Webster, modelo de manos de la Agencia de Modelaje Wilhelmina, en la ciudad de Nueva York. "Use una lima de cartón en lugar de una de metal o de tijeras, es más suave y no le debilitará las uñas".

Trisha Webster también le recomienda que lime las uñas de manera redondeada u oval. "Si se lima las uñas transversalmente, advierte, tendrá dos puntas agudas que tendrá tentación de morder".

Consiéntalas. "Sumerja o dé masaje a sus uñas con aceite de bebé, de olivo, de vitamina E o en un detergente suave por lo menos dos veces al día para reemplazar la humedad perdida, estimular el crecimiento y prevenir que se quiebren o partan", dice la especialista en cuidado de la piel, de la ciudad de Nueva York, Lia Schorr, autora de *Lia Schorr's Seasonal Skin Care* (Los cuidados de la piel para cada estación de Lia Schorr.) "Asimismo, use una crema para manos varias veces al día para mantener la piel que rodea las uñas sana y atractiva".

Quítele lo sabroso a sus uñas. Schorr y Webster sugieren que cubra sus dedos con chile picante o jugo de limón, o cualquier sustancia no tóxica, amarga que lo haga pensar dos veces antes de llevarse los dedos a la boca; pero deberá tener cuidado de no llevarse las manos a los ojos.

Cúbralas. Cuando esté en casa, sugiere Schorr, trate de usar unos guantes ligeros de algodón. Son una protección segura contra unos dientes mordedores de uñas.

Adorne sus dedos. Una vez que la apariencia de sus uñas haya mejorado, no las esconda, ¡presúmalas! Tanto el doctor Azrin como el doctor Nunn sugieren que use anillos y joyería, y que en lugar de esconder las manos bajo la mesa las coloque encima. Una vez que ha superado la costumbre de morderse las uñas, debe empezar a sentirse cómoda y a extender las manos en lugar de tenerlas empuñadas. Si atrae la atención hacia sus dedos y recibe elogios, esto constituirá un excelente incentivo para evitar una recaída.

Uñas quebradizas

¿**D**esea saber la causa de las uñas frágiles? Puede culpar al clima seco y caliente. Cuando se encierra el aire seco y caliente en invierno, las uñas quebradizas es uno de los resultados. También puede culpar al Padre Tiempo, después de los 35 el proceso de envejecimiento debilita las uñas.

Sin embargo, *debe* culpar sobre todo al agua. "La gente no se percata de que al remojarse las manos las uñas pueden absorber entre el 20 y 25 por ciento de su peso en agua", dice el doctor Herbert Luscombe, profesor emérito de dermatología en el Colegio Médico Jefferson de la Universidad Thomas Jefferson y dermatólogo mayor del Hospital de la Universidad Thomas Jefferson, ambos en Filadelfia. "De modo que si lava muchos trastes, nada o simplemente se baña, aumentará la tendencia a que se le quiebren las uñas".

Las uñas se expanden al absorber agua y luego se contraen al secarse. Entre más expuestas las tenga al agua, más se expandirán y contraerán y eso las debilita. Pero aquí le diremos cómo mantenerlas fuertes para que soporten el rigor de una vida limpia y de los deportes de agua.

Coma coliflor. Un nutriente poco conocido llamado biotín puede engrosar las uñas para evitar que se rajen o quiebren. "El biotín es absorbido hacia el centro de la uña donde estimula su engrosamiento y mejor crecimiento", explica el doctor Richard K. Scher, profesor de dermatología y director de la Sección de Uñas en la Universidad de Columbia-Centro Médico Presbiteriano en la ciudad de Nueva York. La coliflor es una rica fuente de biotín al igual que los cacahuates y las lentejas. Un estudio mostró que las personas que consumieron 2,500 microgramos (2.5 miligramos) de biotín al día tuvieron notables incrementos en el grosor de las uñas después de seis meses. Para poder ingerir esta cantidad de biotín deberá tomarlo en forma de suplemento.

Use aceite de cocina. "Remojar las uñas en aceite vegetal es muy efectivo. Reemplaza la humedad perdida después de haber mantenido las manos dentro y fuera

¿Endurecedor de uñas?

Los endurecedores se anuncian como el remedio que vuelve duras e irrompibles a las uñas débiles y quebradizas, pero en realidad, la mayoría de estos productos exageran, señala el doctor Richard K. Scher, profesor de dermatología y director de la Sección de Uñas de la Universidad de Columbia-Centro Médico Presbiteriano, en la ciudad de Nueva York.

Los endurecedores de uñas contienen, supuestamente, un ingrediente que se adhiere a las uñas maltratadas y las hace más gruesas. Sin embargo, no se puede cambiar la estructura de las uñas con sólo aplicar algo a su superficie, asegura el doctor Paul Kechijian, profesor de dermatología y jefe de la Sección de Uñas del Centro Médico de la Universidad de Nueva York, en la ciudad de Nueva York. "Cuando mucho los endurecedores protegerán la superficie de la uña , para que no se pele", dice, pero lo que meramente hacen es camuflar lo quebradizo.

del agua demasiado tiempo", dice el doctor Luscombe. De hecho, los aceites vegetales son *mejores* que muchos productos comerciales para el cuidado de las uñas, porque no contienen las fragancias a base de alcohol que puede secar las uñas.

No es necesario que haga un batidero al remojarse las uñas en aceite, sólo aplique el aceite a las uñas y dése masaje. "Coloco un poco de aceite de cártamo o cualquier aceite vegetal en un frasco limpio de esmalte para uñas y me lo aplico varias veces al día", declara la modelo de manos, Trisha Webster, quien trabaja para la Agencia de Modelaje Wilhelmina, en la ciudad de Nueva York. "No olvide colocar una gota de aceite en la parte interior de la uña en la punta del dedo".

Use un hidratante. Debe hidratarse las manos después de lavarlas. "Hágalo siempre", recomienda el doctor Paul Kechijian, profesor de dermatología y jefe de la Sección de Uñas del Centro Médico de la Universidad de Nueva York, en la ciudad de Nueva York. Si usa un hidratante comercial busque aquel que contenga urea o ácido láctico, dos ingredientes que atraen y retienen la humedad de sus uñas.

Use las uñas cortas. Si sus uñas son muy quebradizas, entonces úselas más cortas aconseja el doctor Kechijian. Las uñas largas tienen una mayor propensión a rajarse y quebrarse. Córtese las uñas después de lavar o de bañarse, pues es cuando están más suaves y menos propensas a romperse.

Dé masaje a las yemas de sus dedos. Dé masaje regularmente a las yemas de sus dedos para mejorar la circulación sanguínea alrededor de sus uñas, dice Trisha Webster, y sugiere que lo haga tres o cuatro veces al día, o por lo menos en la mañana y la tarde. Si usa jalea de petrolato hidratará sus uñas al tiempo que les da masaje.

No las golpee. Olvide ese viejo remedio popular que sugiere golpear las uñas contra una superficie dura para hacerlas más duras. "Si las expone a un estímulo violento, en efecto, crecerán más rápido", afirma el doctor Scher, "pero como son uñas nuevas y jóvenes, parecerán más fuertes, mas no es así". Por ese mismo motivo no se muerda las uñas. El mordisqueo nervioso es otra manera de alterar violentamente sus uñas.

Use guantes. ¿Va a lavar trastes? Use *siempre* un par de guantes de hule junto con guantes de algodón por separado adentro, recomienda el doctor Kechijian. El hule mantiene el agua lejos de sus uñas y el algodón absorbe el sudor, de modo que las uñas no se remojen en el interior.

El doctor Kechijian sugiere que tenga una media docena de pares de guantes de algodón a la mano para que los lave y seque después de usarlos. De este modo siempre tendrá un par de guantes limpio y seco cada vez que lave la vajilla.

Urticaria

L as distintas partes del cuerpo reaccionan de diferentes maneras a los alergenos (las sustancias que provocan alergias). La garganta arde, la nariz escurre, los ojos lloran y su piel puede llenarse de manchas de ronchas rojas e inflamadas que dan comezón. Tanto la irritación como la comezón son las claves principales: probablemente tiene urticaria.

La urticaria brota cuando las células liberan histamina. Una reacción corporal típica ante los alergenos. La histamina hace que los vasos sanguíneos dejen escurrir fluido dentro de las capas más profundas de la piel. También es posible tener urticaria, sin que se trate de una alergia; a causa del clima caliente, la ingestión de ciertos alimentos, el clima frío, y hasta el agua común y corriente.

Si bien la alergia o la irritación pueden ser la causa original, este mal se ve exacerbado con el estrés, de modo que no se preocupe por la urticaria ni por otra cosa, pues sólo logrará empeorar su condición.

¿Cuál es el mejor tratamiento? Muchos médicos recomiendan los antihistamínicos que se venden en las farmacias sin receta, como Benadryl o Chlor-Trimeton. También use loción de calamina o lociones de alcohol que, ciertamente, le aliviarán la comezón; pero además de los remedios de la farmacia, aquí tiene otros que puede usar sin preocupación, para que le ayuden a disminuir la irritación y la comezón.

Contrarreste la histamina. Aplíquese compresas frías y hasta pase un cubo de hielo por la zona afectada, para ayudar a contraer los vasos sanguíneos. De esta manera evita que se abran, inflamen y derramen demasiada histamina, dice el doctor Leonard Grayson, alergólogo clínico adjunto y dermatólogo de la Escuela de Medicina de la Universidad del Sur de Illinois, en Springfield. "Es sólo temporal". Sin embargo, si usted es de las pocas personas a las que les da urticaria con el frío y el hielo pruebe otro tratamiento, dice el doctor Grayson. *Nota: no* use compresas de agua caliente, pues le empeorarán la comezón.

Ordene un té herbal. Para calmar los nervios (lo que calmará a su vez la urticaria), beba infusiones de té de hierbas, aconseja Thomas Squier, presidente de Botanics Educational Services, en Aberdeen, North Carolina, herbolario cheroque. Entre los tés sedantes más conocidos están el de hierbabuena, manzanilla, valeriana y tila.

Pruebe la respuesta alcalina. "Todo lo que sea alcalino por lo regular ayuda a aliviar el malestar", dice el doctor Grayson. De modo que úntese leche de magnesia en la urticaria. "El líquido es menos espeso que la loción de calamina, por lo que funciona mejor", afirma.

Cuándo ver al doctor

Aunque la urticaria suele ser un problema superficial, puede ser mortal si interfiere con la respiración. Si tiene urticaria en la boca o garganta, llame a emergencias inmediatamente, dice el doctor Leonard Grayson, alergólogo clínico adjunto y dermatólogo de la Escuela de Medicina de la Universidad del Sur de Illinois, en Springfield. A las personas que padecen una severa urticaria, la mayoría de los doctores prescriben medicamentos que deben tener a la mano en caso de emergencia.

Asimismo, consulte al médico si la urticaria dura más de seis semanas o le ocasionan un intenso malestar, aconseja el doctor Grayson.

Use la acupresión. Algunas personas informan que se han aliviado con la acupresión. Para encontrar alivio a través de este método, tiene que darse un masaje profundo en los músculos del trapecio, a cada lado del cuello. Estos músculos van entre el cuello y el hombro. El punto al que debe dar masaje se localiza a la mitad del músculo, a unos dos centímetros y medio sobre el lado posterior del reborde del cuello. "Si no le duele al presionar, no ha encontrado el punto exacto", aclara Michael Blate, fundador y director ejecutivo del Instituto G-Jo, en Hollywood, Florida, que promueve el uso de la acupresión. Para un resultado óptimo, dé masaje a este punto unos 30 segundos, hasta que sienta una ligera transpiración. Repita varias veces al día hasta que la urticaria comience a ceder.

Vaginitis

C omo la mayoría de las mujeres confirmarán, cualquier escozor o malestar en la zona vaginal es una molestia que ya resulta demasiado. Desgraciadamente, esta zona es un imán constante de problemas. Los alrededores oscuros y húmedos son el terreno perfecto para el cultivo de un amplio espectro de bacterias y otros organismos que pueden ocasionar una variedad de irritaciones, inflamaciones e infecciones.

Cuándo ver al doctor

Si tiene un profundo dolor pélvico o las glándulas de la ingle inflamadas y tiene fiebre de más de 101 grados farenheit, necesita visitar al médico, recomienda la doctora Ellen Yankauskas, directora del Centro de la Mujer para la Salud Familiar, en Atascadero, California. Un médico también debe revisar cualquier herida abierta en la zona vaginal sienta o no dolor.

Y asegúrese de ver al doctor si no hay mejora después de seguir los remedios caseros durante unas semanas.

Una solución para problemas mensuales

Algunas mujeres padecen escozor vaginal justo antes de su flujo menstrual. Al finalizar el periodo, la comezón desaparece hasta el siguiente mes, observa Susan Doughty, enfermera diplomada de Mujer a Mujer, una clínica en Yarmouth, Maine. Su médico puede indicarle que esta condición, llamada vaginosis citolítica, se debe a que las bacterias se desarrollan más ante la presencia de estrógeno. Ya que se trate en realidad de un desequilibrio (no de una infección en realidad), puede aliviarse con un remedio casero.

El remedio, según Doughty: mezcle dos cucharadas de bicarbonato de sodio en un litro de agua tibia para hacerse lavados vaginales dos veces al día. La primer ducha debe ser en la época del mes justo antes de que los síntomas típicos aparezcan. Después de eso continúe duchándose dos veces al día en tanto tenga los síntomas.

Tras unos cuantos meses, continúe si es necesario, sugiere Doughty. No necesita ducharse de nuevo a no ser que la comezón reincida.

"La vaginitis es básicamente una expresión que incorpora cualquier tipo de inflamación de la zona vaginal", dice la doctora Ellen Yankauskas, directora del Centro de la Mujer para la Salud Familiar en Atascadero, California. "La inflamación puede ser resultado de una infección, de una irritación química ante las duchas vaginales, espermaticidas o condones, o simplemente puede deberse a la falta de estrógeno". Independientemente de la causa, que pueden ser muchas, he aquí algunas curas. (Encontrará más consejos en torno a infecciones de hongos en la página 318.)

Practique las enseñanzas Zen. Las mujeres que padecen vaginitis recurrente quizá deseen considerar a un sospechoso bastante insospechado: el estrés. "En casos crónicos, pido a la mujer que respire profundamente y trate de relajarse por completo de modo que pueda preguntarse lo que necesita saber", dice Susan Doughty, enfermera diplomada de Mujer a Mujer, una clínica en Yarmouth, Maine.

Desde el punto de vista de Doughty, una autoevaluación sistemática de índole meditativa puede responder preguntas "internas" que podrían estar causándole, inconscientemente, síntomas físicos. Doughty también recomienda que revise sus relaciones. "Podemos seguir tratando estas infecciones, pero suele existir un aspecto en la vida de una mujer con su pareja sexual que necesita abordar".

Manténgase alerta contra los antibióticos

Muchos médicos recetan antibióticos para tratar la vaginitis, pero los antibióticos destinados a otras enfermedades o infecciones pueden, de hecho, detonar infecciones vaginales.

Puede aliviar algunas infecciones con un producto para lavados vaginales que contenga Betadine, aconseja Susan Doughty, enfermera diplomada, de Mujer a Mujer, una clínica en Yarmouth, Maine. El Betadine, un bactericida semejante al yodo, es un ingrediente que contienen algunas preparaciones para lavados vaginales. También se vende en paquetes por separado para que haga su propia mezcla. Puede comprar ambas presentaciones en las farmacias sin necesidad de receta médica.

Doughty recomienda lavados vaginales que contengan Betadine por la noche o dos veces al día durante una semana. Si no ve mejoras después de un tratamiento de siete días, acuda a su médico.

Enjuague dos veces su ropa interior. Los detergentes pueden aumentar la irritación que resulta de la vaginitis, dice el doctor John Willems, profesor clínico adjunto de obstetricia/ginecología de la Universidad de California, en San Diego, e investigador de la Clínica Scripps y Fundación para la Investigación, en La Jolla. De manera que asegúrese de enjuagar bien cualquier resto de detergente o jabón.

Considere sus pantimedias. Las pantimedias pueden ser una prenda enviada por los dioses, pero contribuye a la presencia de vaginitis e infecciones de hongos. "Las pantimedias no dejan que la piel respire", dice la doctora Yankauskas. Cuando la ingle está cubierta por pantimedias se convierte en un terreno idóneo para infecciones. "Si tiene que usar medias, le recomiendo que opte por los modelos que no cubren la zona de la ingle". Ella y otros médicos también le recomiendan que use pantaletas de algodón, y no mezclas, porque este material permite una mejor circulación del aire.

Sea leal a sus marcas de anticonceptivos. "Muchas mujeres han notado que les da vaginitis cuando cambian de marca de condones o espermaticidas", dice la doctora Yankauskas. "Si nota irritación o infección después de usar otra marca obviamente que no es la que debe consumir". Por otro lado, si no tiene problemas con una marca, siga usándola.

Prefiera el jabón del bebé. "Si tiene propensión a la vaginitis o si tiene una irritación, use los mismos jabones con que bañaría a un bebé", recomienda la doctora Yankauskas. "Evite los jabones con desodorante, tintes fuertes o perfumes".

¡No se le ocurra usar yogur! Si bien el vínculo yogur/infección de hongos es familiar, dése cuenta de que la infección de hongos es sólo un tipo de vaginitis y el yogur puede no ser la cura.

"Algunas mujeres tratan la vaginitis con tampones remojados en "yogur", dice Doughty, "pero si la infección es de bacterias se multiplicarán como locas cuando entren en contacto con el yogur".

Varicela

Con sus protuberantes marcas rojas que luego se secan en costras la varicela no es de las enfermedades más estéticas; y como sus víctimas suelen ser niños, los cuales con frecuencia no son de los mejores pacientes, espere escuchar muchas quejas.

Pero no hay necesidad de que la varicela le irrite los nervios. Desde el punto de vista médico, sus niños y usted pueden pasar esta enfermedad con un mínimo de problemas.

"En un niño, de otro modo sano, la varicela es una enfermedad leve que resulta peor para los padres que tienen que perder una semana de trabajo para quedarse en casa a cuidarlo", dice el doctor George Sterne, profesor de pediatría de la Universidad de Tulane, en Nueva Orleáns. "Por supuesto que el chico no se la pasará bien, pero por lo regular no está *tan* enfermo como pudiera parecer. Para un padre soltero o una familia de doble ingreso, la varicela suele pegarle más duro a los padres por los problemas financieros que les ocasiona faltar al trabajo".

A diferencia del sarampión y las paperas, que pueden evitarse con vacunas, actualmente no existe una prevención para la varicela la cual es provocada por un virus de la familia del herpes. (Sin embargo, se está trabajando en la creación de una nueva vacuna.) Y como la varicela "se pasa" en la escuela con más frecuencia que las respuestas de un examen robadas, casi *todos* se contagian alguna vez en la vida (aunque es más común que esto suceda entre los cinco y nueve años).

"Por lo regular, entre mayor se es, peor es el padecimiento de la varicela", advierte el doctor Sterne. Cuando esta enfermedad se presenta en adultos hay una mayor

---

El peligro de la aspirina

*N*o déalos niños aspirina para tratar el dolor y la fiebre que acompañan a la varicela, porque este medicamento se ha asociado al síndrome de Reye, un desorden neurológico que puede resultar mortal. Si bien se desconoce lo que lo causa, el síndrome de Reye se ha asociado a la ingestión de aspirina en niños que tienen infecciones virales con mayor frecuencia la varicela o la gripe.

Es mejor usar Tylenol o cualquier otra preparación a base de acetaminofén, recomienda el doctor Edgar O. Ledbetter, Jr., antiguo director del Departamento de Pediatría de la Universidad de Texas Tech, en Lubbock.

---

propensión a sufrir complicaciones raras como pulmonía o encefalitis. También puede ocasionar daños permanentes en la piel, a cualquier edad, a quienes tienen problemas de la piel, como eczema o psoriasis. Y todos los que estén tomando cortisona o medicinas contra el cáncer deben alertar a su doctor *inmediatamente* ante la primera señal de varicela.

Pero en la mayoría de los niños que la padecen existe más la comezón que el riesgo serio de salud relacionado con esta enfermedad inevitable. Si su niño tiene una urgencia inaguantable de rascarse, aquí le presentamos unos remedios para hacerle la vida más fácil.

Primero a la cocina..., después al baño. "El mejor remedio casero para aliviar la comezón de la varicela es mezclar con el agua de la bañera una taza de vinagre blanco, media de bicarbonato de sodio y dos tapas llenas de aceite para el cuerpo Alpha Keri", aconseja la doctora Marian H. Putnam, pediatra en Boston e instructora de pediatría de la Escuela de Medicina de la Universidad de Boston. "Después de una buena remojada de 15 a 20 minutos, salga del baño y unte al enfermo con crema Dyprotex, producto que no necesita receta médica y que se vende en compresas o en forma de loción. Esto alivia la comezón mejor que algunas otras fórmulas y como no hace costra como ciertos agentes secantes, hay menos peligro de que queden marcas".

Límele las uñas todos los días. "Los chicos llegan a desgarrarse la piel en su afán por aliviar la comezón, así que le recomiendo que compre unas limas de cartón y les lime las uñas diariamente", dice el doctor Sterne. "No basta cortarlas, porque con ello no se obtiene un borde tan liso".

También lávelas. "Es buena idea lavar con agua, jabón y hasta con un cepillo suave las uñas del niño una o dos veces al día para prevenir infecciones secundarias", señala el doctor Edgar O. Ledbetter, antiguo director del Departamento de Pediatría de la Universidad de Texas Tech, en Lubbock.

Ahogue la comezón con baños de avena. Los doctores recomiendan baños coloidales a base de una preparación de avena coloidal, para tratar la comezón. "Recomiendo baños coloidales dos veces al día a los pacientes que padecen de varicela, porque la avena coloidal no irrita, alivia y tiene un ligero efecto antiinflamatorio", dice el doctor Lawrence Charles Parish, dermatólogo en Filadelfia. (La avena coloidal Aveeno, se puede comprar en cualquier farmacia. Simplemente se trata de avena cruda que ha sido molida hasta convertirla en un polvo fino.)

Mantenga la frescura. En el *British Medical Journal* (Revista Médica Británica) investigadores ingleses especulan que si se mantiene al paciente en condiciones más frescas que lo normal, es posible que la enfermedad resulte ser más leve, con menos erupciones cutáneas. Dicha hipótesis sigue estudiándose, pero el doctor Sterne tiene una posible explicación: "Cuando la temperatura es alta, las personas tienden a sentir más comezón y las erupciones son más prominentes", afirma. (Usted notará que hay más erupciones en las áreas "tibias" del cuerpo, como las axilas y la ingle.)

El tratamiento de la varicela

La varicela puede ser un problema severo que requiere asistencia médica cuando se presenta en adolescentes, adultos o en personas que, sin importar su edad, tienen problemas de la piel, con su sistema inmunológico, o están tomando ciertos medicamentos. Asegúrese de consultar al doctor si se vio expuesto al contagio y reconoce indicios tempranos que puedan indicar la presencia del virus.

Los síntomas empiezan, por lo regular, con una ligera fiebre y malestar un día antes, más o menos, de que comience a brotar la erupción característica. Puede ser que le recomienden el aciclovir, pero "la clave del aciclovir es tomarlo en cuanto aparecen las primeras señales de la erupción, pues el medicamento no es efectivo 24 horas después de que la erupción ha surgido", advierte el doctor Henry M. Feder, Jr., profesor de medicina familiar y pediatría del Centro de Salud de la Universidad de Connecticut, en Farmington, quien ha encabezado además varios estudios en torno a esta droga. "Entre más pronto tome esta medicina, mejores resultados obtendra".

Olvidese de las cremas con esteroides. Quizá el error más grande y peligroso que puede cometerse al tratar la varicela es buscar alivio con cremas "anticomezón" que se venden sin receta médica. "Jamás utilice una crema con esteroides como Cortaid, porque puede provocar una infección bacteriana adicional", advierte el doctor Henry M. Feder, Jr., profesor de medicina familiar y pediatría del Centro de Salud de la Universidad de Connecticut, en Farmington. "Además, puede hacer que las erupciones empeoren".

No se exponga demasiado. Mientras que está prácticamente garantizado que el miembro de una familia infectado con varicela contagiará a los que no la han padecido, limitar el contacto con el niño "contagioso" puede resultar que al contagiado no le pegue tan duro la varicela. "Al parecer entre más tiempo se pase con la persona contagiosa, la enfermedad será peor y más larga para el enfermo contagiado".

Várices

Muchas personas lidian con las várices o venas "araña" del mismo modo: las ocultan. Cuando esas protuberancias rojas o azulosas aparecen en pantorrillas y muslos, se tiene la tentación de comprarse un guardarropa lleno de faldas largas y pantalones y fingir que nada está sucediendo.

Pero, ¿adivine qué? Muchas de las personas de las que está ocultando sus piernas *también* padecen de várices. No menos del 10 por ciento de hombres y 20 por ciento de mujeres tienen várices o las venas menos prominentes en forma de araña que aparecen en los muslos. Eso significa que más de 20 millones de norteamericanos en total participan de este encubrimiento.

En ocasiones las várices y venas en forma de araña pueden ser bastante dolorosas, pero es tranquilizador saber que, por lo regular, no implican nada serio y que no derivan hacia otros problemas en las piernas o en el sistema circulatorio. No puede cambiar de venas, pero puede aliviar el dolor. Esto es lo que los expertos recomiendan.

Tome aspirina dos veces al día. "Una de las maneras más fáciles de obtener alivio es tomar media aspirina cada mañana y cada noche", recomienda el doctor Luis Navarro, fundador y director del Centro de Tratamiento de Venas e instructor de cirugía en la Escuela de Medicina Mount Sinai, ambos en la ciudad de Nueva York. "La aspirina no sólo ayuda a aliviar el dolor que pueden producirle las venas, también aumenta la movilidad del flujo sanguíneo".

Incline su cama. Un remedio simple es colocar ladrillos o bloques de madera bajo la piesera de la cama de manera que sus piernas queden elevadas unos cuantos centímetros, sugiere el doctor Andrew Lazar, profesor adjunto de dermatología clínica de la Escuela Médica de la Universidad del Noroeste, en Chicago. Pero primero visite a su médico si tiene en su historia médica problemas del corazón o dificultad para respirar por la noche.

Aprenda yoga. La práctica simple de respiraciones yoga puede ayudarle a aliviar el dolor de las várices, dice el doctor John Clarke, cardiólogo del Instituto Internacional Himalaya de Ciencia y Filosofía Yoga, en Honesdale, Pensilvania. Lo único que tiene que hacer es recostarse sobre la espalda y subir las piernas sobre una silla. Respire por la nariz lentamente expandiendo el diafragma, es decir, toda la zona que está justo *debajo* de los pulmones. (Al respirar con el diafragma el estómago debe ascender y descender.) Al estar las piernas colocadas en una posición elevada, la gravedad jala el exceso de sangre de esa zona y, por otro lado, la inhalación profunda y homogénea crea una presión negativa sobre el pecho, explica el doctor Clarke. Esta presión negativa permite jalar aire hacia la cavidad del pecho, lo que también ayuda a que el flujo sanguíneo fluya de las piernas hacia la zona troncal del cuerpo.

Suba esas piernas. Las venas debilitadas no tienen fuerza para hacer regresar la sangre al corazón. En vista de que las venas de las piernas son las más alejadas del corazón, les brindará un gran servicio siempre que ponga la gravedad de su lado.

Un ejercicio que brinda alivio, es recostarse boca arriba, levantar las piernas y recargarlas sobre una pared unos dos minutos. O, simplemente, descansar las piernas

Cuándo ver al doctor

Si sus várices son muy dolorosas y puede apreciar protuberancias rojas en las venas que no disminuyen de tamaño a pesar de elevar las piernas, esto podría ser una señal de coagulación. Aunque haya tenido várices durante cierto tiempo, los doctores recomiendan que busque atención médica, si estas señales aparecen.

Asimismo, necesitará atención médica inmediata si las várices de la zona del tobillo se rompen y empiezan a sangrar. El peligro es que puede perder sangre muy rápidamente. Si se presenta sangrado, los médicos recomiendan que presione el dedo sobre la zona. Oprima con una gasa o toalla limpia sobre la vena abierta y acuda al médico enseguida.

sobre una silla de modo que le queden más arriba del nivel de la cadera, siempre que le duelan. Con estos métodos, el malestar debe desvanecerse, dice el doctor Dudley Phillips, médico familiar, en Darlington, Maryland.

Mueva esas piernas. "Un ejercicio que ayuda a fortalecer las piernas puede contrarrestar las várices", dice el doctor Navarro. "Cuando los músculos se contraen la compresión vacía las venas superficiales y envía sangre a las venas más profundas y hacia el corazón". Aunque algunos informes dicen que andar en bicicleta y correr empeoran las várices, el doctor Navarro señala que eso sólo sucede cuando se excede en el ejercicio. "A no ser que sea atleta profesional, *cualquier* ejercicio le será útil".

Cuide su consumo de sal. La sal de la dieta contribuye a la inflamación, advierte el doctor Navarro. "De manera que si es propenso a la inflamación, lo aconsejable es que restrinja su consumo de sal". Evite salar de más la comida y busque productos con bajos niveles o ningún contenido de sal o sodio. Tenga cuidado con la comida rápida (*fast food*) que suele ser bastante salada.

Cuide su peso. El exceso de peso, en especial la grasa abdominal, ejerce más presión en la zona de la ingle, lo que dificulta que las venas regresen la sangre al corazón. Manténgase en su peso y disminuirá la posibilidad de venas varicosas, dice la doctora Lenise Banse, dermatóloga y directora del Centro Dermatológico Familiar del Noreste, cerca de Detroit.

Evite la constricción. Las fajas y otras prendas constrictoras actúan como torniquetes y mantienen la sangre estancada en las venas. Si padece várices es aconsejable que use ropa holgada y no utilice medias que suben hasta las rodillas.

Use medias especiales. Las medias de soporte y compresión que se venden en las farmacias y tiendas departamentales ejercen una resistencia sobre la tendencia de la sangre a estancarse en los pequeños vasos sanguíneos cercanos a la piel, dice el doctor Phillips. Cuando usa estas medias, presiona la sangre hacia las venas más grandes y profundas donde es más fácil bombear la sangre de regreso al corazón. Las medias de compresión ejercen el doble de presión que las medias de soporte. El doctor Navarro sugiere que elija un par que vaya entre los 20 y 25 milímetros de compresión de mercurio. Entre mayor sea la compresión, mayor será el apoyo que le proporcionen estas medias, pero hay un precio a pagar: las medias con mayor compresión son menos cómodas.

Unase al grupo de no fumadores. Un informe del Estudio Fram¹ Corazón dice que los fumadores padecen una alta incidencia de várices investigadores sugieren que fumar podría ser un factor de riesgo.

Verrugas

L o sentimos, fanáticos del folclore popular, pero a pesar de lo que hayan escuchado, las verrugas no salen por culpa del sapo vecino. Si tiene verrugas y se pregunta por qué, dirija la mirada hacia su Príncipe o Princesa Encantados.

Las verrugas se deben a los varios tipos de papovirus comunes que no afectan a anfibios, pero que hacen de las verrugas un rasgo característico en los primates, tanto, que en este momento por lo menos una de cada diez personas tiene al menos una verruga; y por lo menos el 75 por ciento de la población de Estados Unidos tendrá verrugas en algún momento de su vida. De hecho, después del acné, las verrugas son la queja dermatológica más común, los norteamericanos gastan más de 125 millones de dólares al año en tratamientos.

Ahorre dinero y mejor ponga atención a estos remedios probados.

Envuélvalas. Las personas con oficio de "reparatodo" no son los únicos que pueden dar testimonio de las maravillas de la cinta de aislar. Si tiene verrugas por debajo o al lado de una uña, "envuelva cinta de aislar dos veces alrededor de la uña y déjela así seis y medio días. Luego quítela y permita que el dedo se ventile medio día", dice el doctor Jerome Z. Litt, dermatólogo y profesor clínico adjunto de dermatología de la Escuela de Medicina de la Universidad Case Western Reserve, en Cleveland. "Si la verruga no ha desaparecido para entonces, vuelva a repetir el proceso seis días y medio más". El doctor Litt dice que la cinta adhesiva funciona de igual manera, "pero debe envolver el dedo cuatro veces en lugar de dos".

Déles aspirina. "Muela una pastilla de aspirina y aplíquela a la verruga, luego cubra con cinta adhesiva de celofán o de cualquier otro tipo que no deje pasar aire", dice el doctor Rodney Basler, dermatólogo y profesor adjunto de medicina interna del Centro Médico de la Universidad de Nebraska, en Omaha. "Lo importante es que no use una venda (Band-Aid) o cualquier otra opción que permita la ventilación. Se trata de que la piel cubierta adquiera consistencia de ciruela para que absorba la aspirina". *Advertencia*: este remedio no deben llevarlo a cabo las personas alérgicas o sensibles a la aspirina.

¿Se trata de una verruga?

Las verrugas son tumores cutáneos benignos que pueden aparecer solos o en "racimos" en cualquier parte del cuerpo. Por lo general, son crecimientos pálidos, del color de la piel, con capilares oscuros en la superficie, siendo ésta rugosa, así como los bordes. Las líneas normales de la piel *no* cruzan la superficie de las verrugas y contra la creencia popular, las verrugas son crecimientos muy superficiales, no tienen "raíces" ni "corredores".

Si tiene verrugas vea, pero no toque, ya que pueden extenderse fácilmente a otras partes del cuerpo, aunque sólo se trate de una pequeña cortada en el dedo.

Llame al equipo A. Una aplicación diaria del líquido de una cápsula de vitamina A (25,000 unidades internacionales) puede brindar cierta mejora a algunas personas después de varios días, dice el doctor Robert Garry, profesor de microbiología e inmunología de la Escuela de Medicina de la Universidad de Tulane, en Nueva Orleans. Sólo abra la cápsula y exprima el contenido directamente sobre la verruga. *Nota*: la vitamina debe aplicarse sólo en la piel, ya que el exceso oral puede ser tóxico.

O pruebe el equipo C. Aplique una pasta de agua y tabletas de vitamina C molidas sobre la verruga y luego envuelva con una venda. También podrá obtener resultados, añade el doctor Jeffrey Bland, antiguo investigador del Instituto Linus Pauling, en Menlo Park, California. La teoría es que la alta acidez de la vitamina C puede matar los virus que producen las verrugas.

Imagine que ya no las tiene. Puede obtener resultados visualizando la desaparición de sus verrugas, según los estudios de Nicholas Spanos, profesor de psicología de la Universidad de Carleton en Ottawa, Ontario, Canadá. "Pedimos al paciente que imagine cómo comienzan a encogérsele las verrugas; que sienta el hormigueo al tiempo que las ve disolverse y su piel va apareciendo libre de esas protuberancias. En un principio realizamos con el paciente unos dos minutos de este tipo de visualización, luego hacemos que practique por su cuenta en casa unos cinco minutos diariamente". El resultado es que las verrugas desaparecen en una de cada tres personas con este método.

Verrugas de la planta del pie

S on muy pequeñas, por lo regular de menos de medio centímetro, pero pueden ser más grandes. Son lentas, con frecuencia les lleva meses extenderse. Incluso pasan *desapercibidas*, pero son un paquete de dolor.

Las verrugas de las plantas de los pies se deben a un virus que invade la piel a través de los minúsculos cortes o heridas de la planta del pie. Y crecen hacia adentro, *bajo* la piel. La presión de su peso las aplana hasta que las cubre un callo que a veces tiene pequeños puntos negros en la superficie. Al caminar, el callo se endurece por la presión y entre más duro, peor se siente. Cuando una verruga de este tipo alcanza el máximo grado de tortura se siente como si estuviera parado sobre una tachuela.

Y son más las malas noticias: Las verrugas de la planta del pie son difíciles de tratar, porque los virus con frecuencia permanecen latentes varios meses antes de reaparecer. El podiatra puede terminar por tener que quemarlas con un láser, congelarlas con nitrógeno líquido o cortarlas con su confiable escalpelo. Pero primero, pruebe estos tratamientos caseros cuando el mal aflore.

Cuándo ver al doctor

Antes de tratar una verruga, asegúrese de que sea una verruga, no un callo, un lunar o alguna lesión cancerígena. "Normalmente se pensaría que es fácil identificar una verruga, pero es increíble cuántas personas terminan tratándose cánceres de piel y otros crecimientos como verrugas", observa el doctor Alvin Zelickson, profesor de dermatología de la Escuela Médica de la Universidad de Minnesota, en Minneapolis.

De modo que si tiene la más ligera duda, mejor consulte al médico.

Déles un tratamiento de callos. "Puede usar las preparaciones comerciales medicadas para callos", dice Stephen Weinberg, podiatra especialista en medicina del deporte del Hospital de Columbus, en Chicago. El ácido de la preparación irrita la verruga y hace que se retraiga. Busque un producto como Duofilm, que contiene ácido salicílico.

Evítelas con limpieza. "Una buena higiene es probablemente la mejor manera de evitar estas verrugas", dice Robert Diamond, podiatra de Pensilvania afiliado al Centro Hospitalario Muhlenberg, en Bethlehem, y del Hospital Osteopático Allentown. "Puesto que la causa es un virus, se pasan por contacto. De modo que si acude a baños públicos o camina descalzo en zonas públicas, lávese los pies después y use sandalias".

Vista cansada

La vista cansada es algo que con frecuencia se manifiesta a los 40 años. Surge cuando uno comienza a percatarse de que es necesario hacer un esfuerzo hercúleo para leer el periódico o las instrucciones en letra pequeñita de los paquetes de comida o frascos de medicina. ¡Y no se hable de ensartar una aguja o extraer una astilla! Estas tareas simples se convierten en hazañas imposibles.

Todo lo que esté a menos de un brazo de distancia se vuelve borroso. Si comienza a ocurrirle esto no se alarme, pues no está solo. Si ve bien de lejos (con o sin lentes), pero de cerca todo se vuelve más difuso que un espejismo, esto se debe a la falta de flexibilidad del cristalino, un problema tan común como las patas de gallo o la aparición de canas.

Más o menos a los cuarenta puede llegar a descubrir que le cuesta más trabajo ver de cerca, particularmente la letra impresa de sus lecturas. Los médicos llaman a esto *presbicia*.

Antes de desembolsar dinero para una prescripción especial de anteojos, estos consejos pueden ayudarle a afinar el enfoque de su vista.

Cuándo ver al doctor

Bruce Rosenthal, profesor y jefe de servicios para problemas de la vista en el departamento de optometría de la Universidad Estatal de Nueva York, dice que conforme se envejece es normal que sucedan cambios graduales en la visión, pero no así cambios repentinos, a cualquier edad. "La visión borrosa puede ser el primer indicio de enfermedades tales como glaucoma, degeneración macular o cataratas, las cuales pueden dañar gravemente la vista".

Entre otras condiciones que pueden ocasionar una visión borrosa están la diabetes, el embarazo, los efectos colaterales de las medicinas, la anemia, las enfermedades de los riñones y del nervio óptico. Así que es importante consultar con el médico lo más pronto posible, en caso de que repentinamente se nuble la vista al ver de cerca o de lejos.

Ejercite su vista. "Parte del problema de la vista cansada es que el cristalino pierde flexibilidad", explica el doctor Bruce Rosenthal, profesor de optometría y jefe de servicios de atención a problemas de visión en el Colegio de Optometría de la Universidad Estatal de Nueva York, en la ciudad de Nueva York. "Si ejercita los músculos que controlan la forma del cristalino, es posible que se pueda retardar, hasta cierto grado, la visión borrosa al ver de cerca".

Uno de los ejercicios consiste en recortar encabezados de periódico que disminuyan gradualmente de tamaño. Fije cada encabezado sobre un lápiz y sostenga el más grande a 30 centímetros de distancia. Acérquelo paulatinamente a su nariz y luego apártelo intentando mantener enfocadas las palabras durante todo el trayecto. Repita la misma acción con el resto de los encabezados siguiendo el orden decreciente de los tamaños.

"Con la práctica será capaz de leer sin dificultad hasta las etiquetas más pequeñas de las botellas de medicamento", dice el doctor Rosenthal.

Siga su pulgar. Para mantener los músculos de sus ojos flexibles, coloque su pulgar a un brazo de distancia y muévalo en círculos y luego en forma de ocho, acercándolo y alejándolo. Siga los movimientos con la vista. Esto le ayudará a mantener el sistema motor fino de sus ojos en forma, dice el doctor Rosenthal.

Mire con frecuencia de cerca hacia lo lejos. Si mantiene durante largo rato la mirada fija sobre una pantalla de computadora, por ejemplo, sus músculos pueden trabarse temporalmente. De este modo, la agilidad para pasar de un enfoque cercano a uno lejano y cercano de nuevo, se ve retardada, explica el doctor Rosenthal. Para mantener los músculos de sus ojos flexibles, cada diez minutos enfoque un cartel que se encuentre a 2 metros y medio de distancia y luego vuelva a enfocar el contenido de la pantalla de la computadora. Enfoque de cerca a lejos y de lejos a cerca varias veces durante 30 segundos.

Compre focos más luminosos. Conforme sus ojos envejecen, requieren más luz para las actividades cotidianas. De hecho, a los 60 años se necesita seis veces más luz que a los 20 para realizar las mismas tareas, declara el doctor Rosenthal. "Con una mejor iluminación, las pupilas se reducen y su visión borrosa puede disminuir", dice el doctor James Sheedy, profesor asociado a la Escuela de Optometría de la Universidad de California en Berkeley. De este modo se percatará de que

Cómo adaptarse a unos lentes bifocales

Si tiene problemas para ver tanto de cerca como de lejos, terminará por necesitar unos lentes bifocales. Sin embargo, adaptarse a los bifocales puede ser como andarse tropezando en una casa de espejos ondulantes.

Tiene que ser paciente, recomienda el doctor Joseph P. Shovlin, optometrista del Instituto de la Vista del Noreste, con sede en Scranton, Pensilvania, y presidente de la Sección de Lentes de Contacto de la Asociación de Optometristas de Estados Unidos. "Puede llevarle desde unos cuantos días hasta varias semanas ajustarse a lentes multifocales". De modo que debe estar preparado para realizar varias visitas al optometrista para que le hagan ajustes, ya que la prescripción de lentes bifocales requiere, por lo regular, mediciones más precisas que los lentes simples.

Enfoque su atención sobre estos consejos:

- Use los lentes todo el día (aunque no los necesite) para realizar todas las tareas durante la primera o segunda semana hasta que se acostumbre a ellos.
- Evite mirar hacia el piso al caminar.
- Al leer algo, acérquelo a su cuerpo y baje la mirada, no la cabeza, de modo que lea a través de la parte inferior de las lentes.
- Para leer cómodamente el diario, dóblelo en mitades o cuartos y mueva éste en lugar de la cabeza.

los focos de luz incandescente de alto watage le permitirán ver mejor que la burda luz fluorescente.

Echele un ojo a los lentes para leer del mostrador. Quizá lo único que necesita para leer y ver de cerca son unos simples lentes de aumento, dice el doctor Richard P. Mills, profesor de oftalmología de la Escuela de Medicina de la Universidad de Washington en Seattle. "Los lentes de aumento que venden en establecimientos comerciales o farmacias presentan cerca de diez graduaciones diferentes y son médicamente aceptables", añade el doctor Mills. "Sólo asegúrese de que no tengan distorsiones ópticas".

Para poder determinar esto, sostenga los lentes a 30 centímetros de distancia y mire a través de ellos al tiempo que los mueve en círculos. Si ve distorsionado revise otro par. Si descubre que el uso de estos anteojos le causan dolor de cabeza o le cansan la vista cuando lee, lo mejor será que le prescriban unos lentes especiales.

Vómito

Déle gracias a su estómago.

De vez en cuando envía un mensaje telegráfico de rechazo que salta de las puntas de sus dedos temblorosos a la superficie de su sudorosa frente. "¡No! ¡No quiero! ¡No lo aceptaré!" Y cuando su estómago envía esa terminante negativa sabe que no tiene caso luchar más contra la náusea.

Lo único bueno que podría decirse del vómito es que con frecuencia uno se siente mejor cuando ha pasado. De hecho, en ocasiones es el vómito lo *mejor* que el cuerpo puede hacer para desalojar aquello que lo está enfermando. De manera que si ese vago malestar se convierte en una contundente náusea, trate de relajarse, porque es inevitable; pero una vez que recupere el aliento, siga estos consejos para hacer de lo desagradable algo más tolerable.

Espere una hora. Cuando sienta que ha terminado de vomitar, deje que su estómago descanse por lo menos una hora, sugiere el doctor Mitchell C. Sollod, pediatra de San Francisco. Es muy improbable que desee comer algo, pero si le da hambre, no coma.

Tenga una toalla a la mano. "Humedezca una toalla pequeña y limpie suavemente la zona de la boca", dice el doctor Sollod. "También retire la materia desagradable que haya quedado en la boca". La toalla mojada también es útil cuando se desea limpiar la boca chupándola.

Beba algo suave. Al vomitar se pierden grandes cantidades de líquidos. Los doctores concuerdan en la importancia de reponerlos. El cómo llevar a cabo esta tarea es su elección. El agua y las bebidas para deportistas es lo que se suele utilizar para rehidratarse. El refresco común (desgasificado) también es un remedio popular, ya que asienta el estómago. Independientemente de lo que tome, asegúrese de esperar una hora antes de empezar a beber.

Alivie su estómago con Pepto-Bismol. Una vez que ha pasado la hora de reposo, el doctor Sollod sugiere una dosis del medicamento Pepto-Bismol, que puede encontrar en cualquier farmacia, para aliviar la irritación estomacal. Este bien conocido producto para la indigestión no evitará el vómito, pero puede brindarle alivio después.

Siga una dieta blanda. Cuando esté listo para comer de nuevo, hágalo lentamente. Comience con alimentos de fácil digestión como galletas saladas, pan, té, cereal y caldos. Evite el café, alcohol, lácteos o comida frita, ahumada, salada o condimentada, así como vegetales crudos y carne roja, hasta que su estómago vuelva a la normalidad.

Cuándo ver al doctor

Con frecuencia resulta difícil determinar la causa del vómito. Podría ser una infección viral, envenenamiento por alimento o, simplemente, el resultado de haber comido en exceso.

"Pero a veces la náusea y vómito son señales de problemas más serios, como sangrado intestinal, obstrucción o apendicitis", dice la doctora Christa Farnon, directora de Servicios Médicos Ocupacionales para SmithKline Beecham, una compañía farmacéutica, en King of Prussia, Pensilvania.

"Vomitar sangre o materia que tiene aspecto de café molido puede ser síntoma de un sangrado interno. El dolor continuo puede deberse a una obstrucción y el dolor en el abdomen inferior derecho podría ser signo de apendicitis". Si se trata de apendicitis, este dolor podría estar acompañado de fiebre.

No coma o beba nada si sospecha que tiene uno de estos problemas más serios, aconseja la doctora Farnon. En lugar de ello, consulte a su médico o vaya directamente a la sala de emergencias.

INDICE

A